Oxford Textbook of

Neuroscience and Anaesthesiology

牛津神经科学与麻醉学

主　编　［美］George A. Mashour
　　　　［德］Kristin Engelhard
主　译　董海龙　杨谦梓
译　者　（按姓氏笔画排序）

王小慧　王丽妮　王秋云　邓　姣
邢　东　成丹丹　刘畑畑　江水晶
阴弯弯　李　岩　李　傲　李　新
李雨衡　吴志新　张　鹏　张久祥
张芸芸　张欣欣　范倩倩　范刘美子
周　芳　钟海星　侯武刚　聂　煌
郭　娟　郭海云　崔园园　曾羽连
路志红

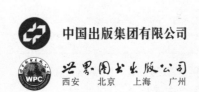

中国出版集团有限公司

世界图书出版公司
西安　北京　上海　广州

图书在版编目（CIP）数据

牛津神经科学与麻醉学 /（美）乔治·A. 马舒尔（George A. Mashour），
（德）克里斯汀·恩格尔哈德（Kristin Engelhard）主编；董海龙，杨谦梓主译.
西安：世界图书出版西安有限公司，2024.6. -- ISBN 978-7-5232-1052-9

I. Q189；R614

中国国家版本馆 CIP 数据核字第 20248HJ836 号

书　　名　牛津神经科学与麻醉学
　　　　　NIUJIN SHENJING KEXUE YU MAZUIXUE
主　　编　[美] George A. Mashour　　[德] Kristin Engelhard
主　　译　董海龙　　杨谦梓
策划编辑　马可为
责任编辑　杨　莉
装帧设计　新纪元文化传播
出版发行　世界图书出版西安有限公司
地　　址　西安市雁塔区曲江新区汇新路 355 号
邮　　编　710061
电　　话　029-87214941　　029-87233647（市场营销部）
　　　　　029-87234767（总编室）
网　　址　http://www.wpcxa.com
邮　　箱　xast@wpcxa.com
经　　销　新华书店
印　　刷　西安雁展印务有限公司
开　　本　889mm×1194mm　　1/16
印　　张　24.25
字　　数　640 千字
版次印次　2024 年 6 月第 1 版　2024 年 6 月第 1 次印刷
版权登记　25-2023-226
国际书号　ISBN 978-7-5232-1052-9
定　　价　199.00 元

医学投稿　xastyx@163.com　‖　029-87279745　029-87285296
☆如有印装错误，请寄回本公司更换☆

主 编
Editors

George A. Mashour
Bert N. La Du Professor of Anesthesiology Research
Professor of Anesthesiology and Neurosurgery
Faculty, Neuroscience Graduate Program
Director, Center for Consciousness Science
Director, Michigan Institute for Clinical & Health Research
Associate Dean for Clinical and Translational Research
University of Michigan Medical School
Ann Arbor, Michigan, USA

Kristin Engelhard
Professor of Anesthesiology
Vice-Chair of the Department of Anesthesiology
University Medical Center of the Johannes Gutenberg-University
Mainz, Germany

原著作者
contributors

Corey Amlong, Department of Anesthesiology, University of Wisconsin School of Medicine and Public Health, USA

Michael Avidan, Department of Anesthesiology, Washington University School of Medicine, USA

Federico Bilotta, Department of Anesthesiology, Critical Care and Pain Medicine, Sapienza University of Rome, Italy

Stefan Bittner, Department of Neurology, Johannes Gutenberg University Mainz, Germany

Manfred Blobner, Klinik für Anaesthesiologie der Technischen Universität München, Klinikum rechts der Isar, Germany

Ansgar Brambrink, Department of Anesthesiology, Columbia University, USA

Douglas A. Colquhoun, Department of Anesthesiology, University of Michigan Medical School, USA

Michael Crimmins, Walter Reed National Military Medical Center, Department of Neurology, Neurosurgery and Critical Care, USA

Zeyd Ebrahim, Department of General Anesthesiology, Anesthesiology Institute, Cleveland Clinic, USA

Margaret K. Menzel Ellis, Portland VA Medical Center, Assistant Professor of Anesthesiology, Oregon Health & Science University, USA

Kristin Engelhard, Department of Anesthesiology, University Medical Center of the Johannes Gutenberg-University Mainz, Germany

Neus Fàbregas, Anesthesiology Department, Hospital Clìnic de Barcelona, Spain

Ehab Farag, Department of General Anesthesia and Outcomes Research, Anesthesiology Institute, Cleveland Clinic, USA

Heidrun Lewald, Klinik für Anaesthesiologie der Technischen Universität München, Klinikum rechts der Isar, Germany

Katherine M. Gelber, Department of Anesthesiology, Cedars-Sinai Medical Center, USA

Gerald Glick[†], Department of Medicine, Rush Medical College, USA

David B. Glick, Department of Anesthesia & Critical Care, University of Chicago, USA

Kerstin Göbel, Department of Neurology, University Hospital Münster, Germany

Shaun E. Gruenbaum, Department of Anesthesiology, Yale University School of Medicine, USA

Richard E. Harris, Department of Anesthesiology, University of Michigan Medical School, USA

Laura B. Hemmer, Department of Anesthesiology and Neurological Surgery, Northwestern University, Feinberg School of Medicine, USA

Eric J. Heyer, Departments of Anesthesiology and Neurology, Columbia University, USA

Ulrike Hofmann, Department of Anesthesiology, Duke University, USA

Paola Hurtado, Anesthesiology Department, Hospital Clìnic de Barcelona, Spain.

Adam K. Jacob, Department of Anesthesiology and Perioperative Medicine, Mayo Clinic College of Medicine, USA

M. Luke James, Departments of Anesthesiology and Neurology, Duke University, USA

Max B. Kelz, Department of Anesthesiology and Critical Care, University of Pennsylvania Perelman School of Medicine, USA

Klaus Ulrich Klein, Department of Anesthesia, General Intensive Care and Pain Management, Medical University of Vienna, Austria

Ines P. Koerner, Department of Anesthesiology & Perioperative Medicine, Department of Neurological Surgery, Oregon Health & Science University, USA

Antoun Koht, Department of Anesthesiology, Neurological Surgery, and Neurology, Northwestern University, Feinberg School of Medicine, USA

Sandra L. Kopp, Department of Anesthesiology and Perioperative Medicine, Mayo Clinic College of Medicine, USA

Brian P. Lemkuil, Department of Anesthesiology, University of California San Diego, USA

Pirjo Manninen, Department of Anesthesia, Toronto Western Hospital University Health Network, University of Toronto, Canada

Nathan Manning, Departments of Neurosurgery and Radiology, Columbia University Medical Centre, New York Presbyterian, USA

Ross P. Martini, Department of Anesthesiology and Perioperative Medicine, Oregon Health & Science University, USA

Craig D. McClain, Department of Anesthesiology, Perioperative and Pain Medicine, Boston Children's Hospital, Harvard Medical School, USA

Andrew McKinstry-Wu, Department of Anesthesiology and Critical Care, University of Pennsylvania, USA

Sven G. Meuth, Department of Neurology, Institute of Translational Neurology, Westfälische- Wilhelms University Münster, Germany

Philip M. Meyers, Departments of Radiology and Neurological Surgery, Columbia University, USA

Edward C. Nemergut, Department of Anesthesiology, University of Virginia Health System, USA

Adam D. Niesen, Department of Anesthesiology and Perioperative Medicine, Mayo Clinic College of Medicine, USA

Jefrey J. Pasternak, Department of Anesthesiology and Perioperative Medicine, Mayo Clinic College of Medicine, USA

Piyush Patel, VA Medical Center, University of California San Diego, USA

Adrian Pichurko, Department of Anesthesiology, Northwestern University, Feinberg School of Medicine, USA

Andrea Reinprecht, Department of Neurosurgery, Medical University of Vienna, Austria

Robert D. Sanders, Department of Anesthesiology, University of Wisconsin, USA

Anne Sebastiani, Department of Anesthesiology, University Medical Center of the Johannes Gutenberg University Mainz, Germany

Deepak Sharma, Department of Anesthesiology & Pain Medicine, University of WashingtonUSA

Jamie Sleigh, Department of Anaesthesia and Pain Medicine, Waikato Clinical Campus, University of Auckland, New Zealand

Tod B. Sloan, Department of Anesthesia, University of Colorado School of Medicine, USA

Martin Smith, Department of Neuroanaesthesia and Neurocritical Care, The National Hospital for Neurology and Neurosurgery, University College London Hospitals, UK

Sulpicio G. Soriano, Department of Anesthesiology, Perioperative and Pain Medicine, Boston Children's Hospital, Harvard Medical School, USA

Christiane G. Stäuble, Klinik für Anaesthesiologie der Technischen Universität München, Klinikum rechts der Isar, Germany

Harald Stefanits, Department of Neurosurgery, Medical University of Vienna, Austria

Erica J. Stein, Department of Anesthesiology, The Ohio State University, USA

Magnus Teig, Department of Anesthesiology, University of Michigan Medical School, USA

J. Richard Toleikis, Department of Anesthesiology, Rush University School of Medicine, USA

Timur M. Urakov, Department of Neurosurgery, University of Miami, Jackson Memorial Hospital, USA

Lashmi Venkatraghavan, Department of Anesthesia, Toronto Western Hospital, University of Toronto, Canada

Phillip E. Vlisides, Department of Anesthesiology, University of Michigan Medical School, USA

Laszlo Vutskits, Department of Anesthesiology, Pharmacology and Intensive Care, University Hospitals of Geneva, Department of Basic Neuroscience, University of Geneva Medical School, Switzerland

Michael Y. Wang, University of Miami, Miller School of Medicine, USA

Tasha L. Welch, Department of Anesthesiology and Perioperative Medicine, Mayo Clinic College of Medicine, USA

David R. Wright, Departments of Anesthesiology & Pain Medicine and Neurological Surgery, University of Washington, USA

Zhongcong Xie, Department of Anesthesia, Critical Care and Pain Medicine, Massachusetts General Hospital, Harvard Medical School, USA

Sophia C. Yi, Department of Anesthesiology, University of California San Diego, USA

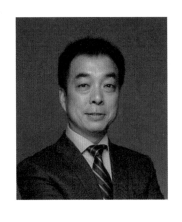

董海龙，空军军医大学第一附属医院（西京医院）麻醉与围术期医学科主任、教授、博士生导师，西京医院副院长，教育部麻醉学重点实验室主任。

教育部"长江学者"特聘教授，入选国家"万人计划"科技创新领军人才和科技部中青年科技创新领军人才，获得树兰医学青年奖。中华医学会麻醉学分会副主任委员，中国医师协会麻醉学医师分会副会长，《中华麻醉学杂志》副总编辑。

主要研究方向为全身麻醉的机制。先后获得 2009 年亚太麻醉创新奖，2011 年国家科技进步一等奖，2016 年陕西省科学技术一等奖，2020 年高等学校科学研究优秀成果奖（科学技术）一等奖等学术奖励。主持国家级和国际课题 12 项。在 *Science, Nature Neuroscience*，*Journal of Clinical Investigation*，*Science Translational Medicine* 等杂志发表 SCI 论文 117 篇，研究成果先后被写入 37 部国外英文专著。

杨谦梓，上海交通大学医学院附属瑞金医院麻醉科副主任、博士研究生导师。2011 年博士毕业于第四军医大学，2012—2014 年在英国帝国理工学院留学。

从事麻醉临床工作与基础研究，主要研究方向为全麻药物在中枢神经系统的作用机制及转化。主持国家自然科学基金 5 项，荣获国家自然科学基金优秀青年基金。在 *Journal Neuroscience*，*Anesthesiology*，*British Journal of Anaesthesia* 等杂志发表论文 60 余篇，作为主编和参与编写麻醉学专著 10 部。

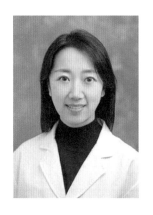

译者名单
Translators

主　译

董海龙　　空军军医大学第一附属医院
杨谦梓　　上海交通大学医学院附属瑞金医院

译　者

王小慧　　空军军医大学第一附属医院　　张久祥　　空军军医大学第一附属医院
王丽妮　　空军军医大学第一附属医院　　张芸芸　　空军军医大学第一附属医院
王秋云　　上海交通大学医学院附属瑞金医院　　张欣欣　　空军军医大学第一附属医院
邓　姣　　空军军医大学第一附属医院　　范倩倩　　空军军医大学第一附属医院
邢　东　　空军军医大学第一附属医院　　范刘美子　　空军军医大学第一附属医院
成丹丹　　空军军医大学第一附属医院　　周　芳　　空军军医大学第一附属医院
刘畑畑　　空军军医大学第一附属医院　　钟海星　　空军军医大学第一附属医院
江水晶　　上海交通大学医学院附属瑞金医院　　侯武刚　　空军军医大学第一附属医院
阴弯弯　　空军军医大学第一附属医院　　聂　煌　　空军军医大学第一附属医院
李　岩　　空军军医大学第一附属医院　　郭　娟　　空军军医大学第一附属医院
李　傲　　中国人民解放军总医院　　郭海云　　空军军医大学第一附属医院
李　新　　空军军医大学第一附属医院　　崔园园　　空军军医大学第一附属医院
李雨衡　　空军军医大学第一附属医院　　曾羽连　　上海交通大学医学院附属瑞金医院
吴志新　　空军军医大学第一附属医院　　路志红　　空军军医大学第一附属医院
张　鹏　　空军军医大学第一附属医院

译 序
Preface

近年来，麻醉和神经科学交叉领域发展十分迅猛，涌现出许多新的观点和知识，许多传统观点被修正、甚至被颠覆，神经科学与麻醉学的合作越来越受到人们的重视。而且，得益于神经科学技术在 21 世纪的飞速发展，麻醉学研究，特别是麻醉基础研究领域中与神经相关的众多方向都得了助力，麻醉导致意识改变的神经机制研究领域也达到了空前的繁荣。过去几年间，我国学者在麻醉与神经科学相关领域的研究也走到了世界前列，麻醉学相关研究成果多次发表于全球顶刊。因此，我们作为在这个领域中持续耕耘的一份子，是时候总结一些初步结果，以将麻醉与神经科学领域的新发现用于临床麻醉，或者从临床麻醉中发现新的研究热点。于是，2020 年初，我们萌生了出版一本有关"麻醉和神经科学"书籍的想法。

George Mashour 教授和 Kristin Engelhard 教授出版的这本 *Oxford Textbook of Neuroscience and Anaesthesiology* 恰好满足了我们的想法。两位主编都是麻醉科医生，Mashour 教授还是全麻机制和意识研究领域的著名科学家，我们经常拜读他的文章。详细阅读本书后，发现其内容设置也非常符合我们的要求，于是立刻启动了翻译，也就是这本《牛津神经科学与麻醉学》。

本书内容分为三个部分，分别是麻醉的神经科学机制、神经外科手术麻醉和神经疾病与麻醉的关联。第一部分主要介绍麻醉的神经科学基础，包括大脑的生理功能、自主神经系统、神经保护的原理等；第二部分则主要囊括了常见的神经外科手术相关麻醉学知识；最后一部分讨论了麻醉与神经疾病的关联，例如，痴呆、脑卒中、癫痫等疾病对围手术期结局的影响，以及麻醉治疗学的发展前景。本书可以说是从传统的"神经相关麻醉"专业书到"麻醉与神经科学"交叉领域书籍转变的初次尝试。

本书的 31 位译者均为长期工作在临床一线或者研究一线的青年医生和专业研究人员，也都是我们非常熟悉和信任的人。他们在繁忙的工作之外，放弃休息时间，精益求精地翻译和校稿，才有这本译著的面世，在此要对他们的辛勤付出表示由衷的感谢。

本书从启动翻译至今已经 4 年，期间因各种原因，出版工作有所耽误，幸而有世界图书出版西安有限公司杨莉编辑和其他编辑老师的大力帮助，才不至于让译稿蒙尘。在反复多次校稿过程中，我切身感受到了各位编辑老师的专业和耐心，在此对他们为本书所付出的努力表示感谢。在此，我们也要对为本书出版提供帮助的所有朋友表示感谢。

最后，希望借此书向我们敬爱的导师熊利泽教授表示敬意。他持之以恒地投入到麻醉学与神经科学领域的研究中已有30余年，在我们学习过程中给予了高屋建瓴的指导和无私的帮助；他的教诲对我们的学术成长和职业发展产生了深远的影响，不仅是我们进入这一研究领域的引路人，也一直是我们学术道路上的指引者，是我们的榜样！

因译者水平有限，书中难免存在疏漏或翻译不妥之处，还请读者不吝指正。

董海龙　杨谦梓

2024 年 5 月 29 日

神经麻醉学的三大"支柱"

我在担任麻醉与危重症神经科学学会主席期间，提出了"神经麻醉学"的理念，其背后主要由三大"支柱"支持。首先，传统的神经麻醉学主要是指神经外科患者和神经疾病患者的麻醉管理，存在神经系统功能障碍的患者可从麻醉管理中获得意想不到的益处，这也为麻醉对其他患者产生积极影响提供了机会；而且，麻醉学本身就是临床神经科学的一部分，在日常工作中，即使是非神经外科麻醉，麻醉医生也需要对周围神经系统、脊髓、皮质下觉醒系统、意识相关的丘脑－皮质网络、痛觉传导网络、内侧颞叶的记忆系统、神经肌肉连接和自主神经系统等进行调节，就这一角度而言，"神经麻醉学"与其说是"神经外科麻醉学"，不如将其作为"麻醉学中的神经科学"的简称。其次，对麻醉措施作用机制的研究代表了另一个支柱，它本身就是令人兴奋的神经科学，对神经系统功能有着深远的影响。最后，围手术期如何对大脑产生负面影响仍是目前的前沿问题，也是过去十年麻醉学领域的主要攻克方向，因此，与麻醉神经毒性以及认知功能障碍、脑卒中和其他非神经外科手术干预导致的神经系统疾病相关的问题均是神经麻醉学亚专科理念的第三个至关重要的"支柱"。

《牛津神经科学与麻醉学》全面阐述了麻醉学与神经科学交叉领域的三大"支柱"。该书第一部分介绍了麻醉的神经科学基础，包括全身麻醉的神经毒性、大脑的生理学、疼痛的神经生物学机制等。第二部分阐述了神经麻醉学中的传统知识，即神经疾病患者在手术室或重症监护室中的管理，重点强调临床神经外科麻醉，在这一部分中系统介绍了脑和脊柱手术的围手术期管理要点，神经危重症管理，以及小儿神经麻醉的相关内容。最后一部分讨论了神经疾病和麻醉的关联性，以及痴呆、脑卒中或癫痫等疾病如何影响围手术期结局。

这本国际教科书是由来自加拿大、德国、意大利、新西兰、西班牙、瑞士、英国和美国的多位专家及行业领导者共同完成；其语言简洁，内容丰富，详细描述了神经科学和神经麻醉学的前沿内容。我希望这本教科书可以成为该领域发展史中的一个"节点"，为麻醉相关神经科学的三大"支柱"奠定持久而坚实的基础。

George A. Mashour, M.D., Ph.D.

郑重声明

　　医学是不断更新并拓展的领域，因此相关实践操作、治疗方法及药物都有可能会改变，希望读者审查书中提及的器械制造商所提供的信息资料及相关手术的适应证和禁忌证。作者、编辑、出版者或经销商不对书中的错误或疏漏以及应用其中信息产生的任何后果负责，关于出版物的内容不作任何明确或暗示的保证。作者、编辑、出版者和经销商不就由本出版物所造成的人身或财产损害承担任何责任。

缩略词
Abbreviations

缩写	中文
^{133}Xe	氙气
3D	三维
AANS	美国神经外科医师协会
ABCs	气道、呼吸、循环
ABCB-1	ATP 结合盒亚家族 B 成员 1
ABI	急性脑损伤
ABP	动脉血压
ABR	听觉脑干反应
ACA	大脑前动脉
ACC	前扣带回皮质
ACDF	前路颈椎间盘切除融合术
ACh	乙酰胆碱
AChE	乙酰胆碱酯酶
ACS NSQIP	美国外科医师学会国家外科质量改进计划
ACTH	促肾上腺皮质激素
ADH	抗利尿激素
ADHD	注意力缺陷多动障碍
AED	抗癫痫药
AION	前部缺血性视神经病变
AIS	急性缺血性脑卒中
AMPA	α－氨基－3－羟基－5－甲基－4－异恶唑丙酸
ANP	心房钠尿肽
ANS	自主神经系统
AQP1	水通道蛋白 1
AQP4	水通道蛋白 4
AQPs	水通道蛋白

缩写	中文
ARAS	上行网状激活系统
ARCTIC	创伤性脊髓损伤的急性快速降温
ARDS	急性呼吸窘迫综合征
ASA	美国麻醉医师协会
ASA	美国脑卒中协会
ASA PS	美国麻醉医师协会健康状况分级
ASIA	美国脊髓损伤协会
ASICs	酸敏感离子通道
ATP	三磷酸腺苷
AVM	动静脉畸形
Aβ	β－淀粉样蛋白
BAC	球囊辅助栓塞
BAER	脑干听觉诱发反应
BBB	血脑屏障
BDNF	脑源性神经营养因子
BF	基底前脑
BIS	双频指数
BK	缓激肽
BP	血压
BTF	脑创伤基金会
cAMP	环磷酸腺苷
CAS	颈动脉支架植入术
CAT-1	阳离子氨基酸转运蛋白 1 型
CBF	脑血流量
CBV	脑血容量
CBVS	脑血管外科

缩写	中文
CCS	脊髓中央管综合征
CEA	颈动脉内膜剥脱术
CE-MRC	造影剂增强核磁脑池显像
CGRP	降钙素基因相关肽
CHD	先天性心脏病
CI	心脏指数
CIC	颅内顺应性
CM	脑微透析
CMAP	复合肌肉动作电位
CMR	脑代谢率
$CMRO_2$	脑代谢耗氧量
CMT	丘脑中央正中核
CNAP	复合神经动作电位
CNS	中枢神经系统
CNT-2	浓缩核苷转运蛋白 2 型
COMT	儿茶酚 -O- 甲基转移酶
COX	环氧合酶
COX-2	环氧合酶 2
CPP	脑灌注压
CPR	心肺复苏
CRP	C 反应蛋白
CRPS	慢性局部疼痛综合征
CSF	脑脊液
CSWS	脑性耗盐综合征
CT	计算机断层扫描
CTA	CT 血管造影
CTP	CT 灌注成像
CVA	脑血管意外
CVR	脑血管阻力
DA_1	多巴胺 1 型
DA_2	多巴胺 2 型
DBH	多巴胺 β 羟化酶

缩写	中文
DBS	脑深部刺激
DCI	迟发性脑缺血
DDAVP	1- 去氨基 -8-D- 精氨酸血管升压素
DIND	迟发性缺血性神经功能障碍
DLPFC	背外侧前额叶皮质
DMN	默认模式网络
DOAC	直接作用的口服抗凝剂
DOPA	二羟基苯丙氨酸
DpMe	中脑深部网状结构
DR	中缝背核
DRG	背根神经节
DVT	深静脉血栓形成
DWI	弥散加权成像
ECG	心电图
ECMO	体外膜肺氧合
ECoG	皮层脑电图
ED	有效剂量
EEG	脑电图
EG	内皮细胞糖萼
EMG	肌电图
ENS	肠道神经系统
EP	诱发电位
ESL	内皮细胞表层
ESO	欧洲脑卒中组织
$ETCO_2$	呼气末二氧化碳
ETV	内镜下第三脑室造瘘术
EVD	脑室外引流
FDA	食品药品监督管理局
FFP	新鲜冰冻血浆
FiO_2	吸入氧浓度
FLAIR	液体衰减反转恢复
fMRI	功能磁共振成像

（续）表

缩写	中文
FOUR	全面无反应性评分
FSH	卵泡刺激素
FV	流速
GA	全身麻醉
GABA	γ 氨基丁酸
GCS	格拉斯哥昏迷量表
GH	生长激素
GI	胃肠道
GLUT-1	1 型葡萄糖转运蛋白
GPi	内侧苍白球
H reflex	霍夫曼反射
Hb	血红蛋白
HCN	超极化激活的环核苷酸门控通道
HD	脑积水
HF	心力衰竭
HHT	遗传性出血性毛细血管扩张症
HIF-1α	缺氧诱导因子 1α
HPA	下丘脑—垂体轴
HS	高渗盐水
Hz	赫兹
IADL	工具性日常生活活动能力
IARS	国际麻醉研究协会
IBA1	离子钙结合蛋白 1
IBV	颅内血容量
ICA	颈内动脉
ICH	颅内出血
ICP	颅内压
ICU	重症监护室
ICV	颅内容积
IHAST	动脉瘤术中低温试验
IIT	强化胰岛素治疗
IL-6	白细胞介素 -6

缩写	中文
ION	缺血性视神经病变
IONM	术中神经生理监测
IPG	内部脉冲发生器
IPL	顶下小叶
IQ	智商
IV-tPA	静脉注射组织型纤溶酶原激活剂
K	钾
K2P	双孔钾离子通道
Kv	电压门控钾离子通道
LA	局部麻醉
LAT-1	大型中性氨基酸转运蛋白 1 型
LC	蓝斑核
LD	腰椎引流
LDF	激光多普勒血流仪
LGICs	配体门控离子通道
LH	黄体生成素
LMA	喉罩
LMWH	低分子量肝素
LoRR	翻正反射消失
LOX	脂氧合酶
LP	乳酸：丙酮酸
LVH	左心室肥厚
MABL	最大允许失血量
MAC	最低肺泡浓度
MADRS	蒙哥马利 - 阿斯伯格抑郁评定量表
MAO	单胺氧化酶
MAO-B	单胺氧化酶 -B
MAOIs	单胺氧化酶抑制剂
MAP	平均动脉压
MCA	大脑中动脉
MCI	轻度认知功能障碍
MCT-1	单羧酸转运蛋白 -1

缩写	中文
MD	脑微透析
MDD	抑郁症
MDR-1	多重耐药基因
MEG	脑磁图
MEN-1	1 型多发性内分泌肿瘤
MEP	运动诱发电位
MER	微电极记录
MERCI	脑缺血机械性取栓研究
MH	恶性高热
miRNA	小 RNA
mL	毫升
MLS	线性稳定手法
MnPO	视前正中核
MOCAIP	ICP 脉冲的形态聚类分析
mPFC	内侧前额叶皮质
MRI	磁共振成像
mRNA	信使 RNA
mRS	改良 Rankin 评分
Mx	平均血流速度反应
N_2O	氧化亚氮
nAChR	烟碱型乙酰胆碱受体
Na_v	电压门控钠离子通道
NCF	楔形神经核
NGF	神经生长因子
NICU	神经重症监护病房
NIHSS	美国国立卫生研究院卒中量表
NIRS	近红外光谱分析
NMDA	N- 甲基 -D- 天冬氨酸
NMS	神经阻滞剂恶性综合证
NO	一氧化氮
NOS	一氧化氮合酶
NPH	正常压力脑积水

缩写	中文
NPO	神经源性肺水肿
NPPB	正常灌注压突破
NPY	神经肽 Y
NREM	非快速眼动睡眠
NSAIDs	非甾体抗炎药
NSF	N- 乙基马来酰亚胺敏感因子
NSM	神经源性心肌顿抑
NSQIP	国家外科质量改进计划
OPP	眼灌注压
ORx	近红外光谱分析
OSA	阻塞性睡眠呼吸暂停
OWLS	口语和书面语量表
$PaCO_2$	动脉二氧化碳分压
PACU	麻醉后恢复室
PAG	导水管周围灰质
PaO_2	动脉血氧分压
PB	臂旁核
PCA	大脑后动脉
PCA	患者自控镇痛
PCC	凝血酶原复合物
PC-MRI	相位对比核磁共振成像
PD	帕金森病
PEEP	呼气末正压
PET	正电子发射断层扫描
PFC	前额叶皮质
PFO	卵圆孔未闭
PGE2	前列腺素 E2
PION	后部缺血性视神经病变
PIV	压力诱导的血管舒张
PKA	蛋白激酶 A
PKC	蛋白激酶 C
PNMT	苯乙醇胺 N- 甲基转移酶

缩写	中文
PnO	脑桥吻侧网状核
PNS	副交感神经系统
POCD	术后认知功能障碍
PONV	术后恶心呕吐
PORC	术后残留箭毒化或术后残留神经肌肉阻滞
POVL	术后视觉丧失
PPT	脑桥被盖
PPV	阳性预测值
PRES	可逆性后部脑病综合征
PRx	压力反应性指数
PSI	患者状态指数
$PtiO_2$	脑组织氧分压
RA	类风湿性关节炎
RBC	红细胞
RCRI	修订的心脏风险指数
RCT	随机对照试验
RE	反应熵
REM	快速眼动睡眠
RLN	喉返神经
RN	中缝核
RNA	核糖核酸
ROI	感兴趣区
ROS	活性氧
R_{out}	脑脊液流出阻力
RSI	快速序贯诱导
rSO_2	局部脑氧饱和度
rTPA	重组组织型纤溶酶原激活剂
RVM	延髓腹内侧区
RVP	快速心室起搏
SA	窦房结
SAH	蛛网膜下腔出血
SaO_2	动脉血氧饱和度

缩写	中文
SBP	收缩压
SBT	自主呼吸试验
SCI	脊髓损伤
SE	状态熵
SE	癫痫持续状态
SEP	感觉诱发电位
SI	初级体感皮质
SIADH	抗利尿激素分泌失调综合征
sICH	有症状的脑出血
SII	次级体感皮质
$SjvO_2$	颈静脉血氧饱和度
SMA	辅助运动区
SMT	脊髓中脑束
SNACC	麻醉与重症监护神经科学学会
SNAPs	附着蛋白
SNARE	可溶性 NSF 受体
SNS	交感神经系统
SO_2	氧饱和度
SPECT	单光子发射 CT
SpO_2	脉搏氧饱和度
SRT	脊髓网状束
SSEP	体感诱发电位
SSRIs	选择性 5- 羟色胺再摄取抑制剂
STAIR	脑卒中治疗学术产业圆桌会议
STN	丘脑底核
STT	脊髓丘脑束
SVS	裂隙脑室综合征
SWS	慢波睡眠
TBI	创伤性脑损伤
TCA	三环类抗抑郁药
TCD	经颅多普勒超声检查
TCS	经颅刺激

缩写	中文
TDF	热扩散流量计
TEE	经食管超声心动图
THx	较高时间分辨率
TIVA	全凭静脉麻醉
TMN	乳头结节核
TNF-α	肿瘤坏死因子 α
tPA	组织纤溶酶原激活剂
TRP	瞬时感受器电位
TRPM	色氨酸美司他丁受体
TRPV	色氨酸香草酸受体
TSH	促甲状腺激素
VAE	静脉空气栓塞
VEP	视觉诱发电位

缩写	中文
VIP	血管活性肠肽
VLPO	腹外侧视前核
vPAG	腹侧中脑导水管周围灰质
VPL	腹后外侧
VPS	脑室－腹腔分流
VR-1	香草素 1 型受体
VLR-1	香草样 1 型受体
VTA	腹侧被盖区
WDR	广动力范围
WFNS	世界神经外科联合会
ZO	整合紧密连接蛋白
β-ARK	β 肾上腺素能受体

目 录
Contents

第3部分　其他神经疾病与麻醉

第 1 部分

麻醉的神经科学基础

第 1 章

麻醉的神经科学机制

Andrew McKinstry-Wu, Max B. Kelz

引 言

1846 年，全身麻醉得到了首次公开演示。170 年后，全世界每年约开展 2.34 亿例外科手术，其中绝大部分是在全身麻醉下进行的 [1]。虽然全身麻醉药具有无可比拟的临床效果及短暂的用药窗，但是人们对其机制的了解却相当有限。尽管全身麻醉药已经广泛应用于临床，但目前我们对其效应靶点及作用机制的了解仍有待深入。

气体麻醉药、挥发性麻醉药及静脉麻醉药都能够剂量依赖性地产生麻醉行为学效应，这一相似性使得人们以前认为所有的全身麻醉药都共享单一的分子机制。早期的麻醉药作用理论是根据麻醉药的共同化学特性来解释其共同的效应机制，例如发现了麻醉药的脂质溶解度与麻醉药效力的相关性（Meyer-Overton 学说）。最终，这些早期的理论因为发现麻醉药可以在无脂质的蛋白中发挥作用而退出历史舞台。随后的研究揭示了每种麻醉药都有多种分子靶标。随着一个个新的分子靶标的发现，麻醉的单一分子机制理论受到了更大的挑战。过去 20 年的研究证明，了解麻醉药作用的特定分子靶点以及它们所在的神经环路是真正了解麻醉药作用机制的前提。因此，了解麻醉药作用的分子、神经元、环路及神经网络靶点对于我们构建麻醉药如何产生可逆的意识消失作用的神经科学框架至关重要。

麻醉镇静催眠的分子机制

全身麻醉药的分子靶点之多凸显出其产生麻醉镇静作用的分子机制的多样性。吸入麻醉药和静脉麻醉药作用于多种蛋白质靶标发挥其镇静催眠作用，包括离子通道、G 蛋白偶联受体、电子传输链的组成蛋白和其他（图 1.1）。

配体门控离子通道

配体门控离子通道（ligand-gatedion channels, LGICs）是挥发性气体及强效静脉药物的常见靶点。它们是单个神经活动调控的常见机制，并为大尺度神经效应改变提供了一种可行的方法。全身麻醉药会通过多种方式影响众多的 LGICs，其中最常见的两种方式是增强抑制性阴离子通道和抑制兴奋性阳离子通道。实际上，绝大多数全身麻醉药都对其中一种或两种 LGICs 表现出特定的作用：增强阴离子 γ 氨基丁酸（gamma-aminobutyric acid，GABA）门控的 $GABA_A$ 受体，以及抑制阳离子谷氨酸和甘氨酸门控的 NMDA（N–methyl–D–aspartate）受体。

抑制性配体门控离子通道的增强

GABA 是中枢神经系统（central nervous system, CNS）中最常见的抑制性神经递质。$GABA_A$ 受体（一个广泛表达的 GABA 作用位点）是一个异五聚体配体门控选择性氯离子通道，负责 GABA 在中枢神经系统中的抑制性作用。重要的是，它也是大多数强效静脉及挥发性麻醉药的关键功能靶点 [2-7]。在相关药理学浓度下，挥发性和静脉麻醉药通过影响 $GABA_A$ 受体增强内源性 GABA 信号传导，而在较高浓度时则可直接打开通道 [5-10]。突触上 $GABA_A$ 受体增强会影响快速、位相性抑制性突触后电位的大小和持续时间。与之相比，突触外受体的增强作用会通过强直性氯电流改变膜电位 [11]。许多全身麻醉药在药理学相关浓度下，这些作用的净效应是减少突触后神经元发生动作电位的机会。越来越多的证据表明，突触外的强直抑制是全身麻醉药发挥作用的主要途径[12]。无论是离体还是在体，与麻醉药结合的 GABA$_A$ 受体亚基的特异性突变都会减弱特定药物的麻醉效应。GABA$_A$ 受体 α 亚基的突变降低了挥发性麻醉药和苯二氮䓬类药物的效应，而 β 亚基的突变则减弱了静脉和挥发性麻醉药的作用[3,5]，表明 GABA$_A$ 受体在麻醉药的靶效应中发挥关键作用。

甘氨酸受体是中枢神经系统中另一个重要的抑制性 LGIC。该受体家族主要存在于脑干和脊髓中。与 GABA$_A$ 受体一样，甘氨酸受体是异五聚体氯离子通道，可被挥发性和许多静脉麻醉药直接激活或增强[13-16]。甘氨酸受体参与麻醉效应的证据并不像 GABA$_A$ 受体那么可靠。甘氨酸受体突变

可对麻醉效应的终点产生不同影响。甘氨酸受体位点的特异性突变会改变受体在离体状态下对挥发性和强效静脉麻醉药的敏感性，但其在体状态下对麻醉药导致的体动消失或镇静作用的影响并未获得一致发现[6,17]，特别是对于丙泊酚，甘氨酸受体可能并不介导其体动消失效应。2，6- 二叔丁基苯酚是丙泊酚的结构类似物，能够增强甘氨酸（而非 GABA）受体信号，并不诱发机体的体动消失[7,18,19]。类似地，甘氨酸受体 α$_1$ 亚基的 Q266I 位点突变降低了受体对异氟烷的敏感性，但却使小鼠对异氟烷和恩氟烷诱发的体动消失的敏感性增高。这些结果表明，含有 α$_1$ 亚基的甘氨酸受体不太可能介导麻醉药导致的体动消失特性[20]。

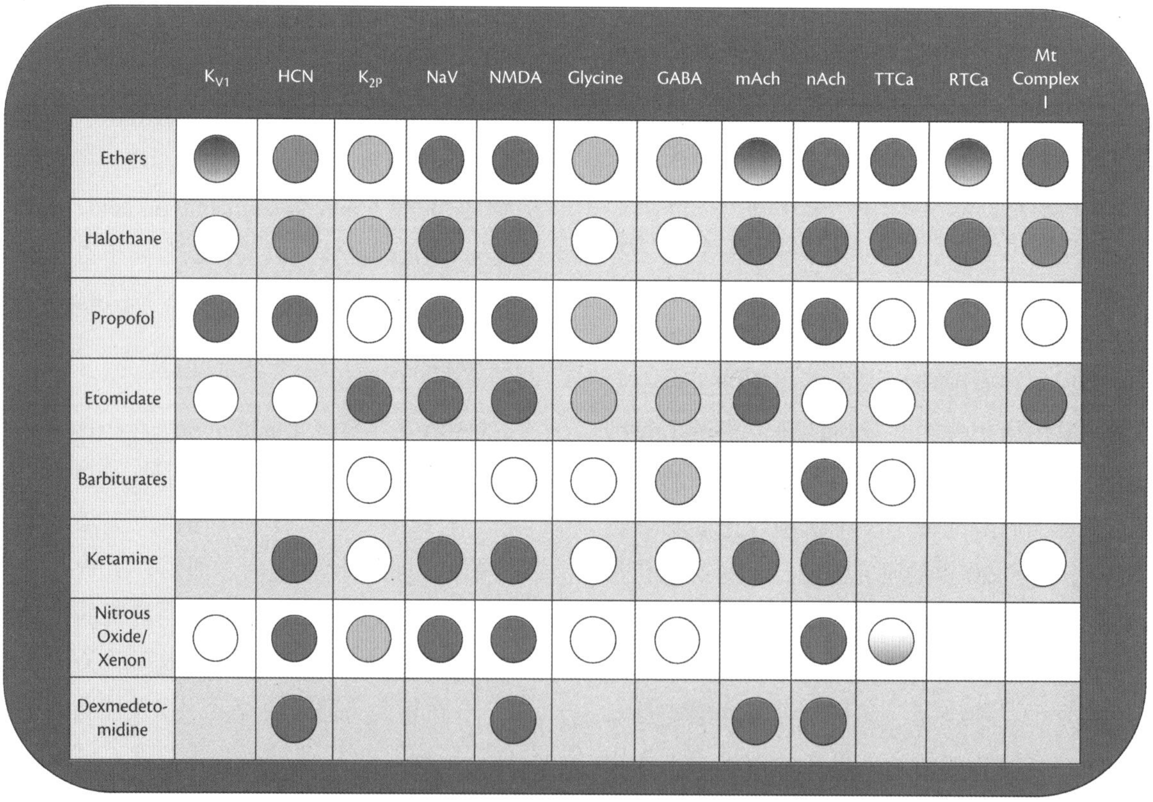

	K$_{V1}$	HCN	K$_{2P}$	NaV	NMDA	Glycine	GABA	mAch	nAch	TTCa	RTCa	Mt Complex I
Ethers												
Halothane												
Propofol												
Etomidate												
Barbiturates												
Ketamine												
Nitrous Oxide/Xenon												
Dexmedetomidine												

图 1.1 麻醉药镇静催眠作用的相关分子靶点

浅蓝色圆圈表示激活或增强，深蓝色圆圈表示抑制，白色圆圈表示无效。多种颜色的圆圈表示同一类别的不同麻醉药具有不同的作用。无圈表示在文献中尚未见研究。Kv1.1：Shaker 相关电压门控钾离子通道；HCN：超极化激活的环核苷酸门控通道；K2P：双孔钾离子通道；NMDA：N 甲基 D- 天冬氨酸受体；Glycine：甘氨酸受体；GABA：γ 氨基丁酸受体；mAch：毒蕈碱乙酰胆碱受体；nAch：烟碱乙酰胆碱受体；TTCa：T 型钙离子通道；RTCa：R 型钙离子通道；Mt 配合物 I：电子传输链的复合物 I（NADH：泛醌氧化还原酶）

兴奋性配体门控离子通道的抑制

许多全身麻醉药可抑制兴奋性配体门控离子通道（LGICs），这是对其增强抑制性 LGICs 作用的补充。谷氨酸是中枢神经系统主要的兴奋性神经递质，其靶点之一是 NMDA 受体（也是甘氨酸的受体）。NMDA 受体是众多全身麻醉药的功能靶点。与突触外 GABA 受体可产生强直性电流一样，NMDA 受体并不会产生快速的突触后传递进而诱发兴奋性突触后电位，但会作用于突触前、突触后和突触外，并可影响突触可塑性[21]。所有已知的非竞争性 NMDA 受体拮抗剂都会严重干扰意识，其中许多药物在足够的浓度下可用作全身麻醉药[22]。气体麻醉药一氧化二氮和氙气以及静脉药物氯胺酮都是主要通过拮抗 NMDA 受体发挥作用，而许多挥发性麻醉药除了对其特定的麻醉靶点有作用外，也具有 NMDA 受体拮抗剂的活性[23-26]。

烟碱型乙酰胆碱受体（一种配体门控的非特异性阳离子通道）会被临床相关浓度的挥发性麻醉药所抑制。尽管这种抑制作用并不会介导麻醉性镇静催眠作用，但可能会介导挥发性麻醉药的遗忘和镇痛作用[27-30]。此外，烟碱样受体介导的中枢胆碱能信号传导对于麻醉觉醒至关重要。尽管阻断胆碱能信号可能不足以改变翻正反射的消失状态或麻醉药最低肺泡浓度（minimum alveolar concentration，MAC），但足以延缓麻醉后觉醒（本章稍后讨论）。

组成性活化及电压门控离子通道

双孔域钾离子通道家族（K_{2p}）产生连续的背景钾电流，通过影响静息膜电位从而影响神经元兴奋性[31]。挥发性和气体麻醉药可直接激活该通道家族的成员，包括 TREK-1、TREK-2、TASK-1、TASK-2 和 TASK-3。麻醉药激活这些 K_{2p} 通道会增加钾流出通道进而导致细胞超极化。然而，并不是 K_{2p} 家族中的所有成员都能够被麻醉药激活，有一些成员对麻醉药不敏感，实际上 THIK-1、TWIK-2、TALK-1 和 TALK-2 会被麻醉药关闭。双孔域钾离子通道突变可消除其受挥发性麻醉药和气体麻醉药激活的敏感性。不同的基因突变可以改变人体对挥发性麻醉药的敏感性而不是气体麻醉药的敏感性[32]。在体敲除一种 K_{2p} 通道 TREK-1，可使人体对氟烷抵抗力增加 40%，也适当增加了对其他吸入麻醉药的抵抗力，而对巴比妥的敏感性则保持不变[33]。

超极化激活的环状核苷酸门控（hyperpolarization-activated cyclic nucleotide-gated，HCN）通道是四聚体，是一种细胞超极化激活的相对非特异性的阳离子通道（与去极化激活相反）。由 HCN 激活产生的 Ih 电流参与产生长时程增强作用、树突状整合、控制工作记忆和丘脑 - 皮质振荡[34]。在四种 HCN 亚型中，HCN1 在中枢神经系统中表达丰富且受挥发性麻醉药和静脉麻醉药抑制。临床相关剂量的异氟烷、氯胺酮和丙泊酚等多种药物均可抑制 HCN1。在体抑制 HCN1 可直接影响这些药物的镇静催眠效应[35-38]。甚至有人认为，产生镇静催眠作用的 NMDA 受体拮抗剂并不是通过对 NMDA 受体本身的作用而是通过抑制 HCN1 来实现的[37]。HCN 通道参与中枢神经多种关键作用并能够被多种麻醉药抑制，也表明该通道在麻醉药引起的镇静催眠效应中发挥重要作用。

最近发现，Kv1 家族电压门控钾离子通道是挥发性麻醉药的靶点，参与抑制觉醒。Kv1.2 基因突变的果蝇对挥发性麻醉药的敏感性发生变化，与野生型相比，基因突变后需要更高的麻醉药量才能导致体动消失[39]。七氟烷增强了 Kv1 家族离子通道的电流，临床使用的其他挥发性麻醉药也影响 Kv1 电流，从而抑制中央丘脑中部的放电[40]。中央丘脑中部注射 Kv1 通道抑制剂或抗 Kv 通道抗体能够逆转动物模型中连续低剂量七氟烷麻醉的效应[41]。

电压门控钠离子通道是维持兴奋性神经元正常功能的必要条件，因为它们是启动和传播动作电位的关键。挥发性麻醉药抑制突触前的电压门控钠离子通道会导致动作电位传播以及突触前神经递质释放的可能性降低。在相关药理浓度下，挥发性麻醉药可抑制多种钠离子通道亚型，尽管这种抑制作用以前仅在更高浓度下发现过[42]。电压门控钠离子通道亚型 $Na_V1.6$ 功能减弱的小鼠对异氟烷和七氟烷的敏感性增强，也证明了钠离子通道在挥发性麻醉药的镇静催眠效应中的作用[43]。

突触前电压门控的钙离子通道对于神经递质的释放至关重要，可被全身麻醉药抑制，从而可能成为麻醉药的靶点。低电压激活的 T 型钙离子通道可通过调节簇状放电和启动功能来调控细胞的兴奋性，可受到临床相关浓度的挥发性麻醉药和静脉麻醉药的抑制[44-46]。翻正反射消失（LoRR）是啮齿类动物意识消失的传统标志，在体敲除 T 型钙离子通道后动物翻正反射对麻醉药的敏感性并未改变，但改变了麻醉诱导速度和对伤害性刺激的反应[46,47]。这表明麻醉药对这些通道的作用是调节麻醉状态，而非引起麻醉状态。高电压激活的钙离子通道（R 型）也对挥发性麻醉药的抑制作用敏感，并参与丘脑-皮质环路节律的形成。在 1% 异氟烷麻醉中，R 型基因敲除后的动物的脑电抑制程度较野生型更低，这表明丘脑钙离子通道参与了异氟烷导致的丘脑抑制，也参与了麻醉导致意识消失的机制[48]。

G 蛋白偶联受体

G 蛋白偶联受体是膜受体中最大和最多样化的家族，它们占整个人类基因组编码的 4%，是目前超过 1/4 药物的作用靶点[49]。临床麻醉中不可或缺的一部分药物都是通过影响该受体超家族来发挥作用，诸如阿片类药物、血管升压药和抗胆碱能药等。尽管这些受体是产生镇痛和遗忘的靶点，而且药理学相关浓度的挥发性麻醉药确实会选择性激活 G 蛋白偶联受体[50,51]，但几乎没有直接证据表明挥发性麻醉药引起的镇静催眠作用主要是由该受体超家族所介导。嗅觉受体是 G 蛋白偶联受体的一个亚组，氯胺酮非常特异地与一部分嗅觉受体存在相互作用，尽管尚不清楚这些相互作用是否与其麻醉作用有关[52]。

电子传输链

与先前讨论的细胞外膜中的膜结合蛋白不同，复合物 I（呼吸链的一个多亚基成员）是位于线粒体内膜上一个公认的麻醉药作用靶点。复合物 I 亚基特异性突变的动物模型 GAS-1 秀丽隐杆线虫和 Ndufs 4 小鼠对挥发性麻醉药高度敏感。这种超敏反应的表型在进化中得到了显著印证，包括人类发生复合物 I 突变的群体[53-55]。并不是所有复合物 I 基因突变都会介导麻醉药超敏表型，其他电子传输链突变也不会发生类似变化，这表明挥发性麻醉药与复合物 I 某些亚基之间存在特定的相互作用。尽管卤代烷和烷烃通过与复合物末端的相互作用抑制复合物 I 的功能，但挥发性麻醉药似乎不会不成比例地降低复合物 I 突变体中的 ATP 产生。这种差异表明挥发性麻醉药的镇静催眠作用并不单单是这些突变引起的线粒体能量代谢受损的结果，而且这也使得突变如何引起麻醉敏感性增高成为一个亟待解决的问题[56-58]。

系统神经科学和麻醉效应：核团和局部网络

已有充分的证据表明麻醉药通过作用于多种分子靶点进而影响行为，但仅凭分子靶点无法解释麻醉药的镇静催眠作用。分子作用与宏观脑功能之间的联系需要从神经解剖学上来寻求解释。神经环路水平的相互作用可导致实际情况更复杂，即神经元超极化可导致突触前抑制性神经元放电减少，进而增加突触后神经元的活性，这一结果导致环路输出的净增加。评估麻醉药对特定脑区的净作用（net contribution）及其在麻醉药镇静催眠作用中的贡献，为简化麻醉在分子和神经元水平的复杂度提供了一种方法，并且兼顾了中枢神经系统的基本环路。

睡眠和觉醒通路

全身麻醉药可以改变内源性觉醒环路的活性。这种作用有利于介导其镇静催眠效应（图 1.2）。麻醉诱导的意识消失是一种不可唤醒的行为状态，与慢波睡眠（slow-wave sleep，SWS）具有许多共同点。在非快速眼动睡眠（non-rapid eye movement sleep，NREM）和麻醉睡眠期，皮质功能连接丧失。此外，在大多数麻醉药量效应范围内，皮质脑电图（electroencephalography，EEG）表现出惊人的相似性，因此用于评估麻醉深度的 EEG 监测技术也可以区分清醒与睡眠[59-65]。在麻醉和睡眠期间，丘脑和觉醒期活跃的核团（统称为网状激活系统）都受到抑制[46,66-70]。看起来相似的两个状态在功能上也有可比性——在某些情况下，麻醉可以代替睡眠。长时间丙泊酚麻醉并不会产生睡眠债务（sleep debt），而且丙泊酚似乎还可以缓解麻醉前遗留的睡眠压力[71-73]。相反，睡眠剥夺或使用内源性促眠物质会降低麻醉药的需求量。相关研究也发现，麻醉诱导和维持本身会改变内源性促眠物质的水平[72,74]。总之，这些数据表明，麻醉药的镇静催眠作用部分源于麻醉药对内源性睡眠 – 觉醒神经环路的调控作用。

网状激活系统中的促觉醒核团

从脑桥中部向下丘脑、基底前脑和丘脑延伸

的上行网状激活系统在半个多世纪前首次被发现。麻醉状态下刺激脑干网状结构会引起皮质觉醒[75]。随后的发现证实该系统的促觉醒成分是由很多相互作用的神经元所构成，包括胆碱能神经元、组胺能神经元、肾上腺素能神经元、血清素能神经元、多巴胺能神经元和促食欲能神经元。

背外侧被盖和脑桥被盖

背外侧被盖（laterodorsal tegmentum，LDT）和脑桥被盖（pedunculopontine tegmentum，PPT）是脑干的两个主要的胆碱能群体，能够调控觉醒并促进觉醒或快速眼动睡眠（rapid eye movement sleep，REM）。这些胆碱能神经元密集地支配中线和板内丘脑核团及丘脑网状核，并将丘脑活动由簇状转变为尖峰放电[76]。尚不清楚这些核团对麻醉药诱导效应的直接作用，尽管如此，PPT 是疼痛诱发运动行为的关键区域，该核团失活可显著降低异氟烷的最低肺泡有效浓度（MAC）[77]。

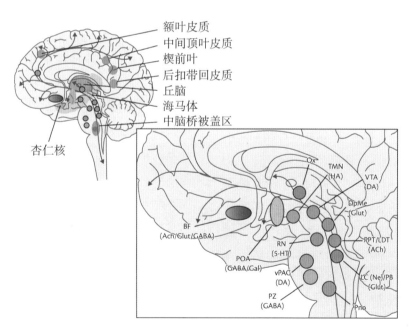

图 1.2　受麻醉药影响并可能介导麻醉性镇静催眠效应的皮质和皮质下（小图）结构。箭头表示上行网状激活系统，前分支在上升到皮质之前先穿过基底前脑，后分支通过丘脑延伸到皮质，与它们各自的皮质下结构相关的主要神经递质在括号中列出。
BF: 基底前脑；Ox: 食欲素能神经元脑区；TMN（HA）：结节乳头核（组胺）；VTA（DA）：腹侧被盖区（多巴胺）；DpMe（Gult）：中脑深部网状结构（谷氨酸）；PPT / LDT（ACh）：脑桥被盖 / 背外侧被盖（乙酰胆碱）；LC（Ne）/ PB（Glut）：蓝斑 / 臂旁核（谷氨酸）；PnO: 脑桥吻侧网状核；PZ（GABA）：面旁核（γ 氨基丁酸）；vPAG（DA）：腹侧中脑导水管周围灰质（多巴胺）；RN（5-HT）：中缝核（5- 羟色胺）；POA（GABA/Gal）：视前区（γ 氨基丁酸 / 甘丙肽）

蓝 斑

蓝斑（locus coeruleus，LC）是大脑内最大的去甲肾上腺素能神经元聚集区。与许多其他单胺能系统一样，蓝斑通过直接投射到皮质、丘脑、下丘脑、基底前脑、杏仁核、海马和其他皮质下区域，从而广泛地支配大脑。长期以来，人们一直认为蓝斑神经元的状态依赖性活性调控是调节觉醒的必要机制。蓝斑神经元活性的改变发生在生物体行为状态改变之前，并且对行为改变可以进行预测[78]。通过 α_1 和 β 受体，放电的蓝斑神经元作用于中隔、视前区内侧和基底前脑的无名质，进而促进觉醒。蓝斑的活动可调节丘脑 - 皮质环路，它可将丘脑 - 皮质神经元由慢波睡眠的簇状模式转变为清醒的尖峰模式。因此，光遗传学激活蓝斑活动可引发从慢波睡眠到清醒的转变[79]。已经证实人为激活蓝斑会导致异氟烷深麻醉下脑电图发生去同步化改变。类似地，人为诱导蓝斑放电会加速异氟烷麻醉的觉醒[80]。但是，蓝斑并不是肾上腺素驱动觉醒的唯一来源。蓝斑以外的去甲肾上腺素能群体也有助于调节睡眠、觉醒及麻醉，如脑干 A1 和 A2 区神经元[81-83]。

脑桥吻侧网状核

脑桥吻侧网状核（PnO；包括背外侧下核）的神经元接受胆碱能、促食欲素能及 GABA 能的输入，含有促觉醒和 REM 期激活的神经元。PnO 的活动也会改变麻醉效应。PnO 的 GABA 能神经元参与抵抗麻醉诱导效应，但对觉醒无明显作用[84-87]。持续异氟烷麻醉时电刺激 PnO 会增强功能连接，也提示了该核团对麻醉的拮抗作用[88]。与大脑的大多数区域不同，增加 PnO 的 GABA 含量会促进觉醒，这凸显了该区域的神经解剖和神经化学之间的差异。在该区域还有其他看似矛盾的效应：在 PnO 给予腺苷或乙酰胆碱会抑制觉醒，给予促食欲素或 GABA 则促进觉醒[89-91]。PnO 的胆碱能输入来自 LDT 和 PPT，而促食欲素能输入则来自下丘脑。对腺苷和 GABA 的不同反应表明，简单的 PnO 单一类型神经元去抑制不足以解释这些神经调质的作用。此外，已有

研究证实在中脑桥被盖区微注射戊巴比妥可诱发出类似于系统性给予大剂量全麻药的镇静催眠效应，该区域周围注射戊巴比妥则无效，而中脑桥被盖区与 PnO 及其周围结构有很大程度的重合，这使得该区域的功能更加难以解释[92,93]。显然，该区域更复杂的局部微环路还有待揭示。

中脑深部网状核（DpMe）

几十年来，许多研究表明电刺激中脑深部网状核（deep mesencephalic reticular formation，DpMe）能够可靠地诱导出麻醉动物的皮质激活，推测该区域谷氨酸能神经元投射到丘脑、下丘脑和基底前脑，其放电频率在觉醒前增加并在慢波睡眠期减慢[94]。这些谷氨酸能神经元可能是先前没有详细研究的上行觉醒系统中的一部分，该觉醒系统还可能包含臂旁核。

促食欲素能神经元

促食欲素信号传导系统发挥强效的促进及稳定觉醒的作用，并在调节麻醉觉醒中发挥重要作用。类似于单胺能促觉醒系统的状态依赖性放电模式，促食欲素能神经元（Hypocretin/ Orexinergic 神经元），即 orexin 能神经元在主动觉醒时放电增加，但在慢波睡眠期沉默[95]。从解剖学上讲，这些神经元投射到所有单胺能核团，同时还投射到基底前脑、丘脑中线核团及其他已知的觉醒调控区域。当这些神经元的信号传导受损时，发作性睡病伴猝倒便随之而来[96]。局部给予 orexin 可兴奋表达一种或两种 orexin G 蛋白偶联神经递质受体的神经元，包括 LDT、LC、中缝核（raphe nuclei，RN）、基底前脑（basal forebrain，BF）和丘脑 - 皮质神经元。卤代烷、丙泊酚和戊巴比妥可抑制 orexin 能神经元的活动，而敲除这类神经元可导致异氟烷和七氟烷麻醉觉醒延迟，但对诱导并不产生影响[97-99]。在巴比妥酸盐麻醉时药理学结果应亦如此：脑室内注射 orexin 会加快觉醒，而阻滞 orexin 1 型受体可抵消这种作用[100]。orexin 系统功能不足的动物发生觉醒延迟但诱导效应未改变，这一现象提出了一种有趣的可能性，

即不同类型的神经元可能单向且差异性地影响进入或退出麻醉状态的过程。

基底前脑的促觉醒神经元

基底前脑（BF）存在一类异质性神经元，他们在觉醒或睡眠时被激活，可改变麻醉状态及麻醉敏感性。在 BF 微注射 GABA 激动剂可增强静脉和挥发性麻醉药的麻醉效应，延长作用时间，电损伤 BF 的中隔也有相同的效应[101,102]。BF 位于丘脑腹外侧中继核团的顶部，并接收来自尾部结构整合的觉醒信息输入。BF 含觉醒期活跃的胆碱能神经元、谷氨酸能神经元和含小清蛋白的 GABA 能神经元，以及睡眠期活跃的含生长抑素的 GABA 能神经元[103]。BF 胆碱能神经元接收来自 LC、DpMe、结节乳头核（TMN）、orexin 神经元、臂旁核神经元及 BF 内谷氨酸神经元的投射，并向皮质、海马及下丘脑发出大量神经投射。选择性损毁基底前脑基核部的胆碱能神经元可延长丙泊酚和戊巴比妥的麻醉行为学表现[104]。清醒时基底前脑的胆碱能活性增加是皮质乙酰胆碱水平波动的原因。胆碱能神经元可以使皮质活化并导致放电频率增加，同时 BF 向皮质投射的含小清蛋白的 GABA 能神经元活性也增强，这是清醒期和 REM 期 EEG 去同步化的基础[103,105]。

臂旁核

臂旁核的神经元属于近期发现的上行觉醒系统前支的谷氨酸能神经元系统，它们本身可以调节麻醉状态。损伤臂旁核可诱发昏迷，而在睡眠期活跃的面旁区神经元（见后文"基底前脑和面旁区的睡眠期活跃神经元"内容）通过抑制谷氨酸能的臂旁核神经元促进慢波睡眠，而臂旁核神经元反过来又投射到基底前脑[106-109]。电刺激臂旁核能够拮抗低剂量异氟烷连续给药的效应[110]。臂旁核对麻醉敏感性具有直接影响，其与睡眠期活跃的核团和其他影响麻醉敏感性和觉醒的中枢区域也存在解剖和功能联系，以上结果提示臂旁核在维持或促麻醉状态觉醒中发挥着重要作用。目前这个问题尚未得到充分研究。

腹侧被盖区

腹侧被盖区（ventral tegmental area，VTA）是中脑的一个多巴胺能和 GABA 能聚集区，与觉醒和奖赏有关。它接受各种类型的输入并具有广泛的输出，包括前额叶皮质、扣带回、海马、杏仁核和伏隔核。这些广泛连接也可以反映出 VTA 在功能上的多样性，VTA 在动机、认知和唤醒中均有作用[111]。VTA 的多巴胺能神经元似乎在整个睡眠 – 觉醒周期内不会改变其放电频率。因此，尚无研究表明 VTA 多巴胺能神经元与自发觉醒的调节相关。尽管如此，多巴胺能神经元可被 GABA 抑制，VTA 内的其他神经元也都具有昼夜节律依赖性[112-116]。人工驱动 VTA 释放多巴胺，给予利他灵或更具选择性的作用于 D1 受体的药理学试剂，都会加速麻醉觉醒，甚至可以逆转连续给予丙泊酚或异氟烷所产生的麻醉作用[117-120]。

结节乳头核

结节乳头核（tuberomamillary nucleus，TMN）的组胺能神经元是中枢神经系统中组胺的唯一来源，在整个大脑中具有广泛的投射，并且其活动与觉醒状态紧密相关[121]。尽管中枢神经系统给予组胺会引起强烈的觉醒，且中枢神经系统 H1 拮抗剂会产生镇静作用，但 TMN 在调控全身麻醉中的作用依然有限。损伤 TMN 可增加对异氟烷诱导意识消失的敏感性，但并不影响对丙泊酚、氯胺酮和巴比妥酸盐的敏感性[122]。特异性敲除组胺能细胞上的 GABA$_A$ 受体同样不会引起丙泊酚催眠敏感性的改变。尽管也发现 GABA$_A$ 受体缺乏的组胺能神经元对丙泊酚的超极化作用并不敏感，但以上证据综合说明组胺能神经元并非丙泊酚诱导或维持的关键因素[123]。

中缝背核和腹侧中脑导水管周围灰质

中缝背核（dorsal raphe，DR）的 5- 羟色胺能神经元投射遍布整个大脑，是中枢神经系统 5- 羟色胺的最大来源。内侧中缝几乎不参与麻醉作用的产生或调节。相反，当用钙离子通道阻滞剂或损毁 DR 时，机体对戊巴比妥或氟烷及环丙烷的敏感性均相应增加[124,125]。中缝核（RN）的放电模式确实像去甲肾上腺素能或组胺能中枢一样具有状态依赖性。然而，单个神经元记录表明5-羟色胺神经元的放电率并不是发生在觉醒状态自发改变之前[126]，这提示DR活性与行为状态的变化没有因果关系。

在腹侧中脑导水管周围灰质（ventral periaqueductal gray，vPAG）内，有一群活跃的多巴胺能神经元。它们与腹侧被盖区或黑质的多巴胺能神经元相反，活动不依赖状态变化。但是，vPAG内多巴胺能神经元似乎不会促进麻醉药的镇静催眠作用。相反，它们调节镇痛作用，损伤这些神经元会减少全身麻醉期间机体对有害刺激的反应[127,128]。

睡眠期活化的神经元和核团

与大量已知的促觉醒和清醒期活跃的核团相比，很少有神经元在慢波睡眠或快速眼动睡眠期间活跃，在觉醒状态活动减少。在睡眠相放电活跃的神经元最常见于视前区和基底前脑（此类神经元也存在于其他地方，包括脑桥和大脑皮质）。这些神经元可与之前讨论的许多促觉醒的神经元形成网络平衡。就像有许多麻醉药抑制觉醒中枢一样，有证据表明某些麻醉药会直接或间接激活睡眠相活跃的神经元。

视前区：腹外侧视前核团和中线视前核团

早期的研究证实下丘脑视前区具有促睡眠的作用。这个广阔的区域包括腹外侧视前核（Ventrolateral Preoptic Nucleus，VLPO）和视前正中核（Median Preoptic Nucleus，MnPO）。VLPO位于下丘脑前部腹侧视交叉水平，MnPO横跨前联合交叉处。整个视前区都存在慢波睡眠期间活动增强的神经元，其中VLPO中的密度最高，而且VLPO区神经元在慢波睡眠和快速眼动睡眠期间活性更高。VLPO神经元的活性变化先于生物体行为状态的变化。逆行和顺行标记研究显示，VLPO与许多促觉醒核团相互联系，包括TMN、5-羟色胺能的RN、去甲肾上腺素能的LC、胆碱能的LDT和PPT，以及下丘脑orexin能神经元。

VLPO神经元含有抑制性神经递质GABA和甘丙肽，理想的位置也使其能够调控并抑制觉醒期活跃的上行网状激活核团。

视前区在促进和调节麻醉状态中的作用可能与其对睡眠和觉醒的调控有关。损坏VLPO会导致长期失眠，VLPO的双侧病变还会引起由失眠导致的麻醉敏感性的双相变化：在损毁6d后，动物对异氟烷所致的翻正反射消失表现出抵抗，24d后，动物对异氟烷所致的翻正反射消失的敏感性则增加。这一结果可能是由于VLPO病变的动物无法入睡从而使睡眠压力的累积逐渐增加所导致[129,130]。异氟烷直接使VLPO中的GABA能神经元产生去极化，VLPO损伤后异氟烷诱导会出现抵抗作用，这表明在正常情况下VLPO激活有助于麻醉诱导效应。除氯胺酮外，其他所有全身麻醉药均能去极化并激活VLPO区的睡眠期活跃神经元。整个视前区域，包括VLPO、MnPO及其周围区域，在睡眠剥夺后的慢波睡眠恢复期，活跃的神经元与全身给予镇静剂量右美托咪啶所激活的神经元具有明显的重叠，这进一步证明右美托咪啶可作用于视前区内在的睡眠环路以产生镇静催眠作用[131,132]。

与VLPO相似，MnPO区睡眠相活跃的神经元为GABA能神经元，会在睡眠开始前几秒快速放电。尽管MnPO并不像VLPO那样可以被麻醉药广泛激活，但MnPO的睡眠相活跃神经元也可以被一些吸入麻醉药活化[133]。已经证明，将苯二氮䓬类药物、丙泊酚和戊巴比妥微注射到MnPO中可诱导出慢波睡眠[72,134,135]。由于MnPO神经元的放电模式具有状态依赖性，它们已被认为在睡眠起始中发挥着重要作用。现已知道MnPO以类似于VLPO的方式将抑制性投射发射到包括下丘脑的orexin能神经元在内的多个觉醒系统。

基底前脑和面旁区睡眠相活化的神经元

虽然基底前脑（BF）和脑桥的促觉醒神经元在麻醉中的作用已经研究得比较详尽，但直到最近才发现该区域还存在一些睡眠相活跃的神经元。尽管它们与影响麻醉作用的觉醒中枢有相互作用，但这些新发现的神经元对麻醉状态的影响以及麻醉药对其作用的影响仍有待研究。BF 的小白蛋白阳性（PV+）GABA 能神经元在清醒期是活跃的，并可强烈促进觉醒，而在 BF 中表达生长抑素（SOM+）的 GABA 能神经元则是睡眠相活跃的。慢波睡眠期，BF 区 SOM+ 的 GABA 能神经元活性在局部特异性增强。光遗传刺激这些神经元可诱发出慢波睡眠[103]。面旁区（parafacial zone，PZ）是含有慢波睡眠相激活的 GABA 能神经元的脑桥区域，位于第 7 对脑神经外侧。这些睡眠相活跃的抑制性神经元直接投射到臂旁核的谷氨酸能促觉醒神经元上，后者又反过来投射到基底前脑的促觉醒神经元。人为刺激面旁区的 GABA 能神经元会产生慢波睡眠[108]。麻醉药对面旁区和基底前脑睡眠活跃神经元的麻醉作用有待进一步研究。

丘脑

丘脑是一个关键结构，在觉醒和意识中起着至少三种重要作用。首先，就意识水平而言，丘脑是源自脑干的觉醒通路上行的重要通道；其次，就意识的内容而言，它是向皮质传递感觉信息的主要中继站；第三，就意识体验的架构而言，丘脑的高阶核团在促进皮质 - 皮质的连接和交流中起着关键作用。

一直以来，中央丘脑对唤醒都至关重要，该区域的小损伤会导致严重的意识障碍[136]。丘脑中央正中核（central medial thalamus，CMT）是前板内核的一部分，它接收源自基底前脑和脑干上行胆碱能神经的投射。在动物模型中向 CMT 中微量注射尼古丁足以逆转连续的全身性七氟醚麻醉。注射 Kv1 家族钾离子通道的抗体也有类似效果[41,137]。在 CMT 的大脑切片电生理记录研究中发现，七氟醚降低了 CMT 神经元放电，这种现象反过来可被 Kv1 抑制剂逆转[40]。CMT 的活动对于睡眠和麻醉均至关重要，因为在睡眠开始和麻醉药诱导的意识消失时出现的高频振荡变化首先发生在 CMT 中，紧接着皮质才发生变化[68]。丘脑区域脑血流量降低所代表的丘脑失活与麻醉药诱导的意识消失有关，但尚不清楚两者是因果关系还是意识消失之后所继发的变化[138]。

新皮质和边缘皮质

麻醉药在整个新皮质中的作用具有明显的异质性，这与麻醉药作为一种广泛的神经元抑制剂的过时理论形成鲜明对比。目前尚不清楚众多全身麻醉药对初级感觉皮质的影响程度。这些初级区域仍然能够对诱发电位保持正常或接近正常的响应，但长潜伏期电位则被抑制。相反，全身麻醉药会明显损害高阶联合皮质和部分内嗅皮质的功能。通过大脑血流量变化间接测得中脑顶叶皮质、前后扣带皮质及前突在睡眠和麻醉中失活[139-141]。鉴于麻醉药效应在单个皮质区域存在多样性，麻醉药的镇静催眠作用既可能是对皮质直接作用的结果，也可能是皮质和皮质下结构所组成的神经网络变化的结果。

大脑网络和麻醉

麻醉药的特异性分子靶标可能无法完美解释其产生意识消失的机制。全面理解麻醉药的作用机制要详细了解麻醉药对分子靶点的作用及其对神经元和胶质细胞的改变，如何影响局部和远程神经环路以及整体神经网络。因此，麻醉药的相关作用及其共同机制最终很可能是破坏网络功能，从而降低了功能信息整合。了解麻醉药对受体、单个神经元及大脑核团的独立作用是必要的，但仅了解其独立作用还不够。为了研究麻醉药对神经网络联系的破坏，大尺度脑活动研究采用了功能磁共振成像（functional magnetic resonance imaging，fMRI）、正电子发射断层扫描（positron emission tomography，PET）、脑磁图（magnetoencephalography，MEG）或高密度脑电图（high-density EEG）技术。

丘脑 - 皮质网络

丘脑 - 皮质网络对信息整合来说至关重要，因为它控制了上行感觉信息和上行觉醒信号，并且是皮质 - 皮质信息传递的中继点。丘脑 - 皮质系统的损害会导致意识障碍，这也说明了该网络的重要性[136,142]。在丙泊酚麻醉引起的意识消失期间，丘脑－皮质回路由皮质占主导转变为丘脑占主导，而且GABA系统激活还增强了丘脑－皮质连接，并导致了由丘脑驱动的α（8~12Hz）节律的增强[143,144]。动物模型证据表明，在麻醉药引起意识消失时，丘脑节律的变化稍早于相关皮质，这也证明了由丘脑节律驱动的丘脑－皮质环路理论对麻醉镇静催眠至关重要[68]。其他采用丘脑场电位和皮质脑电的动物研究表明，与氯胺酮/甲苯噻嗪诱导的意识消失相伴发生的还有丘脑－皮质网络信息传递的主导方向由清醒期的皮质－丘脑转为丘脑－皮质[145]。与麻醉药主要破坏丘脑－皮质的观点相反，大脑切片和在体记录表明挥发性麻醉药优先破坏皮质－皮质连接，而丘脑－皮质连接则保持完整[146]。

丘脑和皮质的功能连接研究证据依赖于通过PET或fMRI测量的相对血流而非基于脑电和皮质下电极测量的电活动，因此不能证明丘脑和皮质的紧密联系。但是它们的功能连接在麻醉诱导意识消失时被消除，而且可能是通过丘脑的沉默来实现的[147]。皮质和丘脑之间这种功能性连接的丧失首先是在异氟醚和氟烷中发现的，后来发现右美托咪啶也能引起类似的模式[148]。最近的研究发现氯胺酮和七氟醚也降低了丘脑－皮质的连接性，使得这一机制在多种麻醉药中得到了可靠的验证[149,150]。

使用脑血流相对变化来代表神经活动的监测方法与直接测量神经活动电信号的方法之间存在结论上的差异，这可能是由两种策略在时间和空间上的分辨率不同所造成的。在缓慢注射丙泊酚引起意识消失期间同时测量EEG和fMRI则解决了这一问题，这一方法还发现了一种独特的现象：在EEG的慢波活动呈现最大化的时候，丘脑－皮质网络与感觉信息输入分离，参与信息处理的初级皮质表现出觉醒，且该变化不依赖于丘脑－皮质网络[151]。由于丘脑－皮质环路的孤立而形成的大脑功能上的分区与其他脑电图证据相结合，共

同表明麻醉诱导的意识消失过程中出现了丘脑驱动的节律[143,144]。只有出现了功能上的孤立，优势节律的驱动者才是丘脑，而不是皮质－皮质连接。

皮质－皮质网络

感觉信息的整合和处理是意识的重要组成，因此这些功能破坏作为麻醉药诱导意识消失的机制是可以预期的。顶叶包含多个初级感觉皮质，而信息的处理则取决于额叶皮质。因此，两个区域之间的有效交流是意识所必需的，这种交流的中断将导致麻醉诱导的意识消失[152,153]。但是麻醉药诱导的意识消失并不是简单地打破了所有额叶－顶叶间的交流，而是特定地破坏了额叶与顶叶之间的反馈交流。因此，尽管从顶叶皮质到额叶皮质之间存在有效的信息传递（前馈），但是麻醉药一旦诱导意识消失开始，从额叶皮质到顶叶皮质上的信息传递（反馈）就受到了损害[154]。事实证明，从氯胺酮到吸入性麻醉药再到丙泊酚，作用于不同分子靶点的麻醉药都存在这种抑制反馈[155]。这种反馈或自上而下的信息处理在植物状态下也受到损害，表明这可能是意识消失的普遍过程[156,157]。

全脑远距离连接和信息整合能力

麻醉药除了作用于前述的特定神经环路之外，还可以影响信息整合相关的大尺度脑网络的组成和功能，从而诱导无意识状态。全身麻醉下全脑网络分析显示局部皮质间信息交换增加，但远距离通信受损[158]。挥发性麻醉药和丙泊酚都会使整体连接性转变为局部模式，这在脑电图和功能磁共振成像两种不同监测方式中都可以看到[159]。尽管并非所有的分析都明确发现神经网络的"小世界"增加了（局部连接强于长距离连接），但是网络效率下降是普遍现象，因此全身麻醉使神经网络中可以传输和整合的信息量减少了[160-163]。

结　论

虽然麻醉药的初级药理作用的确发生在分子水平上，但是全身麻醉药各种各样的分子作用靶

点及细胞水平效应并不能清楚地解释在体所观察到的行为学共性变化。只有在神经环路水平，我们才能看清各种麻醉药的共同作用机制。区分导致麻醉药镇静催眠效应的最直接原因和继发因素仍然是该领域的重大挑战。此外，明确麻醉药诱导意识丧失时皮质和皮质下环路的变化特征并区分麻醉药暴露引起的环路水平的不良反应，是另一个重大挑战。解决这些挑战将有益于麻醉学以及神经科学的发展。

总 结

◆ 麻醉药通过作用于多种蛋白质靶点发挥镇静催眠作用。

◆ 全身麻醉药的镇静催眠相关靶点包括配体门控离子通道（如 GABA 和 NMDA 受体），电压门控离子通道（如 Kv1 和 Nav1.6），组成性活化离子通道（如 K2P），G 蛋白偶联受体和呼吸链复合体 I。

◆ 麻醉药引起的环路水平效应并不能轻易通过它们对某一环路的单个神经元的影响来判断。

◆ 麻醉药可作用于调节睡眠和觉醒的内源性神经系统，从而介导或增强其镇静催眠效应。

◆ 丘脑作为感觉信息的中继核团是上行激活系统的一部分，并可促进皮质 – 皮质交流。尽管丘脑失活并不一定会导致意识消失，但人为刺激丘脑很可能通过上行觉醒通路逆转连续麻醉产生的镇静催眠作用。

◆ 麻醉药损害皮质连接与麻醉后全脑网络特性的变化一致，其中远隔皮质连接减弱，整体信息整合能力降低。尚不清楚麻醉药是否由于直接作用于这些连接中枢导致神经网络改变，还是作用于其他位置但继发性损伤了皮质功能。

◆ 麻醉性镇静催眠会改变丘脑 – 皮质连接和皮质 – 皮质连接模式。这些改变可能是麻醉诱导意识消失的最终共同标志或途径。

（郭 娟 译，杨谦梓 董海龙 审校）

参考文献

[1] Weiser TG, Regenbogen SE, Thompson KD, et al. An estimation of the global volume of surgery: a modelling strategy based on available data. Lancet, 2008, 372(9633):139–144.

[2] Nelson LE, Guo TZ, Lu J, et al. The sedative component of anesthesia is mediated by GABAA receptors in an endogenous sleep pathway. Nature Neuroscience, 2002, 5(10):979–984.

[3] Jurd R, Arras M, Lambert S, et al. General anesthetic actions in vivo strongly attenuated by a point mutation in the GABA(A) receptor beta3 subunit. The FASEB Journal, 2003, 17(2):250–252.

[4] Zecharia AY, Nelson LE, Gent TC, et al. The involvement of hypothalamic sleep pathways in general anesthesia: Testing the hypothesis using the GABAA receptor β3N265M knock- in mouse. The Journal of Neuroscience, 2009, 29(7):2177– 2187.

[5] Mihic J, Ye Q, Wick M, et al. Sites of alcohol and volatile anaesthetic action on GABAA and glycine receptors. Nature, 1997, 389(6649):385–389.

[6] Mascia M, Trudell JR, Harris AR. Specific binding sites for alcohols and anesthetics on ligand-gatedion channels. Proceedings of the National Academy of Sciences, 2000, 97(16):9305–9310.

[7] Hemmings HC, Akabas MH, Goldstein PA. Emerging molecular mechanisms of general anesthetic action. Trends in Pharmacological Sciences, 2005, 26(10):503–510.

[8] Jenkins A, Greenblatt EP, Faulkner HJ, et al. Evidence for a common binding cavity for three general anesthetics within the GABAA receptor. The Journal of Neuroscience, 2001, 21(6):RC136.

[9] Li, X, Pearce, RA. Effects of halothane on GABA(A) receptor kinetics: evidence for slowed agonist unbinding. The Journal of Neuroscience, 2000, 20(3):899–907.

[10] Bieda M, MacIver B. Major role for tonic GABAA conductances in anesthetic suppression of intrinsic neuronal excitability. Journal of Neurophysiology, 2004, 92(3):1658–1667.

[11] Farrant M, Nusser Z. Variations on an inhibitory theme: phasic and tonic activation of GABAA receptors. Nature Reviews Neuroscience, 2005, 6(3):215–229.

[12] Bonin R, Orser B. GABAA receptor subtypes underlying general anesthesia. Pharmacology Biochemistry and Behavior, 2008, 90(1):105–112.

[13] Mascia M, Machu T, Harris A. Enhancement of homomeric glycine receptor function by longchain alcohols and anaesthetics. British Journal of Pharmacology, 1996, 119(7):1331–1336.

[14] Harrison NL, Kugler JL, Jones MV, et al. Positive modulation of human gamma-aminobutyric acid type A and glycine receptors by the inhalation anesthetic isoflurane. Molecular Pharmacology, 1993, 44(3):628–632.

[15] Beckstead M, Phelan R, Trudell J, et al. Anesthetic and ethanol effects on spontaneously opening glycine receptor channels. Journal of Neurochemistry, 2002, 82(6):1343–1351.

[16] Yamakura T, Mihic SJ, Harris RA. Amino acid volume and hydropathy of a transmembrane site determine glycine and anesthetic sensitivity of glycine receptors. The Journal of Biological Chemistry, 1999, 274(33):23006–23012.

[17] Quinlan JJ, Ferguson C, Jester K, et al. Mice with glycine receptor subunit mutations are both sensitive and resistant to volatile anesthetics. Anesthesia and Analgesia, 2002, 95(3):578–582.

[18] Ahrens J, Haeseler G, Leuwer M, et al. 2, 6 di-tert-butylphenol, a nonanesthetic propofol analog, modulates alpha1beta glycine receptor function in a manner distinct from propofol. Anesthesia and Analgesia, 2004, 99(1):91–96.

[19] Krasowski MD, Jenkins A, Flood P, et al . General anesthetic potencies of a series of propofol analogs correlate with potency for potentiation of gamma-aminobutyric acid (GABA) current at the GABAA receptor but not with lipid solubility. The Journal of Pharmacology and Experimental Therapeutics, 2001, 297(1):338– 351.

[20] Borghese C, Xiong W, Oh S, et al. Mutations M287L and Q266I in the glycine receptor α1 subunit change sensitivity to volatile anesthetics in oocytes and neurons, but not the minimal alveolar concentration in knockin mice. Anesthesiology, 2012, 117(4):765–771.

[21] Mori H, Mishina M. Structure and function of the NMDA receptor channel. Neuropharmacology, 1995, 34(10):1219–1237.

[22] Flohr H, Glade U, Motzko D. The role of the NMDA synapse in general anesthesia. Toxicology Letters, 1998, 100–101:23–29.

[23] Jevtović-Todorović V, Todorović SM, Mennerick S, et al. Nitrous oxide (laughing gas) is an NMDA antagonist, neuroprotectant and neurotoxin. Nature Medicine, 1998, 4(4):460–463.

[24] Petrenko AB, Yamakura T, Fujiwara N, et al. Reduced sensitivity to ketamine and pentobarbital in mice lacking the N-methyl-D-aspartate receptor GluRepsilon1 subunit. Anesthesia and Analgesia, 2004, 99(4):1136–1140.

[25] Franks NP, Dickinson R, de Sousa SL, et al. How does xenon produce anaesthesia? Nature, 1998, 396(6709):324.

[26] Armstrong S, Banks P, McKitrick T, et al. Identification of two mutations (F758W and F758Y) in the N-methyl- D- aspartate receptor glycine-binding site that selectively prevent competitive inhibition by xenon without affecting glycine binding. Anesthesiology, 2012, 117(1):38.

[27] Link J, Papadopoulos G, Dopjans D, et al. Distinct central anticholinergic syndrome following general anaesthesia. European Journal of Anaesthesiology, 1997, 14(1):15–23.

[28] Meuret P, Backman S, Bonhomme V, et al. Physostigmine reverses propofol-induced unconsciousness and attenuation of the auditory steady state response and bispectral index in human volunteers. Anesthesiology, 2000, 93(3):708.

[29] Flood P, Sonner J, Gong D, et al. Heteromeric nicotinic inhibition by isoflurane does not mediate MAC or loss of righting reflex. Anesthesiology, 2002, 97(4):902.

[30] Plourde G, Chartrand D, Fiset P, et al. Antagonism of sevoflurane anaesthesia by physostigmine: effects on the auditory steady- state response and bispectral index. British Journal of Anaesthesia, 2003, 91(4):583–586.

[31] Millar J, Barratt L, Southan A, et al. A functional role for the two- pore domain potassium channel TASK-1 in cerebellar granule neurons. Proceedings of the National Academy of Sciences, 2000, 97(7):3614–3618.

[32] Franks N. General anaesthesia: from molecular targets to neuronal pathways of sleep and arousal. Nature Reviews Neuroscience, 2008, 9(5):370–386.

[33] Heurteaux C, Guy N, Laigle C, et al. TREK - 1, a K^+ channel involved in neuroprotection and general anesthesia. The EMBO Journal, 2004, 23(13):2684–2695.

[34] Wahl- Schott C, Biel M. HCN channels: Structure, cellular regulation and physiological function. Cellular and Molecular Life Sciences, 2008, 66(3):470–494.

[35] Zhou C, Douglas J, Kumar N, et al. Forebrain HCN1 channels contribute to hypnotic actions of ketamine. Anesthesiology, 2013, 118(4):785.

[36] Zhou C, Liang P, Liu J, et al. HCN1 channels Ccontribute to the effects of amnesia and hypnosis but not immobility of volatile anesthetics. Anesthesia and Analgesia, 2015, 121(3):661–666.

[37] Chen X, Shu S, Bayliss DA. HCN1 channel subunits are a molecular substrate for hypnotic actions of ketamine. The Journal of Neuroscience, 2009, 29(3):600–609.

[38] Chen X, Shu S, Bayliss D. Suppression of Ih contributes to propofolinduced inhibition of mouse cortical pyramidal neurons. Journal of Neurophysiology, 2005, 94(6):3872–3883.

[39] Weber B, Schaper C, Bushey D, et al. Increased volatile anesthetic requirement in short- sleeping drosophila mutants. Anesthesiology, 2009, 110(2):313.

[40] Lioudyno M, Birch A, Tanaka B, et al. Shaker- related potassium channels in the central medial nucleus of the thalamus are important molecular targets for

arousal suppression by volatile general anesthetics. The Journal of Neuroscience, 2013, 33(41):16310–16322.

[41] Alkire MT, Asher CD, Franciscus AM, et al. Thalamic microinfusion of antibody to a voltage- gated potassium channel restores consciousness during anesthesia. Anesthesiology, 2009, 110(4):766–773.

[42] Herold KF, Hemmings HC. Sodium channels as targets for volatile anesthetics. Frontiers in Pharmacology, 2012, 3:50.

[43] Pal D, Jones JM, Wisidagamage S, et al. Reduced Nav1.6 sodium channel activity in mice increases in vivo sensitivity to volatile anesthetics. PLoS ONE, 2015, 10(8):e0134960.

[44] Study RE. Isoflurane inhibits multiple voltage- gated calcium currents in hippocampal pyramidal neurons. Anesthesiology, 1994, 81(1):104–116.

[45] Todorovic S, Perez- Reyes E, Lingle C. Anticonvulsants but not general anesthetics have differential blocking effects on different T- type current variants. Molecular Pharmacology, 2000, 58(1):98–108.

[46] Orestes P, Bojadzic D, Chow R, et al. Mechanisms and functional significance of inhibition of neuronal t-type calcium channels by isoflurane. Molecular Pharmacology, 2009, 75(3):542–554.

[47] Petrenko AB, Tsujita M, Kohno T, et al. Mutation of alpha1G T- type calcium channels in mice does not change anesthetic requirements for loss of the righting reflex and minimum alveolar concentration but delays the onset of anesthetic induction. Anesthesiology, 2007, 106(6):1177– 1185.

[48] Joksovic P, Weiergraber M, Lee W, et al. Isoflurane-sensitive presynaptic R-type calcium channels contribute to inhibitory synaptic transmission in the rat thalamus. The Journal of Neuroscience, 2009, 29(5):1434–1445.

[49] Overington J, Al- Lazikani B, Hopkins A. How many drug targets are there? Nature Reviews Drug Discovery, 2006, 5(12):993–996.

[50] Ishizawa Y, Pidikiti R, Liebman P, et al. G protein-coupled receptors as direct targets of inhaled anesthetics. Molecular Pharmacology, 2002, 61(5):945–952.

[51] Peterlin Z, Ishizawa Y, Araneda R, et al. Selective activation of G- protein coupled receptors by volatile anesthetics. Molecular and Cellular Neuroscience, 2005, 30(4):506512.

[52] Ho J, Perez- Aguilar JM, Gao L, et al. Molecular recognition of ketamine by a subset of olfactory G proteincoupled receptors. Science Signaling, 2015, 8(370):ra33.

[53] Kayser EB, Morgan PG, Sedensky MM. GAS- 1: a mitochondrial protein controls sensitivity to volatile anesthetics in the nematode Caenorhabditis elegans.

Anesthesiology, 1999, 90(2):545–554.

[54] Quintana A, Morgan P, Kruse S, et al. Altered anesthetic sensitivity of mice lacking Ndufs4, a subunit of mitochondrial complex I. PloS ONE, 2012, 7(8):e42904.

[55] Niezgoda J, Morgan P. Anesthetic considerations in patients with mitochondrial defects. Pediatric Anesthesia, 2013, 23(9):785–793.

[56] Hanley P, Ray J, Brandt U, et al. Halothane, isoflurane and sevoflurane inhibit NADH: Ubiquinone oxidoreductase (complex I) of cardiac mitochondria. The Journal of Physiology, 2002, 544(3):687–693.

[57] Suthammarak W, Somerlot B, Opheim E, et al. Novel interactions between mitochondrial superoxide dismutases and the electron transport chain. Aging Cell, 2013, 12(6):1132–1140.

[58] Manjeri GR, Rodenburg RJ, Blanchet L, et al. Increased mitochondrial ATP production capacity in brain of healthy mice and a mouse model of isolated complex I deficiency after isoflurane anesthesia. Journal of Inherited Metabolic Disease, 2015, 39(1):59–65.

[59] Mashour GA. Consciousness unbound: toward a paradigm of general anesthesia. Anesthesiology, 2004, 100(2):428–433.

[60] John ER, Prichep LS, Kox W, et al. Invariant reversible QEEG effects of anesthetics. Consciousness and Cognition, 2001, 10(2):165–183.

[61] Pack CC, Berezovskii VK, Born RT. Dynamic properties of neurons in cortical area MT in alert and anaesthetized macaque monkeys. Nature, 2001, 414(6866):905–908.

[62] Peltier SJ, Kerssens C, Hamann SB, et al. Functional connectivity changes with concentration of sevoflurane anesthesia. NeuroReport, 2005, 16(3):285–288.

[63] Massimini M, Ferrarelli F, Huber R, et al. Breakdown of cortical effective connectivity during sleep. Science, 2005, 309(5744):2228–2232.

[64] Ferrarelli F, Massimini M, Sarasso S, et al. Breakdown in cortical effective connectivity during midazolaminduced loss of consciousness. Proceedings of the National Academy of Sciences, 2010, 107(6):2681–2686.

[65] Sleigh JW, Andrzejowski J, Steyn- Ross A, et al. The bispectral index: A measure of depth of sleep? Anesthesia and Analgesia, 1999 Mar 1, 88(3):659–661.

[66] Detsch O, Kochs E, Siemers M, et al. Increased responsiveness of cortical neurons in contrast to thalamic neurons during isoflurane- induced EEG bursts in rats. Neuroscience Letters, 2002, 317(1):9–12.

[67] Alkire MT, Haier RJ, Fallon JH. Toward a unified theory of narcosis: brain imaging evidence for a thalamocortical switch as the neurophysiologic

basis of anesthetic- induced unconsciousness. Consciousness and Cognition, 2000, 9(3):370–386.

[68] Baker R, Gent T, Yang Q, et al. Altered activity in the central medial thalamus precedes changes in the neocortex during transitions into both sleep and propofol anesthesia. The Journal of Neuroscience, 2014, 34(40):13326– 13335.

[69] Vahle- Hinz C, Detsch O, Siemers M, et al. Local GABAA receptor blockade reverses isoflurane's suppressive effects on thalamic neurons in vivo. Anesthesia and Analgesia, 2001, 92(6):1578– 1584.

[70] Steriade M. The corticothalamic system in sleep. Frontiers in Bioscience, 2003, 8:d878– 899.

[71] Tung A, Bergmann B, Herrera S, et al. Recovery from sleep deprivation occurs during propofol anesthesia. Anesthesiology, 2004, 100(6):1419.

[72] Tung A, Szafran M, Bluhm B, et al. Sleep deprivation potentiates the onset and duration of loss of righting reflex induced by propofol and isoflurane. Anesthesiology, 2002, 97(4):906.

[73] Tung A, Lynch J, Mendelson W. Prolonged sedation with propofol in the rat does not result in sleep deprivation. Anesthesia and Analgesia, 2001, 92(5):1232.

[74] Kaputlu I, Sadan G, Ozdem S. Exogenous adenosine potentiates hypnosis induced by intravenous anaesthetics. Anaesthesia, 1998, 53(5):496–500.

[75] Moruzzi G, Magoun HW. Brain stem reticular formation and activation of the EEG. Electroencephalography and Clinical Neurophysiology, 1949, 1(4):455– 473.

[76] McCarley R. Neurobiology of REM and NREM sleep. Sleep Medicine, 2007, 8(4):302–330.

[77] Jinks S, Bravo M, Satter O, et al. Brainstem regions affecting minimum alveolar concentration and movement pattern during isoflurane anesthesia. Anesthesiology, 2010, 112(2):316.

[78] Berridge C, Schmeichel B, Espana R. Noradrenergic modulation of wakefulness/ arousal. Sleep Medicine Reviews, 2012, 16(2):187–197.

[79] Carter M, Yizhar O, Chikahisa S, et al. Tuning arousal with optogenetic modulation of locus coeruleus neurons. Nature Neuroscience, 2010, 13(12):1526– 1533.

[80] Vazey E, Aston-Jones G. Designer receptor manipulations reveal a role of the locus coeruleus noradrenergic system in isoflurane general anesthesia. Proceedings of the National Academy of Sciences, 2014, 111(10):3859–3864.

[81] Kubota T, Anzawa N, Hirota K, et al. Effects of ketamine and pentobarbital on noradrenaline release from the medial prefrontal cortex in rats. Canadian Journal of Anaesthesia, 1999, 46(4):388–392.

[82] Yoshida H, Kushikata T, Kubota T, et al. Xenon inhalation increases norepinephrine release from the anterior and posterior hypothalamus in rats. Canadian Journal of Anaesthesia, 2001, 48(7):651–655.

[83] Hirota K, Kushikata T. Central noradrenergic neurones and the mechanism of general anaesthesia. British Journal of Anaesthesia, 2002, 87(6):811– 813.

[84] Nelson AM, Battersby AS, Baghdoyan HA, et al. Opioid- induced decreases in rat brain adenosine levels are reversed by inhibiting adenosine deaminase. Anesthesiology, 2010, 111(6):1327–1333.

[85] Vanini G, Watson CJ, Lydic R, et al. Gamma-aminobutyric acid- mediated neurotransmission in the pontine reticular formation modulates hypnosis, immobility, and breathing during isoflurane anesthesia. Anesthesiology, 2009, 109(6):978–988.

[86] Vanini G, Wathen B, Lydic R, et al. Endogenous GABA levels in the pontine reticular formation are greater during wakefulness than during rapid eye movement sleep. The Journal of Neuroscience, 2011, 31(7):2649–2656.

[87] Vanini G, Nemanis K, Baghdoyan H, et al. GABAergic transmission in rat pontine reticular formation regulates the induction phase of anesthesia and modulates hyperalgesia caused by sleep deprivation. European Journal of Neuroscience, 2014, 40(1):2264–2273.

[88] Pillay S, Liu X, Baracsky P, et al. Brainstem stimulation increases functional connectivity of basal forebrain-paralimbic network in isoflurane-anesthetized rats. Brain Connectivity, 2014, 4(7):523– 534.

[89] Watson CJ, Soto- Calderon H, Lydic R, et al. Pontine reticular formation (PnO) administration of hypocretin- 1 increases PnO GABA levels and wakefulness. Sleep, 2008, 31(4):453–464.

[90] Tanase D, Baghdoyan HA, Lydic R. Dialysis delivery of an adenosine A1 receptor agonist to the pontine reticular formation decreases acetylcholine release and increases anesthesia recovery time. Anesthesiology, 2003, 98(4):912–920.

[91] Coleman C, Baghdoyan H, Lydic R. Dialysis delivery of an adenosine A2A agonist into the pontine reticular formation of C57BL/ 6J mouse increases pontine acetylcholine release and sleep. Journal of Neurochemistry, 2006, 96(6):1750–1759.

[92] Devor M, Zalkind V. Reversible analgesia, atonia, and loss of consciousness on bilateral intracerebral microinjection of pentobarbital. Pain, 2001, 94(1):101– 112.

[93] Abulafia R, Zalkind V, Devor M. Cerebral activity during the anesthesia-like state induced by mesopontine microinjection of pentobarbital. The Journal of Neuroscience. 2009, 29(21):7053–7064.

[94] Datta S, MacLean R. Neurobiological mechanisms for the regulation of mammalian sleep-wake behavior:

Reinterpretation of historical evidence and inclusion of contemporary cellular and molecular evidence. Neuroscience & Biobehavioral Reviews, 2007, 31(5):775–824.

[95] Lee M, Hassani O, Jones B. Discharge of identified orexin/hypocretin neurons across the sleep-waking cycle. The Journal of Neuroscience, 2005, 25(28):6716–6720.

[96] Kilduff TS, Peyron C. The hypocretin/ orexin ligand-receptor system: Implications for sleep and sleep disorders. Trends in Neurosciences, 2000, 23(8):359–365.

[97] Zecharia A, Franks N. General anesthesia and ascending arousal pathways. Anesthesiology, 2009, 111(4):695.

[98] Zhang L-N, Li Z-J, Tong L, et al. Orexin-A facilitates emergence from propofol anesthesia in the rat. Anesthesia and Analgesia, 2012, 115(4):789.

[99] Kelz M, Sun Y, Chen J, et al. An essential role for orexins in emergence from general anesthesia. Proceedings of the National Academy of Sciences, 2008, 105(4):1309–1314.

[100] Kushikata T, Hirota K, Yoshida H, et al. Orexinergic neurons and barbiturate anesthesia. Neuroscience, 2003, 121(4):855–863.

[101] Ma J, Shen B, Stewart LS, et al. The septohippocampal system participates in general anesthesia. The Journal of Neuroscience, 2002, 22(2):RC200.

[102] Leung S, Ma J, Shen B, et al. Medial septal lesion enhances general anesthesia response. Experimental Neurology, 2013, 247:419–428.

[103] Xu M, Chung S, Zhang S, et al. Basal forebrain circuit for sleep- wake control. Nature Neuroscience, 2015, 18(11):1641– 1647.

[104] Leung S, Petropoulos S, Shen B, et al. Lesion of cholinergic neurons in nucleus basalis enhances response to general anesthetics. Experimental Neurology, 2011, 228(2):259–269.

[105] Lin S-C, Brown R, Shuler M, et al. Optogenetic dissection of the basal forebrain neuromodulatory control of cortical activation, plasticity, and cognition. The Journal of Neuroscience, 2015, 35(41):13896–13903.

[106] Fuller P, Sherman D, Pedersen N, et al. Reassessment of the structural basis of the ascending arousal system. The Journal of Comparative Neurology, 2011, 519(5):933–956.

[107] Anaclet C, Lin J- S, Vetrivelan R, et al. Identification and characterization of a sleep- active cell group in the rostral medullary brainstem. The Journal of Neuroscience, 2012, 32(50):17970–17976.

[108] Anaclet C, Ferrari L, Arrigoni E, et al. The GABAergic parafacial zone is a medullary slow wave sleep-promoting center. Nature Neuroscience, 2014, 17(9):1217–1224.

[109] Kaur S, Pedersen N, Yokota S, et al. Glutamatergic signaling from the parabrachial nucleus plays a critical role in hypercapnic arousal. The Journal of Neuroscience, 2013, 33(18):7627–7640.

[110] Muindi F, Kenny J, Taylor N, et al. Electrical stimulation of the parabrachial nucleus induces reanimation from isoflurane general anesthesia. Behavioural Brain Research, 2016, 306:20–25.

[111] Beier KT, Steinberg EE, DeLoach KE, et al. Circuit architecture of VTA dopamine neurons revealed by systematic input- output mapping. Cell, 2015, 162(3):622– 634.

[112] Yim CY, Mogenson GJ. Electrophysiological studies of neurons in the ventral tegmental area of Tsai. Brain Research, 1980, 181(2):301– 313.

[113] Lee RS, Steffensen SC, Henriksen SJ. Discharge profiles of ventral tegmental area GABA neurons during movement, anesthesia, and the sleep-wake cycle. The Journal of Neuroscience, 2001, 21(5):1757–1766.

[114] Luo AH, Aston-Jones G. Circuit projection from suprachiasmatic nucleus to ventral tegmental area: a novel circadian output pathway. European Journal of Neuroscience, 2009, 29(4):748–760.

[115] Luo AH, Georges FEE, Aston-Jones GS. Novel neurons in ventral tegmental area fire selectively during the active phase of the diurnal cycle. European Journal of Neuroscience, 2008, 27(2):408–422.

[116] Miller JD, Farber J, Gatz P, et al. Activity of mesencephalic dopamine and non- dopamine neurons across stages of sleep and waking in the rat. Brain Research, 1983, 273(1):133–141.

[117] Chemali J, Dort C, Brown E, et al . Active emergence from propofol general anesthesia is induced by methylphenidate. Anesthesiology, 2012, 116(5):998.

[118] Taylor N, Chemali J, Brown E, et al . Activation of D1 dopamine receptors induces emergence from isoflurane general anesthesia. Anesthesiology, 2013, 118(1):30.

[119] Solt K, Van Dort CJ, Chemali JJ, et al . Electrical stimulation of the ventral tegmental area induces reanimation from general anesthesia. Anesthesiology, 2014, 121(2):311–319.

[120] Solt K, Cotten J, Cimenser A, et al . Methylphenidate actively induces emergence from general anesthesia. Anesthesiology, 2011, 115(4):791.

[121] Takahashi K, Lin J- S, Sakai K. Neuronal activity of histaminergic tuberomammillary neurons during wake– sleep states in the mouse. The Journal of Neuroscience, 2006, 26(40):10292– 10298.

[122] Luo T, Leung SL. Involvement of tuberomamillary histaminergic neurons in isoflurane anesthesia.

Anesthesiology, 2011, 115(1):36–43.

[123] Zecharia A, Yu X, Gotz T, et al. GABAergic inhibition of histaminergic neurons regulates active waking but not the sleep-wake switch or propofol-induced loss of consciousness. The Journal of Neuroscience, 2012, 32(38):13062–13075.

[124] Cui SY, Cui XY, Zhang J, et al. Diltiazem potentiates pentobarbital-induced hypnosis via 5- HT 1A and 5-HT 2A/ 2C receptors: Role for dorsal raphe nucleus. Pharmacology, Biochemistry, and Behavior, 2011, 99(4):556–572.

[125] Roizen MF, White PF, Eger EI, et al . Effects of ablation of serotonin or norepinephrine brain- stem areas on halothane and cyclopropane MACs in rats. Anesthesiology, 1978, 49(4):252–255.

[126] Trulson ME, Jacobs BL. Raphe unit activity in freely moving cats: correlation with level of behavioral arousal. Brain Research, 1979, 163(1):135–150.

[127] Lu J, Jhou T, Saper C. Identification of wake- active dopaminergic neurons in the ventral periaqueductal gray matter. The Journal of Neuroscience, 2006, 26(1):193–202.

[128] Lu J, Nelson L, Franks N, et al . Role of endogenous sleep-wake and analgesic systems in anesthesia. Journal of Comparative Neurology, 2008, 508(4):648–662.

[129] Eikermann M, Vetrivelan R, Grosse-Sundrup M, et al. The ventrolateral preoptic nucleus is not required for isoflurane general anesthesia. Brain Research, 2011, 1426:30–37.

[130] Moore J, Chen J, Han B, et al. Direct activation of sleep- promoting VLPO neurons by volatile anesthetics contributes to anesthetic hypnosis. Current Biology, 2012, 22(21).

[131] Nelson LE, Lu J, Guo T, et al. The alpha2-adrenoceptor agonist dexmedetomidine converges on an endogenous sleep- promoting pathway to exert its sedative effects. Anesthesiology, 2003, 98(2):428–436.

[132] Zhang Z, Ferretti V, Guntan İ, et al. Neuronal ensembles sufficient for recovery sleep and the sedative actions of α2 adrenergic agonists. Nature Neuroscience, 2015, 18(4):553–561.

[133] Han B, McCarren HS, O'Neill D, et al. Distinctive recruitment of endogenous sleep- promoting neurons by volatile anesthetics and a nonimmobilizer. Anesthesiology, 2014, 121(5):999–1009.

[134] Mendelson WB. Sleep induction by microinjection of pentobarbital into the medial preoptic area in rats. Life Sciences, 1996, 59(22):1821– 1828.

[135] Tung A, Bluhm B, Mendelson WB. Sleep-inducing effects of propofol microinjection into the medial preoptic area are blocked by flumazenil. Brain Research, 2001, 908(2):155–160.

[136] Schiff N. Central thalamic contributions to arousal regulation and neurological disorders of consciousness. Annals of the New York Academy of Sciences, 2008, 1129(1):105–118.

[137] Alkire M, McReynolds J, Hahn E, et al. Thalamic microinjection of nicotine reverses sevoflurane-induced loss of righting reflex in the rat. Anesthesiology, 2007, 107(2):264.

[138] Mhuircheartaigh R, Rosenorn- Lanng D, Wise R, et al. Cortical and subcortical connectivity changes during decreasing levels of consciousness in humans: A functional magnetic resonance imaging study using propofol. The Journal of Neuroscience, 2010, 30(27):9095–9102.

[139] Maquet Cyclotron Research Centre. Functional neuroimaging of normal human sleep by positron emission tomography. Journal of Sleep Research, 2000, 9(3):207– 231.

[140] Kaisti KK, Langsjo JW, Aalto S, et al. Effects of sevoflurane, propofol, and adjunct nitrous oxide on regional cerebral blood flow, oxygen consumption, and blood volume in humans. Anesthesiology, 2003, 99(3):603–613.

[141] Langsjo J, Alkire M, Kaskinoro K, et al. Returning from oblivion: Imaging the neural core of consciousness. The Journal of Neuroscience, 2012, 32(14):4935–4943.

[142] Schmid M, Singer W, Fries P. Thalamic coordination of cortical communication. Neuron, 2012, 75(4).

[143] Ching S, Cimenser A, Purdon PL, et al. Thalamocortical model for a propofol- induced alpha- rhythm associated with loss of consciousness. Proceedings of the National Academy of Sciences, 2010, 107(52):22665–22670.

[144] Vijayan S, Ching S, Purdon PL, et al. Thalamocortical mechanisms for the anteriorization of α rhythms during propofol- induced unconsciousness. The Journal of Neuroscience, 2013, 33(27):11070–11075.

[145] Kim S-P, Hwang E, Kang J-H, et al. Changes in the thalamocortical connectivity during anesthesia-induced transitions in consciousness. NeuroReport, 2012, 23(5):294.

[146] Raz A, Grady S, Krause B, et al. Preferential effect of isoflurane on top-down vs. bottom-up pathways in sensory cortex. Frontiers in Systems Neuroscience, 2014, 8:191.

[147] White N, Alkire M. Impaired thalamocortical connectivity in humans during general- anesthetic-induced unconsciousness. NeuroImage, 2003, 19(2):402–411.

[148] Akeju O, Loggia ML, Catana C, et al. Disruption of thalamic functional connectivity is a neural correlate of dexmedetomidine-induced unconsciousness. Elife, 2014, 3:e04499.

[149] Bonhomme V, Vanhaudenhuyse A, Demertzi A, et al. Resting-state network-specific breakdown of functional connectivity during ketamine alteration of consciousness in volunteers. Anesthesiology, 2016, 125(5):873–888.

[150] Ranft A, Golkowski D, Kiel T, et al. Neural correlates of sevoflurane-induced unconsciousness identified by simultaneous functional magnetic resonance imaging and electroencephalography. Anesthesiology, 2016, 125:861–872.

[151] Mhuircheartaigh R, Warnaby C, Rogers R, et al. Slow-wave activity saturation and thalamocortical isolation during propofol anesthesia in humans. Science Translational Medicine, 2013, 5(208):208ra148.

[152] Imas OA, Ropella KM, Wood JD, et al. Isoflurane disrupts anterio-posterior phase synchronization of flashinduced field potentials in the rat. Neuroscience Letters, 2006, 402(3):216–221.

[153] Imas O, Ropella K, Ward B, et al. Volatile anesthetics disrupt frontal-posterior recurrent information transfer at gamma frequencies in rat. Neuroscience Letters, 2005, 387(3):145–150.

[154] Ku S-W, Lee U, Noh G-J, et al. Preferential inhibition of frontal-to-parietal feedback connectivity is a neurophysiologic correlate of general anesthesia in surgical patients. PloS ONE, 2011, 6(10).

[155] Lee U, Ku S, Noh G, et al. Disruption of frontal-parietal communication by ketamine, propofol, and sevoflurane. Anesthesiology, 2013, 118(6):1264.

[156] Boly M, Garrido MI, Gosseries O, et al. Preserved feedforward but impaired top-down processes in the vegetative state. Science, 2011, 332(6031):858–862.

[157] Thul A, Lechinger J, Donis J, et al. EEG entropy measures indicate decrease of cortical information processing in disorders of consciousness. Clinical Neurophysiology, 2016, 127(2):1419–1427.

[158] Schröter M, Spoormaker V, Schorer A, et al. Spatiotemporal reconfiguration of large-scale brain functional networks during propofol-induced loss of consciousness. The Journal of Neuroscience, 2012, 32(37):12832–12840.

[159] Li D, Voss LJ, Sleigh JW, et al. Effects of volatile anesthetic agents on cerebral cortical synchronization in sheep. Anesthesiology, 2013, 119(1):81–88.

[160] Liang Z, King J, Zhang N. Intrinsic organization of the anesthetized brain. The Journal of Neuroscience, 2012, 32(30):10183–10191.

[161] Lee H, Mashour G, Noh G-J, et al. Reconfiguration of network hub structure after propofol-induced unconsciousness. Anesthesiology, 2013, 119(6):1347.

[162] Monti M, Lutkenhoff E, Rubinov M, et al. Dynamic change of global and local information processing in propofol-induced loss and recovery of consciousness. PloS Computational Biology, 2013, 9(10):e1003271.

[163] Liu X, Ward D, Binder J, et al. Scale-free functional connectivity of the brain is maintained in anesthetized healthy participants but not in patients with unresponsive wakefulness syndrome. PLoS ONE, 2014, 9(3).

第2章

颅内压

Harald Stefanits, Andrea Reinprecht, Klaus Ulrich Klein

引 言

本章主要内容包括：颅内容物（脑实质、脑脊液、动脉血和静脉血），颅内压（intracranial pressure，ICP）波形，颅内弹性曲线，颅内高压，脑疝综合征，以及 ICP 监测。

Alexander Monro（1733—1817）在 1783 年首次提出了颅内压的概念。他认为脑组织被不可扩张的颅骨包围且几乎不可压缩，并提出颅内血容量（intracranial blood volume，IBV）恒定的概念。George Kellie（1720—1779）指出，如果不同时进行等量替换，颅内液体总量就不会增加或减少。Francois Magendie（1783—1855）通过发现第四脑室顶部小孔（Magendie 孔）从而提出脑脊液（cerebrospinal fluid，CSF）从脑室到脊髓存在循环。1846 年，George Burrows（1801—1887）发现了 IBV 与 CSF 之间的相互关系。神经外科医生 Harvey Cushing（1869—1939）和其同事 Lewis Weed 支持 Monro 和 Kellie 的学说，并指出对于完整的颅骨而言，所有颅腔容积（脑组织、血液和脑脊液体积）的总和保持不变，其中一个成分增加应导致另一个或两个成分减少[1]。

对脑脊液的研究始于 1891 年 Heinrich Quincke（1842—1922）发表的有关腰椎穿刺与脑脊液化学分析的研究。20 世纪初，重复腰椎穿刺是第一个在临床上被广泛用于确定颅内压的方法。20 世纪 60 年代后期，神经外科先驱 Nils Lundberg 发表的一篇论文很大程度上影响了颅内压监测[2]，该方法首次在脑室中历时若干小时进行测量[3]。

有许多理论可以解释为什么脑脊液环绕大脑：①浮力，大脑的质量约为 1 400g，但大脑悬浮在脑脊液中的净重仅为 25g。因此大脑保持中性浮力，能够让大脑保证其密度不受自身重量的破坏。根据哲学家 Rudolf Steiner（1861—1925）的观点，这种重力的免除对大脑的高级功能至关重要；②保护，脑脊液在一定程度上保护大脑不受任何影响；③预防脑缺血，必要时可减少脑脊液量以抵消脑水肿；④化学稳定性、降温和清除废物，脑脊液在脑室产生，通过脑室和蛛网膜下腔循环，冲洗来自中枢神经系统（CNS）的代谢化合物。有学者认为，脑脊液有"沉降作用"，当大脑代谢过程中产生的代谢废物进入脑脊液后，可将其从大脑中清除。也有人认为脑脊液的流动在需要时能够使大脑冷却。脑脊液是清除间质液中脑代谢毒素（如 β 淀粉样蛋白）的重要环节，这个过程在自然睡眠中增加，通过打开由神经胶质细胞控制的胞外通道，允许脑脊液流入。

目前，颅内压监测的适应证包括：颅脑外伤，颅内出血，蛛网膜下腔出血（subarachnoid haemorrhage，SAH），脑积水，恶性脑梗死，脑水肿，感染，以及代谢紊乱[4]。颅内压测量可以补充关于脑灌注压（cerebral perfusion pressure，CPP）、脑血管自动调节和脑脊液系统顺应性等方面的信息。

颅内容物（脑实质、脑脊液和血液）

要想了解颅内压的动态调节，必须认识颅内容物的解剖。颅内的大体解剖标志对于理解脑疝综合征及其临床症状很重要，因为脑干结构、脑神经、动脉血管都位于颅骨的出口区域和边缘。颅骨是大脑的坚硬外壳，只有一个大出口——延髓所在的枕骨大孔。颅内容物包括脑组织、脑脊液所在腔隙、动脉和静脉血管（图 2.1，表 2.1）。

脑实质

脑实质包括脑神经构成了颅内容积（intracranial volume，ICV）的 85%，其中最大的部分是被大脑镰矢状分隔形成的两个大脑半球（又称端脑）。它位于"大脑核心"的顶部，"大脑核心"被认为是高级认知功能的中转站，包括丘脑和脑干，以及间脑和中脑的一部分，向尾端延伸到脑桥和延髓。与脑干背侧相邻的是小脑，小脑由一个轴向的幕状横膈膜（小脑幕）与大脑分离。小脑幕的缺口使得脑干向尾端的枕骨大孔得以延续。第Ⅲ和第Ⅻ对脑神经起源于脑干。大脑实质被视为是一个相对静态体积，对一般程度的慢性压迫比较容易适应（肿瘤缓慢增长，如脑膜瘤），但对急性颅内出血等压缩非常敏感，如肿瘤、脓肿、颅内出血（intracranial hemorrhage，ICH）或水肿都可引起脑实质体积扩大，后者可以是局灶性的（如在肿瘤、出血、感染、卒中、静脉瘀滞等情况下）或广泛性的（如 SAH、广泛性脑梗死，创伤性脑损伤或相关系统性疾病）。可在老化的大脑中观察到大脑自然萎缩的表现，这给老年人脑内容物扩张提供了更大的缓冲空间。

脑脊液

人脑脊液量为 120~200mL，占颅内总容积的 10%。脑脊液中含有葡萄糖和少量蛋白质，以及少量细胞，其中多为淋巴细胞（4/μL）。脑脊液主要由侧脑室脉络丛以 250~500mL/24h 的速率从血液中超滤而来，其吸收部位是靠近静脉窦蛛网膜颗粒和脊神经根部。脑脊液的生成和再吸收处于生理平衡状态。人脑中有四个主要的脑脊液腔，即脑室，它们相互连接并与外部脑脊液腔（蛛网膜下腔）相连。侧脑室从额叶延伸至枕叶和颞叶，并与第三脑室的 Monro 孔相连接。中脑导水管延伸至第四脑室，连接了幕上和幕下脑室。第四脑室的 Luschka 孔和 Magendie 孔是连接内、外脑脊液间隙的（幕下）通路（图 2.2）。脑脊液循环障碍被称为脑积水，这种情况可以是急性的，也可以是慢性的。上述孔或导水管（脑脊液循环的瓶颈）突然堵塞，会导致脑脊液循环的急性衰竭和脑疝症状（框表 2.1）。导水管狭窄、Monro 孔堵塞（胶样囊肿）、肿瘤组织块、脑室出血数小时后的凝血块、先天性膜或缓慢增长的肿块可引起 Luschka 孔或 Magendie 孔堵塞。脑脊液吸收不良可能是脑脊液中蛋白含量升高的结果，可发生在出血后（血细胞降解）、感染后（脑膜炎/脑室炎）或作为渗出物（肿瘤，如前庭神经鞘瘤），可导致急性、亚急性或慢性脑积水[5,6]。

血　液

脑血流量占颅内总容积的 5%，主要由静脉血管组成。脑血流量（cerebral blood flow，CBF）

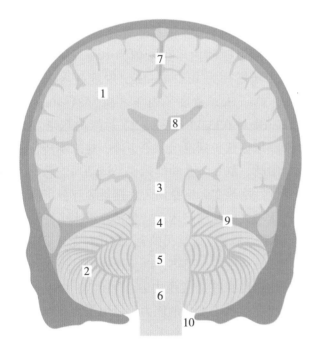

图 2.1　颅内间隙和脑实质示意图
（1）前脑；（2）小脑；（3）间脑；（4）中脑；（5）脑桥；（6）延髓；（7）大脑镰；（8）侧脑室；（9）小脑幕；（10）枕骨大孔

表 2.1　颅内容物及其所占比例

颅内容物	占比
脑实质	85%
脑脊液	10%
血液	5%

和相关的脑血容量（cerebral blood volume，CBV）是通过能够影响脑部顺应性（即血管收缩或扩张，静态自动调节）随时间变化（动态自动调节）的因素来调节。压力反应性指数（pressure reactivity index，PRx）是一段时间内 ICP（如 5min；例如，平均 10s）与平均动脉血压（arterial blood pressure，MAP）之间的相关系数。在严重脑损伤患者中，自动调节功能受损会导致不良后果。脑灌注压（CPP）是根据 MAP 和 ICP 之间的差异计算得出的。应当遵循"最佳 CPP（optimal CPP）"的概念，因为 CPP 水平超出大脑最佳的自动调节能力会导致致命的后果或增加残疾率。最佳 CPP 为 50~95mmHg[①]，

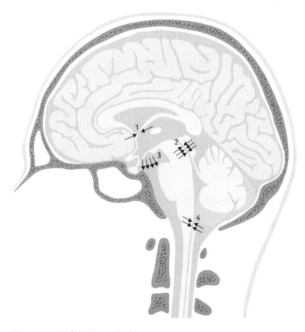

图 2.2　脑脊液的空间结构
（1）Monro 孔；（2）中脑导水管；（3）脑桥前池 / 第三脑室；（4）第四脑室出口 /Magendie 孔

框表 2.1　脑干和语言皮质区疝的临床表现（须尽早采取应对措施）

◆ 头痛。
◆ 神经功能障碍。
◆ 同侧瞳孔变大。
◆ 动眼神经麻痹。
◆ 偏瘫。
◆ 对侧瞳孔变大。
◆ 病态呼吸。
◆ 心动过缓，高血压。
◆ 呼吸暂停。

---

① 1mmHg ≈ 0.133kPa

但是这也取决于不同的患者和时间，因此需要进行连续监测。在颅内压急剧升高的情况下，降低颅内血容量（IBV）是降低颅内压的短期策略。这可以通过中度（短期）过度换气导致低碳酸血症和相关的脑血管收缩来实现。蛛网膜下腔出血（SAH）后合并血管痉挛的患者必须特别注意。

颅内顺应性

ICP、ICV 和 CPP 压力之间的压力 - 容积关系被称为 Monro-Kellie 定律，其内容包括：①大脑被封闭在不可扩展的颅骨中；②脑实质几乎不可压缩；③颅内血容量几乎恒定；④需要颅内静脉血连续流出从而为流入的动脉血提供空间。颅内顺应性（$C_{IC} = \Delta V/\Delta P$）反映了颅内系统每单位压力变化（$\Delta P$）补偿容积变化（$\Delta V$）的能力。颅内弹性（$E_{IC} = \Delta P/\Delta V$）是顺应性的倒数（图 2.3）。

颅内压是在 Monro 孔水平上测量的。成人仰卧位静息时颅内压正常值为 10 ± 5mmHg。轻度颅内压增高为 16~20mmHg，中度颅内压增高为 21~30mmHg，重度颅内压增高为 31~40mmHg（1mmHg ≈ 0.133kPa；表 2.2）。颅内压增高的早期临床症状包括意识水平下降、神志不清、躁动、嗜睡、脑和瞳孔功能障碍、运动功能恶化、头痛、性格改变和格拉斯哥昏迷量表评分下降。颅内压增高的晚期临床症状包括意识水平持续下降（木僵、昏迷），瞳孔扩大，瞳孔对光无反应，呕吐，心动过缓，高热，以及视神经乳头水肿。颅脑和脊髓腔隙适应颅内容积（ICV；CSV、薄壁组织和血液）变化的能力可以用压力和容量之间的非线性双曲关系来表示。值得注意的是，呼吸期间颅内压在生理上可以随胸内压力变化增加或减少（例如，2~4mmHg）。头高位会降低颅内压，因为脑脊液和静脉血液系统之间的压力梯度增加，而某些体位可能会升高颅内压 [如 Trendelenburg 位（头低足高位）]。

脑灌注压

颅内容积受血脑屏障（blood brain barrier，BBB）两侧的晶体渗透压（约 5 000mmHg）梯度

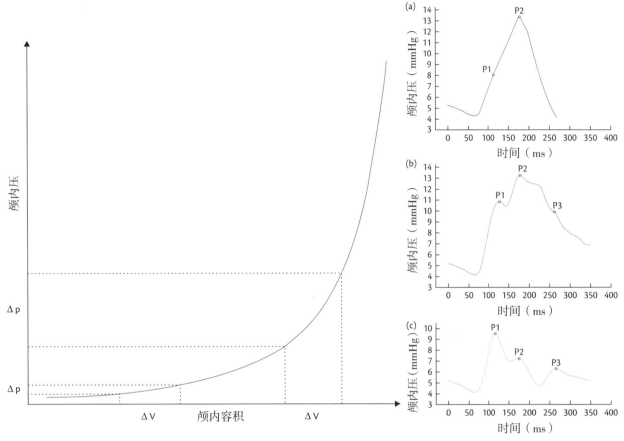

图 2.3　脑曲线（非线性双曲线关系）

初始阶段颅内容积（ICV）的增加导致颅内压（ICP）轻度增加。然而，随着 ICP 的增加，增加相同体积的 ICV 会导致更大程度的 ICP 增加，从而表明大脑顺应性下降（左）。随着 ICP 的增加，ICP 曲线有典型的变化 [右图（c），正常，P1 > P2 > P3；（b）中度损伤，P2 > P1 > P3；（a），严重损伤，仅有 P2，无 P1 / P3]

调节。当血脑屏障严重受损时，晶体渗透压梯度可能显著减小。值得注意的是，胶体压力（约 20mmHg）和静水压力也是液体进入脑实质的原因。急性颅脑损伤时维持血浆晶体渗透压和胶体渗透压非常重要。颅内容积（ICV）和颅内压（ICP）主要受动脉二氧化碳分压（$PaCO_2$）的影响，$PaCO_2$ 每升高 1mmHg，脑血流量（CBF）就增加

2%~6%。CBF 与脑代谢密切相关，并随脑代谢率的增加而增加。

脑灌注压（CPP）的计算方式为 CPP=MAP−ICP。正常 CBF 保持恒定，变化范围为 45~50mL/（100g·min）。急性颅脑损伤时，脑灌注和自我调节可能受到干扰，可能导致脑血流量和颅内压增高，从而降低 CPP，导致继发性脑损伤。CPP 的正常范围为 70~90mmHg。在神经外科治疗中，创伤性脑损伤的治疗阈值为 50~70mmHg，特殊脑血管病变的治疗阈值 > 80mmHg。

颅内压波形

颅内压（ICP）波是一种动态的脉冲波，体现两个不同频率（心跳和呼吸周期；图 2.3）的振荡分量。通常情况下，患者的 ICP（< 20mmHg）

表 2.2　婴儿和成人在活动和睡眠期间的颅内压值

活动类型	婴儿（mmHg）	成人（mmHg）
仰卧	6 ± 1	10 ± 5
站立	−5 ± 5	−5 ± 5
NREM 期间	7 ± 2	12 ± 5
REM 期间	19~22	15~25
咳嗽、打喷嚏	20~40	30~110

NREM：非快速眼动睡眠；REM：快速眼动睡眠

波形较低且稳定，该波形会因平均动脉压（mean arterial pressure，MAP）变化而波动。此外，ICP可能在日常活动（如锻炼或咳嗽）时发生变化（增加到110mmHg）。正常ICP波形有3个特征（P1~3）：第一个大峰P1（percussion wave，冲击波）是由颅内主要动脉和脉络丛的搏动产生；第二个较小的峰值P2（tidal wave，潮汐波）取决于颅内弹性；第三个峰P3（dicrotic wave，二重波）是由主动脉瓣关闭引起。总的ICP脉搏波可在呼气时增加（中心静脉压增加），在吸气时减小（中心静脉压降低）。平均ICP的变化（＞20mmHg），以及幅度和脉冲周期性的变化都表示颅内顺应性降低。例如，P1~3幅度增加可能表示脑脊液体积增加。相反，当流失大量的脑脊液时，或在颅骨切开术后颅骨

不完全闭合的情况下，ICP波形的振幅将减小。当收缩压很高时，可能会出现明显的P1波。当收缩压过低时，可能会发生P1波减弱，仅留下P2波，但P2波和P3波不会因此改变。当脑部顺应性降低（如ICP增高）或吸气屏气时，可能会出现明显的P2波。在过度换气时，P2和P3波可能会减弱。当ICP极高时，可能会出现P1~3峰值减小的圆形ICP波形。迄今为止已经发现了许多病理波形，现代的ICP脉冲波形分析（如ICP的形态学聚类分析或MOCAIP）可能有助于检测脑血管病变。

Lundberg A~C 波

Lundberg A波（plateau waves，平台波）是一种病理波形，表现为颅内压突然升高至50~100mmHg

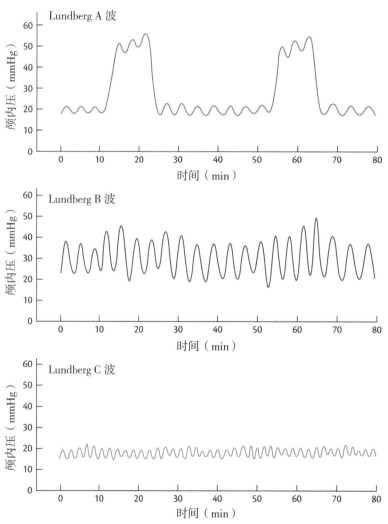

图2.4　Lundberg A波（5~50mmHg，5~20min）；Lundberg B波（10~20mmHg，0.5~2min）；Lundberg C波（2~5mmHg[1]，约0.1Hz）

①译者注：原英文为several mmHg

并持续 5~20min（图 2.4）。在 A 波期间，通常会出现早期脑疝的临床症状和体征，包括心动过缓和高血压。虽然其潜在机制尚不清楚，但推测可能是因为脑灌注压不能满足脑代谢需求，从而引发脑血管扩张，继而增加脑血容量和颅内压。这会导致脑血容量下降，最终导致恶性循环。非典型的 Lundberg A 波波峰不超过 50mmHg，而且是神经功能恶化的早期指标。Lundberg B 波表现为颅内压短暂、温和地升高 10~20mmHg，持续0.5~2min。B 波可能是当脑灌注压不稳定或处于脑血管自身调节下限时由血管调节中枢不稳定所引起。Lundberg C 波是上限在 20mmHg 的快速正弦波，持续 7~15s（约 0.1Hz）。这些波与健康人群的平均动脉压的 Mayer 波动相对应，可能是由心血管相互作用引起。

脑血管压力反应

脑血流量自动调节是脑血管系统在脑灌注压波动的情况下保持脑血流量稳定的能力。通过完善的自动调节，动脉血压（arterial blood pressure，ABP）升高会导致脑血管收缩，脑血容量降低以及颅内压下降[7,8]，而 ABP 下降会产生相反的效果。在自动调节受到干扰的情况下，ABP 的上升会传递到颅内腔，并由于被动压力效应导致颅内压上升。

可以通过计算 ABP 和 ICP 变化之间的 Pearson 相关系数（即 PRx）来确定大脑的自动调节能力。实际上，ABP 和 ICP 波形的时间相关性很高。当脑血管对压力做出反应并旨在抵消 ABP 的变化时，PRx 为负（–1~0）。相反，当脑血管对压力没有反应而且平均动脉压的变化大部分直接传递给颅内压时，PRx 为正（0.3~1）。就死亡率而言，PRx 已被确定为创伤性脑损伤结局的预测指标。当在不同的脑灌注压阈值下测量时，PRx 呈现 U 形曲线，表明个体的自我调节能力与脑灌注压具有特定关系。此方法可用于个体化脑灌注压管理，以优化患者的自动调节。由于在高危患者中 ABP 和 ICP 常规是连续测量的，因此使用适当的软件可以随时获得该指数。值得注意的是，PRx 的基本原理还适用于颅内压以外的其他脑变量，例如通过经颅多普勒超声确定的 MAP 和 CBF 的交叉相关性（Mx），或在较高时间分辨率下（THx）通过近红外光谱（ORx）确定的额叶局部血红蛋白血氧饱和度。

颅内压测量

脑室导管

在侧脑室中直接测量颅内压一直是颅内压测量的"金标准"（图 2.5，框表 2.2）[9]，是在与 Monro 孔相对应的外耳道水平进行测量。这种测

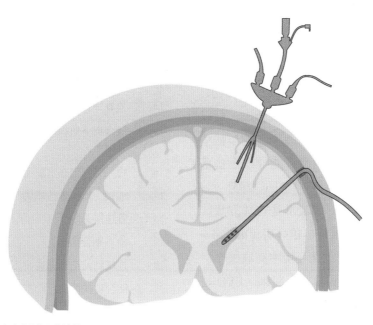

图 2.5 脑室内和脑实质内颅内压测量

框表 2.2 需要进行颅内压监测的情况

- 严重脑外伤（GCS 3~8 分）。
- 严重蛛网膜下腔出血（创伤性、血管性）。
- 严重脑缺血。
- 诊断（脑积水，分流不全）。

GCS：格拉斯哥昏迷量表

量方法的优点是可以进行外部校准和脑脊液引流。然而，在严重的脑水肿和脑室塌陷的情况下，放置导管可能很困难，甚至不可能实现。此外，根据不同的大型临床研究结果，该操作的感染风险为 3.5%~20%，甚至更高。而且许多研究者报道，长时间使用导管会增加感染风险[10]。在临床实践中，认识到必须在封闭的脑脊液系统进行颅内压测量才会得出准确的结果非常重要[4,11~14]。

脑实质探针

颅内压也可以通过在脑实质中插入探针来记录。这些探针通常是插入到非运动性语言区，但其准确的插入位置，尤其是在局灶性病变中，仍然具有很大争议。颅内压的测量是局部的，不一定代表脑脊液压力，该操作造成脑实质出血或感染的风险＜1%。微型传感器插入后无法重新校准，长期测量期间可能会出现零点漂移。

脑脊液引流

如果发生急性脑积水，必须迅速进行脑脊液引流。这可以通过置入脑室外引流管（external ventricular drain，EVD）或腰部引流管（lumbar drain，LD）来完成。后者只能用于交通性脑积水，并且要求导管和第四脑室的出口必须开放，可以通过放射影像学来评估（如检测肿块位置和脑室直径梯度）。脑脊液通路的阻塞可能导致小脑幕裂孔疝或椎间盘疝（请参阅"疝综合征"部分）。

在许多情况下，脑室外引流术是首选方法。它可以由神经外科医生在重症监护病房（intensive care unit，ICU）或手术室的无菌环境中完成操作，并将脑脊液引流与颅内压测量结合起来。EVD 是一种硅胶导管，通常通过钻孔和较小的硬脑膜切口（通常通过额骨入路，很少通过枕叶或颞叶

入路）插入侧脑室[15]（表 2.3）。最常用的方式是在 Kocher 点上方的额骨钻孔，该孔位于冠状缝前方 1cm，中线的侧面 3cm（图 2.6）。目标点是 Monro 孔的入口，Monro 孔位于眼内侧（前–后）虚拟线和外耳道虚拟线（左–右）的交叉点。EVD 可以通过螺栓系统或皮下隧道连接到骨骼。脑室

表 2.3 通过 Kocher 点上方钻孔将脑室外引流管插入侧脑室的操作步骤（解剖学标志见图 2.5）

1	确定 Kocher 点（距中线 3cm，距冠状缝 1cm）。
2	确定引流口的皮肤切口。
3	剃头。
4	用消毒剂清洗，标记 Kocher 点、引流口和 3cm 的头皮切口（如果计划在同侧同时进行微创手术）铺无菌巾。
5	做皮肤切口，掀起骨膜，插入扩张器，使用双极电凝。
6	钻孔。
7	硬脑膜止血。
8	切开硬脑膜（切口应尽量小以防止脑脊液漏）。
9	浅表皮质止血。
10	放置脑室导管（与颅骨正交，定位如前所述）；在操作前通过颅脑 CT 测量放置深度（通常距硬脑膜 5.5~6cm；应在导管上做出标记）；触及室管膜可感受到阻力；当导管在脑室内部时，脑脊液可流出（导管末端应尽可能放低以促进脑脊液流出）；做脑脊液细菌学和细胞计数检测。
11	临时夹闭导管（动脉夹），尽可能靠近硬脑膜标记深度。
12	于引流管出口处切开皮肤。
13	建立引流管皮下隧道（仍旧夹闭）。
14	检查导管功能。
15	缝合皮下组织和皮肤（打开动脉夹并放置在导管末端）。
16	将导管固定在皮肤上。
17	连接"Vienna 连接器"系统。
18	管连接头。
19	检查导管功能。
20	连接到阀门和远端收集系统。
21	闭合皮肤切口。

注意：应按照制造商的说明书置入带螺栓系统的颅内压探针和脑室外引流管探针

引流导管可以通过缝合固定在皮肤上，也可以通过 Vienna 连接器连接到远端第 2 个硅胶导管上，以防止患者活动时或在护理过程中意外拔除。脑脊液引流系统包括一个滴注腔，并根据患者的头部位置来定位，位于参考点（如鼻根或外耳道）上方一定水平（脑室导管尖端预计刚好在 Monro 孔的开口）。可以根据引流脑脊液目标量所遇到的阻力来调节滴注腔的位置。通常将其放置在参考点上方 0~15cm，并适应颅内压（正常值为 0~20mmHg）、流量（10~25mL/h）和脑室大小。将滴注腔降低至 Monro 孔以下（包括掉落）可能会导致严重的脑脊液引流，如果不注意，可能会导致小脑幕裂孔上疝。脑室导管的位置可以通过 CT 来控制。脑室外引流管可能会由于多种原因导致脑脊液引流中断，对所有这些原因必须逐步检查，以防止故障和颅内压增高。脑脊液可能出现低于滴注腔水平的压力。可以通过降低滴注腔的位置几秒钟来检查脑室外引流管的功能，此时应

该再次开始脑脊液引流并且在透明塑料管内可以看到脑脊液脉动。远端引流系统可能会被血液残留物阻塞，可以在无菌条件下进行更换。近端导管也可能会倾斜或凝结堵塞。此外，必须检查连接的阀门。可以通过抽吸脑脊液来使硅胶管内部的血块移动。必须在无菌条件下操作，并且在操作过程中使用"非接触技术（no-touch technique）"。在连接注射器之前，应使用消毒剂清洁所有连接器。只能使用最大 2mL 的注射器，以免在硅胶导管的尖端产生过大的负压，这可能会抽吸脉络膜、室管膜和脑组织，导致脑组织损伤或脑室内出血。脑脊液的吸引只能由经验丰富的团队成员执行，在此过程中，必须了解侧脑室的宽度。如果脑室因脑脊液引流或脑水肿而完全塌陷（缝隙状脑室），则不应进行抽吸，因为这样做存在危险。

冲洗硅胶导管是一种更具损伤性的操作，只有在有经验的团队成员仔细考量后才能进行。如果不在无菌条件下进行操作，那么将细菌引入脑室系统的风险非常高。在连接装有 0.9% 氯化钠或人工脑脊液的注射器之前，必须对所有连接器进行多次消毒。硅胶导管中的注入量不得超过 1~2mL。如果所有这些程序均无法启动脑室外引流管功能，则应考虑进行颅脑 CT（cranial computed tomography，CCT）扫描，以检查脑室大小或脑室导管是否脱位。颅内压应该仅在远端引流系统关闭时才能由换能器测量。腰椎脑脊液引流管在无菌条件下经硬脊膜插在椎骨 L_4/L_5、L_3/L_4 或 L_2/L_3 之间。通过两侧髂棘上缘连线，可以轻松找到 L_4/L_5 的水平。将引流管还连接到滴水室和远侧排水系统，但是这样做对 ICP 的测量不可靠。对于这两种类型的引流系统，均应定期（如每 2d 一次）进行脑脊液分析，可评估的参数如表 2.4 所示，此外还应定期进行微生物培养。

脑疝综合征

神经科和神经外科患者出现意识障碍的原因并不相同。意识依赖于上行网状激活系统（ascending reticular activating system，ARAS）的

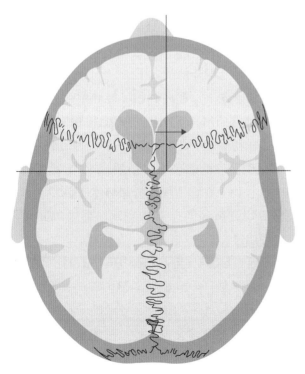

图 2.6 侧脑室相对于颅骨的轴向视图

垂直线与眼睛的内侧角相交，水平线表示两个外耳道的虚拟连接，两条线交点是脑室外引流管（EVD）尖端所在的目标位置（即 Monro 孔）。箭头尖指向 Kocher 点，即 EVD 入口位置，它位于冠状缝线前 1cm，正中旁开 3cm

表 2.4　与感染和出血鉴别诊断关系密切的脑脊液参数

脑脊液成分	正常值	病理改变
细胞计数	1~4/μL	活化的淋巴细胞计数达到 100 以上 = 反应性（病毒）脑膜炎；中性粒细胞计数达到 1 000 以上 = 细菌性脑膜炎
葡萄糖	＞血糖的 50%	＜血糖的 50% = 细菌生长
蛋白	＜ 100mg/dL	高蛋白表现的肿瘤，细菌性脑膜炎，蛛网膜下腔出血（SAH）
乳酸	＜（1~2）mmol/L	高乳酸表现的 SAH 或细菌生长
细胞学	少量淋巴细胞，单核细胞	病毒性脑膜炎中活化的淋巴细胞；细菌性脑膜炎中的中性粒细胞；SAH/IVH 中的含铁血黄素巨噬细胞（12h 至超过 3d）和噬红细胞巨噬细胞（＜ 12h 至 3d）

IVH：intraventricular hemorrhage，脑室内出血

功能，ARAS 是一个由神经元组成的网络，从脑桥向上连接到大脑皮质。以下三个名词是用来描述意识障碍的，但在使用这些名词时应结合患者的详细临床表现：

（1）嗜睡。嗜睡是一种类似睡眠的状态，很容易通过与患者说话而被打断。觉醒和意识受损，注意力无法持续。

（2）昏睡。昏睡的患者只有在强烈的刺激下才会被唤醒，比如疼痛。

（3）昏迷。昏迷的特点是患者意识丧失，即使在强烈的刺激下也是如此，可能保留体动反应。

不同的分级标准，如格拉斯哥昏迷量表（Glasgow Coma Scale）或全面无反应性评分（Full Outline of Unresponsiveness score）可以更加详细地评估这些状态。颅内压增高会使脑组织通过小脑幕切迹和枕骨大孔或小脑幕边缘的膨出导致与 ARAS 相关的脑组织受压：

◆ 钩回和中央回：单侧幕上肿块使大脑向下、向对侧移动，导致间脑、小脑幕切迹和小脑幕边缘的脑干受压，从而导致意识障碍。此外，颞叶结构，特别是钩端，在小脑幕边缘疝出，导致动眼神经直接受压。这进一步增加了蝶鞍斜坡上神经的伸展（由于其起始处向下移动），导致患处同侧瞳孔早期出现散大。这是一个绝对的警示信号——必须立即降低颅内压。

◆ 大脑镰下：颅内肿物可能导致部分大脑半球在大脑镰疝出，可能压迫胼胝体周围动脉和胼胝体边缘动脉，导致额叶内侧（扣带回、额上回）向下至楔前叶的脑梗死。在颅脑 CT 上，可以看到中线移位（在透明隔或松果体水平测量）。中线移位超过 5mm 可能导致昏睡，超过 9mm 可能导致昏迷。

◆ 经小脑幕：当幕上颅内压增高时，大脑结构进一步下移，导致小脑幕裂孔疝，一般在后期发生，通常是终末期事件，导致脑干直接受压。对侧的动眼神经核受损，导致对侧（包括同侧）瞳孔散大和对光反射消失。双侧瞳孔散大和去大脑僵直（上肢屈曲、下肢伸展）是脑疝晚期的征象。此外，大脑后动脉（posterior cerebral artery，PCA）处于危险之中——其压迫会导致顶枕部脑梗死（视力障碍、失明）。

框表 2.3　颅内压（ICP）增高的管理和治疗

在 ICP 增高的情况下，优化通气、血流动力学、镇静等参数至关重要。此外，保守治疗和外科治疗都应考虑。

◆ 优化 $PaCO_2$（35mmHg）、PaO_2（120mmHg）、温度（＜ 37.5℃ / 99.5 ℉）、电解质（Na^+）、pH

◆ 脑脊液引流，头抬高 30° 检查脑静脉流出是否处于最佳状态

◆ 确定 ICP 增高的潜在原因，考虑行颅脑 CT（CCT）

◆ 发生低血压时应根据患者的个体化脑灌注压（CPP）目标考虑应用容量和血管升压药治疗

◆ 考虑使用渗透性利尿剂（例如，20% 甘露醇 125~250mL，注意血浆渗透压）

◆ 考虑暂时性（5~10min）过度换气（例如，$PaCO_2$ 为 30mmHg）

◆ 考虑手术治疗（例如，去骨瓣减压术）

◆ 考虑巴比妥酸盐昏迷 [例如，硫喷妥钠单次注射 5~10mg/kg 或 3~5mg/（kg·h）] 或轻度低温（例如，33℃ ~35℃ /91.4 ℉ ~95 ℉）

◆ 小脑扁桃体：颅后窝压力升高导致小脑扁桃体通过枕骨大孔疝出，压迫延髓导致呼吸停止，并压迫第四脑室流出道导致急性脑积水。

除了意识障碍外，还必须考虑其他颅内压增高的迹象，如头痛，脑功能改变（感觉或运动障碍，语言障碍，认知功能障碍），癫痫发作，视觉障碍。手术干预前应采取保守措施（框表2.3）。对于颅内肿块损伤并有临床症状的情况，应考虑手术治疗。轴外和轴内肿瘤，颅内出血（特别是硬膜外和硬膜下血肿，在某些情况下还包括脑出血），以及大的脓肿通常需要手术治疗；颅后窝的肿块（包括脑实质内出血），当怀疑或预期肿胀可能压迫第四脑室时，必须进行手术治疗。在卒中的情况下，除了大面积的小脑卒中外，都应以保守治疗为主。但是，当大脑移位增加时，60岁以下的患者在发病后48h内接受去骨瓣减压术，结局会较好[16]。

（张芸芸　译，杨谦梓　董海龙　审校）

参考文献

[1] Cushing H. the blood-pressure reaction of acute cerebral compression, illustrated by cases of intracranial hemorrhage. American Journal of Medical Sciences, 1903, 125:1017–1045.

[2] Lundberg NG. Continuous recording and control of ventricular fluid pressure in neurosurgical practice. [Doctoral dissertation] Copenhagen: Ejnar Munksgaard, 1960.

[3] Lundberg N, Troupp H, Lorin H. Continuous recordings of the ventricular-fluid pressure in patients with severe acute traumatic brain injury. A preliminary report. The Journal of Neurosurgery, 1965, 22:581–590.

[4] Le Roux P, Menon DK, Citerio G, et al. The International Multidisciplinary Consensus Conference on Multimodality Monitoring in Neurocritical Care: Evidentiary tables: A statement for healthcare professionals from the Neurocritical Care Society and the European Society of Intensive Care Medicine. Neurocritical Care, 2014, Suppl 2:S297–361.

[5] Fishman RA. Cerebrospinal fluids in diseases of the nervous system. Philadelphia: Saunders, 1992.

[6] Rosenberg GA. Brain fluids and metabolism. Oxford: Oxford University Press, 1990.

[7] Kety SS, Shenkin HA, Schmidt CF. the effects of increased intracranial pressure on cerebral circulatory functions in man. The Journal of Clinical Investigation, 1948, 27:493–499.

[8] Kirkman MA, Smith M. Intracranial pressure monitoring, cerebral perfusion pressure estimation, and ICP/CPP-guided therapy: A standard of care or optional extra after brain injury? British Journal of Anaesthesia, 2014, 112:35–46.

[9] Narayan R, Kishore P, Becker DP, et al. Intracranial pressure: To monitor or not to monitor? A review of our experience with severe head injury. The Journal of Neurosurgery, 1982, 56:650–659.

[10] Pfisterer W, Mühlbauer M, Czech T, et al. Early diagnosis of external ventricular drainage infection: Results of a prospective study. The Journal of Neurology, Neurosurgery & Psychiatry, 2003, 74:929–932.

[11] Chesnut R, Videtta W, Vespa P, et al; Participants in the International Multidisciplinary Consensus Conference on Multimodality Monitoring. Intracranial pressure monitoring: Fundamental considerations and rationale for monitoring. Neurocritical Care, 2014, Suppl 2:S64–84.

[12] Citerio G, Oddo M, Taccone FS. Recommendations for the use of multimodal monitoring in the neurointensive care unit. Current Opinion in Critical Care, 2015, 21:113–119.

[13] Czosnyka M, Miller C. Participants in the International Multidisciplinary Consensus Conference on Multimodality Monitoring. Neurocritical Care, 2014, Suppl 2:S95–102.

[14] Helbok R, Olson DM, Le Roux PD, et al. Participants in the International Multidisciplinary Consensus Conference on Multimodality Monitoring. Intracranial pressure and cerebral perfusion pressure monitoring in non-TBI Patients: Special considerations. Neurocritical Care, 2014, Suppl 2:S85–94.

[15] Marcus HJ, Wilson MH. Videos in clinical medicine. Insertion of an intracranial-pressure monitor. New England Journal of Medicine, 2015, 373:e25.

[16] Koenig M. Cerebral herniation syndromes and intracranial hypertension. Updates in neurocritical care. New Brunswick: Rutgers University Press, 2016.

第3章

大脑的生理功能

Stefan Bittner, Kerstin Göbel, Sven G. Meuth

引 言

中枢神经系统（即脑和脊髓）的新陈代谢非常活跃，需要持续、大量的能量供应。尽管其灌注压可能存在变化，但充足的脑循环对保证持续的能量供应是必不可少的。因为脑组织代谢率高且缺乏能量储存，所以脑组织对缺氧极不耐受。供应中枢神经系统的脑循环被中断几分钟就会造成永久性脑损伤。

此外，脑血流量（CBF）决定了脑血容量（CBV），这是脑动脉供血和静脉引流的共同结果。脑血容量是颅内容物的主要组成部分，对脑总容量有重要贡献。由于颅骨（至少在成人中）类似于一种顺应性有限的闭合硬壳，颅内容物（如脑组织、脑脊液和脑血容量）的异常变化可成比例地反映在颅内压（ICP）的变化上。因此，当平均动脉压（MAP）和脑灌注压（CPP）改变时，需要精确的调控来提供稳定的脑血流从而避免大脑损伤。

然而，即使在今天，我们对这一调控作用的分子机制的了解也是有限的。本章回顾了血脑屏障的组成和生理、脑代谢和脑血流，特别阐述了麻醉药对脑血管和脑血流的作用机制。

麻醉药及其对大脑生理功能的影响

血脑屏障和血脑脊液屏障

器官处于理想功能状态需要机体内环境稳态。然而，中枢神经系统是人体最复杂的系统，它精妙的生理功能不仅受系统性调节，也需要持续的能量供应。因此一个高度特殊化的屏障——血脑屏障（BBB）能够额外保护这些大脑结构，从而创造一个特定的内环境。进入细胞的电解质、蛋白质以及可能对中枢神经系统功能产生影响的药物都由BBB严格调控，尽管大脑可以消耗身体代谢储备总量的20%，但储存能量的能力却很有限。这既适用于体内产生的化合物，如激素，也适用于外来物质，如药物或毒素。因此外部供应的微小变化都会导致严重的代谢后果。

神经血管单元的组成和功能

氧气和营养物质（见其他血管调节机制）通过血液运输至大脑。大脑的需求是通过由血管和神经成分构成的一组细胞来满足，称为神经血管单元[1]。这个概念是由Harder提出，它是一个包含血管内皮细胞、细胞外基质、血管周细胞、平滑肌细胞基底层、神经元、中间神经元和星形胶质细胞的特殊结构。所有成分间都相互关联，从而建立了一个兼具功能和解剖的整体，形成了一个可调节中枢神经系统和脑血流量转运的高效系统。神经血管单元的每个部分可能都发挥着各自的作用，但其确切的作用还未完全确定。

理解神经血管单元的结构是理解脑代谢和脑血流以及一些神经系统疾病发病机制的基础。这些知识也有助于我们解读正电子发射断层扫描（positron emission tomography，PET）和功能磁共振成像（fMRI）的结果。

如前所述，神经血管单元是由多种不同的结构组成，而血脑屏障中的内皮细胞长期被认为是一种被动成分[2]。然而，目前已知的是，大脑内皮细胞之间特殊的高阻力紧密连接限制了物质通过细胞旁方式进入中枢神经系统（图3.1）。紧密连接的分子结构可分为两类，分别是整合跨膜蛋白和与肌动蛋白细胞骨架相连的胞质衔接蛋白。Occludin 和 claudins 是最重要的跨膜成分，是具有四个跨膜结构域和两个细胞外环的蛋白质[3]。Occludin 是一种具有胞质结构域的磷蛋白，与整合紧密连接蛋白（zona occludens，ZO）相关。Claudins 负责渗透性调节，目前已知该家族有 20 多个成员，claudin-3、claudin-5 和 claudin-12 定位于血脑屏障的紧密连接，而内皮细胞中是否存在 claudin-1 仍有争议。ZO-1 首先被认定为一种紧密连接相关的胞质蛋白，它是一种磷蛋白，可作为紧密连接复合体的中央组织者和诱导基因表达的核因子。连结黏附分子存在于连接水平，并参与紧密连接的形成和维持。黏附连接位于紧密连接下方，参与细胞旁通透性的控制并稳定内皮细胞之间的相互作用。

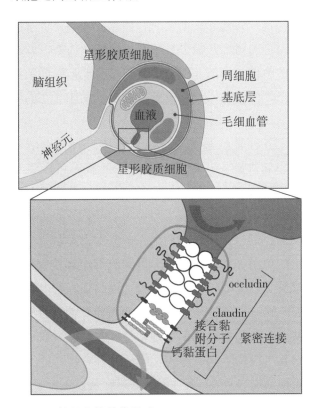

图 3.1 神经血管单位组成
脑毛细血管（内皮细胞和膜）完全被周细胞和星形胶质细胞包围。星形胶质细胞之间的间隔大于内皮细胞之间的间隔。因此，由内皮细胞的不同完整跨膜蛋白和胞质衔接蛋白（例如，occludin 和 claudin）组成的紧密连接限制了血管中的物质向大脑转运，但影响星形胶质细胞途径的转运

除了具有屏障功能，内皮细胞还会产生血管活性因子和营养因子（请参阅大脑的局部血流调节），这些因子对于控制血管张力非常重要。细胞外基质为离子、三磷酸腺苷（adenosine triphosphate，ATP）和神经递质扩散提供环境，至少在理论上可能会影响内皮细胞产生的这些物质之间的相互作用。

周细胞是与内皮细胞紧密接触并围绕在管腔室表面的一类环形细胞，与神经血管单元的其他成分相似，这种接触不仅是解剖上的，而且是有功能的，例如，这些细胞参与内皮细胞的成熟和发育以及肌细胞的代谢。长期以来，周细胞被描述为简单的支持细胞，但如今已经明确这些细胞在 ATP 作用下会发生收缩，能够控制毛细血管直径，分泌生长因子，并通过基质沉积影响内皮稳定性[4]。周细胞合成了基底膜的分子成分，包括蛋白聚糖，这对血脑屏障很重要。由于缝隙连接、紧密连接和黏附连接可以将内皮细胞和周细胞连接起来，因此提示内皮细胞可能与周细胞存在通讯。

在大中型血管中，神经血管单元还涉及壁血管肌细胞（肌细胞），壁血管肌细胞被认为是直径变化的主要因素。两个基底膜，即腔膜和非腔膜，进一步加固着这些结构，进入中枢神经系统的分子和细胞必须通过两层基底膜。

由于神经元具有非常精细的功能可以检测到中枢神经系统中的氧气和养分的微小改变，因此神经元可以称为神经血管单元的起搏器，因为它们会立即将这些信号转换为化学信息和电信息传递给中间神经元或星形胶质细胞。通过这种机制可以影响血管张力，进而影响周围区域的血液供应。星形胶质细胞用他们的突起完全包围血管，但是这一结构与屏障功能无关。此外，长期以来研究者一直认为星形胶质细胞在神经血管单元中仅起被动和次要作用，然而，1990 年 MacVicar 和 Newman 证明这些细胞具有强大的传播钙波的能力，从而形成了特殊的通信网络[5]。另外，它们负责诱导和维持内皮的屏障功能以及维持血管张力的功能。

星形胶质细胞似乎是神经血管单位中最万能的细胞，因为它们可以通过连接与血管和神经元进行通讯。这种结构允许星形胶质细胞远距离传播电信息并能够将电信息传输到周细胞和肌细胞。这种机制可能导致邻近区域和远隔区域的血管张力变化。信号可以根据神经元活动而改变，从而间接引起血管舒张或血管收缩。在解剖学上，星形胶质细胞通过其末端终足与平滑肌细胞和周细胞的表面接触进行通讯，从而为神经调节剂发挥作用提供一个有效表面。星形胶质细胞不仅调节脑血流量，还可以调节紧密连接蛋白，例如 occludin 或 ZO-1，从而改变跨内皮通透性。此外，它们可以诱导内皮细胞表达不同的转运蛋白（详见本章后文）。

总之，向中枢神经系统供给时，气体和营养物质都必须通过血脑屏障。通过血脑屏障有两种机制：脂质介导的自由扩散以及载体或受体介导的转运。

由于紧密连接很大程度上阻止了细胞旁方式的运输，因此另一种途径就是通过脂质介导的扩散作用直接通过内皮细胞。分子量 < 400Da 的脂溶性小分子可以通过内皮细胞质膜，因为这些化合物符合双重标准：分子量 < 400Da 和高脂质溶解度，相当于低氢键。利用这种机制，内源性和外源性化合物可以通过跨细胞扩散作用通过血脑屏障，如氧气和二氧化碳。离子和小分子溶质通过细胞旁途径扩散。但是，大多数营养物质是亲水的。例如，D- 葡萄糖是大脑新陈代谢的主要底物，不是脂溶性的，一些大脑无法产生的氨基酸也不是脂溶性的。这些物质在特定的运输系统的帮助下，通过跨细胞途径通过血脑屏障。

这些机制对于大脑摄入的精细调控是必需的。例如，血脑屏障上的葡萄糖转运体，也可以运输其他己糖（如半乳糖、甘露糖或脱氧葡萄糖），是 1 型葡萄糖转运蛋白（glucose transporter type 1，GLUT-1）。GLUT-1 的密度在管腔外侧比在管腔一侧更高，从而为 D- 葡萄糖进入中枢神经系统提供了稳态控制。GLUT-1 的表达受缺氧诱导因子 1α（hypoxia-inducible factor 1 alpha，HIF-1α）的控制，并可由星形胶质细胞调节。

血脑屏障（BBB）上的苯丙氨酸转运体，即大型中性氨基酸转运蛋白 1 型（large neutral amino-acid transporter type 1，LAT-1），还可以转运其他较大的以及很小一部分较小的中性氨基酸。可转运其他阳离子氨基酸（如鸟氨酸、赖氨酸）的 BBB 精氨酸载体是阳离子氨基酸转运蛋白 1 型（cationic amino-acid transporter type 1，CAT-1）。可转运其他单羧酸（如酮体、乙酰乙酸酯、β 羟基丁酸酯和丙酮酸）的 BBB 乳酸载体是单羧酸转运蛋白 1 型（monocarboxylic acid transport type 1，MCT-1）。浓缩核苷转运蛋白 2 型（concentrative nucleoside transporter type 2，CNT-2）是 BBB 腺苷转运载体，也能转运嘧啶核苷尿苷和其他嘌呤核苷（如肌苷、鸟苷）。

各种受体介导的物质转运是对转运体系统的补充。例如，大脑中有转铁蛋白和胰岛素但并没有这两种蛋白的 mRNA，说明这两种物质都是在中枢神经系统以外产生的，并通过受体介导的转运方式进入大脑。

各种转运系统能够从血液中选择性提取化合物到大脑中。此外，还有一些载体可以将化合物从大脑运送到血液，以保护中枢神经系统免受危险物质的潜在损害。P- 糖蛋白是这类经典的主动外向转运蛋白之一，它是多重耐药基因（MDR-1）的产物，也称为 ATP 结合盒亚家族 B 成员 1（ABCB-1），位于血管内皮细胞腔内膜和腔外膜，可以迅速清除摄入的有毒亲脂性代谢物，并减少药物向大脑的渗透[6]。星形胶质细胞和周细胞可以调节其表达和功能活性。血脑屏障上的各种酶也进一步补充主动外排转运蛋白系统。

血脑脊液屏障的基本原理

脑脊液主要在脑室的脉络丛中产生（每天约 500mL），并在大脑表面流动，后经由蛛网膜颗粒吸收到大体循环中，从而进入静脉上矢状窦，因此脑脊液总量恒定保持在 120~160mL。

通过这种方式，脑脊液和血液之间可快速达成平衡，并使脑脊液中的物质可以扩散至脑组织。然而，扩散的速度在脑组织和血液中存在差异，脑脊液中的物质更容易分布到血液中，而很难分布到大脑中。下丘脑和垂体的一部分脑组织便利用了这一机制，使大脑中产生的激素被转运到血液中。

脑血流和脑代谢

整体脑血流和脑代谢

中枢神经系统的耗氧量和物质吸收量可以根据菲克原理（Fick principle）并使用 Kety 和 Schmidt 方法进行计算。实验室评估时，吸入非生理性气体 [如一氧化二氮（N_2O）或放射性气体]，记录中枢神经系统中气体的吸收量及其在脑动脉和脑静脉血中的浓度。外来气体的动脉含量可以在任何动脉中测量（C_a）。为了测量脑静脉中的浓度（C_v），可以通过穿刺导管从颈静脉取血。

CBF= 体积 / 时间

= 指示剂的吸收量 / 时间 × （C_a–C_v）

Willis 环为大脑提供血液。颈内动脉和颈外动脉通过脑膜血管和眼血管建立潜在的侧支循环。尽管大脑仅占总体重的 2%，但在生理条件下脑血流量（CBF）约为 50mL/（100g·min），这相当于心输出量的 15%，并且需要维持 700~900mL/min 的血流量，但是总体上脑区的血流量差异很大，例如，白质中的血流量约为 20mL/（100g·min），而灰质中的血流量则为 80~140mL/（100g·min）。由于 CBF 几乎没有波动，因此可以测量出脑血容量恒定保持在 100~150mL。这种相对恒定的血液供应通过自动调节得以维持。尽管脑灌注压（CPP）发生了变化，但自动调节这一概念解释了大脑维持恒定 CBF 的能力。自调节存在于许多血管床中，但在大脑中特别发达，这可能是由于大脑更需要持续的血液供应和液体平衡。在血压正常的成年人中，只要 CPP 在 60~160mmHg，则 CBF 保持恒定，而与平均动脉压（MAP）和心输出量无关。因此，自动调节是在生理情况下（如运动）和病理情况

下（如心源性休克）保护 CBF 的机制，低于和超过此限值，将失去自动调节功能，并且 CBF 会以线性方式依赖 MAP。当 CPP 降至自律调节的下限以下时，首先通过增加从血液中摄取氧气来补偿 CBF 的降低，随后发生脑缺血。压力超过上限可能会导致脑水肿、出血、癫痫发作和后部白质脑病。在慢性高血压患者中，正常的自动调节曲线可能会向较高的压力方向移动。

中枢神经系统的自动调节机制目前我们尚不完全清楚，并且可能随脑灌注压的增加与减少而有所不同。自动调节机制会在 CPP 变化后的两秒钟内启动。降低 CPP 会导致脑阻力血管扩张，而增加 CPP 则会导致脑阻力血管收缩。

CBF 取决于两个方面：CPP 和脑血管阻力（cerebrovascular resistance，CVR）。CPP 和 CVR 的计算公式：

CPP=MAP–ICP

CVR=CPP ／ CBF

通过调控 CVR 使其适应 CPP 的变化可以维持持续的血液供应。此外，颅内压（ICP）是 CPP 的关键决定因素。当 ICP 增加到 20mmHg 以上时，大脑局部的 CBF 会减小。颅腔内的三个主要成分是脑组织、脑脊液和脑血容量。如果一种成分的体积增加，则必须通过减少另一种成分来补偿，以防止 ICP 增高。

大脑活动和脑血流与脑代谢密切相关。如果分别在脑动脉和脑静脉血中测量大脑中氧气和代谢底物的浓度，则可以计算出脑代谢性耗氧量（cerebral metabolic oxygen consumption，$CMRO_2$）和底物利用率：

脑代谢性耗氧量（$CMRO_2$）或底物利用率 = CBF × （C_a – C_v）

生理耗氧量约为 3mL/（100g·min）。每个区域的耗氧量不同，皮质中的耗氧量最高。由于大脑的重量约为 1 400g，因此大脑的能量需求约为机体总需求的 15%。随着氧气需求的增加，脑血流量增加，而动脉和静脉血液中的氧气差异保持恒定。不同的因素会影响大脑的代谢，例如体温。

体温每升高 1℃，耗氧量就会增加 10%~15%。

葡萄糖几乎是脑代谢的唯一底物。在血酮浓度高的情况下，酮也可被代谢。但是，酮代谢只能满足大脑一半的能量需求。在生理条件下，禁食几天后，大脑会代谢相当数量的酮，典型的病理生理情况如糖尿病性酮症酸中毒。

局部脑血流和脑代谢

局部测量法

由于代谢状态的生理和病理生理变化很少影响整个大脑，而仅影响特定的解剖区域，因此可以采用局部测量法来记录局部脑区的脑血流量和代谢变化。测量的常用方法是吸入或注射放射性指示剂，之后在不同时间点测量动脉血液和脑组织中的指示剂浓度。为了检测脑内浓度，将检测组织辐射的 γ 探测器放置在头部周围。为了测量局部脑血流量，则使用扩散性较好的指示剂，例如 ^{133}Xe。这些指标在大脑中的积累及其洗脱取决于局部脑血流量水平。可以在 ^{15}O 的帮助下测量局部耗氧量。为了测量局部葡萄糖消耗量，通常使用 ^{18}F 标记的葡萄糖类似物 2- 脱氧葡萄糖。脑细胞可以吸收 2- 脱氧葡萄糖并使其磷酸化，但不能进一步代谢该物质。随着时间的延长，2- 脱氧葡萄糖会在脑组织中累积，其速度由磷酸化速率决定，这一过程与葡萄糖的代谢一致。在代谢较高的大脑区域中，放射性示踪剂的累积要高于代谢率较低的区域。^{15}O 和 ^{18}F 发射正电子，可以通过 PET 进行检测。这种核医学方法可以检测局部脑血流量和新陈代谢的紊乱，是测量脑灌注和氧代谢的金标准。然而，由于这一方法较为复杂，且时间和人力成本较高，因此在常规诊断中难以实施，常选择的方法仍然是计算机断层扫描（CT）。

通过测定局部血流量和代谢参数进行功能分析

大脑不同结构的血流量和代谢率不同，但相互之间联系紧密，为了适应代谢需求的改变，血流量必须做出相应变化。大脑局部充血是调节局部微血流来实现的，以确保营养和氧气的供应能适应局部脑活动的需求。大脑局部代谢的高低取决于各自区域的结构功能（图 3.2）。在一些生理情况下充血机制可以被激活，例如，随着视觉疲劳增加，视觉皮质中的代谢也会增加。如图所示，神经血管单元负责血液供应变化的联动。局部代谢增强的结果是血流量增加，血流量比局部组织代谢更容易检测。

大脑的局部血流调节

大脑的功能活动、代谢和血流量之间的联系是由间质细胞释放的脑功能和代谢相关因子来介导的，并且受到神经血管单位的调节。在这种机制作用下，血管张力可以被调控。一个重要的功能依赖因子是钾（K^+），它在产生动作电位后释放到大脑细胞外隙。因此，间质钾浓度的增加是神经元活性增强导致脑血流量升高的结果。代谢因子包括氢、乳酸、前列腺素（特别是前列腺素 E）、一氧化氮和腺苷，氧气供需之间的差异加剧了这些因子的产生。钾、氢、乳酸和腺苷的间质浓度升高会导致脑血管扩张，其中 K^+ 介导快速调节，精细调节主要是由代谢因子介导（图 3.3）。

这些局部因子作用于脑血管的外表面并调节其张力。在血管中，它们几乎没有生理影响，因为内皮细胞的血脑屏障不允许循环物质对血管的肌肉组织产生广泛的影响，但血液中的气体除外，他们可以通过血脑屏障，特别是二氧化碳（CO_2）。因此，动脉血 CO_2 压力的改变（如过度通气和通气不足）会导致脑血流量和脑血管周围间质液 pH 值发生变化。pH 值的改变可以诱发血管收缩 [由 CO_2 压力降低诱发（低碳酸血症），间质性碱中毒] 或扩张 [由 CO_2 压力增高诱发（高碳酸血症），间质性酸中毒；图 3.3]。生理范围内的氧分压对脑血流量没有影响，仅当氧分压低于 50mmHg 时，脑血流量才会增加。

一氧化氮（NO）由脑血管内皮细胞和脑组织中的其他细胞（如星形胶质细胞、肌肉细胞和特定神经元）产生。在大脑中，NO 主要导致血管基底膜扩张，并增强其他血管活性物质的作用（图 3.3）。

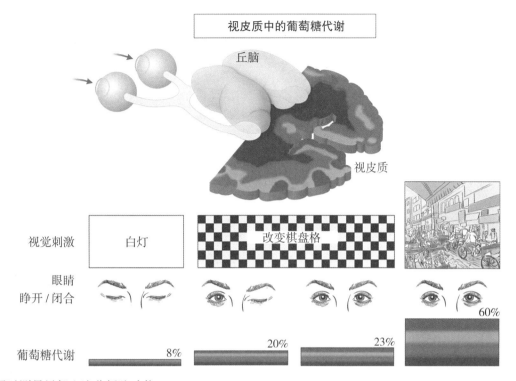

视皮质中的葡萄糖代谢

丘脑

视皮质

视觉刺激　　白灯　　改变棋盘格

眼睛
睁开 / 闭合

60%

葡萄糖代谢　　8%　　20%　　23%

图 3.2　通过测量局部血流分析脑功能
局部脑代谢对刺激强度的依赖性：随着视觉刺激的强度和复杂性增加，视皮质代谢升高。这个复杂的场景来自纽约的一个喧闹的公园

其他血管调节机制

　　在大脑中，血管的神经支配对血流量的重要性不如其他器官。血压升高时，大脑血管中的交感去甲肾上腺素能收缩性神经纤维大部分被激活，它们减少了压力引起的血流增加，并收紧了血脑屏障以减少液体流入脑组织。对胆碱能副交感扩张性神经支配的重要性以及血管活性肽的功能目前尚未完全了解。但是，神经支配信号不仅影响血管内皮细胞和脑血管的肌肉组织，而且间接作用于星形胶质细胞、神经元或周细胞。在营养和氧气供应充足的生理条件下，肌细胞和周细胞保持基础收缩状态。这种张力是在神经元调控下血管扩张和血管收缩之间获得平衡的结果。在这些情况下，谷氨酸释放后，神经元能够通过中间神经元直接或间接与星形胶质细胞通讯。图 3.3 展示了一个模拟图。谷氨酸在突触传递过程中被释放，突触后神经元和突触间星形胶质细胞突起上的受体都会受到刺激。星形胶质细胞上的受体被激活后会增加星形胶质细胞中的钙（Ca^{2+}）浓度，

从而引起连锁反应。这种增加导致多种血管活性物质释放，如前列腺素，这些物质通过星形胶质细胞的终足直接释放到肌肉细胞或周细胞中，从而导致细胞收缩。在此过程中，钙浓度的增加是以波样方式分散在星形胶质细胞中，并通过间隙连接到达其他星形胶质细胞。通过这种连接，血管活性物质到达其他远隔部位的脑血管。星形胶质细胞释放的血管活性物质，如前列腺素、ATP 或 NO，都可导致血管扩张和收缩。

　　内皮细胞也可以调节血管张力，因为它们既产生多种血管收缩剂，如内皮素和血栓烷，又产生血管扩张剂，如 NO。内皮细胞与星形胶质细胞的直接关系也正在研究中。此外，血管的收缩或扩张取决于许多因素，包括神经元刺激的强度，以及内皮细胞、周细胞和肌肉细胞的内在特征，而且最有可能取决于血管所在脑区内的神经血管单元。在与脑充血调节有关的所有潜在因素中，星形胶质细胞内 Ca^+ 的浓度可能起着重要作用。此外，Ca^+ 流入还可能导致同一组不同神经元情况

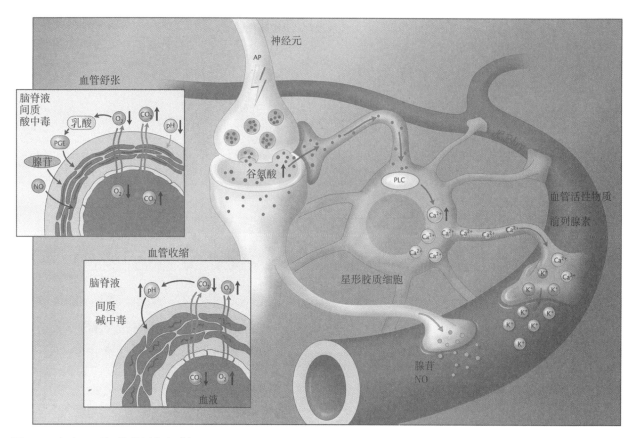

图 3.3 大脑血压调节的局部机制

氧气（O_2）和二氧化碳（CO_2）可以自由扩散穿过血脑屏障。O_2含量减少直接影响血管肌肉组织并导致血管舒张。此外，氧浓度会影响血管活性物质的释放，如腺苷、前列腺素 E（PGE，间接）或一氧化氮（NO）。与 O_2 相反，CO_2 的作用更强，CO_2 含量增高会导致 pH 值降低，进而导致血管舒张。另一个重要因素是钾（K^+），它在每次动作电位期间向细胞外释放，细胞外 K^+ 浓度增加也会导致血管舒张，血管收缩可以通过相反的过程来引发（例如，随着 pH 值升高，CO_2 浓度降低）。随着神经元活性的增加，谷氨酸被释放到神经元突触间隙并激活神经胶质细胞和神经元突触后的受体，这导致星形胶质细胞中钙（Ca^{2+}）浓度增加，这种增加导致离子通道特别是 K^+ 通道的激活。此外，血管活性物质也会释放出来，神经元可以释放 NO 和腺苷

下的血管收缩或血管舒张。这意味着星形胶质细胞不仅受代谢影响，还会根据神经元信息和周围环境的改变而做出反应，这一过程与多种因子有关，如神经肽、ATP 或 NO。有证据表明，NO 在内皮细胞和神经元中均可产生，其生物利用度可以影响血管收缩与舒张的双向反应。

除星形胶质细胞外，谷氨酸可刺激神经元，导致 NO 和腺苷的释放，这两种都是已知的血管活性因子。此外，周细胞可以在血流调节中起重要作用，因为它们可以通过诸如肌动蛋白之类的特殊蛋白质来调节血管的直径。

脑血流和代谢的年龄相关性

从幼年到老年，大脑的代谢和血流量都发生了很大变化。在生命最开始的几个月，大脑的代谢和血流量在大脑生长和发育期间迅速增加，并在发育成熟时达到最高水平，儿童的代谢和血流量值（每克脑组织）都高于成人。由于不同脑区的成熟时间不同，不同大脑结构中的血流速率会在不同时间达到峰值。总体来说，峰值时间主要是在青春期。随着年龄的增长，脑血流量和脑代谢会下降到成年期水平。在成年和老年之间，脑血流量和耗氧量通常保持不变，但是如果出现脑血管动脉硬化或神经退行性疾病，脑血流量和耗氧量则会明显减少。随着老年人血浆中酮浓度的增加，它们被代谢的程度也增多。酮的增加是由于随年龄增长骨骼肌肉系统对酮的利用减少。

麻醉对大脑生理功能的影响

麻醉药和其他围手术期药物通过调节脑代谢性耗氧量（$CMRO_2$）、脑血流量（CBF）或颅内压（ICP）对大脑生理产生重要影响（正常值见表 3.1）[7]。CBF 水平的恒定确保了葡萄糖和氧气向神经元组织的稳定输送，因此在麻醉过程中至关重要。药理学调控 CBF 可以通过直接影响中枢神经系统血管或间接调节脑代谢或呼吸频率来实现。如前所述，动脉血中的 O_2（PaO_2）和 CO_2（$PaCO_2$）浓度对 CBF 有重要影响。在生理和轻度缺氧的情况下，CBF 在很大程度上不依赖于 PaO_2。但是在明显的低氧状态下，PaO_2 含量低于 50mmHg 时会大大增加 CBF。相反，$PaCO_2$ 水平的小幅度升高就会对 CBF 产生重大影响。麻醉药引起的 ICP 改变是 CBF 改变或脑脊液产生和吸收的继发结果。在神经麻醉中，考量的重点是哪种麻醉药或者麻醉方式可能影响 CBF。CBF 的重要性首先是提供氧气、葡萄糖和其他能量底物，在脑血栓形成、血脑屏障受损的条件下，CBF 微小的变化都可能会对神经系统结局产生重大影响。在这些情况下，高 CBF 会诱发血管源性脑水肿，而且 CBF 与 ICP

表 3.1　大脑代谢正常值

参数	正常值
大脑重量	1 400g
颅内压（ICP）	10~15mmHg
脑血流量（CBF）	45~60mL/（100g·min）
脑代谢性耗氧量（$CMRO_2$）	3.0~3.8mL/（100g·min）

在很大阈值范围内直接相关 [8-10]。

催眠药物（巴比妥酸盐、依托咪酯和丙泊酚）

巴比妥酸盐、依托咪酯和丙泊酚的应用会降低大脑的代谢和 $CMRO_2$（表 3.2）。由于 CBF 和 $CMRO_2$ 在生理上存在偶联，会继发性导致脑血管收缩和 CBF 降低。这种效应可以率先通过脑电图（electroencephalogram，EEG）来测量，最初会发现爆发抑制（burst suppressions），然后表现为等电位的 EEG。从治疗的角度来看，较低的 CBF 与 CBV 降低相关，可用于降低升高的 ICP。因此，这些药物在神经外科手术和脑外伤患者中显示出良好的特性。但是，必须保证足够的脑灌注，尤其是在应用丙泊酚和巴比妥类药物的情况下，因为这些物质会直接导致周围血管舒张和全身性低

表 3.2　麻醉药对大脑生理的影响

药物	CBF	$CMRO_2$	ICP	爆发性抑制	自主调节	CO_2 调节
巴比妥类	↓↓	↓↓	↓↓	约 5mg/kg	↔	↓
依托咪酯	↓↓	↓↓	↓↓	0.2~0.3mg/kg	↔	↓
丙泊酚	↓↓	↓↓	↓↓	约 2mg/kg	↔	↓
阿片类	↔/↓	↔/↓	↔/↓		↔	↔
苯二氮䓬类	↓	↓	↓			
氯胺酮	↑	↔	↑		↓	
N_2O	↑	↑↑	↑		↓	↔
氟烷	↑↑	↓	↑↑		↓	
地氟醚	↑	↓	↑		↓	
异氟醚	↔/↑	↓↓	↔/↑	1.5~2.0 MAC	↔/↓	
七氟醚	↑	↓↓	↑	1.5~2.0 MAC	↔/↓	
α_2 激动剂	↓		↓			

↓：减少；↓↓：极大减少；↑：增加；↑↑：极大增加；↔：没有变化

CBF：脑血流量；$CMRO_2$：脑代谢性耗氧量；ICP：颅内压；MAC：最低肺泡浓度

血压。巴比妥酸盐、依托咪酯和丙泊酚没有镇痛作用，通常与镇痛药联用。丙泊酚常用于麻醉诱导和麻醉维持。在不同给药方式、剂量和注射速度下，它可能导致呼吸抑制和呼吸暂停。在采用依托咪酯治疗期间观察到肌阵挛事件，使用苯二氮䓬类药物进行预处理或缓慢推注可能会减少这种不良反应的发生。依托咪酯的主要优点是心血管不良反应的发生率低[11]。

氯胺酮

氯胺酮对呼吸系统和循环系统的作用与其他麻醉药不同。当给予麻醉药量时，它激活而不是抑制循环系统。氯胺酮是一种有效的脑血管扩张药，能够不依赖于全身动脉血压而相对独立地增加脑血流量（表3.2）。氯胺酮不会对$CMRO_2$产生重大影响，并且只要患者的$PaCO_2$保持恒定就不会增加颅内压。氯胺酮在麻醉期间和重症监护室中对机械通气患者的治疗起着重要作用，因为它减少了对儿茶酚胺和阿片类药物的需求，使呼吸道舒张并支持肠蠕动。其作用机理主要是通过NMDA受体的非竞争性拮抗作用，已有研究者提出了氯胺酮具有潜在的神经保护作用。

挥发性吸入麻醉药

吸入麻醉药（如异氟烷、七氟醚、地氟烷）通常与静脉镇痛药（如阿片类药物）联用。吸入麻醉药导致CBF和$CMRO_2$的剂量依赖性解偶联（表3.2）。CBF增加是由于直接的脑血管扩张引起的，与$CMRO_2$的减少同时发生。由于CBF和$CMRO_2$通常表现出直接的相关性，因此这种解偶联是吸入麻醉药独有的特征。颅内压（ICP）可能会由于脑血容量（CBV）的增加而增加。在低于1.0个最低肺泡浓度（MAC）下，这些作用几乎不会发生，特别是在使用七氟醚的情况下。此外，挥发性吸入麻醉药会干扰大脑的自我调节。但重要的是，大脑对较高CO_2浓度的敏感性保持不变，从而确保能够在麻醉过程中安全使用这些药物。

N_2O会增加大脑的代谢和脑血流量，并升高颅内压。因此，有脑外伤或代谢受损的中枢神经系统疾病患者应避免使用该药物。

阿片类药物

阿片类药物被广泛用作麻醉前药物、全身和脊髓镇痛药、全身麻醉药的辅助用药以及主要麻醉药品。阿片类药物具有镇痛作用，但没有催眠作用。用于麻醉的阿片类药物（如芬太尼、阿芬太尼、舒芬太尼、瑞芬太尼）会降低呼吸中枢系统对CO_2的敏感性，从而导致呼吸抑制。但它们以剂量依赖性方式降低$CMRO_2$和CBF的作用与其他物质（如巴比妥酸盐、依托咪酯或丙泊酚）相比并不十分明显（表3.2）。使用阿片类药物时脑血流量的生理调节得以保留。阿片类拮抗剂（如纳洛酮）或呼吸兴奋剂（如多沙普仑）可拮抗其呼吸抑制作用。瑞芬太尼的半衰期最短（3~4min），特别适合与丙泊酚联合使用进行全身静脉麻醉。

苯二氮䓬类药物

苯二氮䓬类（如地西泮、氟尼西泮、氯氮平、咪达唑仑）可增强神经递质γ氨基丁酸（GABA）的作用，从而发挥镇静、催眠、抗焦虑和肌肉松弛作用。苯二氮䓬类药物以其强大的松弛肌肉特性而闻名，可用于治疗肌肉痉挛，如接受机械通气的患者，但是，过高的剂量可能导致外周性呼吸抑制，导致$CMRO_2$和CBV轻微降低（少于巴比妥酸盐、依托咪酯和丙泊酚；表3.3）。手术前几个小时应用苯二氮䓬类药物可有效缓解焦虑。重要的是，它们还具有抗癫痫作用。苯二氮䓬类药物过量可采用氟马西尼拮抗。

可乐定

$α_2$激动剂可乐定除了用于治疗高血压外还具有多种临床适应证，包括注意缺陷多动障碍、焦虑症以及酒精或阿片类药物的戒断症状。可乐定也是一种弱镇静剂，可在手术过程中或术前应用。也可以考虑将其用于镇痛，例如与舒芬太尼联用。可乐定可在不改变脑代谢的情况下降低脑血流量[8]。

总　结

本章概述了脑代谢和脑血流的生理，重点介绍了麻醉药对大脑生理的影响。由于脑组织缺乏能量底物储存，又具有高代谢特性，因此向中枢神经系统持续提供足够的能量非常重要。当平均动脉压（MAP）和脑灌注压（CPP）变化时，需要足够而稳定的脑血流量来避免永久性脑损伤。在生理条件下，脑血流量约为 50mL/（100g·min）脑组织，耗氧量为 3mL/（100g·min），葡萄糖几乎是脑代谢的唯一底物。有时当酮体的血浆浓度较高时，酮也可被代谢。大脑不同区域的脑血流量可能不同，这与局部大脑的代谢有关。局部脑活动增加导致代谢增加，继而导致脑血流量增强，但具体机制尚不完全清楚。

麻醉药对大脑生理产生一种可逆的剂量依赖性作用，可对颅内压（ICP）、脑血流量（CBF）和脑耗氧量（$CMRO_2$）产生影响。理解这些改变对于临床上避免不必要的药物不良反应非常重要。

（张芸芸　译，杨谦梓　审校）

参考文献

[1] Muoio V, Persson PB, Sendeski MM. The neurovascular unit concept review. Acta Physiologica (Oxford), 2014, 210(4):790–798.

[2] Ueno M. Molecular anatomy of the brain endothelial barrier: An overview of the distributional features. Current Medicinal Chemistry, 2007, 14(11):1199–1206.

[3] Nico B, Ribatti D. Morphofunctional aspects of the blood-brain barrier. Current Drug Metabolism, 2012, 13(1):50–60.

[4] Fernandez-Klett F, Priller J. Diverse functions of pericytes in cerebral blood flow regulation and ischemia. The Journal of Cerebral Blood Flow & Metabolism, 2015, 35(6):883–887.

[5] MacVicar BA, Newman EA. Astrocyte regulation of blood flow in the brain. Cold Spring Harbor Perspectives in Biology, 2015, 7(5).

[6] Chaves C, Shawahna R, Jacob A, et al. Human ABC transporters at blood-CNS interfaces as determinants of CNS drug penetration. Current Pharmaceutical Design, 2014, 20(10):1450–1462.

[7] Bonhomme V, Boveroux P, Hans P, et al. Influence of anesthesia on cerebral blood flow, cerebral metabolic rate, and brain functional connectivity. Current Opinions in Anaesthesiology, 2011, 24(5):474–479.

[8] Thiel H, Roewer N. Anästhesiologische pharmakotherapie. 3rd. Stuttgart: Thieme, 2014.

[9] Liu PL. Anästhesiologie: Grundlagen und Verfahren. Urban & Fischer, 1996.

[10] Bause H, Kochs E, Scholz J. Duale Reihe Anästhesie. Teningen: Thieme, 2011.

[11] Miller RD, Erikson LI, Fleisher L, et al. Miller's anesthesia. Philadelphia: Elsevier, 2014.

第4章

脑电图

Michael Avidan，*Jamie Sleigh*

概　述

1875 年 Richard Caton 首次注意到猴子和兔子的大脑存在脑电活动，1924 年 Hans Berger 使用弦线电流计首次记录了人类大脑的脑电活动[1]。自此脑电图被用于临床，尤其是癫痫和意识障碍的诊断研究[2]。1937 年，Gibbs 和 Lennox 提议将脑电图纳入常规麻醉管理[3]，但这一建议直到最近几年才开始采用。

脑电图（EEG）是大脑不同位点间的电压差随时间变化的示意图。同样地，脑电图可以看作是大脑皮质的电压表。脑电图具有良好的时间分辨率，但空间分辨率较差，仅反映大脑皮质外层神经元的电活动。脑电图可以通过增加电极数量来提高空间分辨率。皮质脑电活动与心电活动不同，心电活动很容易被检测到，因为它可以在胸壁上测量到毫伏级电压，但脑电活动只能在头皮上测量出微伏级电压。因此记录脑电活动需要多倍放大，这也往往会引入伪影。电活动的振幅、相位和频率随时间和头皮位置而变化。

将电极放置在头皮的特定位置，测量电极间的电位差或电压。导联排布是指 EEG 包含的通道和通道顺序。对于双极导联排布，通道由相邻的电极组成，其中一个作为参考电极。典型的双极导联排布可以沿从前额到后枕骨的纵线前后排布，并从颅骨的左侧开始依次向右侧移动进行记录，或者从颅骨左侧到右侧的横向排布，但从前额开始依次向后移动至枕部进行记录。参考导联一般是一个通用的参考电极，可作为所有通道的参考。按照惯例，放置在颅骨右侧的电极是偶数，左侧是奇数，还需要进一步描绘电极的位置（例如，Fp，额极；F，前额；T，颞；C，中央；z，中线；

A，耳廓；P，顶骨；O，枕部）。因此，放置在右侧眼上方前额叶的电极被命名为 Fp2，位于中线顶叶的电极被命名为 Pz。枕骨隆突（后）、鼻根（前）和耳郭电极常作为参考（图 4.1）。在麻醉和重症监护实践中，通常使用的 EEG 导联比较有限，包括 2 个或 4 个前额电极（如 F7、Fp1、Fp2 和 F4）、一个接地电极和参考电极。由于通道有限，重要的拓扑特征（如大脑后部节律和从前到后的变化梯度）无法获得，并且无法进一步判断大脑各区域（如额叶和顶叶皮质）之间的连通性。由于 EEG 的电极仅限于额部，因此不可能确定所获得的 EEG 特征是全脑的广泛表现，还是单侧大脑或多脑区的特征。尽管如此，本章的重点依然是讲述前额叶电极的 EEG 特征，我们聚焦于目前临床的典型操作，尤其是手术室中各种专用的 EEG 监测设备。

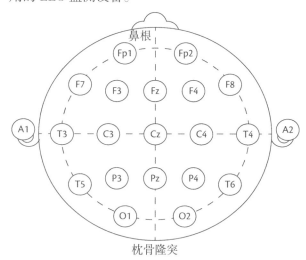

图 4.1　脑电图电极放置采用 10-20 国际标准导联系统。不受版权限制。https:// commons.wikimedia.org/ wiki/ File:21_ electrodes_ of_International_ 10– 20_ system_ for_ EEG.svg。任何人都可以无条件使用该系统用于任何目的，法律另有规定的除外

脑电图波形

脑电图所显示的复合波形通常是复杂、不规则的，反映了来自大脑、颅外来源（如眼球运动、面部肌肉、心脏活动）和附近电子设备（如医疗设备、监视器）的电活动。重要的是要通过确保电极具有最小阻抗（例如，$< 5k\Omega$）并尽可能降低外部电流干扰，从而尝试获得"最干净的" EEG 信号（最佳信噪比）。适当地对信号应用滤波器（例如，将高通滤波器设置为 0.5Hz，将低通滤波器设置为 35Hz）也有助于增强 EEG 信号的视觉呈现。高通滤波器允许高于设定值的频率通过并减弱低于指定值的频率，低通滤波器则相反。但是，过度过滤[例如，Bispectral Index Monitor®（Covidien, Boulder, CO）高通滤波器设置为 2Hz]可能会导致 EEG 中宝贵的低频（例如，0.5~2Hz）信息丢失。共模抑制是降低"噪声（noise）"的另一种方法，从而可以消除作用电极和参考电极所共有的噪声。

任何波形，无论多么复杂，都可以通过傅里叶变换数学分解成正弦分量。因此，复杂的脑电图波形可以理解为一系列不同频率的正弦波的总和。传统上不同频率的波段根据希腊字母（一般是拼写形式）进行命名，如下所示：

- 慢（δ）波，< 1Hz；
- δ 波，1~4Hz（或者 0~4Hz）；
- θ 波，4~8Hz；
- α 波，8~12Hz；
- σ 波，12~14Hz，通常也是生理睡眠中睡眠纺锤波的频段；
- β 波，12~30Hz（或者 14~30Hz）；
- γ 波，> 30Hz；

这些频带不是基于特定的神经生物学属性，不同来源的定义也不同[5]。

全身麻醉的 EEG 改变

EEG 改变及其神经生物学机制

全身麻醉状态下在额叶通道可以看到一些 EEG 的共同特征，且这些特征在原始 EEG 波形中很容易识别出来。从镇静开始逐渐到麻醉状态，EEG 波形通常会变得越来越不那么复杂，频率从高频变为低频，EEG 的电压（或功率）逐渐增加[6]。出现慢波或 δ 波（0.1~4Hz）的 EEG 模式说明 γ 氨基丁酸（GABA）激动剂类麻醉药已经达到足够的麻醉深度，尽管这种相关性是非特异性的（图4.2）。这些麻醉药会产生固定频率的慢波振荡，这可能具有药物特异性，但通常比自然睡眠时出现的慢波节律要简单[7]。Steriade 及其同事描述了全身麻醉期间非常慢的振荡波（< 1Hz）和（其他更快的）δ 波[8]。与慢波或 δ 波同时存在的通常还有低频 β 波（12~15Hz）或 α 波（8~12Hz），其外观与睡眠纺锤波类似。重合或耦合[纺锤（spindle）]波也可能出现在 θ 频带（4~8Hz）中，尤其是在醚类衍生吸入麻醉药的 EEG 中[9]。随着麻醉的加深，慢波或 δ 波在 EEG 信号中所占的比重越来越大。在很深的全身麻醉下会发生爆发性抑制，其特征是持续数秒至数分钟的周期性抑制，其间时不时出现数秒的高压电活动[10,11]。在更深的麻醉下，EEG 的电活动被持续抑制，直到描记线看起来是等电位的[11]。爆发性抑制和持续抑制不是正常的 EEG 模式，在睡眠中也看不到。除了深麻醉外，这些模式还可能与脑部病理改变、缺氧性损伤、昏迷和严重低温症有关[10]。

在睡眠和全身麻醉过程中，丘脑-皮质系统中数十亿的突触耦合神经元可能会发生同步活动[12]。睡眠和全身麻醉所描述的三种关键振荡模式（慢波振荡、δ 波和纺锤波）是由作为复杂网络的丘脑-皮质系统产生的[13]。纺锤波产生于丘脑中然后传播到大脑皮质[13]。纺锤波形成中涉及的主要神经元是 GABA 能丘脑网状神经元和谷氨酰胺能丘脑-皮质神经元。纺锤波由丘脑网状神经元的重复簇状发放产生，这些簇状发放在丘脑-皮质神经元中产生有节奏的抑制性突触后电位[13]。当丘脑-皮质神经元膜电位比纺锤波产生时的膜电位更加超级化时，就会出现 δ 振荡[13]。在睡眠或全身麻醉时，丘脑-皮质神经元通常会产生（睡眠）纺锤波。这些纺锤波在皮质 EEG 中向前移动，额

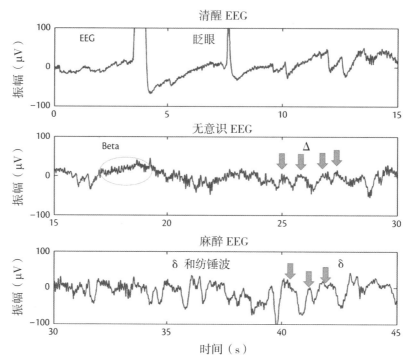

图 4.2　丙泊酚麻醉过程中观察到的典型额叶脑电图（EEG）示例

在最初的 15s 内，主要节律是高频、低振幅 β 波，偶有极高振幅偏转，反映眨眼时眼球运动引起的电压波动。在接下来的 15s（15~30s）内，当患者变得无反应时，眨眼引起的高幅偏转不再出现，出现了向低频 β 波的转变（椭圆线），然后出现了较慢的 δ 波（宽箭头）。在接下来的 15s（30~45s）内，主要节律转变为高振幅 δ 波（宽箭头），其中一些高频波 / 纺锤波（可能是 α 波）"骑行（riding）"（相位与振幅 / 功率耦合）在 δ 的波峰上

叶通道表现更显著[14]。随着睡眠或麻醉加深，不同的丘脑 – 皮质神经元会产生纺锤波或 δ 波，二期 δ 波会变得越来越显著。慢波振荡被认为只在新皮质产生，但最近发现丘脑对它的贡献很大[15,16]。仅仅一个功能性丘脑 – 皮质网络就可能对这种睡眠和麻醉脑电节律的产生发挥至关重要的作用[15]。当丘脑 – 皮质神经元处于超极化状态时，环境刺激通过"丘脑之门（thalamic gate）"传递到皮质的感觉信息将被大大减少[12]，这是全身麻醉的关键特征[17]。

生物物理模型表明，爆发抑制是在新陈代谢降低的状态下保留基本细胞功能的一种条件，这在发生爆发抑制的所有病理状态都一致[10]。最近的研究发现，爆发抑制不一定是同质的全局现象，爆发可以在整个皮质中非同步出现，此外，爆发抑制可以局限在部分皮质区域中，而其他区域的电活动则没有被抑制[11]。有趣的是，已发现术中爆发抑制与术后谵妄独立相关[18]，但这是否只是

患者潜在脆性的表现而并不是因果关系，目前尚不清楚。不管脑电抑制是否有害，但通常提示全身麻醉已处于不必要的过深状态。

不同药物的影响

尽管常用麻醉药对 EEG 有显著影响，但这些影响在解读时必须始终考虑患者的术前情况、是否存在手术刺激以及其他药物的联合使用情况。一个明显的例子是，慢波 EEG 模式的出现既可能表明手术麻醉深度较深，也可能仅仅是患者处于自然睡眠状态。GABA 能静脉麻醉诱导剂（如巴比妥酸盐、苯二氮䓬类、丙泊酚、依托咪酯和神经类固醇）和以醚或烃为基础的挥发性麻醉药（异氟醚、七氟醚、地氟醚和氟烷）都会直接或间接诱导丘脑 – 皮质超极化（所谓的"down"状态），从而产生如前所述的 EEG 特征模式（即高频损失、慢波增加以及 EEG 总功率增加）。但是，由于各种药物具有不同的分子靶点，因此不同类型之间

存在一些细微的差异。例如，与挥发剂相比，丙泊酚更倾向于产生显著的 α 振荡，而挥发性麻醉药会诱发更明显的 θ 峰。七氟醚和依托咪酯等药物更容易诱发癫痫，并且通常会表现出短暂的皮质激惹的 EEG 信号。此类 EEG 特征包括癫痫样棘波（持续时间 < 70ms 的大振幅波），甚至是短暂的局灶性癫痫样放电[19]。

另一大类的全身麻醉药简称"NMDA 阻滞剂（NMDA blockers）"或"解离麻醉药"，其中包括氯胺酮、N_2O、氙气和环丙烷。这些药物具有适度的超极化作用，并且可以在 EEG 中诱发慢波。但是，高频活动的急剧增加往往会抵消这些影响，而高频活动的急剧增加可能是由于大脑中单胺能和胆碱能系统被激活而引起的皮质丘脑去极化所致。与此机制一致的是，这些药物通常倾向于减少窄带的 α 振荡。因此，一氧化二氮和氯胺酮对商品化的 EEG 麻醉深度指数影响往往很小，甚至是矛盾的。已证明只有氙气能诱发足够的慢波活性，因此商品化的麻醉指数可以合理地应用于这种药物。这些药物还表现出一些有趣但完全无法解释的 EEG 作用，例如，N_2O 的突然使用或停止会导致 δ 波的瞬时大幅增加[20]。

阿片类药物对脑电图的影响是细微而复杂的，且仍有待深入研究。一方面，当单独给予清醒患者大剂量药物时，它们可以抑制伤害性输入并引起慢波适度增加。另一方面，阿片类药物的镇痛作用可部分地通过内源性单胺能镇痛系统介导，因此，在没有疼痛刺激的情况下，阿片类药物与 GABA 能镇静药如丙泊酚等联用时，会降低 EEG 的功率[21]。然而，手术刺激通常会导致浅麻醉期间 α 振荡的减少，这可能是由于伤害性输入破坏了丘脑的簇状发放所致。在这种情况下给予阿片类药物将恢复 α 振荡，这可能是因为伤害性输入引起的去极化已被有效阻滞。

通常联合应用其他药物对 EEG 模式的影响是非常微弱的，如阿托品、右美托咪定、可乐定和抗组胺药等会减少脑干觉醒相关的神经调质，它们还会通过多种机制打开钾离子通道，并导致丘脑-皮质超极化，这有助于增加 EEG 的慢波。相反，外科手术刺激和增加觉醒相关神经调质的药物（如儿茶酚胺和毒扁豆碱）则可以关闭钾离子通道，增加 cAMP，并引起丘脑-皮质去极化，从而使 EEG 向更高的频率转移。

EEG 随年龄的改变

在整个生命周期中，EEG 模式随着年龄增长发生着可预测的变化。新生儿的 EEG 与成熟大脑的 EEG 有很大不同[22,23]，本质上讲，新生儿表现出更多的周期性特点，就像爆发抑制。这种模式被称为"tracé alternant"，主要出现在睡眠和早产阶段。清醒的新生儿会出现明显不规则的 δ 波。度过了生命最初的几年后，EEG 逐渐发展为成年人的特征。在清醒状态下，表现为枕部 α 节律的建立和明显的 β 功率，以及 δ 优势的丧失。这些变化反映了中枢神经系统逐渐发育、髓鞘形成和突触修剪。这时全身麻醉的 EEG 也开始看起来类似于成年人。然而，青春期前的儿童仍然可以表现出显著而特殊的 EEG 特征，例如"睡眠临界态（hypnagogic）"和"半醒超同步（hypnopompic hypersynchrony）"，在这种情况下，正常睡意来临时以及意识消失与恢复转换过程中 EEG 显示出极高幅度的缓慢振荡。

青春期过后，最显著的与年龄相关的 EEG 变化是振幅的普遍下降，这种变化在一生中持续逐步发生，在清醒状态、睡眠状态和全身麻醉状态下均可见。例如，20 岁的患者麻醉时额叶功率通常约为 25dB，而 70 岁的患者的额叶功率仅为 15dB，这可能反映出与年龄相关的灰质体积减小和皮质同步性降低，这与皮质连接密度降低有关。脑电图功率的这种下降对临床具有重要的影响，因为随着年龄的增长，整个 δ 幅度的降低将影响麻醉深度指数的计算。由于神经系统合并症发生率增加，老年人麻醉期间的 EEG 也更加易变且难以解释。一方面，有一些觉醒系统受损的患者昏昏欲睡，甚至在诱导前也表现出明显的 δ 波，并且对麻醉极为敏感。在另一种极端情况下，患者的觉醒系统过度活跃而表现出躁动，即使在足够的麻醉深度下也没有出现慢波 EEG 模式。

麻醉滴定

使用 EEG 指导进行麻醉滴定存在一些挑战。使用简单的公式化方法或不加批判地应用处理过的 EEG 衍生指标可能会在不经意间导致错误，给患者带来潜在的损伤，例如意外发生的术中知晓。相关的一些问题在前文中已经讨论过。现代麻醉管理很少是通过一种药物实现的，而不同药物组合可能对 EEG 产生不同的影响。如上所述，根据患者的年龄和健康状况，麻醉药的 EEG 变化可能会有所不同，例如，与年轻、健康的同龄人相比，患有认知障碍的老年患者的总体 EEG 功率和某些频段 EEG 功率都较低，α 和 θ 纺锤波减少，大脑半球间的波段相干性降低，爆发抑制的倾向性增加。另一个主要限制因素是麻醉通常是在手术过程中进行的，而已经观察到伤害性刺激会降低 θ 和 α 纺锤波，导致 EEG 出现反常的 "δ 唤醒（delta arousal）" 模式 [24]。从概念上讲，纺锤波的减少可能反映出丘脑 - 皮质超极化的减少，从理论上讲，这可能会增加（伤害性和其他）经由丘脑到皮质的感觉传递。给予强效阿片类镇痛药后，纺锤波通常会复现。但是这种方法并不可靠，因为许多患者（如一些老年人）在全身麻醉期间本身并没有明显的纺锤波。

尽管随着麻醉药浓度的增加 EEG 通常会发生变化，但是 EEG 在每位患者中的变化并不具有可预测性，目前认为难以获得麻醉药对于 EEG 的普适性浓度效应关系。目前尚不清楚除了导致意识消失，麻醉是稳步 "加深" 还是会出现断断续续地发生量化转变。此外，即使在麻醉浓度不变的情况下，EEG 也可能显示出重要但不可预测的变化（例如，在 δ 纺锤波和爆发抑制之间交替）。建议的做法是采用麻醉滴定直到 EEG 表现出典型的全身麻醉模式，如 δ 纺锤模式（图 4.3），然后缓慢降低浓度。这种方法存在的问题是，诱导和觉醒的麻醉药浓度响应曲线之间经常存在滞后

现象，因此如果患者已经开始表现出觉醒（表型或 EEG），可能需要大幅增加麻醉浓度才能使患者无反应。比这种做法伤害性更大的是仅仅根据经过处理的 EEG 指数的建议就减少麻醉药的使用，但没有确定数值是否与原始脑电波形一致或不一致 [25]。最近的一项研究证实了这种担忧，清醒的志愿者接受神经肌肉阻滞剂（琥珀酰胆碱或罗库溴铵）却未接受任何麻醉药 [26]。尽管仍处于清醒状态，但这些志愿者的双频指数（bispectral index，BIS）已经下降到足以进行手术的麻醉 "深度" [26]。因此当使用神经肌肉阻滞剂时，现有的 EEG 指数可能对于精细调控麻醉滴定是不可靠的。

专有概念

功率谱、频谱边缘频率和频谱图

傅里叶变换可用于将任何（复杂）EEG 波形信号分解为不同频率下的复合正弦波分量。这一过程产生的信息可以通过不同的方式呈现，并可应用于临床麻醉。数据的呈现方法之一是计算每个感兴趣的频带（例如 δ、θ、α 和 β）占总 EEG 功率的百分比。该信息还可以通过功率谱以图形方式展现，x 轴为频率，y 轴的功率单位为分贝。从功率谱上可以看出一些有潜在意义的频率，例如，中值频率、模式频率和频谱边缘频率，后者通常是 90% 或 95% 的 EEG 功率所在的频率。

边缘频率比较容易理解，它并不是专有的脑电信号处理指数；如果没有爆发抑制，随着麻醉加深，频谱边缘频率则趋向于向较低的数字移动，这与麻醉加深时低频功率增加相对应 [6]。有研究采用 14Hz 阈值对 90% 的频谱边缘频率进行评估，对于预测异氟烷和异丙酚麻醉下的患者体动是否消失具有合理的效用 [27]。虽然麻醉医生认为运动消失是全身麻醉的一个重要目标，因为它是手术进行的必要条件，但并不是评估 EEG 衍生指标的理想标准。尽管手术刺激时没有体动一直是比较和评价挥发性麻醉药效果的临床终点，但这一行为主要是由脊髓反射（而不是皮质功能）介导，

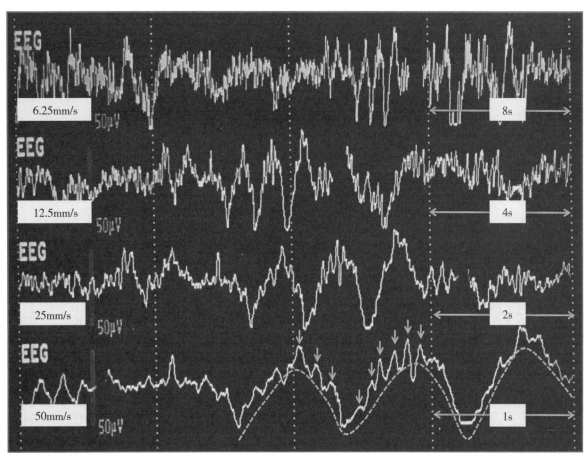

图 4.3 来自 Fp1 和 F7 位点之间的单个额叶通道的 4 个脑电图（EEG）波形

图中每个波形分别显示了以 6.25~50mm/s 的不同描记速度记录的 EEG。较慢的速度有助于了解潜在的低频 δ 随时间（16~32s）的变化，而较快的描记速度可以识别其他波（β、α 和 θ）。可以看到与全身麻醉相一致的几个特征：有一个高振幅、低频率（约 1Hz）的潜在 δ 波（虚线正弦波）与明显"骑行（riding）"在其上的 α 纺锤波（在约 9Hz 处的实线箭头）。α 纺锤波相对比较连续（例如，在较慢的描记速度下所展示的），并且 α 在 δ 波峰处比在其波谷处更加显著（即可能存在相位 – 幅值耦合）。该 EEG 波形是通过 Bispectral Index monitor® 记录获得的，而且未使用滤波器（是为了揭示潜在的慢波振荡模式）

因此基于 EEG 的指标在预测体动消失方面不太可靠。已注意到频谱边缘频率（以及其他 EEG 参数）随着静脉麻醉药或吸入麻醉药浓度的增加而呈双相响应（初始增加，随后减少）[28]，但这种双相频谱边缘频率模式的阈值在预测意识消失方面不太可靠[28]。不过，在充分的全身麻醉状态下经常会看到频谱边缘频率低于 14Hz[6]。

频谱图提供了随时间变化的功率谱信息[29]。通过颜色代表频带内的功率密度，x 轴显示时间，y 轴显示频率。通过这种方法，临床医生可以轻松地了解全身麻醉过程中每个频率的功率变化。因此，频谱图可以大致了解全身麻醉过程中脑电

图的趋势（图 4.4）。频谱图在展现不同麻醉药（如丙泊酚和挥发性麻醉药）如何影响 EEG 方面十分有用，并且还有助于说明全身麻醉下 EEG 特征随年龄增长（所有频段的功率都降低，尤其是 α 频段）如何趋于可预测的变化[29]。

交叉频率耦合和相干

EEG 各分量频率之间的关系以及不同脑区 EEG 波形之间的关系包含着重要的信息。需要强调的是，虽然频谱分析通过显示 EEG 波形中功率占主导地位的频率可以为临床提供有用的信息，但它并没有揭示不同频率的振荡之间是如何相互

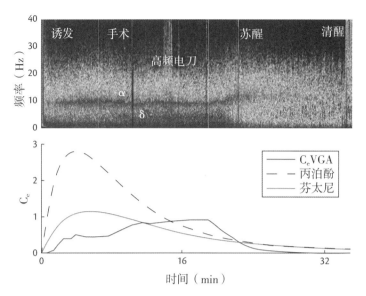

图 4.4 短时麻醉和手术的脑电图（EEG）频谱图

该图像显示了在手术麻醉过程中 EEG 高频的损失以及显著的 δ 和 α（纺锤波）振荡的出现，也显示了高频电刀干扰对手术期间 EEG 以及肌电图（EMG）对觉醒期 EEG 的影响。颜色暗表示功率低，灰白色表示功率高。下图显示了镇静催眠药和阿片类药物在效应部位的浓度（C_e）估计值。丙泊酚的浓度单位为 μg/mL，芬太尼的浓度单位为 ng/mL，挥发性全身麻醉药的浓度（C_eVGA）单位为 MAC

关联的[30]。为了说明这一点，我们可以参考两个心律失常的例子。第一种是心房颤动（简称房颤），房颤时心房率为每分钟 300 次但心室率不规则，为每分钟 60 次；心房率和心室率之间没有固定的相位关系。第二个心律是心房扑动，心房率为每分钟 300 次，但心室率规律，为每分钟 60 次；此时心房率和心室率是相位耦合，即心房搏动与心室搏动的比率为 5:1。这两种心律的功率谱都将显示心室频率为 1Hz（每秒 1 搏），心房频率为 5Hz（每秒 5 搏），但它不会显示这两个频率是否相关。EEG 波形中不同频带（例如，α 和 δ）可以通过不同方式彼此相关，这样的关系包括相位 – 相位，相位 – 振幅 / 功率，相位 – 频率，功率 – 功率和频率 – 频率[31]（图 4.5）。

据报道，双频率指数算法在计算其专有指数时纳入了跨频相位耦合（"SynchFastSlow"子参数）分析。然而通过对 BIS 这一参数的研究发现，跨频耦合对 BIS 的贡献几乎可以忽略[30,32]。尽管如此，对丙泊酚麻醉的研究已证明计算慢波振荡和 α 纺锤波之间的交叉频率耦合（相位 – 振幅）关系能够提供更多的理论信息[30]。在较高的丙泊酚浓度下（深度全身麻醉），α 纺锤体在慢振荡的波峰处具有最大振幅，而在较低的丙泊酚浓度下（处于觉醒和全身麻醉间的转变过程），α 纺锤体在慢振荡的波谷处的振幅最大[30,33]。

区域间相干可以测量大脑不同区域（如丘脑和额叶皮质，额叶和顶叶皮质，以及左右额叶皮质）间每个频带的信号相位变化。相干结果图提供了感兴趣的脑区之间在 y 轴频率范围内（通常为 0~30Hz）的相干性（以颜色密度表示）随时间（在 x 轴上）的变化[9]。丙泊酚和挥发性麻醉药（如七氟醚）同时使用时，左额叶皮质和右额叶皮质之间的 α 频率相干性增加[9]。七氟醚的 θ 振荡也存在跨皮质区域的相干[9]。相比之下，尽管在丙泊酚和七氟醚全身麻醉时 EEG 中的慢波振荡有所增加，但这些 0.05~1Hz 的振荡在皮质间的相干性似乎并没有增加[9,34]（图 4.6）。

专有 pEEG 指数

在过去的 20 年中研究者们已经开发了许多专有麻醉指数，目的是将全身麻醉状态下各种 EEG 特征浓缩为一个单一的数字（0~100）以表示"麻

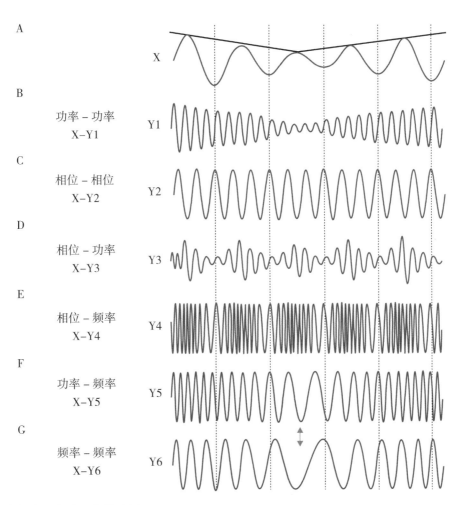

图 4.5　交叉频率耦合的各种可能模式图

经允许引自 Jirsa V, Muller V. Frontiers In Computational Neuroscience.Cross-frequency coupling in real and virtual brain networks. Jirsa and Müller, 2013:7, 78. 根据知识共享署名许可协议条款（ https://creativecommons.org/licenses/by/3.0/ ） 发表的一篇可开放获取论文，该条款允许在其他场合使用、分发和复制本文，但要注明原始作者和来源，并遵守与任何第三方图片有关的版权规定

醉深度"，希望该指数可用于指导麻醉药的滴定并防止因剂量不足引起的术中觉醒或因剂量过大引起的延迟觉醒。这些指数量化了 GABA 能麻醉药导致的 EEG 向慢波转变的过程。但所有的指标都没有在除氙气外的其他非 GABA 能麻醉药中很好地验证过。没有一项指数与行为反应（或意识）的丧失有可靠的相关性。有许多这样的反例，例如有患者在较高指数值时失去意识反应，也有患者在指数很低时依然存在反应。大多数指数仅依赖于额前脑电，并且被肌电图（electromyography，EMG）活动严重影响。所有的脑电指数都是通过将不同患者群体的 EEG 模式与麻醉药剂量或行为

进行相关性统计得来的。目前尚不清楚哪个是最好的指标，因为具有竞争关系的系统之间的直接比较仅在相对较少的患者中进行过，并且结果不太明确。大多数指数似乎都具有 80%~95% 的预测准确性。然而，这些第一代设备通过设计简化操作和增强对电噪的抵抗，已经获得很大提升。这样，EEG 就突破了癫痫病学家和睡眠实验室的局限，进入了较为嘈杂和混乱的手术室。

目前使用的主要系统包括双谱指数（BIS，Covidien，Dublin，Ireland）、M 熵（RE/SE Datex Ohmeda，GE Healthcare，Madison，WI）、患者状态指数（PSI，SEDline，Masimo Cors，Irvine，CA）、

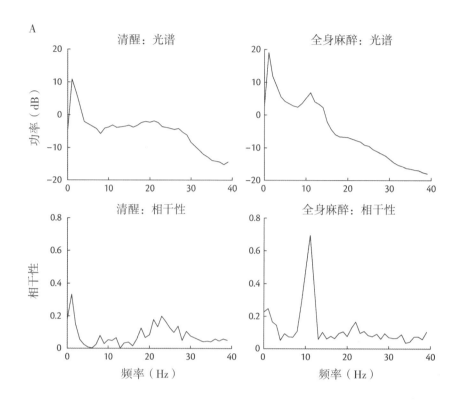

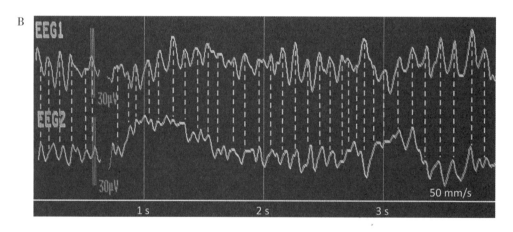

图 4.6 A. 这些线图展示了在丙泊酚或醚类挥发性麻醉药（如异氟醚、七氟醚、地氟醚）诱导的全身麻醉时脑电图（EEG）功率谱的典型变化。值得注意的是出现了低频偏移，表现为一个 δ 峰和一个在 θ / α 范围内的峰。不同状态的相干模式不同，清醒状态下没有明显的相干性，但在全身麻醉情况下，整个大脑皮质的 α 带相干性通常会达到峰值。B. 在 1 MAC 七氟醚麻醉下额叶 EEG 轨迹图。EEG 波形显示出缓慢起伏的 δ 波和持续 "骑行（riding）" 在 δ 上的 θ/α 纺锤波。α 波在额叶皮质总体上是相干的，α 波的峰值在两条 EEG 轨迹中基本重合。这是两通道双极导联排布：EEG1 在 Fp1 和 F7 之间，EEG2 在 Fp2 和 F4 之间。C. 在 1 MAC 七氟醚麻醉下额叶 EEG 轨迹图。EEG 波形显示出缓慢起伏的 δ 波（虚线），持续的 θ/α 纺锤波 "骑行" 在 δ 波上。整个额叶皮质的 δ 波不相干。在两条 EEG 轨迹中，δ 波的峰值在很大程度上不一致。这是两通道双极导联排布：EEG1 在 Fp1 和 F7 之间，EEG2 在 Fp2 和 F4 之间。D. 此相干图说明了丙泊酚诱导麻醉后左侧额叶（F3）和顶叶（P3）皮质区域之间 α 波段（约 12 Hz）的相干性增强

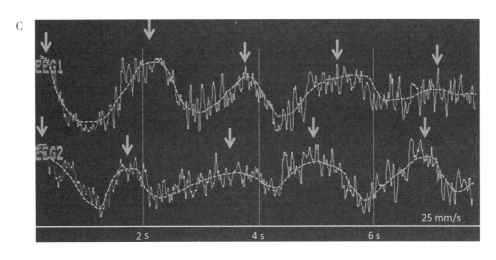

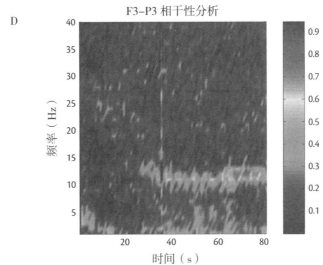

F3-P3 相干性分析

图 4.6（续）

以及 Narcotrend（Arbeitsgruppe Informatik/Biometrie der Anästhesieim Klinikum Region Hannover OststadtHeidehaus，Hannover，Germany）。BIS 是最早发展起来的，并在二十多年的时间内得到了最广泛的研究。该算法通过大量的脑电信号候选分类器与各种患者状态进行比较，结果指数是三个统计估计量["β 比率（beta ratio）""同步 – 快 – 慢（synch-fast-slow）"和"抑制比率（suppression ratio）"]的综合加权总和。在轻度麻醉或镇静水平下，"β 比率"量化高频的相对损耗和 α 功率的增加。通过排除此时的低频因素，制造商使该指数对眨眼和眼球运动具有极强的抵抗力，这使得意识消失的 EEG 转变得更加清晰。在接近手术麻醉水平下，"同步 – 快 – 慢"用来估计 δ 功

率的相对增益。制造商声称使用双谱分析来量化这一点，但 Hagihira 等 [35] 则表明准确的双谱分析需要很多分钟的 EEG 数据，因此目前尚不清楚在短时数据上使用双谱是否真的有意义。在较高浓度的麻醉药作用下，爆发抑制模式占主导地位，这可以通过抑制比率来计算（EEG 被抑制的时间百分比）捕获。这三个指标通过专有算法结合起来提供一个指数。这些年来加权已经被多次修改，因此直接比较存在问题。

M 熵（M-entropy）使用 EEG 的频谱熵来计算，计算的依据将在熵中详细讨论，但是其商业应用有一些特点值得讨论。首先，该算法的成功很大程度上归因于未公开的数据预处理方法，这使得该商业指数对伪像非常有抵抗力，特别是低频眨

眼和眼球运动。其次，M 熵由两种不同频率范围内的频谱熵组成，即响应熵（response entropy，RE；0~47Hz）和状态熵（state entropy，SE；0~32Hz）。RE 和 SE 之间的部分是面部肌肉活动（即痛苦的表情）的指标，并且已被提议作为伤害性感受指标。

PSI 也进行过多次修正，并且也是一个综合指数，包括未公开的不同频率、半球间和半球内相干性的变化。此外它的主要优点是显示了 EEG 的频谱图（也称为密度频谱阵列），这是一种非常强大且未得到充分利用的工具，可从视觉上了解麻醉效果。

Narcotrend 采用多种起源于睡眠分期的多元模式识别方法对麻醉深度进行分类。与所有这些监视器一样，由于算法保密，导致临床医生难以解释或完全信任该指数。

熵

在麻醉下使用各种熵指标来量化 EEG 是基于一个有趣的概念，即意识丧失可能与大脑活动受限有关。熵是系统自由度的数学度量，并且应用于 EEG 时，熵是随时间变化的可预测性指标。

已显示与麻醉管理相关的主要单通道熵是频谱熵、近似熵（及其变量，样本熵），以及排列熵。频谱熵将香农熵公式应用于 EEG 信号的频谱计算。本质上，较高的熵值表示信号中存在多种等量的不同频率振荡，表明大脑当下具有高度的复杂度，当患者醒来时可以看到这一点。而在深度麻醉下，EEG 频谱很窄，仅由少数几个频率（通常是 δ 和 α 振荡）为主导，因此熵值较低。近似熵不使用功率谱来捕获 EEG 信号的动态演变，而是通过统计方式从前一个短序列点中估计波形中下一点的可预测性。不规则信号具有较高的近似熵值，而常规信号则具有较低的值。排列熵首先将原始 EEG 信号转换为代表波形中各种形状的一系列符号，然后计算该符号序列的熵。它的优点是可以抵抗低频高振幅噪声（但对高频噪声敏感）。在所有非专有测量中，它最接近 BIS。但是它不能充分捕捉到深度麻醉状态下 EEG 向爆发抑制模式的转变[36]。

近年来，将各种熵的变换应用于麻醉 EEG 分析引起了人们的极大兴趣。理由是，大脑在任何时候都可能同时存在多种不同的同步化。因此建议使用的方法包括采用多种多尺度和多通道技术，以及在小波变换、Hilbert-Huang 变换和 EEG 波形符号分解时应用 Tsallis 和 Renyi 熵。到目前为止，还没有一个指数真正在性能上显示出比简单的第一代指数有显著的提高。

脑电图连通性测量

在过去的 20 年中，大脑功能依赖于大脑各区域间的长距离通讯这一观点已经十分清晰。因此病理学和药理学引起的功能障碍可以通过神经网络介导并在神经网络层面表现出来。在麻醉领域，越来越多的实验证据表明大脑远隔部位之间的动态协调对于高级功能（如意识和记忆）至关重要。因此，麻醉药的主要作用可能是限制信息的传播，从而损害中枢神经系统的反应能力。令人兴奋的是，最近的研究表明信息流通不畅可能确实是导致多种类型麻醉药（甚至是其他昏迷等病理原因）起作用的共同机制。

大脑不是一个随机的结构，所以限制连接的主要途径是通过解剖上的白质纤维结构。然而，不同区域之间的功能连接也取决于大脑各个区域的动态状态。例如，如果大脑区域非常超极化，那么传入信息引起该区域活动的可能性远小于当该区域处于去极化时的可能性，届时对输入的响应要大得多。"功能连接性"通常是采用区域间的统计相关性来估算，但是信息没有理由必须在两个区域之间对称地流动。已经开发了一些分析方法来检测信息流动的方向，这些方法基于以下观点：如果第二个远距离信号提高了预测主信号未来演进的能力，那么它必须对主信号产生因果关系，这些因果互动的强度通常被称为"有效连接"。功能连接性通常是通过检测区域性大脑活动的同步变化来估计的，或者是通过功能磁共振成像（时间分辨率为几秒钟），或者是通过 EEG/脑磁图技术（时间分辨率非常快，但空间分辨率较差）来检测。使用直接的皮质电极（ECoG）可以克服空间分辨率的问题，但显然具有很强的侵入性，通常仅限于癫痫患者的研究。

有多种不同的数学方法可用来估计高密度 EEG 导联排布的连通性，目前尚不清楚哪种方法最好。它们可以大致分为大脑区域间耦合的简单无方向性测量（例如，两点互相关和相干性），线性有向测量（例如，格兰杰因果关系和有向相位滞后指数），非线性测量（例如，符号传递熵和广义同步指数）。除了一些有趣的例外之外，所有这些方法都表明麻醉药导致的意识丧失似乎确实与额顶协调性受损有关。最近人们详细研究了额顶相互作用中的这些干扰是如何发生的，为此采用了各种更复杂的网络结构和拓扑指数。历史上这些测量方法是从图论推导而来的，旨在捕获大脑功能中潜在的"路线图"功能的变化。例如，"路径长度"是全局集成指标（具有反比关系），"聚类系数"是局部隔离的指标。已有研究显示丙泊酚显著增加了这些测量指标，丙泊酚不仅能降低全脑连接性，而且会以一种特定的方式削弱网络连接的交汇点（如路径长度的增加，或降低全局效率），并加强局部连接（由集群效率和模块化程度提高来体现）。这样的结果是失去了局部和远程信息组织之间的平衡。也可以使用不那么抽象的平均技术将网络划分为几个特定的"主干"，这些"主干"是网络连接结构的基础。全身麻醉效应与这些主干的多样性降低有关，因此也与大脑反应的丰富度降低有关 [37]。

干 扰

EEG 信号的振幅很小，通常比心电图（eletro-cardiographic，ECG）和 EMG 信号小 50 倍。因此，信号干扰是所有 EEG 相关工作中遇到的主要问题。最常见的干扰来源是肌肉（EMG 和眼部）活动，而且电极和电缆系统可以充当天线并从周围的电磁场产生感应电流。电磁辐射的确切来源通

常很难判断，可能来自各种电气设备，如静脉输液泵、加热器、呼吸机和监护仪。电极引线的物理移动也会引起较大的干扰。如果电极阻抗很高，或者导联排布中电极之间的阻抗差异很大，则会增加这些干扰的影响。通过检查 EEG 频谱图可以准确地诊断电磁辐射引起的伪影。它们通常显示出绝对规则的几何（非生物学表现）形状，通常具有较窄的频带，这些频带是线路频率（50Hz 或 60Hz）的谐波，它们通常会突然发作和偏移。注意干扰的主要临床意义在于，噪声水平可能足以干扰爆发抑制模式中抑制波的检出，从而无法为麻醉过深发出预警。

EMG 活动通常表现为 10~300Hz 的宽频带，但主要在 30Hz 以上 [38]。如果患者移动或眼睛运动，EMG 频谱则可以向下延伸到 δ 波段。肌电图和脑电图在频率上的重叠使得可靠地分离这两种信号非常困难，甚至不可能实现，这导致出现了许多商品化的麻醉深度指数被扭曲的危险案例。从很多方面来说都很重要的一点是，临床医生不应该把肌电图活动看作是伪迹，更准确地说，应该把这种活动看作是包含信息的活动"信号（signal）"，因为肌肉张力的增加通常是麻醉或镇痛不足的表现。肌电图变化的实际来源通常是额肌，额肌对神经肌肉阻滞有惊人的抵抗力。然而，肌电信号的来源也可能更遥远，比如来自颞肌，甚至是颏下肌。有时在脑电图中也可以看到心电图，特别是在颈部较粗的患者中。但是这通常不是问题，因为它不会非常强烈地影响指数，并且具有明显的形状和时间特征，因此易于诊断。

未来方向

脑电图分析在麻醉中的应用还处于萌芽阶段，尚未成熟。从科学的角度来看，这些技术作为详细了解意识和镇痛机制的神经生物学途径需要继续探索。这些知识随后可以转化为临床效益。需要注意的是，有必要寻找能够与意识状态可靠对应的更好的脑电指数。评价麻醉药引起的大脑连接性变化的指标未来可能会大获成功，然而目

前报告的 EEG 效应非常细微，它们是否可以有效地转化为手术室应用还有待观察。对特定的患者来说，他们的脑电图几乎和他们的脸一样独特。从个体化医疗的角度出发，重要的是能否将这些 EEG 指数为每位患者进行个性化设置，而不是依赖于统计的平均值。为了具有应用价值，这些指数还需要包括有关手术刺激和药物剂量等信息，并且能够为大脑状态的变化提供预警而不是简单地对大脑事件后的状态变化做出响应。与此相关的还有硬件开发，硬件要更易于使用 [例如，所谓的 "干（dry）" 电极]，更抗噪声，并能够通过信号源定位获得更好的空间分辨率。

（张欣欣 译，杨谦梓 审校）

参考文献

[1] Stone JL, Hughes JR. Early history of electroencephalography and establishment of the American Clinical Neurophysiology Society. Journal of Clinical Neurophysiology, 2013, 30(1):28–44.

[2] Vannemreddy P, Stone JL, Slavin KV. Frederic Gibbs and his contributions to epilepsy surgery and electroencephalography. Neurosurgery, 2012, 70(3):774–782.

[3] Gibbs FA, Gibbs LE, Lennox WG. Effects on the electroencephalogram of certain drugs which influence nervous activity. Archives of Internal Medicine, 1937, 60:154–166.

[4] The Ten Twenty Electrode System: International Federation of Societies for Electroencephalography and Clinical Neurophysiology. American Journal of EEG Technology, 1961, 1:13–19.

[5] Veselis RA. What about beta? Relationship between pain and EEG spindles during anaesthesia. British Journal of Anaesthesia, 2015, 115 Suppl 1:i3–5.

[6] Schwender D, Daunderer M, Klasing S, et al. Power spectral analysis of the electroencephalogram during increasing endexpiratory concentrations of isoflurane, desflurane and sevoflurane. Anaesthesia, 1998, 53(4):335–342.

[7] Crunelli V, Hughes SW. The slow (< 1 Hz) rhythm of non- REM sleep: A dialogue between three cardinal oscillators. Nature Neuroscience, 2010, 13(1):9–17.

[8] Steriade M, Nunez A, Amzica F. A novel slow (< 1 Hz) oscillation of neocortical neurons in vivo: Depolarizing and hyperpolarizing components. The Journal of Neuroscience, 1993, 13(8):3252–3265.

[9] Akeju O, Westover MB, Pavone KJ, et al. Effects of sevoflurane and propofol on frontal electroencephalogram power and coherence. Anesthesiology, 2014, 121(5):990–998.

[10] Ching S, Purdon PL, Vijayan S, et al. A neurophysiologicalmetabolic model for burst suppression. Proceedings of the National Academy of Sciences of the United States of America, 2012, 109(8):3095–3100.

[11] Lewis LD, Ching S, Weiner VS, et al. Local cortical dynamics of burst suppression in the anaesthetized brain. Brain, 2013, 136(Pt 9):2727–2737.

[12] Steriade M, McCormick DA, Sejnowski TJ. Thalamocortical oscillations in the sleeping and aroused brain. Science, 1993, 262(5134):679–685.

[13] Amzica F, Steriade M. Integration of low-frequency sleep oscillations in corticothalamic networks. Acta Neurobiologiae Experimentalis, 2000, 60(2):229–245.

[14] Cimenser A, Purdon PL, Pierce ET, et al. Tracking brain states under general anesthesia by using global coherence analysis. Proceedings of the National Academy of Sciences of the United States of America, 2011, 108(21):8832–8837.

[15] Crunelli V, David F, Lorincz ML, et al. The thalamocortical network as a single slow wave-generating unit. Current Opinion in Neurobiology, 2015, 31:72–80.

[16] David F, Schmiedt JT, Taylor HL, et al. Essential thalamic contribution to slow waves of natural sleep. The Journal of Neuroscience, 2013, 33(50):19599–19610.

[17] Herd MB, Lambert JJ, Belelli D. The general anaesthetic etomidate inhibits the excitability of mouse thalamocortical relay neurons by modulating multiple modes of GABAA receptor-mediated inhibition. The European Journal of Neuroscience, 2014, 40(3):2487–2501.

[18] Soehle M, Dittmann A, Ellerkmann RK, et al. Intraoperative burst suppression is associated with postoperative delirium following cardiac surgery: A prospective, observational study. BMC Anesthesiology, 2015, 15:61.

[19] Constant I, Seeman R, Murat I. Sevoflurane and epileptiform EEG changes. Paediatric Anaesthesia, 2005, 15(4):266–274.

[20] Foster BL, Liley DT. Nitrous oxide paradoxically modulates slow electroencephalogram oscillations: Implications for anesthesia monitoring. Anesthesia & Analgesia, 2011, 113(4):758–765.

[21] Liley DT, Sinclair NC, Lipping T, et al. Propofol and remifentanil differentially modulate frontal electroencephalographic activity. Anesthesiology, 2010, 113(2):292–304.

[22] Hayashi K, Shigemi K, Sawa T. Neonatal electroencephalography shows low sensitivity to

anesthesia. Neuroscience Letters, 2012, 517(2):87–91.

[23] De Weerd AW, Despland PA, Plouin P. Neonatal EEG. The International Federation of Clinical Neurophysiology. Electroencephalography and Clinical Neurophysiology Supplement, 1999, 52:149–157.

[24] Kochs E, Bischoff P, Pichlmeier U, et al. Surgical stimulation induces changes in brain electrical activity during isoflurane/nitrous oxide anesthesia. A topographic electroencephalographic analysis. Anesthesiology, 1994, 80(5):1026–1034.

[25] EEG Waveforms and Depth of Anesthesia. Secondary EEG Waveforms and Depth of Anesthesia. http://icetap.org/modules/EEG_Waveforms_ and_Depth_ of_Anesthesia.html

[26] Schuller PJ, Newell S, Strickland PA, et al. Response of bispectral index to neuromuscular block in awake volunteers. British Journal of Anaesthesia, 2015, 115 Suppl 1:i95–103.

[27] Schwender D, Daunderer M, Mulzer S, et al. Spectral edge frequency of the electroencephalogram to monitor 'depth' of anaesthesia with isoflurane or propofol. British Journal of Anaesthesia, 1996, 77(2):179–184.

[28] Kuizenga K, Wierda JM, Kalkman CJ. Biphasic EEG changes in relation to loss of consciousness during induction with thiopental, propofol, etomidate, midazolam or sevoflurane. British Journal of Anaesthesia, 2001, 86(3):354–360.

[29] Purdon PL, Pavone KJ, Akeju O, et al. The ageing brain: Age-dependent changes in the electroencephalogram during propofol and sevoflurane general anaesthesia. British Journal of Anaesthesia, 2015, 115 Suppl 1:i46–57.

[30] Mukamel EA, Wong KF, Prerau MJ, et al. Phasebased measures of cross-frequency coupling in brain electrical dynamics under general anesthesia. Proceedings of the 2011 Annual International Conference of the IEEE Engineering in Medicine and Biology Society, 2011, 2011:1981–1984.

[31] Jirsa V, Muller V. Cross-frequency coupling in real and virtual brain networks. Frontiers in Computational Neuroscience, 2013, 7:78.

[32] Miller A, Sleigh JW, Barnard J, et al. Does bispectral analysis of the electroencephalogram add anything but complexity? British Journal of Anaesthesia, 2004, 92(1):8–13.

[33] Mukamel EA, Pirondini E, Babadi B, et al. A transition in brain state during propofol-induced unconsciousness. The Journal of Neuroscience, 2014, 34(3):839–845.

[34] Wang K, Steyn-Ross ML, Steyn-Ross DA, et al. EEG slow-wave coherence changes in propofol-induced general 46 Section 1 neuroscience in anaesthetic practice 46 anesthesia: Experiment and theory. Frontiers in Systems Neuroscience, 2014, 8:215.

[35] Hagihira S, Takashina M, Mori T, et al. Practical issues in bispectral analysis of electroencephalographic signals. Anesthesia & Analgesia, 2001, 93(4):966–970, table of contents.

[36] Olofsen E, Sleigh JW, Dahan A. Permutation entropy of the electroencephalogram: A measure of anaesthetic drug effect. British Journal of Anaesthesia, 2008, 101(6):810–821.

[37] Lee U, Oh G, Kim S, et al. Brain networks maintain a scale-free organization across consciousness, anesthesia, and recovery: Evidence for adaptive reconfiguration. Anesthesiology, 2010, 113(5):1081–1091.

[38] Whitham EM, Pope KJ, Fitzgibbon SP, et al. Scalp electrical recording during paralysis: quantitative evidence that EEG frequencies above 20Hz are contaminated by EMG. Clinical Neurophysiology, 2007, 118(8):1877–1888.

第5章

自主神经系统

David B. Glick, Gerald Glick†, Erica J. Stein

引 言

为了给患者提供最佳的麻醉效果，麻醉医生必须全面了解自主神经系统的功能。自主神经系统（autonomic nervous system，ANS）控制机体的非自主活动，它能够监督身体在面对生命威胁时所做出的反应，并保证机体的重要需求，如心血管、胃肠道和体温的平衡，因此对于人体来说是必不可少的。

自主神经系统按照传统方法可分为两个子系统，交感神经系统（sympathetic nervous system，SNS）和副交感神经系统（parasympathetic nervous system，PNS）。肠道神经系统（enteric nervous system，ENS）作为第三个子系统也已经被添加到ANS的分类中。SNS的激活会引起传统所说的"攻击或逃避"反应，包括血液从内脏向骨骼肌的重新分配、心脏功能增强、出汗和瞳孔扩张。PNS与维持机体功能的关系更加密切，如消化功能和泌尿生殖功能。疾病状态以及正常的应激反应可能改变自主神经活动。因此，患者对手术、麻醉和药物的反应可能会发生出人意料的情况，造成管理困难。安全的麻醉管理需要麻醉医生认识自主神经系统的正常功能以及疾病对这一功能的影响，从而尽量避免出现可能有害的反应或相互作用。此外，手术应激可能会产生广泛的负面作用，它可以影响内分泌功能，导致高血糖和伤口愈合不良以及炎症反应和疼痛，加重水和电解质失衡，从而引发肾功能受损，引起交感兴奋，并产生心脏并发症。因此，选择合适的麻醉药来减轻应激反应可以改善患者围手术期的预后。

功能解剖

自主神经系统的每个分支都有独特的解剖特征，这些特征在细胞和分子水平上也有体现；SNS是一种广域反应；PNS是离散且局部的反应；ENS以一种适合于内脏的非拓扑的方式排列，且可以根据神经递质来区分不同功能的肠道神经。

交感神经系统（胸腰椎）

交感神经系统起自脊髓胸腰节段，从第1胸椎（T_1）到第2腰椎（L_2）或第3腰椎（L_3）。交感节前神经元的胞体位于脊髓灰质角内，节前神经纤维离开前神经根，经白质（有髓的）交通支在各自的水平延伸到三种不同类型的神经节：①组成成对交感链；②各种不成对的远端神经丛；③靠近靶器官的终末或侧支神经节。

22对神经节形成交感链，位于脊柱两侧，节前纤维形成的神经干将这些神经节相互连接起来，灰质交通支由每个神经节发出的节后纤维组成，连接神经节和脊神经（图5.1）。

交感神经节后纤维通过脊神经支配躯干和四肢，分布在头颈部的交感神经来自颈部交感干的三个神经节，能够调节血管舒缩、瞳孔括约肌、汗腺分泌和竖毛肌运动。这些颈部的节前纤维起源于上胸段。在80%的人群中，星状神经节是由颈下神经节与第一胸神经节融合而成。支配心脏、食管和肺神经丛的节后交感神经纤维起源于上段胸椎旁交感神经节（图5.2）。

与椎旁神经节不同，不成对的椎前神经节（腹腔节、肠系膜上节、主动脉肾节和肠系膜下节）位于脊柱前方的腹部和盆腔，它们的节后纤维支配腹部和盆腔脏器（图 5.2）。

第三类神经节是终末或侧支神经节，形状很小且数量很少，靠近靶器官分布（如肾上腺髓质）。肾上腺髓质和其他嗜铬组织与交感神经节同源，都是胚胎时期由神经嵴细胞衍生而来，与交感神经节后纤维不同，肾上腺髓质不仅释放去甲肾上腺素（norepinephrine，NE），还释放肾上腺素。嗜铬细胞瘤是一种罕见的分泌儿茶酚胺的肿瘤，大多数发生在肾上腺髓质，但也可以起源于交感神经系统中任何部位，并且已经在胸、腹和盆腔发现这类肿瘤。

交感神经节一般靠近中枢神经系统，离效应器官较远，因此交感神经节前纤维相对较短，节后纤维在到达效应器官前有很长的一段走行。交感节前纤维在突触前可经过多个神经节，其终末纤维可与大量节后神经元连接，节前神经元轴突的终末纤维可与 20 多个神经节形成突触，而一个细胞又接受若干节前纤维投射。因此，交感反应并不局限于刺激所在的节段，而是产生一种广泛的弥散性放电。

副交感神经系统（颅骶）

PNS 起源于第 Ⅲ、Ⅶ、Ⅸ、Ⅹ 对脑神经以及 $S_2 \sim S_4$，与交感神经系统不同的是，副交感神经系统的神经节位于靶器官的附近或内部，神经节位置的差异使副交感神经系统比交感神经系统更具有针对性，但强度更弱（图 5.1）。

副交感神经系统节前纤维起源于中枢神经系统的三个区域：中脑、延髓和脊髓骶部。在中脑，节前纤维起源于动眼神经的 Edinger-Westphal 核，与睫状神经节形成突触，从而支配虹膜和睫状肌的平滑肌。延髓内有面神经、舌咽神经和迷走神经（运动背核）的副交感神经成分，面神经发出副交感神经纤维到岩浅大神经（在蝶腭神经节中形成突触）和鼓索，然后与颌下腺或舌下腺的神经节形成突触。舌咽神经与视神经节形成突触，节后纤维支配黏液腺、唾液腺和泪腺，同时可扩张血管。

迷走神经约占副交感神经系统的 75%，分布于心脏、气管、支气管、肝脏、脾脏和肾脏，以及除远端结肠外的整个胃肠道，大多数迷走神经

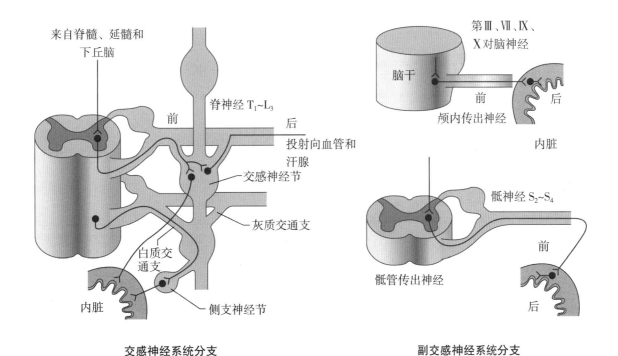

交感神经系统分支　　　　**副交感神经系统分支**

图 5.1　自主神经系统
前：节前神经元；后：节后神经元
经允许引自 Glick D.The Autonomic Nervous System//Miller R, Eriksson L, Fleisher L, et al. Miller's Anesthesia.Elsevier，2015, 5：349.

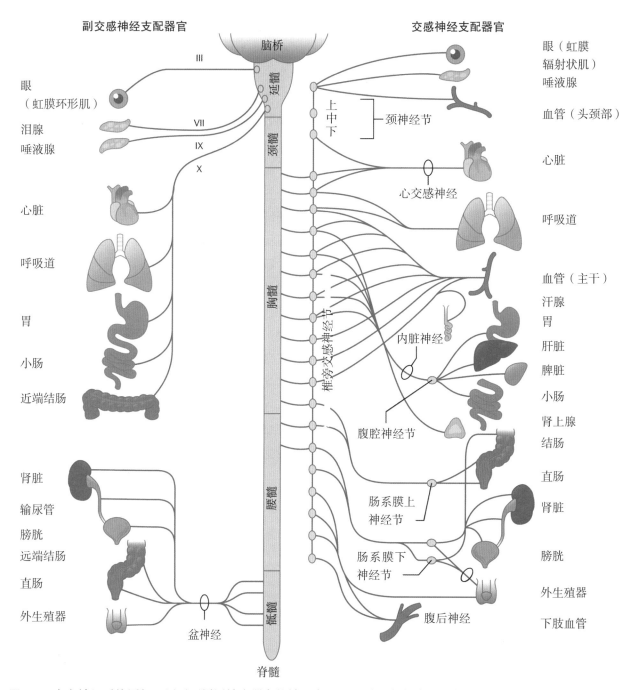

图 5.2 自主神经系统图解，展示了周围效应器官的神经支配以及周围自主神经在脊髓解剖学上的起源。从脑干顶盖区发出的副交感神经纤维投射向头颈部和躯干的效应器，其上的罗马数字指传出相应副交感神经纤维的脑神经

纤维到达胸腹部内脏及其周围的小神经节时才会形成突触（图 5.2）。$S_2 \sim S_4$ 的神经根参与形成盆腔内脏神经，与直肠和泌尿生殖器官的末梢神经节形成突触。

肠道神经系统

考虑到麻醉在临床上引起的恶心、呕吐，以

及肠道和膀胱功能改变等情况，才发现我们对自主神经系统（ANS）的第三分支了解甚少。肠道神经系统（ENS）是在胃肠壁上发现的一种神经系统，还包括胰腺和胆囊内的神经元[1]。

ENS 与 ANS 的交感和副交感神经之间的主要区别是 ENS 具有很强的局部自主调节能力，例如，在脊髓横断或脊髓麻醉期间，尽管括约肌功能可能受损，但消化和胃肠蠕动仍在进行。

虽然肠道受交感神经和副交感神经活动的影响，但其在功能上是离散的。来自 T_8~L_3 的交感神经节前纤维通过腹腔、肠系膜上神经节和肠系膜下神经节抑制肠道活动，蛛网膜下腔麻醉或硬膜外麻醉的平面达到胸中段时可以消除这种抑制，使小肠收缩，与椎管内麻醉药良好的肌松作用结合，可提供更好的手术条件 [2]，此时括约肌松弛，但蠕动功能正常。

相反，如果上消化道内容物酸性过高或渗透压过高，可能会诱发肾上腺素介导的肠胃反射，从而降低胃排空速度。在未受到刺激的情况下，胃肠道的肾上腺素能神经元通常是不活跃的，但消化道内外的神经反射都会引起这些神经元的放电，因此，在腹部手术处理内脏时，肾上腺素能神经的反射放电可能会在较长时间内抑制肠道的活动，从而产生术后肠梗阻。

缺乏副交感神经的支配会导致胃肠道张力和蠕动功能下降，但随着时间的推移，肠神经丛活动的增加会进行补偿。脊髓损伤会导致骶部副交感神经传入缺失，但脑副交感神经仍然可以通过迷走神经的分支到达终末器官神经节，导致结肠扩张和粪便潴留（还可能出现自主神经反射亢进，导致高血压），而小肠功能障碍则不太常见。

与交感神经系统和副交感神经系统不同的是，肠道神经系统由于分布部位具有高度选择性，因此在肠道中通过胺类和肽类的结合采用另一种化学编码方式进行神经调控。

乙酰胆碱是 ENS 在支配非括约肌中的主要兴奋性递质，可以引起肌肉收缩。胆碱能神经元在 ENS 中有多种作用，包括兴奋外层肌肉，激活运动神经元，增加水和电解质的分泌，以及刺激胃细胞。胃肠运动的神经控制是通过两种类型的运动神经元介导的，即兴奋性和抑制性，这些神经元协同作用于整个消化道括约肌和非括约肌区域的环状平滑肌层，它们支配各级胆管和黏膜肌层的肌肉，兴奋性运动神经元支配外纵肌，但还没有确切的证据表明抑制性运动神经元在这一肌层中具有作用。支配小肠和大肠环行肌的肠内运动神经元由肠壁内的局部反射激活，肠道扩张引起极化反射，包括近端收缩和远端松弛，它们同步活动构成肠道蠕动。由于烟碱受体拮抗剂可消除这种肠反射，提示该通路中的感觉神经元或中间神经元是胆碱能的，在胆碱能过量的情况下，如杀虫剂中毒或肌肉松弛药（简称肌松药）的"过度逆转"（胆碱酯酶被抑制），肠道有过度激活的趋势。

除去甲肾上腺素和乙酰胆碱外，还有许多神经活性物质参与肠道功能的自主调控。主要的非肾上腺素非胆碱能（non-adrenergic non-cholinergic，NANC）神经递质是一氧化氮（NO），它为胃肠道（gastrointestinal，GI）提供主要的内源性抑制性神经支配。在胃肠道中发现的其他神经活性化学物质和肽类包括 P 物质、各种阿片肽物质、血管活性肠肽（vasoactive intestinal protein，VIP），以及不断发现的肽类激素。这些神经递质之间复杂的相互作用构成了胃肠道功能局部调控的基础。除了种类众多的胺类和肽类对局部肠道神经系统活性产生影响外，最近的文献还表明肠道微生物也与肠道神经系统存在相互作用。在手术等应激状态下，胃肠道的通透性、运动性、免疫功能以及胃肠道内激素和其他介质的释放都会发生改变 [3]。此外，肠道微生物及其代谢产物会影响肠道屏障，并靶向作用于肠道感觉神经。应激相关激素，如去甲肾上腺素和肾上腺素，都可刺激某些肠道相关病原体的生长，如小肠结肠炎耶尔森菌、大肠杆菌以及各种沙门菌和志贺菌 [4]，但目前对其机制依然知之甚少。围手术期局部菌群和肠道神经系统间的相互作用对肠道微生物平衡的影响尚不明确。

功　能

组织和整合

交感系统对内外刺激的反应是：①增加心率、动脉压和心输出量；②扩张支气管；③使血液从肠道和其他内脏分流到骨骼肌。副交感神经系统的主要作用是保存能量、维持器官功能和营养支持。

人体大多数器官都接受交感神经和副交感神经的双重神经支配,且两者作用往往是相反的[5]。激活其中一种神经元可能对靶器官有兴奋作用,但激活另一种神经元则可能产生抑制作用。例如,交感神经兴奋可以增加心率和心脏收缩力,增强房室结传导,而副交感神经兴奋则降低心率和心房收缩力,抑制房室结传导。在慢性心房颤动(房颤)患者中,心房神经分布密度明显增加,提示自主神经系统失衡具有潜在的损伤性[6]。大多数靶器官的功能主要接受其中一种神经元的支配,使其保持"静息张力"。少数器官仅接受交感神经系统的支配,例如血管、脾脏和竖毛肌。

要预测麻醉药的效果,就必须了解不同器官中交感和副交感神经系统的相互作用关系。阻断交感神经功能会将本身就存在的副交感神经功能显现出来,反之亦然。例如,基础心率主要由副交感神经张力决定,使用阿托品后,缺乏副交感神经对抗的交感神经张力会导致心动过速。

肾上腺素功能

激活肾上腺素能神经元会影响机体许多功能,但对循环和呼吸的影响尤为重要,可以通过作用于呼吸中枢和使支气管扩张来增加通气量,心率和心肌收缩力也明显增加。此外,还可以使平滑肌松弛和括约肌收缩,导致胃肠道和泌尿生殖系统功能降低;抑制胃肠分泌活动;增强新陈代谢,消耗葡萄糖和脂肪酸为身体提供更多能量。

内源性儿茶酚胺,包括去甲肾上腺素和肾上腺素,可兴奋 α 和 β 受体。去甲肾上腺素的 β_2 受体活性最低,而肾上腺素则作用于 β_1 和 β_2 受体。

α 肾上腺素受体介导的生理作用是广泛而重要的。α 受体介导的交感作用导致全身平滑肌收缩,包括血管、支气管、输尿管平滑肌和眼部睫状肌[7]。胃肠道和泌尿生殖道括约肌也受到 α 受体支配,α 受体激动剂可减少胰腺 β 细胞分泌胰岛素。在外周血管中,α_1 和 α_2 受体在体液中的神经递质和外源性药物的作用下调节血管张力。值得注意的是,肺动脉中的 α_1 受体分布相对较多[8],因此 α 受体激动剂可以显著增加右心室后负荷。

β 受体激动主要发挥以下作用:心脏交感神经兴奋,血管和支气管平滑肌舒张,刺激肾脏分泌肾素,以及对部分代谢产生影响,包括脂肪分解和糖原分解。β_1 受体主要参与心脏效应[9] 和脂肪酸、肾素的释放,而 β_2 受体主要负责平滑肌松弛和血糖升高。然而在特殊情况下,β_2 受体也会影响心脏活动。尽管去甲肾上腺素或肾上腺素可以引起动脉压和心率的急剧变化,但慢性高血压似乎不仅仅与这些激素的水平有关[10]。事实上,85% 的静息动脉压受肾素 - 血管紧张素系统调控。

尽管如此,高血压患者的交感神经反应性增高非常常见。许多数据表明,当患者的血压继续升高时,交感神经系统的激活会增加[11]。高血压还通过破坏心脏迷走神经功能来影响副交感神经系统的调控[11]。采用侵入性方法降低交感神经活性,如颈动脉压力感受器刺激疗法和肾动脉去神经治疗,都已经用于治疗耐药性高血压患者,但结果尚不明朗[12]。

而发生心力衰竭(heart failure,HF)时表现为 SNS 激活和 PNS 抑制。心肌损伤或前负荷改变导致 SNS 激活,去甲肾上腺素(NE)释放增加和摄取减少,儿茶酚胺诱导的正性变时和变力作用可以维持心输出量,肾上腺素能活性增强同时引起血管收缩,增加前负荷。去甲肾上腺素和血管紧张素 II 都能增加肾脏对钠的重吸收,可能会导致钠潴留和容量扩张,这些都是 HF 的表现。慢性 SNS 刺激导致心肌细胞肥大和重塑,心室扩张[13]。慢性心力衰竭导致去甲肾上腺素和肾上腺素水平升高和心脏 β 受体系统的慢性激活,最终导致心脏 β 受体密度降低和心脏正性肌力储备耗竭[14]。

心理和身体应激刺激可以引起不同的交感代偿反应。人们在做公开演讲时可能通过激活肾上腺主要增加血清肾上腺素水平,而体育锻炼主要引起血清去甲肾上腺素的升高[15]。因此,应激反应不应该认为是一种统一的反应,它在机制、强度和表现上都有可能存在不同。

血　糖

交感神经系统（SNS）通过激活 β 受体可以增加肝脏和肌肉中的糖原分解，并从脂肪组织中释放游离脂肪酸，提高血糖水平。在新生儿中，肾上腺素还可通过棕色脂肪发挥产热作用，以维持体温（即非寒战产热）。

胰腺也存在 α_2 和 β_2 受体。正如之前所述，α_2 受体的激活抑制了胰岛细胞分泌胰岛素，因此，阻断该受体可能会增加胰岛素的释放，从而降低血糖水平。兴奋 β_2 受体可以增加胰高血糖素和胰岛素的分泌，还能使胰岛素的外周敏感性降低[16]。

钾离子转移

血浆肾上腺素也参与血清钾浓度的调节。β_2 肾上腺素能系统激活时葡萄糖释放入血可伴随钾离子从肝细胞中移出，从而发生短暂性高钾血症，而 β_2 肾上腺素能受体激活后也使钾离子进入肌肉和红细胞中，导致短暂性高钾血症后出现更长时间的低钾血症。因为外源性或内源性肾上腺素的增加可激动红细胞的 β_2 受体，激活腺苷酸环化酶和钠钾 ATP 酶，使钾离子进入红细胞中。

胆碱能功能

乙酰胆碱（ACh）释放是副交感神经激活的标志，乙酰胆碱的作用与去甲肾上腺素和肾上腺素几乎完全相反。一般说来，乙酰胆碱的毒蕈碱作用与迷走神经刺激产生的效应在性质上是相同的。

外源性给予乙酰胆碱时，剂量决定其效果。经静脉给予较小剂量时会引起全身血管舒张（包括冠状动脉和肺循环），而较大的剂量则表现出负性变时和变力效应。发生血管扩张是因为即使没有胆碱能神经支配，血管床上仍存在大量的 M 受体，而乙酰胆碱舒张血管的第二个机制是抑制肾上腺素能神经末梢的 NE 释放。

乙酰胆碱可以减慢心率、窦房结（sinoatrial，SA）和房室结（atrioventricular，AV）的传导速度，以及降低心房收缩力。在窦房结，乙酰胆碱引起膜超极化，从而延迟到达阈电位的时间，导致心

率下降，心脏移植患者服用抗胆碱酯酶时出现的严重的心动过缓或停搏就是这种现象的一个极端例子[17]。乙酰胆碱降低房室结传导速度，延长有效不应期，房室结传导下降是大量给予胆碱能激动剂时出现完全性心脏阻滞的原因。在心室中，乙酰胆碱可降低浦肯野系统的自动节律，从而提高了纤颤阈值。

副交感神经在心血管系统之外也发挥许多作用。激活胆碱能神经系统可引起平滑肌收缩，包括支气管壁的收缩。在胃肠道和泌尿生殖道，管壁的平滑肌收缩但括约肌松弛会导致大小便失禁。局部使用乙酰胆碱会收缩虹膜平滑肌，导致瞳孔缩小。

除上述体征外，胆碱能系统过度激活还可引起恶心、呕吐、肠痉挛、打嗝、排尿和排便。当副交感神经系统兴奋后，所有受其支配的腺体的分泌物增加，包括泪腺、气管支气管腺、唾液腺、消化腺和外分泌腺。

药理学作用

肾上腺素能的药理学作用

去甲肾上腺素的合成

去甲肾上腺素由酪氨酸合成，通过主动转运进入节后交感神经末梢的突触小体中，酪氨酸由苯丙氨酸合成。这些前体物质在休克时被大量摄取，可能有助于交感神经系统在休克时维持灌注压。

酪氨酸经过一系列步骤转化为去甲肾上腺素和肾上腺素（在肾上腺髓质中）。第一步涉及细胞质中的酪氨酸羟化酶，这是 NE 生物合成的限速步骤，高浓度的去甲肾上腺素抑制酪氨酸羟化酶，而低浓度去甲肾上腺素则有激活作用。刺激交感神经系统时，增高的酪氨酸含量可以促进去甲肾上腺素的合成。酪氨酸羟化酶活性受磷酸化修饰调控，尽管酪氨酸羟化酶的急性调控是通过改变酶的活性来实现的，但慢性应激可以通过增加酶的合成来提高酪氨酸羟化酶的含量。在酪氨酸羟化酶的作用下，酪氨酸被转化为二羟基苯丙氨

酸（dihydroxyphenylalanine，DOPA），DOPA 又被芳香氨基酸脱羧酶（DOPA 脱羧酶）脱羧为多巴胺。

虽然多巴胺能够在某些细胞中作为神经递质发挥作用，但大部分多巴胺在囊泡内被多巴胺 β 羟化酶（β-hydroxylase，DBH）羟基化生成 NE，在肾上腺髓质和部分脑区中存在另一种苯乙醇胺 N- 甲基转移酶（phenylethanolamine N-methyl transferase，PNMT）将大约 85% 的 NE 甲基化为肾上腺素，来自肾上腺皮质的糖皮质激素进入肾上腺髓质可以激活该过程。此外，应激导致类固醇激素的释放也可以增加肾上腺素的产生，这种局部循环放大了糖皮质激素的效果[18]。

去甲肾上腺素的储存

去甲肾上腺素储存在大而致密的囊泡中，囊泡内还含有钙、各种肽类和 5'- 三磷酸腺苷（ATP）。虽然 NE 是交感神经末梢的主要神经递质，但受到生理性刺激的性质和频率的影响，ATP 释放后可以选择性作用于嘌呤受体来发挥突触后即时效应。

NE 囊泡的性质并不均一，他们位于不同功能的隔室内。已经发现了一群可回收的突触囊泡和在广泛刺激下才可以动用的储备囊泡。新合成或吸收的递质优先结合到可回收的囊泡中，成为在刺激下第一批被释放的递质，这些容易被释放的囊泡约占神经元中 NE 囊泡总数的 10%。一般来说，每一次去极化，就会释放储存的 1% 的 NE，这意味着机体有相当大的功能储备。

突触囊泡有两种完全不同的功能：一是吸收和储存神经递质，二是与突触前的细胞膜融合并释放递质。囊泡蛋白在功能上可分为两类，一类是运输蛋白，为神经递质的吸收和储存提供通道和泵的作用；另一类蛋白质指导囊泡膜的运动和对接。

去甲肾上腺素的释放

囊泡内容物进入突触间隙有几个不同的过程。释放的主要生理机制是胞吐作用，在此过程中，囊泡为响应钙内流启动囊泡对接、融合、释放囊泡内容物，最后完成胞吞（囊泡膜和蛋白被重新捕获的过程）。

参与对接、融合和内吞作用的各种可溶性蛋白和膜结合蛋白都已经被发现。突触结合蛋白在钙内流和对接之间起中介作用[19]。虽然对接和融合的机制仍不完全清楚，但这似乎是一个高度分化的过程，在这个过程中，一对可溶性结合蛋白——可溶性 N- 乙基马来酰亚胺敏感因子（N-ethyl maleimide sensitive factor, NSF）附着蛋白（SNAPs）和可溶性 NSF 受体（SNAREs）相互作用[20,21]。

SNARE 蛋白存在于囊泡和神经元胞膜上，当 3~4 个该蛋白质（分别来自囊泡和细胞膜的两个反应位点）接近时，即可形成 SNARE 蛋白的核心复合物，两层膜结合后发生融合，从而将囊泡内容物释放到突触间隙中。目前已鉴定出三种与突触胞吐有关的 SNARE 蛋白：突触短肽（位于囊泡膜上）、Syntaxin-1 和 SNAP-25（位于神经细胞膜上），其他蛋白质，包括突触素，已经被确定可以与突触短肽结合并抑制 SNARE 复合体的形成和胞吐作用（图 5.3）[22]。

通过研究破伤风毒素和肉毒杆菌毒素如何通过与对接和融合蛋白结合来阻止囊泡释放，研究者已经掌握了这些蛋白的生物学相关性[23]，将 SNAP 微量注射到神经元中会增强胞吐作用[19,24]。在囊泡对接和释放过程中，囊泡的一个亚群会停留在突触前神经元的突触活动区，该亚群为上文提到的容易被释放的囊泡[22,25,26]，神经元兴奋与囊泡释放[27]之间的潜伏期较短，在促进 SNS 快速传输方面具有实际意义。

虽然肾上腺髓质中的嗜铬细胞合成肾上腺素和去甲肾上腺素，但这两种化合物由不同的嗜铬细胞亚型储存和分泌。研究表明，根据刺激的不同，其中某一种亚型的嗜铬细胞可能优先释放[28]，烟碱受体激动剂或受体去极化剂可引起去甲肾上腺素的优先释放，而组胺主要引起肾上腺素的释放[29-31]。

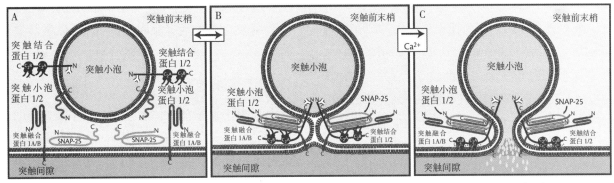

图 5.3 SNARE 蛋白功能示意图。A. 囊泡锚定。SNARE 未与突触结合蛋白结合。B. SNARE 蛋白复合体的形成，囊泡与质膜紧密相连。C. Ca^{2+} 触发融合孔的打开和囊泡内容物的释放

经允许引自 Südhof T. The synaptic vesicle cycle. Annual Review of Neuroscience. Annual Reviews，2004，27：509-547. http://www.annualreviews.org

失 活

大部分释放的去甲肾上腺素（NE）通过神经元的主动重摄取机制迅速从突触间隙中移除。如果一种神经递质要对其效应器进行精细控制，那么它的生物相（即靠近受体的细胞外空间）半衰期必须很短，而主动重摄取机制恰恰保证了去甲肾上腺素在突触间隙的作用时间相对较短，多数情况下 NE 被运送到储存囊泡中重复使用。神经递质进入突触小泡是由跨越突触小泡膜的电化学质子梯度驱动的，再摄取结束后，未被囊泡吸收的少量去甲肾上腺素被胞质单胺氧化酶（monoamine oxidase，MAO）脱氨。

NE 被摄取到突触小体并返回到储存囊，这一过程虽然高效，但对神经递质来说并不是特异性的。一些结构上与去甲肾上腺素相似的化合物可能通过相同的机制进入神经，并可能导致神经递质的耗竭，而这些假性神经递质可能具有非常重要的临床意义。此外，一些阻止囊泡或神经末梢再摄取的药物，如可卡因和三环类抗抑郁药等可能会增强儿茶酚胺的效应，因为更多的 NE 能够持续作用于突触后受体。

不同组织间再摄取的能力差异很大。外周血管几乎没有去甲肾上腺素的再摄取，因此去甲肾

上腺素必须在突触间隙内代谢失活，而囊泡内需快速合成去甲肾上腺素来调节血管张力，但是心脏的再摄取率却是最高的。

代 谢

在储存和再摄取期间，逃逸的 NE 在神经末梢进入血液循环，并被血液、肝脏和肾脏中的 MAO 或儿茶酚-O-甲基转移酶（catechol-O-methyl transferase，COMT）分解代谢[32]。

肾上腺素也可被同样的酶代谢，最终代谢产物是香草基扁桃酸。两种分解代谢酶（MAO 和 COMT）和强大的摄取系统促成了儿茶酚胺的有效清除，由于这种快速清除，去甲肾上腺素（和大多数生物胺）在血浆中的半衰期很短，平均不到 1min。因此，检测体内儿茶酚胺时比较理想的方法是检测其代谢产物，而非检测血液或尿液中的儿茶酚胺水平。这种方法对诊断分泌儿茶酚胺的肿瘤时尤其有用，通过检测血浆中甲氧基肾上腺素（由 COMT 产生的肾上腺素的代谢产物）对肿瘤诊断的灵敏度为 96%。

而抑制 MAO 可能对患者的交感神经功能产生重大影响。虽然患者一般对 MAO 抑制剂（MAO inhibitors，MAOIs）的耐受性较好，但其所表现出的相对稳定的状态掩盖了胺类代谢已经发生根本

改变的事实。

某些化合物可以作为伪递质来发挥拟交感神经效应。虽然酪胺并未用于疾病治疗，但常将它作为一种原型药物进行研究，酪胺广泛存在于多种食物中，尤其是陈年奶酪和葡萄酒中，通过重摄取机制进入交感神经末梢，将去甲肾上腺素从囊泡移入细胞质，被释放的去甲肾上腺素从细胞质中渗出，引发血压升高。酪胺也具有其他作用，在囊泡中，酪胺被 DBH 转化为章鱼胺，最终以伪递质的形式代替 NE 释放到突触间隙，但酪胺的作用效力只有 NE 的 10%，因此没有明显的升压作用[33]。

肾上腺素能受体

根据对特定药物的反应，肾上腺素能受体可分为 α_1、α_2、β_1、β_2 或 β_3。

α 肾上腺素能受体

α_1 肾上腺素能受体可分为 $\alpha_{1A/D}$、α_{1B} 和 α_{1C} 三种亚型，同时也发现 α_2 受体也存在不同的亚型（α_{2A}、α_{2B} 和 α_{2C}）[34]，α_2 受体位于周围神经系统、中枢神经系统和各种器官中，包括血小板、肝脏、胰腺、肾脏和眼睛，且已明确其功能[35]。人脊髓中的 α_2 受体主要是 α_{2A} 亚型[36,37]。

受体的亚型分类不仅局限于结构和理论意义[38]，例如，前列腺中的 α 肾上腺素能受体主要是 α_{1A}，使用选择性 α_{1A} 受体拮抗剂治疗良性前列腺增生症，可以避免在使用特异性较低的 α 受体拮抗剂时所产生的一些直立性低血压和其他有害影响。

受体既可以位于突触前，也可以位于突触后，突触前受体一般为异源受体或自身受体。当突触前受体是自身受体时，它对从自身神经末梢释放的神经递质具有反馈调节作用；当突触前受体是异源受体时，对从该神经末梢释放的神经递质以外的物质也具有调节作用。这一调节机制存在于整个神经系统，但在交感神经系统中尤为重要[39]。

虽然已经确定了几种突触前受体，但 α_2 受体可能是临床上最重要的突触前受体。突触前 α_2 受体通过负反馈机制调节 NE 和 ATP 的释放[40]，神经刺激后释放到突触间隙的 NE 可以激活突触前 α_2 受体，抑制后续 NE 的释放。

β 肾上腺素能受体

β 肾上腺素能受体的结构是最早被发现的。β 受体和 α 受体一样，也是有七个跨膜螺旋的蛋白质超家族中的一员，人们将这些跨膜结构域从 M1 到 M7 进行标记，其拮抗剂有特定的结合位点，而激动剂则更广泛地附着在疏水的跨膜结构域上（图 5.4）。受体的胞外末端是氨基，胞内端的羧基是磷酸化位点，受体的细胞质区域可与 G 蛋白和激酶相互作用，如 β 肾上腺素能受体激酶。β 受体与 M 受体在机制和结构上有相似之处，但与烟碱型乙酰胆碱受体的不同之处主要在于跨膜部分，M 受体和 β 受体通过 G 蛋白偶联到腺苷酸环化酶上，并且都能启动离子通道的开放。

β 受体又分为 β_1、β_2 和 β_3 亚型，它们都能增加腺苷酸环化酶和 G 蛋白介导的环磷酸腺苷（cyclic adenosine monophosphate，cAMP）[41,42]。过去人们普遍认为，β_1 受体仅分布于心肌组织，而 β_2 受体仅限于血管和支气管平滑肌。虽然该受体分布模式能够反映出药物调控 β_1 和 β_2 受体亚型时的主要临床效果，但 β_2 受体在心脏中的作用比这一模式所述得更加重要。人体心脏组织中的 β_2 受体数量很多，占心室 β 受体的 15%，心房的 30%~40%[43]。当发生心力衰竭时，β_1 受体在慢性儿茶酚胺刺激过程中表达下调，而 β_2 受体可能通过维持对儿茶酚胺的刺激反应来起到补偿作用[44]。实际上，β_2 受体亚群在终末期充血性心脏疾病中也几乎不受影响[45]，除了正性肌力作用外，心房中的 β_2 受体还参与心率的调节。已经证明在心力衰竭中，慢性交感神经刺激导致心率变异度较低是心脏性猝死的预测因子，而使用 β 受体阻滞剂比索洛尔治疗可以诱导心率变异性显著增加[14]。此外，已证明三种 β 受体阻滞剂（比索洛尔、卡维地洛和琥珀酸美托洛尔缓释剂）可以逆转心室重构，并通过降低射血分数来减少心力衰竭的死亡率[46]。

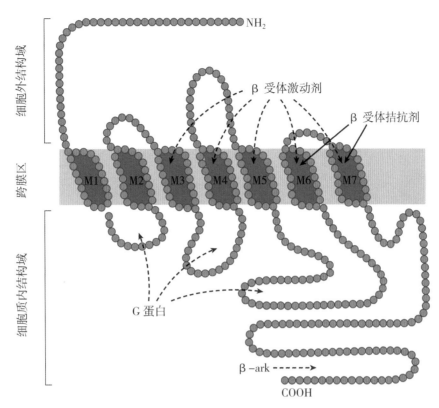

图 5.4 β 肾上腺素能受体的分子结构示意图。跨膜结构域为配体的结合位点，胞质内结构域可以与 G 蛋白和激酶 [即 β 肾上腺素能受体（β-ARK）] 相互作用，使受体磷酸化、脱敏

经允许引自 Opie LH. From Cell to Circulation. Lippincott.Williams & Wilkins, 2003：194. 数据来源：Raymond JR, Hnatowich M, et al. Hypertension 15. Adrenergic receptors: Models for regulation of signal transduction processes:119−131.

β₃ 受体在脂肪细胞的分布为肥胖的治疗提供了新的靶点，其亚型的多态性与肥胖和糖尿病的发生有关[47-49]。此外，编码 β₂ 受体的基因点突变与 β 受体的下调减少和夜间哮喘的发生相关[50,51]。

多巴胺受体

多巴胺是去甲肾上腺素生物合成的中间产物。根据给药剂量的不同，外源性多巴胺主要发挥 α 或 β 肾上腺素能效应。此外，Goldberg 和 Rajfer[52] 揭示了两种不同生理特征的多巴胺受体，为多巴胺 1 型（DA₁）和多巴胺 2 型（DA₂）受体，这是目前克隆出的 5 种多巴胺受体中最重要的两种。DA₁ 受体是突触后受体，作用于肾脏、肠系膜、脾脏和冠状血管平滑肌，通过刺激腺苷酸环化酶增加 cAMP 释放从而介导血管扩张，但这一作用在肾动脉最强。此外，肾小管中的 DA₂ 受体可通过钠 - 钾 ATP 酶和钠 - 氢交换体[52-55]调节尿钠

排泄。DA₂ 受体是突触前受体，可抑制去甲肾上腺素或乙酰胆碱的释放，中枢 DA₂ 受体也可能介导恶心和呕吐的发生。

GTP 结合调节蛋白（G 蛋白）

每类肾上腺素能受体都与一种 G 蛋白亚家族结合，G 蛋白再与第二信使相连。α₁ 受体与磷脂酶 C 的激活相关。

刺激 β 受体可激活 G 蛋白，增强腺苷酸环化酶活性和 cAMP 的生成。胞膜上的 β 肾上腺素能受体与肾上腺素或去甲肾上腺素短暂结合导致细胞内 cAMP 水平显著升高（高达基础水平的 400 倍），cAMP 合成增加可以激活蛋白激酶，使靶蛋白磷酸化，从而引发各种细胞反应。相反，刺激 α₂ 受体会抑制胃肠道腺苷酸环化酶。

人体内 G 蛋白含量相对丰富，因此可在信号转导阶段将受体传导的信号放大，G 蛋白分子的

数量远远超过 β 肾上腺素能受体和腺苷酸环化酶分子的数量，因此，是受体的浓度和最终的腺苷酸环化酶活性而不是 G 蛋白的可结合数量，限制了对儿茶酚胺的反应。

受体的上调和下调

β 肾上腺素能受体的数量是动态变化的，随着突触间隙或血浆中 NE 含量的变化而变化。β 肾上腺素能受体的这种反应很快，在去神经或肾上腺素能被阻断 30min 内，受体的数量就会增加，这种快速适应会使围手术期的肾上腺素管理变得复杂。在临床上，关于围手术期是否可以使用 β 受体阻滞剂一直存在较大争议。目前美国心脏病学会 / 美国心脏协会的指南认为不应在非心脏手术前一天或术前更短时间内服用 β 受体阻滞剂，虽然已经证明它们可以预防"高危"患者的非致命性心肌梗死，但同时也增加了死亡、低血压、心动过缓和卒中的发生率。目前尚无足够的数据显示患者否可以在非心脏手术前两天及更早时间开始服用 β 受体阻滞剂 [56]。许多慢性疾病，如静脉曲张 [57] 或衰老，可减少肾上腺素能受体数量（下调）或降低反应性。

在临床和细胞水平上的研究都发现，持续暴露于肾上腺素能激动剂的环境内，受体对激素和神经递质的反应会迅速减弱 [58]，这一现象称为脱敏，通过质膜上 β 受体刺激产生的 cAMP 变化对脱敏的机制进行研究 [59]，推测脱敏机制包括解偶联（如磷酸化）、受体内化和下调。β 受体快速脱敏的分子机制似乎是由 β 受体自身功能改变所导致，使受体与刺激性 G 蛋白解偶联。

受体激动剂诱导的脱敏机制包含两类丝氨酸–苏氨酸激酶对 G 蛋白偶联受体的磷酸化作用，其中一种启动受体特异性脱敏或同源脱敏，另一种是通过第二信使依赖激酶发挥作用，介导一种普遍的细胞低反应性，称为异源脱敏，最终，抑制性 arrestin 蛋白与磷酸化受体结合，通过阻断信号转导导致脱敏。因为酶的磷酸化只发生在激活状态下，因此在受体脱敏时，如心力衰竭或体外

循环时，使用短效 β 受体阻断剂可以达到"受体休假（receptor holiday）"的效果 [60]。功能性 β 受体的再生依赖于受体去磷酸化和随后的回收中的内化。因此，受体水平可以通过内化和回收再利用迅速发生变化。

相比之下，在长期接触受体激动剂（如慢性应激或心力衰竭）后受体表达会发生下调。必须在合成新的受体后，其表达量才会恢复到基线状态。

胆碱能的药理学作用

乙酰胆碱的合成

乙酰胆碱是由乙酰辅酶 A 和胆碱在胆碱乙酰转移酶作用下于突触小体的线粒体 [61] 中合成。胆碱的来源包括食物中的磷脂、食物前体如乙醇胺等在肝脏合成磷脂酰胆碱以及乙酰胆碱水解释放的胆碱。胆碱以磷脂的形式运输，并在高亲和力的运输系统中被吸收，虽然有证据表明前体的多少可能会限制胆碱能活性，但运输过程可能在更大程度上决定了乙酰胆碱的水平，当神经元发生快速放电时，循环中的胆碱水平会影响乙酰胆碱的释放。

乙酰胆碱的储存和释放

突触前的神经末梢内存在许多含有乙酰胆碱的囊泡，当神经冲动到达突触前神经末梢时，会引起钙离子跨膜内流，使得 100~300 个突触囊泡在特定位点与突触前膜融合，将乙酰胆碱释放到突触间隙。

乙酰胆碱的失活

乙酰胆碱可以在碱性溶液中自发水解成醋酸盐和胆碱，且通过酶的催化作用可以大大提高水解速度，其中最重要的两种生物水解酶是乙酰胆碱酯酶和丁酰胆碱酯酶。

乙酰胆碱酯酶，也可称为组织酯酶或真酯酶，是存在于所有胆碱能突触上的一种膜结合酶，其功能是破坏从神经末梢释放的乙酰胆碱。该酶作

用非常高效，在乙酰胆碱释放后几毫秒内即可水解失活，底物周转率为每秒 2 500 个分子。乙酰胆碱酯酶也存在无神经支配的组织中，比如红细胞，但它在这些组织中的功能尚不清楚。

抑制乙酰胆碱酯酶可防止胆碱能突触中乙酰胆碱被破坏，并可同时激活所有胆碱能系统，除了用于临床治疗，胆碱酯酶抑制剂也是许多杀虫剂和神经毒气的活性成分。

丁酰胆碱酯酶，也可称为血浆酯酶或假性胆碱酯酶，是一种可溶性酶，主要在肝脏生成，经血液循环。目前尚不清楚正常情况下丁酰胆碱酯酶具有何种功能，因遗传原因无法产生这种酶的个体在各方面均表现正常，但它对某些不能被乙酰胆碱酯酶代谢的胆碱能药物，如琥珀酰胆碱，具有重要的分解作用。

胆碱能受体

胆碱能受体分为两大类，为毒蕈碱型和烟碱型。毒蕈碱型受体主要存在于内脏器官，烟碱型受体存在于副交感神经节和交感神经节以及骨骼肌的神经肌肉接头处。

虽然这两类受体在结构和功能上有所不同，对乙酰胆碱有明显不同的反应，但乙酰胆碱本身对这两种受体的作用并没有特异性。采用特异性拮抗剂可以区分两种受体之间的差异。

烟碱受体是五聚体膜蛋白，由两个 α 单位、一个 β 单位、一个 ε 单位和一个 δ 单位组成，这五个亚基围绕离子通道，使得钠离子或钙离子可以通过该通道进入细胞，钾离子则可以到达细胞外。乙酰胆碱或尼古丁拮抗剂可以与 α 亚基结合，当在两个 α 亚基上各占据一个受体位点时，便可使该通道开放。由于乙酰胆碱会被突触中的乙酰胆碱酯酶迅速破坏，因此离子通道对乙酰胆碱的反应是瞬间的，通常只持续几毫秒。

与肾上腺素能受体相比，胆碱能受体数量调节较慢，当肌肉的神经被切断时，胆碱能受体数量的增加需要 1~3d 的时间，且这些新的受体不再局限表达于运动终板。这一变化具有重要的临床

意义，例如，用琥珀酰胆碱刺激这些丰富的异位胆碱能受体可能引起危及生命的高钾血症。

与离子门控烟碱受体不同，毒蕈碱型受体属于 G 蛋白偶联受体超家族，因此，毒蕈碱型受体与 α 受体和 β 受体的同源性大于与烟碱型受体的同源性。与具有 7 个螺旋的受体家族中的其他成员一样，毒蕈碱型受体使用 G 蛋白进行信号转导。5 种毒蕈碱型受体（即 M_1 到 M_5）主要的结构性变异存在于第五和第六跨膜结构域之间的细胞质中。

毒蕈碱型受体具有多种信号转导机制，奇数亚型受体（即 M_1、M_3 和 M_5）主要通过多磷酯酰肌醇的水解发挥作用，而偶数受体主要调节腺苷酸环化酶[62]。

毒蕈碱型受体存在于中枢和外周神经元上，单个神经元可能同时具有兴奋性和抑制性的毒蕈碱型受体。突触前的毒蕈碱型受体可能抑制节后副交感神经元释放乙酰胆碱，而突触前的烟碱型受体则可能促进其释放。

由于偶联过程复杂，毒蕈碱系统的反应比较迟缓，应用乙酰胆碱后几秒到几分钟可能都不会产生反应，但其产生的效果也比激动剂作用的时间更长，原因可能是递质虽然会被迅速代谢失活，但细胞反应仍会持续数分钟。毒蕈碱型受体通过激动剂依赖的磷酸化使受体脱敏，其机制类似于前面描述的 β 受体。

自主神经系统中的非肾上腺素、非胆碱能神经递质

过去一直认为，NE 是血管张力的调节因子。然而，从 20 世纪 60 年代初开始，人们逐渐发现其他各种化合物，包括单胺、嘌呤、氨基酸和肽类，都符合功能性神经递质的标准[63,64]。用组织化学和免疫组织化学技术显示血管周围神经中的其他可能递质包括 ATP、腺苷、血管活性肠肽、P 物质、5- 羟色胺、神经肽 Y（neuropeptide Y，NPY）和降钙素基因相关肽（calcitonin gene-related peptide，CGRP）。使用免疫细胞化学技术

研究发现，多种递质可能共定位于同一神经元中，血管周围神经中最常见的递质组合是交感神经中 NE、ATP 和 NPY（图 5.5）；副交感神经中最常见的是乙酰胆碱和血管活性肠肽（VIP）；感觉运动神经中最常见的是 P 物质、CGRP 和 ATP。许多递质是通过共传递起作用的，即同一神经可以合成、储存和释放多种递质[65]。自主神经还存在化学编码特性——具有不同生理功能的神经元包含不同的递质组合[66]。

共同传递和神经调节已经成为自主神经系统调控的公认机制。为了证明存在于同一神经中的不同递质是通过共传递来发挥作用，首先需要明确每种递质都可以与其特定的受体结合并产生效应。

对于许多血管周围的交感神经，有证据表明 NE 和 ATP 作为共同递质从同一神经末梢释放，但分别作用于 α_1 受体和 P_2 嘌呤受体，产生血管收缩作用[67,68]（图 5.5）。过去认为 ATP 只作为带电的 NE 的电子缓冲物质，但现在发现其可以作用于 P_2 受体，通过电压依赖性钙离子通道介导血管收缩[69]。血管收缩的快速相可能是由嘌呤受体介导的，而 NE 作用于 α_1 受体并通过受体介导的钙离子通道作用来维持肌肉的收缩。ATP 储存在沿神经突触小体分布的囊泡中，通过胞吐作用释放到突触间隙与突触后嘌呤受体结合，随后 ATP 被膜与 ATP 酶和 5'-核苷酸酶结合，ATP 降解为腺苷，腺苷被摄取到突触前神经元后重新合成为 ATP 并进入囊泡中以供随后的释放[70]。

NPY 也和 NE 及 ATP 存在共定位的情况。然而在部分血管中，NPY 几乎没有或没有直接的作用，但可以在神经肌肉接头前起神经调质的作用，从而抑制 NE 的释放，或在神经肌肉接头后增强 NE 的作用（图 5.5A）[71,72]。在其他血管中，尤其是脾脏、骨骼肌和脑部血管以及冠状血管，NPY 具有直接的收缩血管作用，在心脏和大脑中，NPY 是局部固有（非交感）神经元的主要递质（图 5.5B）；在脾脏血管周围的交感神经中，NPY 与 NE 真正作为共同递质发挥作用（图 5.5C）[73]。受刺激的频率决定了哪些囊泡内的递质将被释放到

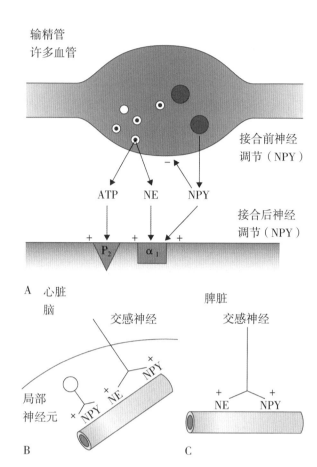

图 5.5 同一交感神经曲张体分泌的神经肽 Y（neuropeptide Y，NPY）、三磷酸腺苷（ATP）和去甲肾上腺素（NE）之间相互作用的示意图。A. 输精管和血管中的 NE 和 ATP 从囊泡中释放，分别与 α_1 肾上腺素受体和 P_2 嘌呤受体结合，产生协同作用，使平滑肌收缩。B、C. 交感神经在心脏、脑和脾脏的传递
经允许引自 Glick D.The Autonomic Nervous System// Miller R, Eriksson L, Fleisher L, et al. Miller's Anesthesia. Elsevier，2015，Chapter 5：349.

突触间隙发挥作用。

乙酰胆碱与 VIP 共存于许多器官的副交感神经中，但此时这两种递质是被储存在不同的囊泡中，根据它们所处的位置[74,75]，可以在不同的刺激频率下有差别地释放。例如，在唾液腺中，乙酰胆碱和 VIP 可以独立作用于腺泡细胞和腺血管[68]，低频刺激会选择性释放乙酰胆碱，而高频刺激则选择性释放 VIP，已发现该现象在肌肉接头前和接头后都具有调节作用。越来越多的研究发现，在生理状态下，包括妊娠[76]、高血压和衰老，递质的共释放关系可能是代偿反应的一种重要决定

因素，从而对重要的生理功能进行更精细的调控。此外，数量众多的各型受体也可提供潜在的药物干预靶点。

遗传对自主神经功能的影响

近年来，人们对人类生理和病理生理功能的非孟德尔遗传作用的认识呈爆炸式增长，已经发现了几乎所有肾上腺素受体和多巴胺受体亚型的基因编码具有多样性，小到单核苷酸多态性，大到一定程度上的基因序列缺失和插入。另一方面，编码毒蕈碱型受体亚型的基因序列却非常保守[77]。除了自主神经受体编码的变异外，编码儿茶酚胺合成、再摄取和分解的蛋白质的基因也可发生突变，导致受体偶联 G 蛋白的变异[78]。虽然已经鉴定出众多自主神经相关疾病的潜在遗传因素，如原发性高血压、脂糖代谢、体位性心动过速综合征[79]和长 QT 间期综合征[80]，但单一基因突变并不能完全解释任何一种自主神经功能障碍，因此，自主神经功能异常可能与多基因变异以及环境因素密切相关。一旦确定了某种疾病的自主神经障碍的主要遗传变异因素，则需要通过直接的临床试验来评估基因对于某种治疗药物或某类药物的反应。

致 谢

我们很遗憾地告知大家，本章的一位作者 Gerald Glick 在编写本书期间与世长辞。

（刘畑畑 译，杨谦梓 审校）

参考文献

[1] Furness JB, Costa M. The enteric nervous system. New York: Churchill Livingstone, 1987.

[2] Bridenbaugh PO, Greene NM. Spinal (subarachnoid) neural blockade//Cousins M, Bridenbaugh P. Neural blockade in clinical anesthesia and pain management. 2nd. Philadelphia: JB Lippincott, 1988:213.

[3] Saulnier DM, Ringel Y, Heyman MB, et al. The intestinal microbiome, probiotics and prebiotics in neurogastroenterology. Gut Microbes. 2013, 4(1):17–27.

[4] Lyte M. The effect of stress on microbial growth. Animal Health Research Reviews. 2014, 15(2):172–174.

[5] Ruffolo R. Physiology and biochemistry of the peripheral autonomic nervous system// Wingard LB, Brody TM, Larner J, et al. Human pharmacology: Molecular- to- clinical. St. Louis: Mosby Year Book, 1991:77.

[6] Chen P-S, Chen LS, Fishbein MC, et al. Role of the autonomic nervous system in atrial fibrillation: Pathophysiology and therapy. Circulation Research, 2014, 114(9):1500–1515.

[7] Lefkowitz R, Hoffman B, Taylor P. Drugs acting at synaptic and neuroeffector junctional sites//Gilman A, Rall T, Nies AS, et al. Goodman and Gilman's The pharmacological basis of therapeutics. 8th. New York: Pergamon Press, 1990:84.

[8] Rudner XL, Berkowitz DE, Booth JV, et al. Subtype specific regulation of human vascular α1- adrenergic receptors by vessel bed and age. Circulation, 1999, 100(23): 2336–2343.

[9] Hoffman B, Lefkowitz R. Adrenergic receptors in the heart. Annual Review of Physiology, 1982, 44:475–484.

[10] Goldstein DS, Ziegler MG, Lake CR. Plasma norepinephrine in essential hypertension//Ziegler M, Lake C. Frontiers of clinical neuroscience. Baltimore: Williams & Wilkins, 1984, 2:389.

[11] Mancia G, Grassi G. The autonomic nervous system and hypertension. Circulation Research, 2014, 114(11):1804–1814.

[12] Grassi G, Mark A, Esler M. The sympathetic nervous system alterations in human hypertension. Circulation Research, 2015, 116(6):976–990.

[13] Babick A, Elimban V, Zieroth S, et al. Reversal of cardiac dysfunction and subcellular alterations by metoprolol in heart failure due to myocardial infarction. Journal of Cell Physiology, 2013, 228(10):2063–2070.

[14] Florea VG, Cohn JN. The autonomic nervous system and heart failure. Circulation Research, 2014, 114(11):1815– 1826.

[15] Dimsdale J, Moss J. Plasma catecholamines in stress and exercise. JAMA, 1980, 243(4):340–342.

[16] Philipson LH. β-agonists and metabolism. Journal of Allergy and Clinical Immunology, 2002, 110(6): S313–317.

[17] Beebe DS, Shumway SJ, Maddock R. Sinus arrest after intravenous neostigmine in two heart transplant recipients. Anesthesia & Analgesia, 1994, 78(4):779–782.

[18] Nussdorfer GG. Pancrine control of adrenal cortical function by medullary chromaffin cells. Pharmacology Review, 1996, 48(4):495–530.

[19] DeBello WM, O'Connor V, Dresbach T, et al. SNAP- mediated protein- protein interactions essential for neurotransmitter release. Nature, 1995, 373(6515):626–30.

[20] Jahn R, Sudhof TC. Membrane fusion and exocytosis. Annual Review of Biochemistry, 1999, 68:863– 911.

[21] Sudhof TC. The synaptic vesicle cycle revisited. Neuron, 2000, 28(2):317– 320.

[22] Sudhof TC. The synaptic vesicle cycle. Annual Review Neuroscience, 2004, 27:509–547.

[23] Schiavo G, Rossetto O, Montecucco C. Clostridial neurotoxins as tools to investigate the molecular events of neurotransmitter release. Seminars in Cell Biology, 1994, 5(4):221–229.

[24] Morgan A, Burgoyne RD. A role for soluble NSF attachment proteins (SNAPs) in regulated exocytosis in adrenal chromaffin cells. The EMBO Journal, 1995, 14(2):232– 239.

[25] Bennett MK, Scheller RH. A molecular description of synaptic vesicle membrane trafficking. Annual Reviews Biochemistry, 1994, 63:63–100.

[26] Rothman JE. Mechanisms of intracellular protein transport. Nature, 1994, 372:55– 63.

[27] Katz B, Miledi R. The effect of temperature on the synaptic delay at the neuromuscular junction. Journal of Physiology, 1965, 181(3):656– 670.

[28] Moro MA, Lopez MG, Gandia L, et al. Separation and culture of living adrenaline and noradrenaline-containing cells from bovine adrenal medulla. Analytical Biochemistry, 1990, 185(2):243–248.

[29] Livett BG, Marley PD. Effects of opioid peptides and morphine on histamine- induced catecholamine secretion from cultured, bovine adrenal chromaffin cells. British Journal of Pharmacology, 1986, 89(2):327–234.

[30] Marley PD, Livett BG. Differences between the mechanism of adrenaline and noradrenaline secretion from isolated, bovine, adrenal chromaffin cells. Neuroscience Letters, 1987, 77(1):81– 86.

[31] Owen PJ, Plevin R, Boarder MR. Characterization of bradykinin- stimulated release of noradrenaline from cultured bovine adrenal chromaffin cells. Journal of Pharmacology and Experimental Therapeutics, 1989, 248:1231–1236.

[32] Lake CR, Chernow B, Feuerstein G, et al. The sympathetic nervous system in man, its evaluation and the measurement of plasma norepinephrine// Ziegler M, Lake C . Frontiers of clinical neuroscience. Baltimore: Williams & Wilkins, 1984, 2:1.

[33] Kopin IJ, Fischer JE, Musacchio JM, et al. False neurochemical transmitters and the mechanism of sympathetic blockade by monoamine oxidase inhibitors. Journal of Pharmacology and Experimental Therapeutics, 1965, 147:186–193.

[34] Gyires K, Zádori ZS, Török T, et al. α2-adrenergic subtypes- mediated physiological, pharmacological actions. Neurochemistry International, 2009, 55(7):447–453.

[35] Szabo B, Hedler L, Starke K. Peripheral presynaptic and central effects of clonidine, yohimbine and rauwolscine on the sympathetic nervous system in rabbits. Naunyn Schmiedeberg's Archives of Pharmacology, 1989, 340(6):648–657.

[36] Lawhead R, Blaxall H, Bylund D. α2A is the predominant α2- adrenergic receptor subtype in human spinal cord. Anesthesiology, 1992, 77:983–991.

[37] Ongioco RRS, Richardson CD, Rudner XL, et al. Alpha2- adrenergic receptors in human dorsal root ganglia: Predominance of alpha2b and alpha2c subtype mRNAs. Anesthesiology, 2000, 92(4):968–976.

[38] Michelotti GA, Price DT, Schwinn DA. α1- adrenergic receptor regulation: Basic science and clinical implications. Pharmacology & Therapeutics, 2000, 88(3):281– 309.

[39] Boehm S, Kubista H. Fine tuning of sympathetic transmitter release via ionotropic and metabotropic presynaptic receptors. Pharmacological Reviews, 2002, 54(1):43–99.

[40] Szabo B, Schramm A, Starke K. Effect of yohimbine on renal sympathetic nerve activity and renal norepinephrine spillover in anesthetized rabbits. Journal of Pharmacology and Experimental Therapeutrics, 1992, 260(2):780–788.

[41] Opie L. Receptors and signal transduction// Opie LH.The heart: Physiology and metabolism. New York: Raven Press, 1991.

[42] Raymond J, Hnatowich M, Lefkowitz R, et al. Adrenergic receptors: Models for regulation of signal transduction processes. Hypertension, 1990, 15(2):119–131.

[43] Vanhees L, Aubert A, Fagard R, et al. Influence of β1- versus β2- adrenoceptor blockade on left ventricularfunction in humans. Journal of Cardiovascular Pharmacology, 1986, 8(5):1086–1091.

[44] Opie L. Ventricular overload and heart failure//Opie LH .The heart: Physiology and metabolism. 2nd. New York: Raven Press, 1991:386.

[45] Brodde O. The functional importance of β1 and β2 adrenoceptors in the human heart. The American Journal of Cardiology, 1988, 62(5):24C–29C.

[46] Reed BN, Street SE, Jensen BC. Time and technology will tell: The pathophysiologic basis of neurohormonal modulation in heart failure. Heart Failure Clinics, 2014, 10(4):543–557.

[47] Walston J, Silver K, Bogardus C, et al. Time of onset of non–insulin dependent diabetes mellitus and genetic variation in the β3- adrenergic- receptor gene. The New England Journal of Medicine, 1995, 333:343–347.

[48] Widen E, Lehto M, Kanninen T, et al. Association of

a polymorphism in the β3- adrenergic receptor gene with features of the insulin resistance syndrome in Finns. The New England Journal of Medicine, 1995, 333:348–352.

[49] Clement K, Vaisse C, Manning BSF, et al. Genetic variation in the β3- adrenergic receptor and an increased capacity to gain weight in patients with morbid obesity. The New England Journal of Medicine, 1995, 333:352–354.

[50] Hall IP, Wheatley A, Wilding P, et al. Association of Glu27 β2- adrenoceptor polymorphism with lower airway reactivity in asthmatic subjects. Lancet, 1995, 345(8959):1213–1214.

[51] Turki J, Pak J, Green SA, et al. Genetic polymorphisms of the β2- adrenergic receptor in nocturnal and non- nocturnal asthma: Evidence that Gly 16 correlates with the nocturnal phenotype. Journal of Clinical Investigation, 1995, 95(4):1635–1641.

[52] Goldberg LI, Rajfer SI. Dopamine receptors: Applications in clinical cardiology. Circulation, 1985, 72(2):245–248.

[53] Bertorello A, Aperia A. Both DA1 and DA2 receptor agonists are necessary to inhibit Na^+/ K^+ ATPase activity in proximal tubules from the rat kidney. Acta Physiologica Scandinavica, 1988, 132(3):441–443.

[54] Bertorello A, Aperia A. Regulation of Na^+/ K^+ ATPase activity in kidney proximal tubules: Involvement of GTP binding proteins. American Journal of Physiology, 1989, 256(1): F57–62.

[55] Gesek FA, Schoolwerth AC. Hormonal interactions with the proximal Na^+/ H^+ exchanger. American Journal of Physiology, 1990, 258(3): F514–521.

[56] Wijeysundera DN, Duncan D, Nkonde- Price C, et al. Perioperative beta blockade in noncardiac surgery: A systematic review for the 2014 ACC/ AHA guideline on perioperative cardiovascular evaluation and management of patients undergoing noncardiac surgery. Circulation, 2014, 130(24):2246–2264.

[57] Blochl- Daum B, Schuller-Petrovic S, Wolzt M, et al. Primary defect in α-adrenergic responsiveness in patients with varicose veins. Clinical Pharmacology & Therapeutics, 1991, 49(1):49–52.

[58] Insel PA. Adrenergic receptors: Evolving concepts and clinical implications. The New England Journal of Medicine. 1996, 334:580–585.

[59] Hausdorff WP, Caron MG, Lefkowitz RJ. Turning off the signal: desensitization of β- adrenergic receptor function. The FASEB Journal, 1990, 4(11):2881–2889.

[60] Bristow MR, Ginsburg R, Minobe W, et al. Decreased catecholamine sensitivity and β- adrenergic receptor density in failing human hearts. The New England Journal of Medicine, 1982, 307:205–211.

[61] Doukas PH. Drugs affecting the parasympathetic nervous system//Wingard LB, Brody TM, Larner J, et al. Humanpharmacology: Molecular-to-clinical. St. Louis: Mosby Year Book, 1991.

[62] Hosey MM. Diversity of structure, signaling and regulation within the family of muscarinic cholinergic receptors. The FASEB Journal, 1992, 6(3):845–852.

[63] Burnstock G. The first von Euler lecture in physiology: The changing face of autonomic neurotransmission. Acta Physiologica Scandinavica, 1986, 126(1):67–91.

[64] Burnstock G. Autonomic neuromuscular junctions: Current developments and future directions. Journal of Anatomy, 1986, 146:1–30.

[65] Burnstock G. Do some nerve cells release more than one transmitter? Neuroscience, 1976, 1(4):239–248.

[66] Bartfai T, Iverfeldt K, Fisone G, et al. Regulation of the release of coexisting neurotransmitters. Annual Review of Pharmacology and Toxicology, 1988, 28:285–310.

[67] Von Kügelgen I, Starke K. Noradrenaline-ATP co-transmission in the sympathetic nervous system. Trends in Pharmacological Sciences, 1991, 12:319–324.

[68] Burnstock G. Local mechanisms of blood flow control by perivascular nerves and endothelium. Journal of Hypertension, 1990, 8:S95–106.

[69] Ralevic V, Burnstock G. Receptors for purines and pyrimidines. Pharmacological Reviews, 1998, 50(3):413–492.

[70] Jacobson KA, Trivedi BK, Churchill PC, et al. Novel therapeutics acting via purine receptors. Biochemical Pharmacology, 1991, 41(10):1399–1410.

[71] Walker P, Grouzmann E, Burnie M, et al. The role of neuropeptide Y in cardiovascular regulation. Trends in Pharmacological Sciences, 1991, 12:111–115.

[72] Lincoln J, Burnstock G. Neural- endothelial interactions in control of local blood flow//Warren J. The endothelium: An introduction to current research. New York: Wiley- Liss, 1990:21.

[73] Lundberg JM, Rudehill A, Sollevi A, et al. Frequency- and reserpine-dependent chemical coding of sympathetic transmission: Differential release of noradrenaline and neuropeptide Y from pig spleen. Neuroscience Letters, 1986, 63(1):96–100.

[74] Bloom S, Edwards A. Vasoactive intestinal polypeptide in relation to atropine resistant vasodilatation in the submaxillary gland of the cat. The Journal of Physiology, 1980, 300:41–53.

[75] Lundberg JM. Evidence for coexistence of vasoactive intestinal polypeptide (VIP) and acetylcholine in neurons of cat exocrine glands: Morphological, biochemical and functional studies. Acta Physiologica Scandinavica Supplementum, 1981, 496:1–57.

[76] Mione M, Cavanagh J, Lincoln J, et al. Pregnancy reduces noradrenaline but not neuropeptide levels in the uterine artery of the guinea- pig. Cell and Tissue Research, 1990, 259(3):503–509.

[77] Kirstein Sl, Insel PA. Autonomic nervous system pharmacogenomics: A progress report. Pharmacological Reviews, 2004, 56(1):31–52.

[78] H Zhu, J Poole, Y Lu, et al. Sympathetic nervous system, genes and human essential hypertension. Current Neurovascular Research, 2005, 2(4):303–317.

[79] G Jacob, EM Garland, F Costa, et al. β2-adrenoceptor genotype and function affect hemodynamic profile heterogeneity in postural tachycardia syndrome. Hypertension, 2006, 47(3):421–427.

[80] Duchatelet S, Crotti L, Peat RA, et al. Identification of a KCNQ1 polymorphism acting as a protective modifier against arrhythmic risk in long-QT syndrome. Circulation Cardiovascular Genetics, 2013, 6(4): 354–361.

第6章

神经肌肉接头：解剖和生理学、肌松药与拮抗剂

Christiane G. Stäuble, Heidrun Lewald, Manfred Blobner

引言：从箭毒到肌松药的简史

法国生理学家 Claude Bernard（1813—1878）发现了箭毒马鞍子，一种由亚马逊印第安人从植物绒球 Chondendron tomentosum 中提取的箭毒，能造成肌肉麻痹而不中断神经传导，使肌肉在直接刺激下更易发生收缩[1,2]。该发现是探索神经肌肉接头的里程碑。

1911 年，德国外科医生 Arthur Läwen 开始对其麻醉的患者进行肌内注射箭毒制剂，以使患者腹肌麻痹并优化手术条件[3]。由于当时未能得到足够的箭毒，Harold Griffith 和 Enid Johnson 花费了 30 年时间，于 1942 年在接受全身麻醉的患者中引入了纯化的箭毒提取物作为肌肉麻痹剂[4]。直到 20 世纪中叶，神经肌肉阻滞剂已常规用于临床实践，"复合麻醉（balanced anaesthesia）"的概念得以确立[4,5]。

目前，全身麻醉患者常规使用肌松药以实现短时间的肌肉麻痹，为气管插管[6]及手术操作提供便利[7]。有时也会在重症监护病房（ICU）的危重症患者中应用肌松药以利于机械通气，减少耗氧并减轻因吸痰或咳嗽引起的颅内或胸腔内压力升高[8]。肌松药的另一个适应证是防止患者在诊疗操作中移动，以防自伤或医疗器械（如气管导管）移位[8]。

解剖和生理学

哺乳动物的神经肌肉接头是典型的、研究最为广泛的突触，旨在实现快速传播[9]。它由三个功能和结构不同的部分组成：突触前末梢、突触间隙和突触后膜。

在突触前膜内，神经元合成神经递质乙酰胆碱（acetylcholine, ACh）并将其存储在小囊泡中。当动作电位到达远端的运动神经末梢，电压门控通道允许活动依赖型 Ca^{2+} 进入，导致乙酰胆碱囊泡与突触前膜融合，并释放 ACh 到突触间隙。释放的递质在突触间隙中扩散并与突触后烟碱型乙酰胆碱受体（nicotinic acetylcholine receptor, nAChR）结合，引起肌肉收缩。随后，乙酰胆碱从受体脱离并被乙酰胆碱酯酶（acetylcholinesterase, AChE）降解。神经肌肉阻断剂则是通过抑制 ACh 与 nAChR 的结合来阻断突触后 nAChR 的作用。

突触前生理学和药理学

电压门控离子通道的 Ca^{2+} 内流可以触发乙酰胆碱的突触前释放。某些药物会抑制神经末梢的钙离子内流以及乙酰胆碱释放。Mg^{2+} 竞争性抑制 Ca^{2+} 内流，而钙离子通道拮抗剂和氨基糖苷类抗生素则直接阻断钙离子通道。因此，这些药物损害神经肌肉传递并增强神经肌肉阻滞剂的作用。

nAChR 是神经元在信息交流过程中将神经递质结合转变为膜电位去极化的关键要素。值得注意的是，部分 ACh 受体位于神经肌肉接头的突触前末端。它们的亚基组成（$\alpha_3\beta_2$）与突触后受体不同。这些突触前 ACh 受体通过正反馈机制促进乙酰胆碱从神经末梢释放，从而防止重复性神经刺激过程中递质释放的减少（衰减）。值得注意的是，非去极化神经肌肉阻滞剂会同时阻断突触前和突触后 ACh 受体。因此，应用非去极化神经肌肉阻滞剂会削弱与该正反馈机制相关的 ACh 释

放。临床上将在重复性神经刺激过程中出现的递质释放减少视作"衰减（fade）"。

突触后生理学和药理学

在正常受神经支配的肌肉中，突触后 ACh 受体高度分布在神经肌肉终板区域，被认为是"成熟（mature）"的受体。一个成熟的受体由五个亚基组成[9-11]。四种不同的蛋白质，分别称为 α、β、ε 和 δ 亚基，以 2:1:1:1 的比例存在。ACh 和非去极化阻断剂的结合位点位于 α 亚基中[10]。但是，当缺乏神经反应或活动时，例如在胎儿或去神经后，肌肉会表达"未成熟"或"胎儿"的乙酰胆碱受体，其中 ε 亚基被 γ 亚基取代[8,12]。这些未成熟的 nAChR 受体不再定位于终板区域，而是遍布在缝隙连接区和缝隙连接外区域的整个肌膜中[8]。nAChR 亚基组成"从 ε 到 γ 的转换"对受体具有重要的生理和代谢影响[10,13]。成熟的 ACh 受体在代谢上更稳定，半衰期约为两周，而未成熟的 ACh 受体的代谢半衰期约为 24h[14]。未成熟的受体具有较小的单通道电导，但平均通道开放时间延长两倍至十倍[15,16]。另外，两者对配体的敏感性和亲和力不同。ACh 和琥珀酰胆碱这一类的激动剂更容易使未成熟受体去极化，正常剂量的 1/100~1/10 的激动剂就可以影响去极化过程[16,17]。

神经递质的安全边际

Paton 和 Waud 首先描述了神经递质的安全边际，并提出了在抑制抽搐（肌肉松弛）之前需要阻滞相对过量的乙酰胆碱受体（AChR）的概念[18]。给予神经肌肉阻滞剂后，必须结合 75% 的 ACh 受体后才能看到效果（"冰山现象"）。完全性神经肌肉麻痹至少需要结合 95% 的受体（图 6.1）。受体结合率随剂量变化，而非拮抗受体的绝对数量，因此也受到神经肌肉接头处药物浓度的影响。因此，受体数目增加时，即便拮抗剂可以占据相同百分比的受体，但未被阻断受体的绝对数目仍然很高。在这些情况下，如果其他因素（如 ACh 释放）不变，则既定浓度的肌松药将产生较小的肌松效应。临床上将其描述为对拮抗剂的抗药性[10]。

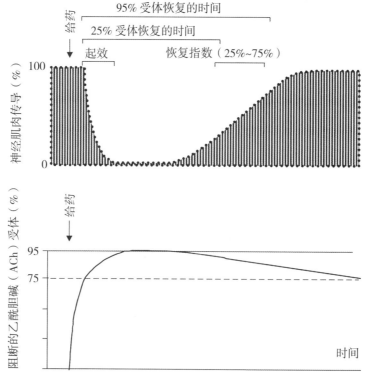

图 6.1 "冰山现象（iceberg-phenomenon）"和神经肌肉参数的定义

肌肉麻痹：肌松药的作用机制

神经肌肉阻滞剂抑制突触后 ACh 受体，导致肌肉麻痹。它们分为两大类，为非去极化神经肌肉阻滞剂针对乙酰胆碱受体的竞争性阻滞和去极化神经肌肉阻滞剂的非竞争性阻滞（图 6.2）。

竞争性阻滞

非去极化神经肌肉阻滞剂与 ACh 受体的 α 亚基结合，但它们不具备内在激动剂活性。由于一个非去极化肌松药分子足以结合受体并阻止离子通道开放，因此 ACh 和非去极化肌松药共同竞争受体上的 α 亚基结合位点。因此，"竞争性阻滞"表示结合的机会仅取决于神经肌肉接头处的每个配体的浓度及其对受体的亲和力。

非竞争性阻滞

由去极化神经肌肉阻滞剂琥珀酰胆碱产生的神经肌肉麻痹作用是非竞争性的。琥珀酰胆碱是 ACh 受体的部分激动剂，可以开放离子通道。因此，仅一个琥珀酰胆碱分子与 α 亚基的结合足以使受体去极化（Ⅰ 相阻滞）并诱导肌肉收缩，随即产生肌肉麻痹效应。另一个 α 亚基可以与 ACh 或琥珀酰胆碱结合。与 ACh 相反，琥珀酰胆碱不能被乙酰胆碱酯酶水解。因此，它从受体上解离并反复与其他 ACh 受体结合，直到从缝隙区域清除进入血浆，在血浆中被血浆（假性）胆碱酯酶水解。

Ⅱ 相阻滞

Ⅱ 相阻滞是一种复杂的现象，不仅发生在给予高剂量琥珀酰胆碱后，也可以发生在应用常规剂量琥珀酰胆碱后，这是由于假性胆碱酯酶缺乏或功能降低而导致的代谢降低。随即，突触缝隙中琥珀酰胆碱相对过量，同时初始的 Ⅰ 相（去极化）阻滞转化为 Ⅱ 相（非去极化）阻滞[19]，但是 Ⅱ 相阻滞的具体机制尚不清楚。临床上，Ⅱ 相阻滞的特征是强直性或四个成串刺激（train-of-four，TOF）衰减。重要的是，与 Ⅰ 相阻滞相反，Ⅱ 相阻滞可以用 AChE 抑制剂逆转。

脱敏阻滞

对于已敏化的 ACh 受体，它们仍可以结合 ACh，但是其激活不能开放通道，即脱敏阻滞。脱敏状态很可能是一种生理应答，其中脱敏的 ACh 受体与敏化的受体处于平衡状态，以防止极度的神经刺激导致过度肌肉反应[12]。极高浓度的激动剂、高水平的 ACh 或琥珀酰胆碱可引起受体脱敏增加。脱敏阻滞的确切机制尚未阐明。若大量受体发生脱敏，那么剩余的正常受体不足以使运动终板去极化，从而损害神经肌肉处的信号传递。

药物：	乙酰胆碱	琥珀酰胆碱	高剂量或重复剂量的琥珀酰胆碱	苄异喹啉类和甾体类肌松药
作用：	激动剂	部分激动剂	部分拮抗剂	拮抗剂
效应：	收缩	非竞争性阻滞和肌肉松弛	Ⅰ 相阻滞 + Ⅱ 相阻滞（非竞争性和竞争性）伴肌肉松弛	竞争性阻滞伴随肌肉松弛

固有激动剂活性从左至右逐渐降低

图 6.2　烟碱型乙酰胆碱受体（nAChR）的激动和拮抗效应

通道阻滞

当分子与 ACh 受体结合并改变其构象时，受体的生理功能受到影响，并进一步阻止 ACh 与 α 亚基结合，就会发生直接的通道阻滞。因此，可能将通道阻滞在开放状态或关闭状态，或者介于开放和关闭状态之间。给予 ACh 或神经肌肉阻滞药后可能会发生这种情况，当非去极化肌松药引起神经肌肉的深度阻滞后，再给予 AChE 抑制剂拮抗，此时 ACh 受体容易发生通道阻滞。数量增加的 ACh 分子置换出肌松药并阻止了其与 α 亚基结合，而 ACh 则保持了通道的开放。随后，肌松药分子可以进入开放的通道并延长受体阻断的时间，这一作用时间长于与 α 亚基结合产生的原始阻滞时间。

乙酰胆碱酯酶

突触前释放的乙酰胆碱酯酶（AChE）可在 1ms 内将 ACh 水解为乙酸盐和胆碱，这两种代谢物在 nAChR 处均不具备内在活性。通过特异性抑制 AChE，可以阻止 ACh 的代谢，并增加其在突触间隙中的浓度。在临床上，该方法适用于逆转非去极化神经肌肉松弛药的阻滞作用（请参阅逆转剂部分）。

肌松药的化学结构和特性

肌松药的构效关系

作为 ACh 类似物，所有肌松药至少都有一个季铵基团，可以与 nAChR 的 α 亚基结合。琥珀酰胆碱由两个 ACh 分子结合形成的二乙酰胆碱组成，因此，它保留了 ACh 的去极化效应，但不易被 AChE 水解。由于琥珀酰胆碱只能被血浆胆碱酯酶代谢，因此琥珀酰胆碱的降解较 ACh 延迟。

大多数非去极化神经肌肉阻滞剂也包含两个胺基，其中部分具有两个季铵基团。在生理 pH 值下，右旋筒箭毒（curare）、维库溴铵和罗库溴铵只含有一个季铵基团；第二个胺基是质子化的，因此可作为三级胺以不带电荷的状态存在。具有双季铵结构的甾体类肌松药更倾向于阻断神经节后毒蕈碱型 ACh 受体，从而发挥抗迷走神经作用。

而单季铵类肌松药（如维库溴铵，罗库溴铵）的抗迷走神经作用要弱得多。

化合物的立体化学特性在构效关系中也有一定作用。苄异喹啉类肌松药（如右旋筒箭毒碱、米曲库铵和阿曲库铵）具有引起组胺释放的不良反应。阿曲库铵的某些立体异构体具有组胺能特性，而顺式阿曲库铵在临床剂量下未发现组胺能的不良反应。

药物对 nAChR 的亲和力对肌松药的起效时间至关重要 [20]。具有较低亲和力的肌松药需要给予较高剂量，以实现完全的神经肌肉阻滞。高剂量的初始剂量可以通过较高的中央室和神经肌肉接头之间的浓度梯度，使药物快速扩散至 ACh 受体，从而更快发挥肌松效应 [21]。

肌松药在神经肌肉接头处的内在活性

根据配体的内在活性，nAChR 配体可以产生激动、部分竞争性激动或拮抗效应（图 6.2）。经典的激动剂是 ACh：受体与两个 ACh 分子结合后（一个 ACh 与一个 α 亚基结合），受体介导的离子通道打开，随后肌肉收缩。琥珀酰胆碱可作为部分拮抗剂：与受体结合后开放离子通道，但只引起最初的去极化并伴随肌肉收缩，随后产生肌松效应。相反，非去极化肌松药是具有最小内在激动剂活性的 ACh 受体拮抗剂。

肌松药作用于中枢神经系统和自主神经系统中的乙酰胆碱受体

烟碱型乙酰胆碱受体不仅位于神经肌肉接头处，还存在于中枢神经系统（central nervous system, CNS）和自主神经节中。尽管这些 ACh 受体的亚基组成不同，但是它们都含有能与 ACh 结合的 α 亚基。因此，与神经肌肉接头处 ACh 受体结合的肌松药具有与 CNS 和自主神经系统（ANS）中受体相互作用的潜力。

ANS 的神经节通过神经递质 ACh 转换交感或副交感信号。琥珀酰胆碱刺激交感神经节和副交感神经节以及节后副交感神经毒蕈碱受体。因此，在给予琥珀酰胆碱后常出现唾液分泌增加和心动过缓。为了避免这些效应出现，可应用阿托品预防性地阻断毒蕈碱受体。除泮库溴铵外，治疗剂量的非去极化肌松药对这些自主神经节没有影响。给予泮库溴铵后，其可以阻断毒蕈碱受体，表现为心动过速。

药物除了作用于 ANS 受体所产生的临床效应外，还可能作用于中枢，尤其是长时间用药和血脑屏障受损的情况下。动物研究表明，蛛网膜下腔注射肌松药可引起癫痫发作[22]。在蛛网膜下腔意外注射的病例报道已在人体中证实这些发现[23]。

肌松药作用于颈动脉体

神经元型 nAChRs 在颈动脉体化学感受器向中枢神经系统发出缺氧信号中发挥重要作用。肌松药可抑制颈动脉体中这些神经元的 ACh 受体，从而减少急性低氧通气反应，通常可通过增加每分通气量来补偿氧饱和度的降低[24]。

肌松药作用于支气管平滑肌

肌松药还能作用于支气管平滑肌上的毒蕈碱受体。M_2 和 M_3 受体均表达于平滑肌亚型，分别抑制肌肉松弛和促进平滑肌收缩。尽管毒蕈碱受体对气道的调控很复杂，但肌松药对气道张力的最终效应取决于 M_2 和 M_3 受体的相对阻滞。由于 M_3 毒蕈碱受体激活与支气管收缩有关，因此尽管 M_2 毒蕈碱受体被阻滞，M_3 毒蕈碱受体的强效拮抗剂仍会抑制支气管收缩。在临床剂量范围内，泮库溴铵（一种有效的 M_2 拮抗剂）与支气管收缩无关，因为它是一种有效的 M_3 毒蕈碱受体拮抗剂[25]。罗库溴铵、顺式阿曲库铵或米库氯铵也不会增强迷走神经诱发的支气管收缩[26]。

肌松药的组胺释放和过敏反应

过敏反应的抗原抗体反应（由 IgE 介导）、补体系统的激活（IgG 或 IgM）或肥大细胞表面分子的直接作用均可诱导肥大细胞释放组胺。肥大细胞分化为两种类型：黏膜型（在支气管系统和胃肠道）和浆膜型（血管内皮、皮肤、结缔组织）[27]。

对肥大细胞的直接影响

肌松药的季铵结构对肥大细胞具有微弱的组胺能作用。在临床剂量下，琥珀酰胆碱和苄异喹啉类肌松药（如右旋筒箭毒、阿曲库铵、米库氯铵）可以直接促进浆膜肥大细胞释放组胺。临床症状为红斑、水疱、心动过速和低血压。药理学选择性的顺式阿曲库铵和常用的甾体类肌松药（泮库溴铵、维库溴铵、罗库溴铵）没有直接的组胺释放作用[28]。在临床实践中，给予组胺受体阻滞剂可以抑制组胺释放的不良反应[29]。

过敏反应

肌松药的过敏反应非常罕见，与其他药物过敏无关[30]。

神经肌肉阻滞的临床前药理学和药理学变量

肌松药的神经肌肉阻滞作用的特征是刺激相应运动神经后肌肉的收缩反应性降低。为了明确肌松药的临床效应，在给予肌松药后测量骨骼肌（如拇内收肌）在神经刺激（如尺神经）下的肌颤搐抑制。100% 的肌颤搐反应指在没有任何神经肌肉阻滞情况下的肌肉收缩，而 0% 则表示完全肌肉麻痹。尽管患者对肌松药的反应存在个体差异，但这些化合物具备以下药理学特征（图 6.1）：

（1）效价：肌松药的效价用其"有效剂量（effective dose, ED）"来描述：ED_{95} 和 ED_{50} 分别指抑制 100% 肌颤搐基线的 95%（5% 颤搐值）或 50%（50% 颤搐值）的剂量。

（2）起效时间：指给予肌松药后至出现最强神经肌肉阻滞效果之间的时间间隔。

（3）肌松效应的持续时间（clinical duration of action, dur_{25} 或 dur_{95}）：指给予肌松药后至肌颤搐恢复至基线颤搐值的 25% 或 95%（即 75% 和 5% 颤搐抑制）。如果手术需要持续的肌松效果，则必须在恢复 25% 或之前再次给予肌松药。

（4）恢复指数：恢复指数常用于描述肌肉麻痹效应消除的速度，并定义为肌肉颤搐从 25% 恢复到 75% 所需要的时间。

（5）总作用持续时间：指给予肌松药后至 TOF 比率（TOF-ratio）恢复到 0.9 的时间间隔[31]。

药代动力学

肌松药通常采用静脉给药，以确保快速起效、快速分布及可预测的清除。皮下或肌内注射给药后，只能通过高剂量的肌松药达到预期的肌松效应，并且肌内注射给药的药物效应动力学不可预测。重要的是，肌松药不能通过胃肠道吸收。

药代动力学模型和参数

药代动力学模型旨在用数学术语描述药物及其代谢产物的血浆浓度与时间的关系。通常使用二室模型来计算肌松药的参数。注射药物后，肌松药即刻分布至"中央"室，然后再重分布到"周围"室（生物相，神经肌肉接头；图 6.3）。药物的代谢和清除几乎是即刻开始的。用于描述肌松药药代动力学的参数包括初始分布总容积、稳态分布容积、血浆清除率和消除半衰期。静脉输注即时半衰期这一术语描述了多次或连续给药后的药代动力学。

影响肌松药药代动力学的因素

分布容积

所有的肌松药都或多或少具备带正电的季铵基团，该季铵基团保持电离状态，而且与 pH 值无关。正电荷使肌松药几乎不与脂质结合。因此，肌松药的分布容积几乎完全在细胞外空间。如果长时间（> 24h）使用肌松药，则会分布到灌注较少的组织（第三室），如结缔组织中，导致分布容积增加至 10 倍[32]。

与血浆蛋白结合

肌松药在注射后与血浆蛋白结合，特别是白蛋白和 γ 球蛋白。

药理学效价强度

肌松药的效价强度是指其与乙酰胆碱受体的亲和力。很多肌松药的效价强度与起效时间之间存在交互关系。低亲和力的肌松药需要达到高剂量（比如更高的 ED_{95}）才能出现显著的肌颤搐抑制效果，并且中央室和神经肌肉接头之间的浓度差会很高，使得药物更快地传递至受体。相反，

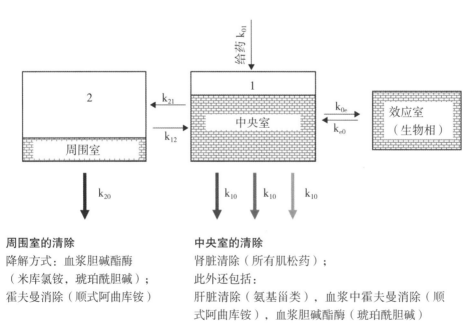

图 6.3　肌松药在不同室中的分布示意图
房室模型可用于计算确定药代动力学参数。K_{x-y} 描述了不同室之间的再分布常数。K_{12}、K_{21}：中央室和周围室之间的速率常数；K_{0e}、K_{e0}：中央室和效应室之间的速率常数；K_{10}：中央室的消除速率；K_{20}：周围室的消除速率

如果药物与乙酰胆碱受体具有高亲和力，则可使用较小剂量（较低的 ED_{95}），但此时药物运送所依赖的浓度梯度会降低，导致起效较慢[20,21]。

输注速度

快速输注肌松药会在中央室和神经肌肉接头之间产生高浓度梯度，因此可加快起效时间。

循环灌注

静脉给药的肌松药必须经过血液运输至效应室。若心输出量减少，则神经肌肉阻滞起效时间会延迟[33]。

肥　胖

在正常剂量下，肌松药的正电荷会阻止其吸收进入脂肪组织。因此，与正常患者相比，肥胖患者体重相关的分布容积和清除量明显减少。然而，消除半衰期几乎保持不变[34]。

年　龄

与成人相比，儿童的肌松药分布容积更大。因此，儿童需要较高剂量的肌松药才能达到既定的药物浓度。与青少年相比，儿童的神经肌肉接头更敏感[35]，因此，较高的剂量可导致更长时间的肌肉松弛。儿童心率和心脏指数的升高也缩短了神经肌肉阻滞的起效时间。

尽管衰老过程中 ACh 受体减少[36,37]，但对神经肌肉阻滞药的敏感性仍未改变[36,38,39]。但是，由于器官功能受损，老年人的分布和消除动力学时间通常会延长。

妊　娠

在妊娠期间，肌松药的药代动力学和药效学保持不变。但是，当给予镁剂治疗提前宫缩或先兆子痫时应用非去极化肌松药，应考虑肌松药的效价和作用时间可能会增加。

体　温

低体温会延迟分解代谢以及肝肾的清除能力，从而延长肌松药的作用持续时间[40]。即便是阿曲库铵和顺式阿曲库铵，低体温也会延迟自发衰减

[霍夫曼消除反应（Hofmann elimination）] 过程。

肌松药的清除和代谢

单次剂量的肌松药所产生的神经肌肉效应主要通过神经肌肉接头与中央室到周围室的重新分布而终止。然而，多次给药后，药物再分布能力变弱，肌松药及其活性代谢产物可以再分配到中央室。因此，神经肌肉的恢复主要取决于药物的清除。

肾脏清除

所有肌松药都可以通过肾脏清除。在生理 pH 下，肌松药被离子化为季铵。肾功能健康的患者清除肌松药的速度为 1~2mL/（kg·min），且不会从肾小管重吸收。在肾功能受损的患者中，主要由肾脏清除的肌松药（如泮库溴铵、罗库溴铵）的清除半衰期会显著延长。

代谢——酯类水解

在中央室重新分布后，血浆胆碱酯酶可使琥珀酰胆碱和米库氯铵失活。

非典型血浆胆碱酯酶

人群中非典型血浆胆碱酯酶杂合子个体出现的概率为 1∶480。这种情况下，琥珀酰胆碱和米库氯铵的作用持续时间仅存在极短的延迟。但是，非典型血浆胆碱酯酶的纯合子携带者（发生率为 1∶3 200）可能会出现长时间的神经肌肉阻滞，甚至长达 3~6h。"地布卡因试验（dibucaine test）"采用局麻药地布卡因在体外抑制血浆胆碱酯酶[41]，血浆胆碱酯酶的正常亚型比非典型亚型更容易被抑制，因此将血浆胆碱酯酶的抑制百分比称为"地布卡因值（dibucaine-number）"。地布卡因对正常血浆胆碱酯酶的抑制程度约为 70%，而对异常胆碱酯酶的抑制作用较小。

获得性胆碱酯酶缺乏症

肾功能不全或妊娠等因素可以抑制血浆胆碱酯酶活性。此外，多种药物都可影响胆碱酯酶的功能，例如胆碱酯酶抑制剂、泮库溴铵和止吐

药甲氧氯普胺。如果血浆胆碱酯酶活性降低至500IU/L左右，琥珀酰胆碱或米库氯铵诱导的神经肌肉阻滞时间则可延长至2.5倍[42]。

代谢——非酶性衰减（霍夫曼消除）

阿曲库铵和顺式阿曲库铵通过自发的、温度和pH依赖性的降解而失活，被称为霍夫曼消除，它们的代谢物在神经肌肉接头处无活性。霍夫曼消除发生在中央和周围室以及突触间隙中。此外，阿曲库铵可通过酯类水解而降解。

代谢——肝消除

甾体肌松药通过肾脏和肝脏消除。对于维库溴铵和罗库溴铵，肝脏消除的过程比肾脏消除的过程快，但由于重分布导致效应消退较慢。如果多次使用肌松药，在药物重分布减弱后，肌松恢复时间会延长。

去极化肌松药琥珀酰胆碱的临床药理

琥珀酰胆碱是目前临床上唯一的去极化肌松药，主要用于误吸入风险高的患者的快速序贯诱导（rapid-sequence induction, RSI）[43,44]。

快速序贯诱导

静脉注射后，大部分琥珀酰胆碱立即被血浆胆碱酯酶代谢，甚至在到达突触间隙之前即被代谢。因此，只有少部分药物到达神经肌肉接头并在20~40s内发挥去极化作用。临床上可以看到在注射后1min内先出现肌肉颤搐而后出现神经肌肉麻痹的现象。

琥珀酰胆碱的ED_{95}为0.3mg/kg。但在临床实践中，为了确保达到快速完全的肌松效果，通常会给予1.0mg/kg（3' ED_{95}）的琥珀酰胆碱。但是，降低插管剂量（0.5~0.6mg/kg）也可以在60s内提供合适的插管条件[45]。琥珀酰胆碱扩散进入血浆后，经血浆胆碱酯酶代谢，神经肌肉阻滞效应随即恢复。尽管已经研发了起效时间更快（罗库溴铵）或持续时间更短（米库氯铵）的新型非去极化神

---

① mEq/L=mmol/L× 原子价

经肌肉阻滞药，但琥珀酰胆碱仍然是唯一兼具两种特性的肌松药：起效时间短（<1min）和持续时间短（5~10min）。琥珀酰胆碱的绝对和相对禁忌证建立在其不良反应基础上（框表6.1）。

框表6.1 琥珀酰胆碱的禁忌证

- 神经肌肉疾病。
- 去神经支配（2d后）。
- 活动受限（3d后）。
- 烧伤（2d后）。
- 恶性高热倾向。
- 琥珀酰胆碱过敏。
- 非典型血浆胆碱酯酶纯合子。

琥珀酰胆碱的药理作用与不良反应

琥珀酰胆碱通过使终板去极化，引起肌束颤动，随即产生肌肉麻痹，并引起各种不良的不良反应（框表6.2）。由于其作用机制，琥珀酰胆碱也会导致血清钾离子水平暂时升高，甚至在健康患者中也可出现。对ACh受体表达存在定量和（或）定性改变的神经肌肉疾病患者来说，这也具有临床相关性。在乙酰胆碱受体上调的患者中，给予琥珀酰胆碱后血清钾离子水平增加显著，由此产生的高钾血症会导致致命性的心律失常，包括室颤[9]。

对于高钾血症患者，应用琥珀酰胆碱必须慎之又慎。但是实际上提出一个琥珀酰胆碱的安全剂量又很难。目前通常以5.5mEq/L①为界限[46]。由于罗库溴铵已广泛用于快速序贯诱导，因此目

框表6.2 琥珀酰胆碱的不良反应

- 刺激心脏窦房结的毒蕈碱型乙酰胆碱受体。
- 心动过缓。
- 房室交界型心律。
- 室性心律失常。
- 终板去极化。
- 颅内压升高。
- 眼内压升高。
- 胃内压升高。
- 细胞内钾离子释放。
- 肌痛。
- 咬肌痉挛。
- 恶性高热（malignant hyperthermia，MH）触发因素。
- 过敏反应。

前可以使用罗库溴铵替代 [47]。

颅内压升高的机制尚不完全清楚，可能是起源于肌梭纤维的传入脊神经冲动增加，进一步使脑血流量增加 [48]。

琥珀酰胆碱对心血管系统的作用是多种多样的，因为它能够与 ANS 的胆碱能受体结合（框表 6.2）。琥珀酰胆碱可通过刺激心脏窦房结的毒蕈碱受体，诱发心动过缓。这些效应常见于高迷走神经张力的患者，尤其是儿科患者或喉镜片刺激迷走神经后。

尽管琥珀酰胆碱的过敏反应较为少见，但是在各类神经肌肉阻滞剂中仍是发生率最高的。如果注射琥珀酰胆碱后出现严重的循环呼吸系统的不良反应，应考虑过敏反应，并有必要对患者进行针对性的治疗。此外，琥珀酰胆碱是恶性高热的强烈诱因。

非去极化神经肌肉阻滞药的临床药理

非去极化神经肌肉阻滞药可以通过多种方式进行分类（表 6.1），但是在考虑药代动力学和药效学参数以及不良反应时，根据它们的化学结构进行分类最具有相关性。

标准插管

肌松药用于麻醉诱导的主要作用是辅助气管插管。临床实践中，确定最佳插管时间点时很少应用神经肌肉监测。大多数麻醉医生通过临床评估来确定是否达到了足够的麻醉深度和肌肉松弛程度，还有些人则采用厂商提供的标准开始时间。通常注射 2 倍 ED_{95} 剂量的肌松药可以在标准起效时间后开始插管（表 6.2）。

非去极化肌松药的快速序贯诱导

当存在严重误吸风险时，麻醉诱导的主要目

表 6.1　非去极化肌松药的分类

药物	ED_{95}（mg / kg）	临床应用时间	化学结构分类	持续时间
罗库溴铵	0.3	1992 年	氨基甾类	中效
维库溴铵	0.05~0.06	1980 年	氨基甾类	中效
泮库溴铵	0.06~0.07	1960 年	氨基甾类	长效
米库氯铵	0.08	1997 年	苄异喹啉类	短效
阿曲库铵	0.25	1980 年	苄异喹啉类	中效
顺式阿曲库铵	0.05	1995 年	苄异喹啉类	中效
筒箭毒碱	0.5	1942 年	二苄基 – 四氢 – 异喹啉	长效
阿库氯铵	0.2~0.25	1964 年	番木鳖碱衍生物	长效

该文献将肌松药根据其效力（ED_{95}）、作用时间、化学结构和临床应用时间顺序进行分类

表 6.2　应用 2 倍 ED_{95} 后的起效时间和持续时间

药物	起效时间（min）	Dur_{25}（min）	至 TOF 比率 ≥ 0.9 的作用持续时间（min）	恢复指数（min）
罗库溴铵	1.5~2.5	35~50	55~80	10~15
维库溴铵	2~3	30~40	50~80	10~20
泮库溴铵	3.5~6	70~120	130~220	30~50
米库氯铵	2.5~4.5	15~20	25~40	5~9
阿曲库铵	2~3	35~50	55~80	10~15
筒箭毒碱	3~6	40~55	60~90	10~15
阿库氯铵	3.5~6	80~120	170~240	45~60

起效、Dur_{25}、TOF 比率 ≥ 0.9 和恢复指数的定义见图 6.1

标是在失去保护性气道反射后的 60~90s 内确保气道通畅。目前，琥珀酰胆碱（1mg/kg）和罗库溴铵（1.2mg/kg）是仅有的药理特性适宜的肌松药，可以达到上述操作要求[47]，但 1.2mg/kg 的罗库溴铵具有较长的神经肌肉阻滞持续时间[47]。

初始剂量

连续两次注射非去极化肌松药可以加快肌松起效速度。因此，在给予插管剂量前约 3min 输注少量的肌松药 [预注法（priming）]，可使肌松药在 1min 内起效。

增加插管剂量

通过增加非去极化肌松药的剂量，可以缩短肌肉松弛的起效时间，但会增加不必要的心血管不良反应风险，并延长神经肌肉恢复的时间。

非去极化肌松药的神经肌肉功能恢复

尽管非去极化肌松药在麻醉期间几乎没有不良反应，但是在手术结束后的残留效应是一个普遍问题，称为残留的神经肌肉阻滞，有时也称为术后残留箭毒化（postoperative residual curarization, PORC）[49]。PORC 是应用肌松药的常见并发症。多达 60% 使用肌松药的患者在离开手术室时存在残留的肌松效应，这取决于手术时长[49-51]。如果该肌肉麻痹状态无法得到及时的识别和治疗，患者将面临术后呼吸循环并发症[52]，导致换气不足[53-55]、肺不张、误吸[56,57]、肺炎，甚至死亡[58]等严重后果。一些简单的措施，如使用神经肌肉监测及常规应用肌松拮抗剂都是降低残留箭毒化发生率的有效方法[52,59]。

肌松药临床药理学的影响因素

肾功能不全和肌松药

如果肾功能受损，肌松药的清除率会降低。但由于单次剂量肌松药的神经肌肉阻滞效应主要通过重分布而终止，因此单次给药后神经肌肉的恢复时间不会延长。但是多次给药后，肌松药的肾清除率降低，会延长神经肌肉的恢复时间。重

要的是，阿曲库铵、米库氯铵和罗库溴铵的清除途径与肾功能无关。

肝脏疾病和肌松药

肝衰竭通常与继发性醛固酮增多症有关，继发性醛固酮增多症会导致体液潴留并增加肌松药的分布容积，因此需要更大剂量的肌松药才能达到理想的肌松效应。由于肝清除功能受损，所给予的高剂量肌松药可能会在中央室停留更长的时间，导致神经肌肉阻滞时间延长。

单次给药对清除时间的影响相对较小，因为室间的重新分布是决定作用持续时间的主要因素。但是重复给予氨基甾类肌松药后，由于这些药物的清除依赖于肝功能，因此会发生累计效应，同时这些药物还会产生具有药理活性的代谢产物。此外，由于酶合成减少，肝功能障碍时血浆胆碱酯酶活性也可能降低[42]。阿曲库铵和顺式阿曲库铵的清除与肝功能无关。

神经肌肉疾病和肌松药

突触前、突触间隙和突触后结构的完整性及其功能对于神经肌肉终板的功能非常重要。因此，任何会改变神经传导或肌膜电活动的神经肌肉疾病都会影响神经肌肉结构、ACh 受体表达以及肌松药的药物效应动力学（图 6.4）。

ACh 受体表达增加

当神经和肌肉之间建立起神经支配和电传导时，成熟的 ACh 受体仅位于神经肌肉接头处。去神经会导致 ACh 受体的上调，并扩散到神经肌肉

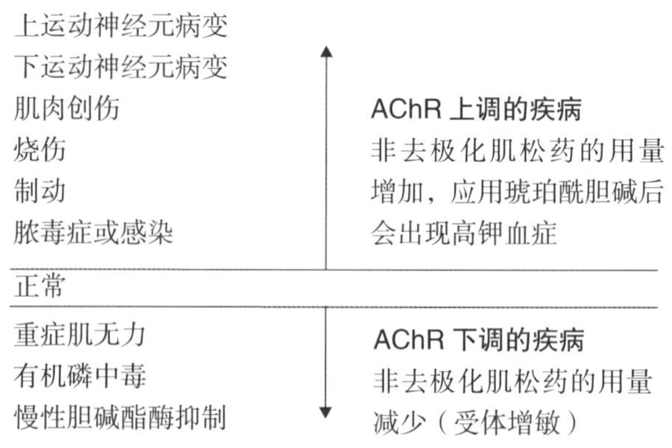

图 6.4　影响乙酰胆碱受体（AChR）表达的疾病

接头的周围和接头外区域[10]，其中，受体上调与亚单位组成向未成熟亚型的改变有关[12]，即正常神经肌肉接头受体处的 ε 亚基被 γ 亚基所取代，这种受体被称为"未成熟"受体[10,12]。这些未成熟受体的配体敏感性和亲和力均发生了改变[10]。经典理论表明，受体数目增加可导致激动剂（如琥珀酰胆碱）的超敏反应，而非去极化肌松药作为拮抗剂诱导肌肉麻痹所需的浓度则显著增加[10]。诱导 ACh 受体上调的神经肌肉病理学包括所有形式的去神经支配[60]、活动受限[61]、烧伤[62]和全身性炎症疾病[63]，见图 6.4。

上、下运动神经元病变

目前已充分证实在下运动神经元病变后，琥珀酰胆碱可以导致高钾血症[64]。去神经后 3~4d 琥珀酰胆碱的敏感性增加，7~8d 后达到临界水平。对受体激动剂呈现超敏反应的患者通常也表现为对非去极化神经肌肉阻滞药的抗药性[65]。卒中、脑出血[66]、头部外伤[67]、多发性硬化[68]及截瘫或四肢瘫痪[69]等病变也可导致 ACh 受体上调，可能表现为对琥珀酰胆碱的超敏反应及对非去极化神经肌肉阻滞剂的抗药性。由于受体上调的持续时间尚不清楚[66]，神经内外科患者对肌松药的反应难以预测，所以在麻醉期间应避免使用琥珀酰胆碱，并在应用非去极化肌松药时监测神经肌肉功能。

活动受限

由于脊髓或神经根未受到直接损伤，且肌纤维仍处于受神经支配的状态，因此活动受限状态与去神经综合征是完全不同的。但是，活动受限（从肢体的石膏固定到重症监护病房的全身制动）也会引起 ACh 受体的上调[61,70]。制动 14d 后，机体对 ACh 受体的调节作用达到顶峰，但持续时间尚不清楚[61]。活动受限引起的受体增加会引起非去极化肌松药的剂量反应曲线右移[61]，并增加对琥珀酰胆碱的敏感性[10]。

烧伤

烧伤会导致烧伤部位深部肌肉的 ACh 受体上调，但远处肌肉则不会[71]。单一肢体烧伤（体表

面积的 8%~9%）足以导致应用琥珀酰胆碱后的致死性高钾血症[72]。由于受体开始上调需要几天时间，因此琥珀酰胆碱在急性烧伤后最多可使用 48~72h，应避免在此时间段之外使用[10]。

感染和系统性炎症

炎症和感染影响了神经肌肉阻滞剂的剂量依赖性[63]。吸毒者[73]和移植手术患者[74]存在肉毒杆菌等梭菌感染，会抑制突触前 ACh 的释放，导致长期的肌肉无力并引起 ACh 受体上调长达 128d[75]。由于肉毒素的突触前作用，尽管 ACh 受体上调，阿曲库铵等非去极化肌松药仍存在超敏化作用[76]。但是也有临床研究报道肉毒素介导的受体上调会导致人体内出现琥珀酸胆碱相关的高钾血症[77]。

对于全身性炎症疾病的患者，非去极化肌松药出现"抗药性"需要 4d 时间，琥珀酰胆碱引发高钾血症的风险需 1 周以上[10]。在重症患者中，感染和制动往往同时发生，使神经肌肉的恢复更加复杂，因为这两种因素均可独立增加 ACh 受体的表达，所以可以增强药效学作用[63]。

乙酰胆碱受体数量减少

重症肌无力

重症肌无力是一种表现为肌肉无力和易疲劳的自身免疫性疾病。大约 80% 的患者存在 ACh 受体抗体。在肌无力患者中，这些 ACh 受体的自身抗体会导致 ACh 受体数目下调。临床症状通常始于上睑下垂和复视，然后发展为延髓麻痹。晚期以构音障碍、吞咽困难以及四肢和呼吸肌无力为特征[78]。除胸腺切除术外，肌无力的治疗方法是使用胆碱酯酶抑制剂。由于 ACh 受体下调，肌无力患者对非去极化肌松药更加敏感，但对琥珀酰胆碱的剂量需求增加。如果在麻醉期间使用肌松药，建议同时持续监测神经肌肉功能。在使用琥珀酰胆碱进行快速诱导时，需增加剂量至 1.5~2mg/kg。尽管治疗使用的胆碱酯酶抑制剂会延迟琥珀酰胆碱的水解及神经肌肉阻滞效应[79]，但仍不建议停用胆碱酯酶抑制剂的治疗。

肌松药与其他药物的相互作用

尽管某些药物也具有神经肌肉效应，但由于神经肌肉信号传递的安全性很高，因此这些效应仅认为具有肌松增强作用。

与肌松药合用的药物所产生的血流动力学效应会影响肌松药的起效时间，这在快速序贯诱导中发挥重要作用。如果这些药物会减少心输出量或肌肉血流灌注，那么肌肉松弛的起效时间将会延长。

神经肌肉的传递可能受神经末梢或受体药物的影响。在突触前水平已经确定了三种可以降低ACh释放的机制：第一，环磷酸腺苷（cAMP）和三磷酸腺苷（ATP）是合成ACh所必需的；呋塞米抑制cAMP的合成，因此也减少了突触前ACh的合成。第二，挥发性麻醉药会阻断突触前ACh受体，从而降低反复刺激时突触前膜ACh的释放。第三，挥发性麻醉药及镁剂[80,81]、钙拮抗剂和氨基糖苷类抗生素[82]通过阻断突触前的钙离子通道来减少ACh的释放。在突触后，许多药物以剂量依赖的方式阻断ACh受体的α亚基，包括吸入麻醉药[83]、氨基糖苷类抗生素[84]、奎尼丁[85]、三环类抗抑郁药[86]、氯胺酮[87]、咪达唑仑[88]和巴比妥类药物[89]。最近的研究数据表明，丙泊酚也能影响神经肌肉接头，因为在静脉注射丙泊酚30min后罗库溴铵的效价强度得到了显著增强[90]。

丹曲林钠可抑制Ca^{2+}的释放及再摄取入肌浆网，可用于快速治疗恶性高热。它可以在肌肉水平上增强非去极化肌松药的作用，而不会影响神经肌肉的传递[91]。

逆转肌松作用的药物

手术结束后残余的肌松作用或PORC是一个普遍问题，因为它会导致上呼吸道功能受损[92]，气道阻塞和肌肉无力以及随后出现的肺部并发症，如缺氧和肺炎[52]，因此，它也与术后麻醉复苏室停留时间延长有关[93]。为了避免PORC，麻醉医生可以使用胆碱酯酶抑制剂，或应用选择性结合

肌松药的舒更葡糖拮抗罗库溴铵或维库溴铵的残留作用。

在逆转残余的神经肌肉阻滞效应之前，应评估残余肌肉麻痹的程度。TOF比率是评估肌无力最常用的方法，TOF比率 ≤ 0.9指示肌松完全恢复[94]。在使用非去极化肌松药后，若肌松持续时间超过预期，可能是由于延迟消除或对药物的敏感性增加所致。此时应用肌松药拮抗剂后，应在恢复室严密监测患者，因为拮抗剂的半衰期可能比肌松药的半衰期短，从而再次发生神经肌肉阻滞，即所谓的复箭毒化。

如果使用琥珀酰胆碱或米库氯铵，那么导致肌无力延长的根本原因可能是血浆胆碱酯酶缺乏或非典型血浆胆碱酯酶。在这两种情况下，应用胆碱酯酶抑制剂是无益的。因此，应对这些患者进行机械通气，直至自主呼吸恢复。如果在使用琥珀酰胆碱或米库氯铵后出现长时间的肌肉麻痹，可测定血浆胆碱酯酶的活性。

胆碱酯酶抑制剂（新斯的明、溴吡斯的明）

作用机制

胆碱酯酶抑制剂（新斯的明、溴吡斯的明）在临床上用于拮抗神经肌肉阻滞剂的残留效应并在手术结束时加速神经肌肉的恢复[95]。它们通过增加神经肌肉接头处ACh的浓度间接起效。因此，在神经肌肉接头处累积的ACh可与残留的神经肌肉阻滞剂竞争性结合未被占用的nAChR，增加了从ACh受体置换出肌松药的机会。

药代动力学与代谢

胆碱酯酶抑制剂通过肾脏消除，因此肾功能不全患者的消除会延迟。

AChE抑制剂的临床药理学

AChE抑制剂对非去极化神经肌肉阻滞的拮抗作用主要取决于以下五个因素[95]：

（1）拮抗时的神经肌肉阻滞程度。数十年来胆碱酯酶抑制剂一直用于拮抗神经肌肉阻滞剂的残留作用，其缺点是在深度神经肌肉阻滞

中的应用有限。重要的是，胆碱酯酶抑制剂对 AChE 的作用具有天花板效应。一旦 AChE 被完全抑制，由于神经肌肉接头处 ACh 的浓度有限，更高剂量的胆碱酯酶抑制剂也无法发挥作用。因此，在"无法插管，无法通气"的情况下，使用 AChE 抑制剂拮抗深度神经肌肉阻滞效应，不足以快速恢复患者的自主呼吸。当再次出现 T2 和 T4 时（分别是 TOF 刺激模式的第二次和第四次肌肉颤动），即使应用高剂量新斯的明（50~70μg/ kg）完全抑制 AChE 也不能有效恢复神经肌肉传递[96~98]。由于这种天花板效应，在有效逆转神经肌肉阻滞之前必须等神经肌肉阻滞部分恢复，一般建议在四次 TOF 刺激出现时再使用胆碱酯酶抑制剂[99,100]。

（2）抗胆碱酯酶药物。最常用的抗胆碱酯酶药物是溴吡斯的明和新斯的明[95]。

（3）抗胆碱酯酶药物的剂量。剂量取决于神经肌肉恢复的程度、所需的神经肌肉恢复速度以及所用神经肌肉阻滞剂的恢复指数。新斯的明的最大剂量应为 70μg/kg[101]，溴吡斯的明的剂量范围为 30~70μg/kg[95]。

（4）神经肌肉阻滞剂的自发清除率。作用持续时间短的肌松药血浆浓度下降速度比作用持续时间长或中等的药物更快。使用胆碱酯酶抑制剂后，AChE 诱导的拮抗作用以及由于重分布和消除引起的神经肌肉阻滞剂血浆浓度降低，均对神经肌肉功能的恢复至关重要[102,103]。因此，神经肌肉阻滞剂消除越快，使用拮抗剂后神经肌肉恢复越快。

（5）麻醉药的选择和麻醉深度。由于挥发性麻醉药可以增强非去极化肌松药的神经肌肉阻滞作用[104,105]，因此在挥发性麻醉药存在的情况下，抗胆碱酯酶药物的效果会减弱[106]。手术结束后停用挥发性麻醉药将加速药物效应的逆转[107]。此外，其他增强神经肌肉阻滞剂效应的药物（如 Mg^{2+}、Ca^{2+}）也会限制抗胆碱酯酶药物的作用[95]。

不良反应

抑制 AChE 不仅会增加神经肌肉接头处 ACh 的浓度，还会增加所有以 ACh 为递质的突触 ACh 浓度。因此，胆碱酯酶抑制剂在副交感神经系统中具有许多不良不良反应，包括支气管收缩、气道阻力增加、唾液分泌增加和肠蠕动增加[95]。为了最大限度地减少这些不良反应，通常将 AChE 抑制剂与毒蕈碱拮抗剂（副交感神经阻断药，如格隆溴铵或阿托品）合用。

选择性肌松药结合物：舒更葡糖

作用机制

2008 年 9 月，第一种选择性肌松药结合物舒更葡糖，作为新型拮抗剂被引入欧洲市场。其独特之处在于可以迅速（在 1~3min 内）并完全逆转罗库溴铵的神经肌肉阻滞作用，并通过肾脏消除与之结合的复合物[108]。舒更葡糖曾在 2008 年被美国食品药品监督管理局（Food and Drug Administration, FDA）拒绝批准，但最终于 2015 年 12 月 15 日批准了该药物在美国的使用[109]。

舒更葡糖是经修饰的 γ 环糊精，是一种具有亲脂性核心的亲水性分子，可以包裹其他亲脂性分子。γ 环糊精是经淀粉降解产生的一种环状低聚糖，由 8 种糖分子组成[108]。尽管该药的设计是与罗库溴铵特异性结合，但其他氨基甾类肌松药（如维库溴铵和泮库溴铵）也可与舒更葡糖结合，但亲和力较低[110]。舒更葡糖通过与氨基甾体类神经肌肉阻滞剂以 1∶1 的比例形成紧密复合物发挥作用，即一分子的舒更葡糖能够非共价结合一分子的氨基甾体类肌松药，其中酸性基团（COO–）进一步增加了其与肌松药带正电氮原子的静电键相互作用，从而进一步增强药物结合。值得注意的是，舒更葡糖与其他肌松药如米库氯铵、阿曲库铵和顺式阿曲库铵没有亲和力。

药代动力学与代谢

注射舒更葡糖后，神经肌肉功能恢复需要如下两步：

第一步：静脉注射舒更葡糖后，血管内所有游离的罗库溴铵分子都被结合并固定在中央室，使得其与神经肌肉接头之间出现药物浓度差。

第二步：随后，罗库溴铵分子从血管外的周围室（神经肌肉接头）移向中央室的血管内，并继续与舒更葡糖结合，实现神经肌肉传递的迅速恢复。

舒更葡糖的消除半衰期约为 100min，几乎 100% 由肾脏清除，清除速度为 75~120mL/ min。使用舒更葡糖后，罗库溴铵的代谢由肝脏生物转化和胆汁排泄变为完全不依赖肝脏的肾脏途径。尽管最近的一项研究表明，舒更葡糖可快速逆转罗库溴铵应用于肾功能不全患者的深度神经肌肉阻滞效应，但是考虑到舒更葡糖 – 罗库溴铵络合物可在严重肾脏疾病患者的体内长时间存在，目前的经验不足以支持在该人群中推荐使用舒更葡糖[111]。

舒更葡糖的临床药理学

根据肌松药和逆转时神经肌肉阻滞的程度，建议使用不同剂量的舒更葡糖[108]（表 6.3）。所使用的舒更葡糖剂量应在平均 3min 内加速，使神经肌肉阻滞恢复至 TOF 比率为 0.9[108]。舒更葡糖逆转神经肌肉阻滞效应的能力不依赖神经肌肉阻滞的程度，这一点与胆碱酯酶抑制剂相反[96]。

舒更葡糖对维库溴铵的亲和力较小，使得神经肌肉恢复速度稍慢，而且目前尚无舒更葡糖即刻逆转维库溴铵诱导的神经肌肉阻滞的推荐剂量。逆转维库溴铵诱导的深度（强直后计数为 1~2）

或中度（TOF 计数 > 2）神经肌肉阻滞的舒更葡糖剂量与罗库溴铵相同[108]。

不良反应

舒更葡糖具有生物学惰性，不与血浆蛋白结合，安全且耐受良好。另外，它对 AChE 或体内的任何受体系统都没有影响[112]。由于对临床试验中报道的过敏反应和超敏反应的性质和频率的担忧[113]，美国在 2015 年 12 月批准舒更葡糖前开展了进一步评估[109]。在一项随机、双盲、平行、重复剂量试验中，使用舒更葡糖治疗的 299 名参与者中有 1 名出现过敏反应[109]。因此，临床医生应意识到超敏反应或过敏反应的可能性，对患者进行相应的监测和治疗。

由于舒更葡糖的使用可能与给药后数分钟内发生的心动过缓相关，因此在神经肌肉阻滞逆转期间和之后应密切监测患者的血流动力学变化。如有必要，应使用抗胆碱能药物如阿托品治疗[109]。

临床试验中报告的最常见不良反应包括呕吐、低血压、疼痛、头痛和恶心[112]。此外，医生还应告知使用激素避孕药的妇女，舒更葡糖可能会暂时降低避孕效果，因此她们需要在一段时间内换用另一种节育方法[109]。

神经麻醉和神经重症监护的特殊注意事项

神经麻醉中的神经肌肉阻滞剂

在神经麻醉中，将肌松药用于麻醉诱导并在手术期间抑制不自主运动。由于非去极化神经肌

表 6.3　舒更葡糖剂量

平均 3min 逆转罗库溴铵诱导的神经肌肉阻滞的舒更葡糖剂量			
舒更葡糖剂量	指征	至 TOF 比率为 0.9 的平均恢复时间	备注
16mg/kg[1,2]	1.2mg/kg 罗库溴铵后立即逆转	1.5min	
4mg/kg[1,3–5]	常规逆转深度神经肌肉阻滞（PTC 1~2）	3min	
2mg / kg[1,6–9]	常规逆转中度神经肌肉阻滞（T2 出现）	2min	
1mg / kg[10]	再次出现 TOF 刺激下 4 次抽搐后逆转	2min	来自单中心 RCT 的数据
0.22mg / kg[11]	在 TOF 0.5 时逆转	2min	来自单中心 RCT 的数据

PTC：强直后计数；RCT：随机对照试验；TOF：四个成串刺激

肉阻滞药不影响脑血流量、脑氧代谢或颅内压[95]，因此将其作为首选药物。如果需要快速序贯诱导，请务必牢记琥珀酰胆碱会轻度增高颅内压[114]，其机制尚不明确，可能是起源于肌梭纤维的传入脊神经冲动增加，进一步使脑血流量增加[48]。因此罗库溴铵可用于这些患者，当以适当的剂量（1.2mg/kg）使用时，罗库溴铵可提供相同的插管条件[47]。

在神经肌肉疾病患者中，ACh 受体上调常见于所有形式的去神经支配（脑卒中、脑出血[66]、头部创伤[67]、多发性硬化症[68]、截瘫或四肢瘫痪[69]），长时间制动[61]，以及全身性炎症[63]，可能出现对非去极化神经肌肉阻滞药的抗药性和对琥珀酰胆碱的超敏性。注射琥珀酰胆碱后，这些易感患者有发生高钾血症和循环不稳定的风险[10]。在临床实践中，应始终在健侧进行神经肌肉监测。

颅脑创伤的快速诱导

脑外伤是导致死亡和永久性残疾的主要原因[115]。在急性脑损伤中，缺氧、低血压和高碳酸血症[致死三联征(lethal triad)]的预防和治疗至关重要，因为它们会影响患者的远期预后[116]。因此，对精神状态改变或意识水平降低的患者进行气管插管是非常有必要的。由于这些患者发生误吸的风险增加，因此选用适宜的神经肌肉阻滞剂进行快速插管是标准流程[48]。用于快速诱导最常见的神经肌肉阻滞剂是琥珀酰胆碱和罗库溴铵[48]。但是，琥珀酰胆碱的使用可能与颅内压的短暂升高有关[114]。此外，对于高钾血症的易感患者应谨慎使用琥珀酰胆碱，如肾功能不全、有挤压伤或其他神经肌肉疾病的患者，此时应使用罗库溴铵进行替代。即使在紧急情况下，琥珀酰胆碱和 1.2mg/kg 罗库溴铵也足以保证首次插管成功[117]。此外，最近的一项研究报道，与罗库溴铵相比，接受琥珀酰胆碱快速诱导的严重脑损伤患者的死亡率增加[48]。

神经重症监护中的神经肌肉阻滞剂

在 ICU 中，控制 CO_2 和最佳氧合对于有神经

肌肉疾病和脑损伤患者至关重要，通常需要镇静和长时间的机械通气。在以下情况下，ICU 患者可能会从暂时性神经肌肉阻滞中受益[118]：①需要降温进行神经保护或减少发热时，预防寒战发生；②在治疗（如气管切开术）或诊断性操作期间限制咳嗽及伴随的颅内压增高[119]。但是，这些预期益处同时也带来潜在风险。长时间的神经肌肉阻滞会掩盖脑损伤患者的创伤后癫痫发作[120]并且增加罹患危重病性多发性神经病变的风险[121]，从而增加患者脱离呼吸机的难度，严重延长 ICU 中患者的功能恢复和疾病康复时间。

（周芳　曾羽连　译，钟海星　董海龙　审校）

参考文献

[1] Bernard C. Leçon sur les effets de substances toxiques et medicamenteuses. Paris: J.-B. Baillière et Fils, 1851.

[2] Bernard C. Études physiologiques sur quelques poisons americains. La Revue des Deux Mondes, 1864, 53:164–190.

[3] Läwen A. Über die Verbindung der Lokalanästhesie mit der Narkose, über hohe Extraduralanästhesie und epidurale Injektionen anästhesierender Lösungen bei tabischen Magenkrisen. Bruns' Beitrage fur klinische Chirurgie, 1912, 80:168–180.

[4] Griffith HR, Johnson GE. The use of curare in general anesthesia. Anesthesiology, 1942, 3:418–420.

[5] De Jong RH. Controlled relaxation. II. Clinical management of musclerelaxant administration. JAMA, 1966, 198:1163–1166.

[6] Mencke T, Echternach M, Kleinschmidt S, et al. Laryngeal morbidity and quality of tracheal intubation: A randomized controlled trial. Anesthesiology, 2003, 98:1049–1056.

[7] Blobner M, Frick CG, Stauble RB, et al. Neuromuscular blockade improves surgical conditions (NISCO). Surgical Endoscopy, 2014, 29(3):627–636.

[8] Jeevendra Martyn JA, Fukushima Y, Chon JY, et al. Muscle relaxants in burns, trauma, and critical illness. International Anesthesiology Clinics, 2006, 44(2):123–143.

[9] Martyn JA, Fagerlund MJ, Eriksson LI. Basic principles of neuromuscular transmission. Anaesthesia, 2009, 64 Suppl 1:1–9.

[10] Martyn JA, White DA, Gronert GA, et al. Up-anddown regulation of skeletal muscle acetylcholine receptors. Effects on neuromuscular blockers. Anesthesiology, 1992, 76:822–843.

[11] Schuetze SM, Role LW. Developmental regulation of nicotinic acetylcholine receptors. Annual Review of Neuroscience, 1987, 10:403–457.

[12] Gu Y, Hall ZW. Immunological evidence for a change in subunits of the acetylcholine receptor in developing and denervated rat muscle. Neuron, 1988, 1:117–125.

[13] Mishina M, Takai T, Imoto K, et al. Molecular distinction between fetal and adult forms of muscle acetylcholine receptor. Nature, 1986, 321:406–411.

[14] Shyng SL, Salpeter MM. Degradation rate of acetylcholine receptors inserted into denervated vertebrate neuromuscular junctions. Journal of Cell Biology, 1989, 108:647–651.

[15] Fischbach GD, Schuetze SM. A post-natal decrease in acetylcholine channel open time at rat end-plates. Journal of Physiology, 1980, 303:125–137.

[16] Fambrough DM. Control of acetylcholine receptors in skeletal muscle. Physiology Reviews, 1979, 59:165–227

[17] Maclagan J, Vrbova G. A study of the increased sensitivity of denervated and re-innervated muscle to depolarizing drugs. Journal of Physiology (London), 1966, 182:131–143.

[18] Paton WD, Waud DR. The margin of safety of neuromuscular transmission. Journal of Physiology (London), 1967, 191:59–90.

[19] Lingle CJ, Steinbach JH. Neuromuscular blocking agents. International Anesthesiology Clinics, 1988, 26:288–301.

[20] Bowmann WC, Rodger IW, Houston J, et al. Structure: action relationships among some desacetoxy analogues of pancuronium and vecuronium in the anesthetized cat. Anesthesiology, 1988, 69:57–62.

[21] Kopman AF, Klewicka MM, Kopman DJ, et al. Molar potency is predictive of the speed of onset of neuromuscular block for agents of intermediate, short, and ultrashort duration. Anesthesiology, 1999, 90:425–431.

[22] Szenohradszky J, Trevor AJ, Bickler P, et al. Central nervous system effects of intrathecal muscle relaxants in rats. Anesthesia & Analgesia, 1993, 76:1304–1309.

[23] Cardone C, Szenohradszky J, Spencer Y, et al. Activation of brain acetylcholine receptors by neuromuscular blocking drugs. Anesthesiology, 1994, 80:1155–1161.

[24] Jonsson M, Kim C, Yamamoto Y, et al. Atracurium and vecuronium block nicotine-induced carotid body chemoreceptor responses. Acta Anaesthesiologica Scandinavica, 2002, 46:488–494.

[25] Hou VY, Hirshman CA, Emala CW. Neuromuscular relaxants as antagonists for M2 and M3 muscarinic receptors. Anesthesiology, 1998, 88:744–750.

[26] Jooste E, Zhang Y, Emala CW. Neuromuscular blocking agents'differential bronchoconstrictive potential in guinea pig airways. Anesthesiology, 2007, 106:763–772.

[27] Lowman MA, Rees PH, Benyon RC, et al. Human mast cell heterogeneity: Histamine release from mast cells dispersed from skin, lung, adenoids, tonsils, and colon in response to IgE-dependent and nonimmunologic stimuli. Journal of Allergy and Clinical Immunology, 1988, 81:590–597.

[28] Lien CA, Belmont MR, Abalos A, et al. The cardiovascular effects and histamine-releasing properties of 51W89 in patients receiving nitrous oxide/opioid/barbiturate anesthesia. Anesthesiology, 1995, 82:1131–1138.

[29] Scott RP, Savarese JJ, Basta SJ, et al. Atracurium: clinical strategies for preventing histamine release and attenuating the haemodynamic response. British Journal of Anaesthesia, 1985, 57:550–553.

[30] Laxenaire MC: [Epidemiology of anesthetic anaphylactoid reactions. Fourth multicenter survey (July 1994-December 1996)]. Annales Françaises d Anesthésie et de Réanimation, 1999, 18:796–809.

[31] Osterlund A, Arlander E, Eriksson LI, et al. The effects on resting ventilation of intravenous infusions of morphine or sameridine, a novel molecule with both local anesthetic and opioid properties. Anesthesia & Analgesia, 1999, 88:160–165.

[32] Waser PG, Wiederkehr H, Sin-Ren AC, et al. Distribution and kinetics of 14C-vecuronium in rats and mice. British Journal of Anaesthesia, 1987, 59:1044–1051.

[33] Iwasaki H, Igarashi M, Yamauchi M, et al. The effect of cardiac output on the onset of neuromuscular block by vecuronium. Anaesthesia, 1995, 50:361–362.

[34] Parker CJ, Hunter JM. Relationship between volume of distribution of atracurium and body weight. British Journal of Anaesthesia, 1993, 70:443–445.

[35] Goudsouzian NG, Martyn JJ, Liu LM, et al. The dose response effect of long-acting nondepolarizing neuromuscular blocking agents in children. Canadian Journal of Anesthesia, 1984, 31:246–250.

[36] Courtney J, Steinbach JH. Age changes in neuromuscular junction morphology and acetylcholine receptor distribution on rat skeletal muscle fibres. Journal of Physiology, 1981, 320:435–447.

[37] Sanes JR, Lichtman JW. Induction, assembly, maturation and maintenance of a postsynaptic apparatus. Nature Reviews Neuroscience, 2001, 2:791–805.

[38] Matteo RS, Backus WW, McDaniel DD, et al. Pharmacokinetics and pharmacodynamics of d-tubocurarine and metocurine in the elderly. Anesthesia & Analgesia, 1985, 64:23–29.

[39] Yang HS, Goudsouzian NG, Cheng M, et al. The influence of the age of the rat on the neuromuscular response to mivacurium in vitro. Paediatric Anaesthesia, 1996, 6:367–372.

[40] Smeulers NJ, Wierda JM, van den Broek L, et al. Hypothermic cardiopulmonary bypass influences

the concentration-response relationship and the biodisposition of rocuronium. European Journal of Anaesthesiology Suppl, 1995, 11:91–94.

[41] Kalow W, Genest K. A method for the detection of atypical forms of human serum cholinesterase. Determination of dibucaine numbers. Canadian Journal of Biochemistry and Physiology, 1957, 35:339–346.

[42] Martyn JA, Goudsouzian NG, Chang Y, et al. Neuromuscular effects of mivacurium in 2- to 12-yr-old children with burn injury. Anesthesiology, 2000, 92:31–37.

[43] Hunt R, Taveau RdM. On physiological action of certain choline derivates and new methods for detecting choline. British Medical Journal, 1906:1788.

[44] Foldes FF, Rendell-Baker L, Birch J. Causes and prevention of prolonged apnea with succinylcholine. Anesthesia & Analgesia, 1956, 25:609.

[45] Naguib M, Samarkandi A, Riad W, et al. Optimal dose of succinylcholine revisited. Anesthesiology, 2003, 99:1045–1049.

[46] Miller RD, Way WL, Hamilton WK, et al. Succinylcholineinduced hyperkalemia in patients with renal failure? Anesthesiology, 1972, 36:138–141.

[47] Perry JJ, Lee JS, Sillberg VA, et al. Rocuronium versus succinylcholine for rapid sequence induction intubation. Cochrane Database of Systematic Reviews, 2008, CD002788.

[48] Patanwala AE, Erstad BL, Roe DJ, et al. Succinylcholine is associated with increased mortality when used for rapid sequence intubation of severely brain injured patients in the emergency department. Pharmacotherapy, 2016, 36:57–63.

[49] Viby-Mogensen J, Chraemer Jorgensen B, Ording H. Residual Curarization in the Recovery Room. Anesthesiology, 1979, 50:539–541.

[50] Baillard C, Gehan G, Reboul-Marty J, et al. Residual curarization in the recovery room after vecuronium. British Journal of Anaesthesia, 2000, 84:394–395.

[51] Hayes AH, Mirakhur RK, Breslin DS, et al. Postoperative residual block after intermediate-acting neuromuscular blocking drugs. Anaesthesia, 2001, 56:312–318.

[52] Berg H, Roed J, Viby-Mogensen J, et al. Residual neuromuscular block is a risk factor for postoperative pulmonary complications. A prospective, randomised, and blinded study of postoperative pulmonary complications after atracurium, vecuronium and pancuronium. Acta Anaesthesiologica Scandinavica, 1997, 41:1095–1103.

[53] Eriksson LI. The effects of residual neuromuscular blockade and volatile anesthetics on the control of ventilation. Anesthesia & Analgesia, 1999, 89:243–251.

[54] Eriksson LI. Reduced hypoxic chemosensitivity in partially paralysed man. A new property of muscle relaxants? Acta Anaesthesiologica Scandinavica, 1996, 40:520–523.

[55] Eriksson LI, Sato M, Severinghaus JW. Effect of a vecuroniuminduced partial neuromuscular block on hypoxic ventilatory response. Anesthesiology, 1993, 78:693–699.

[56] Eriksson LI, Sundman E, Olsson R, et al. Functional assessment of the pharynx at rest and during swallowing in partially paralyzed humans: simultaneous videomanometry and mechanomyography of awake human volunteers. Anesthesiology, 1997, 87:1035–1043.

[57] Sundman E, Witt H, Olsson R, et al. The incidence and mechanisms of pharyngeal and upper esophageal dysfunction in partially paralyzed humans: pharyngeal videoradiography and simultaneous manometry after atracurium. Anesthesiology, 2000,92:977–984.

[58] Berg H. Is residual neuromuscular block following pancuronium a risk factor for postoperative pulmonary complications? Acta Anaesthesiologica Scandinavica. Suppl, 1997, 110:156–158.

[59] Brull SJ, Naguib M, Miller RD. Residual neuromuscular block: rediscovering the obvious. Anesthesia & Analgesia, 2008, 107:11–14.

[60] Hogue CW Jr, Itani MS, Martyn JA. Resistance to d-tubocurarine in lower motor neuron injury is related to increased acetylcholine receptors at the neuromuscular junction. Anesthesiology, 1990, 73:703–709.

[61] Ibebunjo C, Nosek MT, Itani MS, et al. Mechanisms for the paradoxical resistance to d-tubocurarine during immobilizationinduced muscle atrophy. Journal of Pharmacology and Experimental Therpeutics, 1997, 283:443–451.

[62] Kim C, Fuke N, Martyn JA. Burn injury to rat increases nicotinic acetylcholine receptors in the diaphragm. Anesthesiology, 1988, 68:401–406.

[63] Fink H, Helming M, Unterbuchner C, et al. Systemic inflammatory response syndrome increases immobility-induced neuromuscular weakness. Critical Care Medicine, 2008, 36:910–916.

[64] John DA, Tobey RE, Homer LD, et al. Onset of succinylcholineinduced hyperkalemia following denervation. Anesthesiology, 1976, 45:294–299.

[65] McArdle JJ. Molecular aspects of the trophic influence of nerve on muscle. Progress in Neurobiology, 1983, 21:135–198.

[66] Cooperman LH. Succinylcholine-induced hyperkalemia in neuromuscular disease. JAMA, 1970, 213: 1867–1871.

[67] Frankville DD, Drummond JC. Hyperkalemia after succinylcholine administration in a patient with closed head injury without paresis.Anesthesiology, 1987,

67:264–266.

[68] Brett RS, Schmidt JH, Gage JS, et al. Measurement of acetylcholine receptor concentration in skeletal muscle from a patient with multiple sclerosis and resistance to atracurium. Anesthesiology, 1987, 66:837–839.

[69] Tobey RE. Paraplegia, succinylcholine and cardiac arrest. Anesthesiology, 1970, 32:359–364.

[70] Ibebunjo C, Martyn JA. Fiber atrophy, but not changes in acetylcholine receptor expression, contributes to the muscle dysfunction after immobilization. Critical Care Medicine, 1999, 27:275–285.

[71] Ward JM, Martyn JA. Burn injury-induced nicotinic acetylcholine receptor changes on muscle membrane. Muscle Nerve, 1993, 16:348–354.

[72] Viby Mogensen J, Hanel HK, Hansen E, et al. Serum cholinesterase activity in burned patients. II: anaesthesia, suxamethonium and hyperkalaemia. Acta Anaesthesiologica Scandinavica, 1975, 19:169–179.

[73] Gordon RJ, Lowy FD. Bacterial infections in drug users. The New England Journal of Medicine, 2005, 353:1945–1954.

[74] Patel R, Trampuz A. Infections transmitted through musculoskeletaltissue allografts. The New England Journal of Medicine, 2004, 350:2544–2546.

[75] Frick CG, Richtsfeld M, Sahani ND, et al. Long-term effects of botulinum toxin on neuromuscular function. Anesthesiology, 2007, 106:1139–1146.

[76] Frick CG, Fink H, Blobner M, et al. A single injection of botulinum toxin decreases the margin of safety of neurotransmission at local and distant sites. Anesthesia & Analgesia, 2012, 114:102–109.

[77] Chakravarty EF, Kirsch CM, Jensen WA, et al. Cardiac arrest due to succinylcholine-induced hyperkalemia in a patient with wound botulism. Journal of Clinical Anesthesia, 2000, 12:80–82.

[78] Grob D, Arsura EL, Brunner NG, et al. The course of myasthenia gravis and therapies affecting outcome. Annals of the New York Academy of Sciences, 1987, 505:472–499.

[79] Baraka A. Suxamethonium block in the myasthenic patient. Correlation with plasma cholinesterase. Anaesthesia, 1992, 47:217–219.

[80] Fuchs-Buder T, Wilder Smith OH, Borgeat A, et al. Interaction of magnesium sulphate with vecuronium-induced neuromuscular block. British Journal of Anaesthesia, 1995, 74:405–409.

[81] Ghoneim MM, Long JP. The interaction between magnesium and other neuromuscular blocking agents. Anesthesiology, 1970, 32:23–27.

[82] Fiekers JF. Sites and mechanisms of antibiotic-induced neuromuscular block: a pharmacological analysis using quantal content, voltage clamped end-plate currents and single channel analysis. Acta Physiologica, Pharmacologica et Therapeutica Latinoamericana, 1999, 49:242–250.

[83] Scheller M, Bufler J, Schneck H, et al. Isoflurane and sevoflurane interact with the nicotinic acetylcholine receptor channels in micromolar concentrations. Anesthesiology, 1997, 86:118–127.

[84] Liu M, Kato M, Hashimoto Y. Neuromuscular blocking effects of the aminoglycoside antibiotics arbekacin, astromicin, isepamicin and netilmicin on the diaphragm and limb muscles in the rabbit. Pharmacology, 2001, 63:142–146.

[85] Shorten GD, Crawford MW, St. Louis P. The neuromuscular effects of mivacurium chloride during propofol anesthesia in children. Anesthesia & Analgesia, 1996, 82:1170–1175.

[86] Fryer JD, Lukas RJ. Antidepressants noncompetitively inhibit nicotinic acetylcholine receptor function. Journal of Neurochemistry, 1999, 72:1117–1124.

[87] Scheller M, Bufler J, Hertle I, et al. Ketamine blocks currents through mammalian nicotinic acetylcholine receptor channels by interaction with both the open and the closed state. Anesthesia & Analgesia, 1996, 83:830–836.

[88] Hertle I, Scheller M, Bufler J, et al. Interaction of midazolam with the nicotinic acetylcholine receptor of mouse myotubes. Anesthesia & Analgesia, 1997, 85:174–181.

[89] Krampfl K, Schlesinger F, Dengler R, et al. Pentobarbital has curare-like effects on adult-type nicotinic acetylcholine receptor channel currents. Anesthesia & Analgesia, 2000, 90:970–974.

[90] Stauble CG, Stauble RB, Schaller SJ, et al. Effects of single-shot and steady-state propofol anaesthesia on rocuronium dose-response relationship: a randomised trial. Acta Anaesthesiologica Scandinavica, 2015, 59:902–911.

[91] Driessen JJ, Wuis EW, Gielen MJ. Prolonged vecuronium neuromuscular blockade in a patient receiving orally administered dantrolene. Anesthesiology, 1985, 62:523–524.

[92] Eikermann M, Blobner M, Groeben H, et al. Postoperative upper airway obstruction after recovery of the train of four ratio of the adductor pollicis muscle from neuromuscular blockade. Anesthesia & Analgesia, 2006, 102:937–942.

[93] Butterly A, Bittner EA, George E, et al. Postoperative residual curarization from intermediateacting neuromuscular blocking agents delays recovery room discharge. British Journal of Anaesthesia, 2010, 105:304–309.

[94] Murphy GS, Szokol JW, Marymont JH, et al. Intraoperative acceleromyographic monitoring reduces the risk of residual neuromuscular blockade and adverse respiratory events in the postanesthesia care unit. Anesthesiology, 2008, 109:389–398.

[95] Evers M, Maze M, Kharasch ED. Anesthetic pharmacology: Basic principles and clinical practice. Cambridge: Cambridge University Press, 2011.

[96] Blobner M, Eriksson LI, Scholz J, et al. Reversal of rocuronium-induced neuromuscular blockade with sugammadex compared with neostigmine during sevoflurane anaesthesia: Results of a randomised, controlled trial. European Journal of Anaesthesiology, 2010, 27:874–881.

[97] Kirkegaard H, Heier T, Caldwell JE. Efficacy of tactile-guided reversal from cisatracurium-induced neuromuscular block. Anesthesiology, 2002, 96:45–50.

[98] Pongracz A, Szatmari S, Nemes R, et al. Reversal of neuromuscular blockade with sugammadex at the reappearance of four twitches to train-of-four stimulation. Anesthesiology, 2013, 119:36–42.

[99] Plaud B, Debaene B, Donati F, et al. Residual paralysis after emergence from anesthesia. Anesthesiology, 2010, 112:1013–1022.

[100] Kaufhold N, Schaller SJ, Stauble CG, et al. Sugammadex and neostigmine dose-finding study for reversal of residual neuromuscular block at a train-of-four ratio of 0.2(SUNDRO20)dagger. British Journal of Anaesthesia, 2016, 116:233–240.

[101] Rupp SM, McChristian JW, Miller RD, et al. Neostigmine and edrophonium antagonism of varying intensity neuromuscular blockade induced by atracurium, pancuronium, or vecuronium. Anesthesiology, 1986, 64:711–717.

[102] Beemer GH, Goonetilleke PH, Bjorksten AR. The maximum depth of an atracurium neuromuscular block antagonized by edrophonium to effect adequate recovery. Anesthesiology, 1995, 82:852–858.

[103] Caldwell JE, Robertson EN, Baird WL. Antagonism of vecuronium and atracurium: comparison of neostigmine and edrophonium administered at 5% twitch height recovery. British Journal of Anaesthesia, 1987, 59:478–481.

[104] Lowry DW, Mirakhur RK, McCarthy GJ, et al. Neuromuscular effects of rocuronium during sevoflurane, isoflurane, and intravenous anesthesia. Anesthesia & Analgesia, 1998, 87:936–940.

[105] Suzuki T, Iwasaki K, Fukano N, et al. Duration of exposure to sevoflurane affects dose-response relationship of vecuronium. British Journal of Anaesthesia, 2000, 85:732–734.

[106] Reid JE, Breslin DS, Mirakhur RK, et al. Neostigmine antagonism of rocuronium block during anesthesia with sevoflurane, isoflurane or propofol. Canadian Journal of Anesthesia, 2001, 48:351–355.

[107] Baurain MJ, d'Hollander AA, Melot C, et al. Effects of residual concentrations of isoflurane on the reversal of vecuroniuminduced neuromuscular blockade. Anesthesiology, 1991, 74:474–478.

[108] Schaller SJ, Fink H, Ulm K, et al. Sugammadex and neostigmine dose-finding study for reversal of shallow residual neuromuscular block. Anesthesiology, 2010, 113:1054–1060.

[109] US Food and Drug Administration. FDA approves Bridion to reverse effects of neuromuscular blocking drugs used during surgery. Washington DC: Author, 2015.

[110] Bom A, Hope F, Rutherford S, et al. Preclinical pharmacology of sugammadex. Journal of Critical Care, 2009, 24:29–35.

[111] Panhuizen IF, Gold SJ, Buerkle C, et al. Efficacy, safety and pharmacokinetics of sugammadex 4mg kg-1 for reversal of deep neuromuscular blockade in patients with severe renal impairment. British Journal of Anaesthesia, 2015, 114:777–784.

[112] Naguib M. Sugammadex: another milestone in clinical neuromuscular pharmacology. Anesthesia & Analgesia, 2007, 104:575–581.

[113] Tsur A, Kalansky A. Hypersensitivity associated with sugammadex administration: a systematic review. Anaesthesia, 2014, 69:1251–1257.

[114] Minton MD, Grosslight K, Stirt JA, et al. Increases in intracranial pressure from succinylcholine: prevention by prior nondepolarizing blockade. Anesthesiology, 1986, 65:165–169.

[115] Fleminger S, Ponsford J. Long term outcome after traumatic brain injury. British Medical Journal, 2005, 331:1419–1420.

[116] Chesnut RM, Marshall LF. Management of head injury. Treatment of abnormal intracranial pressure. Neurosurgery Clinics of North America, 1991, 2:267–284.

[117] Patanwala AE, Stahle SA, Sakles JC, et al. Comparison of succinylcholine and rocuronium for first-attempt intubation success in the emergency department. Academic Emergency Medicine, 2011, 18:10–14.

[118] Sanfilippo F, Santonocito C, Veenith T, et al. The role of neuromuscular blockade in patients with traumatic brain injury: a systematic review. Neurocritical Care, 2015, 22:325–334.

[119] White PF, Schlobohm RM, Pitts LH, et al. A randomized study of drugs for preventing increases in intracranial pressure during endotracheal suctioning. Anesthesiology, 1982, 57:242–244.

[120] Annegers JF, Hauser WA, Coan SP, et al. A population-based study of seizures after traumatic brain injuries. The New England Journal of Medicine, 1998, 338:20–24.

[121] Kress JP, Hall JB. ICU-acquired weakness and recovery from critical illness. The New England Journal of Medicine, 2014, 371:287–288.

第7章

神经保护的原理

Sophia C. Yi, Brian P. Lemkuil, Piyush Patel

引 言

神经保护是一个广义的术语，包括神经损伤之前、期间或之后进行的药物治疗或生理调控，以最大限度地减少神经损伤并改善预后。脑缺血导致的能量衰竭会广泛激活生化分子的级联反应，导致进一步的损伤，并增加并发症发生率和死亡率。因此，缺血及其下游作用是神经保护的核心要素。脑卒中可能是中枢神经系统（CNS）损伤的主要病因，是全球范围内致残的首要原因，也是造成死亡或其他损伤如蛛网膜下腔出血、神经外科手术或脑/脊髓损伤的第二大原因。本章将首先讨论大脑代谢与能量衰竭，进而对临床前神经保护策略用于改善预后的临床转化所面临的困境进行小结，最后对围手术期的神经保护策略，尤其是麻醉药和生理调控的潜在作用进行总结。

脑代谢

大脑的独特之处在于其代谢需求很高，但代谢底物的储备能力却有限。因此，大脑依赖于持续不断的血液流动以提供稳定的葡萄糖和氧气供应。脑组织的耗氧量为3.5mL/（100g·min），而50mL/min的总耗氧量占人体总耗氧量的近20%。为了满足高代谢需求，大脑接受总心输出量15%左右的血流量，因此大脑对脑血流异常和代谢底物运输障碍的耐受性很差，一旦发生将迅速导致能量衰竭和神经功能障碍。

全脑血流量（CBF）约为50mL/（100g·min）。CBF在较大的脑血流灌注压（CPP）范围内均受到严格调控。但当脑血流量降低至约20mL/（100g·min）时，脑电图（EEG）波形减慢，提示神经元功能

异常。因此，大脑的物质运输具有相当大的生理储备。CPP进一步降低会导致脑血流量逐渐且进行性减少（图7.1）。当CBF接近15mL/（100g·min）时，脑电图受抑制[1,2]。在6~15mL/（100g·min）的范围内，大脑逐渐出现能量衰竭并最终导致细胞膜破裂和细胞死亡[3]。如果血流仍无法恢复，那么在血流完全停止（如心搏骤停[4]）后的几分钟内，将发生不可逆转的脑损伤和神经元死亡。在局灶性脑缺血中，神经元仍可在数小时至数天内保持细胞活性。脑缺血通常分为两大类：全脑缺血和局灶性脑缺血。全脑缺血的特征是脑血流停止（即心搏骤停），此时代谢底物（氧气和葡

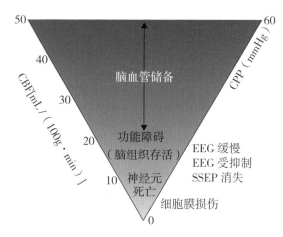

图7.1 脑灌注压（CPP）对脑血流量（CBF）的影响
当CPP降低到自动调节下限以下时，CBF呈现压力依赖性下降。脑血流量减少的脑电图（EEG）表现并不明显，直到CBF降低到约20mL/（100g·min）才会出现明显改变；尽管在该CBF界限以下时EEG呈现抑制，但仍可记录到体感诱发电位（SSEP）。虽然此时神经元出现显著的功能障碍，但是如果恢复CBF，脑组织仍然可以存活。当CBF为15mL/（100g·min）时，SSEP消失。随着CBF的进一步降低[6~10mL/（100g·min）]，能量衰竭导致细胞膜去极化（Na^+和Ca^{2+}内流及K^+外流），随后迅速发生神经元死亡

萄糖）的输送不足会导致快速的能量耗竭和细胞损伤。海马[5]、大脑皮质的Ⅲ、Ⅴ和Ⅵ层，纹状体，以及小脑的浦肯野细胞[6]等不同脑区的神经元均易受缺血性能量衰竭的影响。缺血性脑卒中发生时，由于大脑动脉的血流停止导致不连续的血管区域内 CBF 降低，将发生局灶性脑缺血。在局灶性脑缺血区域内，存在由神经元迅速死亡所产生的局部缺血核心，以及缺血核心的周围区域，即缺血半暗带。若脑血流可以恢复正常，电活动障碍的缺血半暗带仍可长时间存活并得到挽救[7]。但在血流量无法恢复时，半暗带则时间依赖性地发展为缺血核心区域。局灶性脑缺血通常比全脑缺血耐受性好，这可能是由于 Willis 环和软脑膜血管产生的侧支血流，足以在一段时间内避免能量耗竭和细胞死亡，直至开始恢复正常血流。

能量耗竭和病理生理机制

当代谢底物向大脑的运输严重受损时将导致细胞内三磷酸腺苷（ATP）迅速下降，并发生一系列能量衰竭的级联反应。维持跨膜离子梯度的稳态是依赖 ATP 的耗能过程，因此随着 ATP 含量下降至临界阈值，离子稳态将无法维持，进而出现以 K^+ 快速外流、Na^+ 和 Ca^{2+} 大量内流为特征的细胞膜去极化[8]。突触前末梢同步去极化释放兴奋性神经递质谷氨酸，激活 N- 甲基 -D- 天冬氨酸（NMDA）和 α - 氨基 -3- 羟基 -5- 甲基 -4- 异恶唑丙酸（α -amino-3-hydroxy-5-methyl-4-isoxazolepropionate, AMPA）受体，导致更多的 Ca^{2+} 和 Na^+ 内流[9-11]。其余的 Ca^{2+} 可通过细胞膜上的电压敏感 Ca^{2+} 通道实现内流，也可通过代谢型谷氨酸受体从内质网释放。最终可以导致胞内 Ca^{2+} 水平升高，产生细胞毒性，并增强谷氨酸介导的神经损伤，称为兴奋性毒性。

水在数分钟内随 Na^+ 和 Ca^{2+} 被动流入细胞，导致细胞水肿，称为细胞毒性水肿[12]。血脑屏障（BBB）损害将使血浆蛋白进入脑实质，并在随后 24~72h 内进一步加重水肿，称为血管性水肿。此时若不积极治疗，随着重要脑区的严重损伤，缺血

性脑水肿可能会进一步增高颅内压并损害脑灌注。

从损伤的初始部位（局部缺血核心区域）开始，细胞去极化波沿着周围组织扩布至缺血区域的边缘[13]。扩布的去极化波增加了代谢需求，加剧能量耗竭，并导致谷氨酸进一步释放。该过程可能是可调节的，因此可以作为神经保护策略的靶点。

氧化应激

Ca^{2+} 是广泛存在的第二信使，也是许多细胞酶所需的辅助因子。胞内 Ca^{2+} 异常增加将触发一系列有害的生化级联反应（图 7.2）。激活的蛋白酶会分解细胞骨架蛋白，而核酸酶和脂肪酶则会无差别地破坏 DNA 和细胞脂质[14]。毒性钙离子升高还会促进活性氧自由基（reactive oxygen species, ROS）的生成[15]。ROS 和活化的脂肪酶共同诱发脂质过氧化作用，进一步破坏细胞膜[16]，从而导致能量耗竭加剧、线粒体损伤及细胞色素 C 释放，引发细胞凋亡[17]。Ca^{2+} 还会促进一氧化氮合成，并与超氧阴离子形成高反应性的过氧亚硝基[18]。Ca^{2+} 还可通过第二信使系统和 ROS 的推动引发促炎过程，从而阻碍微循环并加剧初始的缺血性损伤[19]。此外，缺血性损伤后会出现慢性炎症状态，这种状态可持续长达 6 个月，并可能导致延迟的神经系统功能恶化（图 7.3）。这些生化途径已成为神经保护策略的调控靶点。

酸中毒

由于大脑氧供减少，神经元只能通过无氧酵解合成 ATP。该过程会产生乳酸，并降低组织的 pH 值。酸性环境可能会对脑缺血造成进一步损害。通过为无氧代谢提供额外的底物，高血糖可导致组织 pH 值显著降低。事实上，高血糖与缺血性神经损伤加重相关。

细胞死亡

能量耗竭的级联反应通过坏死或凋亡途径导致细胞死亡，具体取决于缺血性损伤的持续时间、强度、细胞类型以及所处的细胞周期。细胞坏死

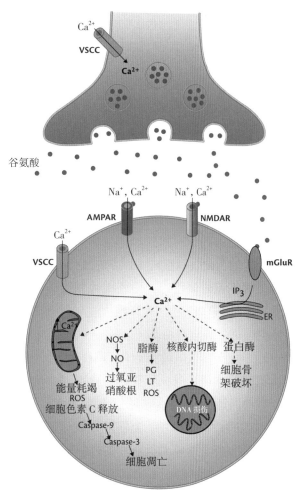

图 7.2　兴奋性毒性

脑缺血导致突触前末梢释放大量谷氨酸，并激活 NMDAR、AMPAR 和 mGluR。经谷氨酸受体和电压敏感型钙离子通道的 Ca^{2+} 内流以及胞内钙库（内质网）的 Ca^{2+} 释放，会导致神经元内 Ca^{2+} 过量聚积。下游活化的脂肪酶、核酸内切酶和蛋白酶引发多种损伤途径，导致细胞膜、细胞骨架和 DNA 损伤。NOS 的激活导致 NO 增加，NO 和超氧自由基结合会产生剧毒的过氧亚硝酸根。花生四烯酸代谢产生前列腺素、白三烯和 ROS，均可加剧神经元损伤。线粒体可缓冲部分多余的 Ca^{2+}，但会导致线粒体内 Ca^{2+} 水平升高、线粒体损伤，伴随能量耗竭和细胞色素 c 释放，进而激活相关级联反应，导致细胞凋亡

VSCC：电压敏感型 Ca^{2+} 通道；NMDAR：NMDA 受体；AMPAR：AMPA 受体；mGluR：代谢型谷氨酸受体；IP_3：三磷酸肌醇；ER：内质网；NOS：一氧化氮合酶；NO：一氧化氮；PG：前列腺素；LT：白三烯；ROS：活性氧自由基；Caspase：半胱氨酸天冬氨酸蛋白酶

相对发生在缺血性损伤的早期，是缺血核心区域神经元死亡的主要机制。而在缺血半暗带等轻度损伤区域，主要是由于细胞凋亡导致神经元丢失。

细胞凋亡或程序性细胞死亡表现为染色质固缩、细胞皱缩和细胞膜出泡。重要的是，细胞凋亡并不伴随炎症，因此避免了对周围神经元的继发性损伤[20]。相反，细胞坏死的特征是细胞迅速肿胀、裂解并释放细胞内容物，加剧局部炎症并将周围细胞置于危险之中。尽管细胞凋亡可在缺血性损伤的早期发生，但也可能延迟数月，具体取决于缺血性损伤的严重程度（图 7.3）。目前已经有研究指出调控细胞凋亡信号可能作为神经保护的潜在机制。

面临的困境：神经保护策略的临床转化

神经保护策略旨在调控细胞能量耗竭引起的损伤性生化分子进程，这已受到长达 30 多年的关注。尽管临床前研究探索了 1 000 多种神经保护药物[21]，并发现约 2/3 具有神经保护效应，但是除了针对全身低氧损伤的系统性低体温治疗，临床仍然缺乏直接有效的神经保护策略。从基础研究向临床转化的难点的因素是多方面的[22,23]，既往也有综述进行阐述。这些因素可概括为实验动物与人类之间的固有差异，以及动物实验方案与临床实际操作之间的显著区别：

◆ 啮齿类动物是常用的实验模型，在解剖上动物与人类的大脑截然不同。啮齿类动物的脑组织中灰质占 90%，而人脑灰质约占 50%[24]。

◆ 基础实验使用的动物往往是年轻健康的，而脑卒中患者通常年龄较大，并且存在高血压、糖尿病和高脂血症等多种合并症，其中特定的合并症（如糖尿病）是影响脑卒中严重程度和预后的独立危险因素[25]。

◆ 最常使用大脑中动脉闭塞建立脑卒中的动物模型，而人类最常见的脑卒中类型是栓塞性，并且形式多样。

◆ 实验性治疗干预通常在缺血性损伤之前、期间或之后进行，这在脑卒中患者中难以实现。

◆ 动物研究通常将梗死面积作为主要指标，而临床研究则采用功能性结局作为指标。

◆ 实验研究通常在早期（如 1 周之内）评估其终点，而临床研究通常采用 6~12 个月的远期终点。

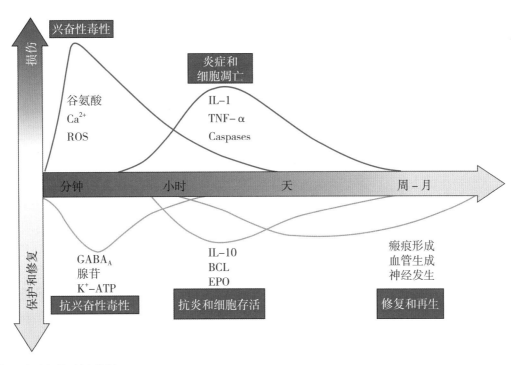

图 7.3 神经元死亡的时间进程

兴奋性毒性介导的细胞死亡发生在缺血性能量耗竭后数分钟至数小时。严重受损的神经元可能会发生细胞坏死，导致细胞膜崩解及细胞内容物释放，进而引发强烈的炎症反应及继发性损伤。炎症可能导致细胞在几天甚至几周内死亡。最初损伤中存活的受损神经元可能发生细胞凋亡。因此，缺血性能量耗竭导致的神经元死亡是一个动态过程，在缺血性损伤后神经元死亡可持续数月。ROS：活性氧自由基；IL-1：白细胞介素 1；TNF-α：肿瘤坏死因子 α；GABA_A：r-氨基丁酸 A 型受体；IL-10：白细胞介素 10；BCL：B 细胞淋巴瘤；EPO：促红细胞生成素；Caspases：半胱氨酸天冬氨酸蛋白酶

1999 年，脑卒中治疗学术产业圆桌会议（Stroke Therapy Academic Industry Roundtable, STAIR）出版了"推荐意见"，作为评估临床前研究证据的标准，以指导之后的研究方法，为临床研究提供更好的治疗方案[26]。采用 STAIR 标准评估既往发表的临床前研究，发现采用的方法学各式各样且质量较低，并且引发了对目前临床试验所选用的最有效治疗的质疑[21,27]。未来的实验研究需要能够更准确模拟临床情况的模型，采用更严格的方法学，并基于临床前研究的疗效和数据质量选择探索性的治疗方案。

围手术期神经保护策略

麻醉药

大脑对代谢底物的需求约 60% 与电生理功能有关，而剩余 40% 与维持细胞完整性和稳态的细胞活动相关。由于麻醉药可以抑制大脑代谢率（cerebral metabolic rate, CMR）的电生理部分，因此推测在代谢底物运输受损的情况下，麻醉药可能通过减少代谢需求减轻能量耗竭。尽管许多实验研究表明多种麻醉药具有神经保护作用，但临床研究中麻醉药相关的神经保护作用的证据极为有限。

巴比妥类药物

由于巴比妥类药物可以显著抑制脑电图（EEG），因此受到广泛研究。大量动物和临床研究均表明，在全脑缺血的情况下，巴比妥类药物不能减轻缺血性脑损伤[28-31]。但在局灶性脑缺血的情况下，在脑缺血之前[32-34]、期间[35,36]或之后[37]给予巴比妥类药物均可显著减轻脑缺血损伤，但仍未评估其长期神经保护作用，支持性的临床研究数据较少且存在争议。尽管 Nussmeier 的研究表明在体外

循环手术期间应用硫喷妥钠具有神经保护作用[38]，但后续研究并未得出同样的结果[39]。由于临床上缺少确切的神经保护效应，目前不推荐将巴比妥类药物作为神经保护药物。

巴比妥类药物神经保护作用的主要机制尚不清楚，但不太可能是因为 CMR 的降低，因为能够等效降低 CMR 的多种麻醉药并未在局灶性脑缺血中表现出神经保护作用。并且巴比妥类药物发挥同等神经保护作用的剂量范围很大，较高的剂量、甚至只给予 1/3 就可显著抑制脑电图[33,40,41]。而且，各类巴比妥类药物的等效电生理剂量并不会产生程度相似的保护效应。Cole 等发现硫喷妥钠和美索比妥可以减轻大鼠早期局灶性脑缺血损伤，而戊巴比妥则不具备上述效应[42]。因此，研究者们也在推测其他的神经保护机制，包括清除自由基[43]、减弱谷氨酸兴奋性毒性[44]、减少去极化[45]及抑制 Ca^{2+} 释放[46]。

挥发性麻醉药

与巴比妥类药物相似，挥发性麻醉药可以抑制 CMR，但会直接导致脑血管扩张。除了可以降低 CMR 外，挥发性麻醉药发挥神经保护作用的机制还包括激活 ATP 依赖性钾离子通道，上调一氧化氮合酶以及减少谷氨酸释放。大量的动物研究表明，异氟醚、七氟醚和地氟醚可以减轻局灶性脑缺血损伤[47]，其神经保护的程度似乎与巴比妥类药物相似，并且不同药物之间的差异很小。

如前所述，局灶性脑缺血后的神经元损伤是一个过程，而不是独立事件，持续远远超过最初的损伤[48]。但是大多数挥发性麻醉药的研究常在缺血性损伤后几天内评估神经系统的预后。当在建立中重度神经系统损伤模型两周后进行评估时，神经保护作用消失[49]，这提示挥发性麻醉药可以延迟神经元的死亡，但不能阻止这一进程。相反，对于轻度局灶性脑缺血，挥发性麻醉药具有持续性的神经保护作用[50,51]。基于幼年动物的临床前研究已经证实，挥发性麻醉药具有长期神经保护作用。挥发性麻醉药很难在老年动物中发挥短期

神经保护作用，并且目前麻醉药的长期神经保护作用尚无报道。上述研究结果表明，挥发性麻醉药可能在损伤较轻的年轻大脑中产生持续的神经保护作用。

依托咪酯

依托咪酯可以通过诱发 EEG 上的爆发性抑制使 CMR 降低 50%[52]。尽管 Sano 等[32]发现了依托咪酯对大鼠海马缺血性损伤的保护作用，但效果甚微，并对皮质没有保护效应。在局灶性脑缺血模型中，Drummond 等发现诱发脑电图爆发性抑制的依托咪酯剂量较硫喷妥钠导致大鼠梗死面积更大，甚至与对照组相比也加重了损伤[53]。随后的研究进一步证实依托咪酯与氟烷相比，具有加重损伤的作用，并对线粒体功能有不利影响，部分由依托咪酯抑制一氧化氮合酶所介导[54]。对于接受颅脑血管手术的患者，依托咪酯可以降低组织 PO_2 及组织血流量[55]。综上所述，依托咪酯在动物模型中并未发挥有效的神经保护作用，反而会导致脑缺血损伤加重。

丙泊酚

丙泊酚可以最大限度地降低 CMR 的电生理效应，类似于巴比妥类药物和依托咪酯[56]。丙泊酚能够显著影响 CMR，是临床常用药物，能够作为评估神经保护药物的靶标。丙泊酚可以增加神经元对缺氧的耐受性，减轻炎症和氧化应激的严重程度，该作用可能超出了丙泊酚通过引起 CMR 降低带来的影响。此外，丙泊酚还可以减少氧自由基产生，增加氧自由基的清除，降低诱导型一氧化氮合酶的活性并减少谷氨酸释放[57,58]。在局灶性脑缺血模型中，丙泊酚的神经保护作用程度与巴比妥类药物相似[59]。但与挥发性麻醉药一样，丙泊酚仅在缺血早期（3~7d）改善梗死面积和神经系统结局[60,61]，这一效应并不能持续存在[62]。临床上给予丙泊酚达到脑电图爆发性抑制，并不能有效改善心内直视手术的神经系统结局[63]。总之，除了在极其轻微的缺血性损伤中应用外，丙泊酚不能提供持续性的神经保护作用。

氯胺酮

氯胺酮是 N- 甲基 -d- 天冬氨酸（NMDA）受体拮抗剂。其药理特性包括分离麻醉状态、激活交感神经系统（可能增加心率和血压）、扩张支气管[64]和镇痛（减轻阿片类药物的耐受性）[65]。大鼠的局灶性脑缺血模型表明氯胺酮具有神经保护作用[59,66]，但是在心内直视手术的患者中使用 S（+）- 氯胺酮未发现神经保护作用[67]。因此，尚未证明氯胺酮对急性脑卒中患者具有神经保护作用。此外，其应用可能受到不良反应的限制，因为多种 NMDA 受体拮抗剂由于存在神经精神不良反应而被限制使用[68-70]。

氙 气

氙气是一种惰性气体，是 NMDA 受体的非竞争性拮抗剂[71]。研究数据支持氙气通过潜在细胞和分子信号通路发挥神经保护作用，例如调控神经细胞的凋亡和炎症，降低兴奋性毒性，以及调节各种离子通道（如 KATP 和 TREK-1）。目前已有 40 多项临床前研究表明氙气在多种损伤模型（如颅脑外伤、局灶性脑缺血、全脑缺血）中发挥神经保护作用[72]。在小鼠大脑中动脉闭塞后24h，氙气改善了神经系统评分并减少了脑梗死面积[73]。氙气减轻了大鼠单侧颈动脉闭塞后 1 周皮质、海马、基底神经节和丘脑的损伤[74]，改善了大鼠心肺旁路手术后 12d 的神经系统结局[75]，同时联合低温治疗似乎增强了氙气的神经保护效应的初始强度，但其增强的效果无法持续至第 28天[76]。尽管临床前研究数据效果显著，但由于临床上难以获得氙气，因此其在临床研究中的应用受到很大限制。

生理调控和神经保护

尽管目前神经保护作用仅见于全身缺氧损伤（心搏骤停后或新生儿窒息）后的全身低温疗法，但是调节机体温度、动脉血氧和二氧化碳分压、血糖和脑灌注压等基本生理参数将会影响神经系统损伤。本章总结了这些参数对急性中枢神经系

统损伤的影响，并提供了具体的管理建议。

体 温

在脑缺血（局灶性和全脑性）和脑外伤模型中，体温升高会加重损伤的程度。在 ICU 中，发热与各种急性中枢神经系统损伤的预后不良相关。尽管体温和神经系统之间的关系及机制尚未明确，但体温确实会严重影响大脑的新陈代谢。体温每降低 1℃，CMR 就会降低 6%~7%。广义上讲，所有存在缺血性脑损伤或有中枢神经系统缺血风险的患者均应避免热疗。特定情况下控制性低体温的使用将在下文进一步讨论。

新生儿低体温

实验和临床研究表明，在严重的全脑缺血性损伤后，神经元细胞死亡主要发生在两个阶段[77,78]。第一个阶段涉及能量耗竭导致的快速细胞死亡，第二个阶段发生在至少 6h 的潜伏期后。延迟性细胞死亡的机制包括兴奋性毒性、细胞凋亡和小胶质细胞活化的细胞毒性作用[79]。第二阶段还包括中、重度分娩窒息婴儿，在脑氧代谢初步恢复后至少 6h 内的代谢受损和能量耗竭[80,81]。足月和晚期早产（＞妊娠 35 周）新生儿，在产后窒息的 6h 内应用系统性低温治疗可降低死亡率和严重的神经发育障碍。重要的是，随机对照试验（randomized controlled trial, RCT）的meta 分析表明，低温治疗的有利效果可持续至围干预期后，即出生后 18~24 个月仍可观察到良好的预后差异[82,83]。

心搏骤停后的控制性低体温

心搏骤停会迅速导致全脑缺血性损伤和细胞死亡。自主循环恢复后，大脑再灌注会引发各种有害的化学级联反应，导致进一步的神经系统损伤。两项前瞻性随机临床试验表明，在自主循环恢复后的 2~3h 内开始控制性低体温（32℃ ~34℃）治疗并持续 12~24h，可显著改善患者出院时和 6个月后的神经系统结局，而不增加不良事件的发生[84,85]。全身性亚低体温治疗是第一个也是唯一一

被证明在临床上有效的直接神经保护疗法，并已纳入标准临床实践，其保护作用的确切机制尚不明确，但可能是降低 CMR，减少氧自由基形成和谷氨酸释放，以及调节促炎和凋亡信号通路的共同作用[86]。无论何种机制，复温的速度对于维持控制性低体温的保护效应都至关重要。最佳的复温速率尚未明确，但是通常以可控的方式缓慢复温（0.1~0.25℃/h）。

低体温和脊髓损伤

全世界范围内每年有 25 万至 50 万人受到脊髓损伤（spinal cord injury, SCI）的影响，并与高发病率 / 死亡率和沉重的经济负担相关[87]。脊髓损伤常常是创伤性的，由于机械能量的传递，主要导致对胞体和轴突的不可逆损伤。原发性损伤会引发一系列复杂的生化级联反应，导致进一步的组织损伤，称为继发性损伤。目前，脊髓损伤的治疗尚无明确有效的神经保护策略。尽管最初认为类固醇治疗有效，并在美国国家急性脊髓损伤研究（National Acute Spinal Cord Injury Studies, NASCIS）Ⅱ 期[88] 和 Ⅲ 期[89] 之后广泛使用，但对其实验设计、统计分析和研究终点的批判越来越多，使得该试验的有效性受到了质疑。截至 2013 年，神经外科医师大会的脊柱和周围神经疾病分会（the Joint Section on Disorders of the Spine and Peripheral Nerves of the Congress of Neurological Surgeons）和美国神经外科医师协会（American Association of Neurological Surgeons, AANS）不建议在急性脊髓损伤后的 24~28h 内使用类固醇[90]。临床前实验中应用低温疗法治疗（局部脊髓和全身性）急性脊髓损伤已经取得了巨大成功[91]，并有证据表明可能产生持续的保护效应[92,93]。尽管初步的临床研究和报道令人鼓舞，但仍然缺乏临床数据。目前，AANS 和神经外科医师大会指出，没有足够的证据推荐或反对低温疗法作为急性脊髓损伤的治疗方法[94]。创伤性脊髓损伤的急性快速降温（acute rapid cooling of traumatic injuries of the cord, ARCTIC）研究[95] 是一项正在进行的前瞻

性多中心临床试验，以评估中度血管内低温治疗在急性颈髓损伤中的疗效，我们预期这将有助于阐明全身性低温治疗在急性脊髓损伤中的作用。

低体温和创伤性脑损伤

创伤性脑损伤（traumatic brain injury, TBI）是全世界致死和致残的主要病因。与全脑缺血性损伤非常相似，TBI 会导致原发性神经损伤，并引发一系列事件，导致进一步损伤。继发性损伤发生在数小时到数天的亚急性期，并且是多种神经保护策略的治疗时间窗，包括低温治疗。Clifton 等开展了一项规模最大的多中心随机对照临床研究，评估了 392 例重度 TBI 成年患者的控制性低体温治疗情况，发现损伤后 6 个月的死亡率或格拉斯哥预后评分没有差异[96]。尽管有些研究的结果与上述研究矛盾，但是这些支持低温疗法的神经保护作用的研究要么样本量过小，要么研究方法质量较差。在重度 TBI 患儿中开展的规模最大的随机对照临床研究表明，低温治疗未能改善 6 个月后的临床结局，甚至低温治疗组的病情趋于恶化[97]。在最近的 EUROTHERM 研究中[98]，与常规治疗相比，TBI 患者的低温治疗并不能改善 6 个月后的临床结局。因此，目前研究不支持对重度 TBI 患儿应用低温神经保护，也没有足够的证据支持将低温治疗用于成年患者的神经保护。

低体温和局灶性缺血性脑卒中

实验数据表明，围梗死期的体温与脑卒中严重程度、梗死面积和死亡率独立相关。同样，许多临床研究发现发热是患者预后不良的独立预测因子[99,100]。实验数据表明，在缺血性损伤后不久（最多 2.5h）进行控制性低体温治疗可减少脑缺血面积并改善功能结局，并且该保护效果可持续至损伤后[101,102]。由于低温治疗可以改善全脑缺血性损伤的临床结局，急性缺血性脑卒中后的治疗性低温神经保护再次受到关注，但在该患者群中，低温治疗伴随着多种挑战。首先，由于这些患者通常不进入 ICU，因此低温疗法难以实现，同时也可能无法获得低温所需的加强监护。还

应注意的是，寒战会引起不适，并且还会延迟或不利于清醒且未镇静患者的低温治疗。尽管已经建立了解决这些问题的一些方案，但各种担忧仍限制了临床上开展控制性低温的研究。事实上，只有少数随机对照临床研究评估了低体温对急性缺血性脑卒中患者的疗效。而近期欧洲脑卒中组织（European Stroke Organization, ESO）的评估结果将这些研究的证据质量等级评为低级 [103]。因此，ESO 不建议将控制性低体温治疗用于局灶性缺血性脑卒中患者的神经保护。未来仍需设计完善的临床研究，以进一步明确局灶性缺血性脑卒中患者的低体温临床管理策略，并解决低体温的开始时间、持续时间和程度等问题。

研究人员在动脉瘤术中低温试验（Intraoperative Hypothermia for Aneurysm Surgery Trial, IHAST）中评估了术中控制性低体温对潜在缺血性损伤的效果。术前将患者随机分至术中低体温（32℃~33℃）或常规体温（36℃~37℃）组。但是低体温疗法并未改善患者在第 90 天的神经系统功能评估结果 [104]。但值得注意的是，接受临时夹闭超过 20min（缺血性损伤高风险）的患者数量非常少（每组 5~6 例）。因此，对于存在复杂动脉瘤及可能需要短暂血管阻断的术中缺血风险高的患者而言，轻度术中低体温是否有利仍存在争议。重要的是，IHAST 的研究者表明，术中轻度的控制性低体温是安全可行的。因此，如果手术团队愿意接受麻醉后苏醒延迟以提供足够的时间进行复温，那么对存在术中缺血性损伤高危因素的手术患者可以考虑使用轻度低温治疗。

动脉血氧分压

缺血 ≥ 2min 后进行大脑再灌注会导致活性氧自由基（ROS）的形成 [105-107]，对细胞脂质有害，并可能损害血脑屏障 [108,109]。临床前研究和临床研究均证实，全脑缺血后动脉血氧分压（PaO_2）过高会加剧氧化应激损伤 [110-113]。临床研究表明，高氧血症会增加神经功能损伤和死亡率，尤其是心搏骤停后复苏的患者 [114-116]。实际上，一项大型多中心队列研究表明，过高氧分压与院内死亡风险之间存在剂量依赖关系 [115,117]。最近一项纳入了蛛网膜下腔出血，缺血性脑卒中和脑出血患者的多中心混合队列研究也发现高氧血症是院内死亡率的独立预测因子 [118]。尽管现有的临床研究无法证实其原因，但这些研究支持如下假设，即全脑缺血（以及其他急性神经系统损伤）后的高氧血症可能导致进一步的神经系统损伤，由此强调了开展临床研究探究各种缺血性神经系统损伤后调控氧分压的必要性。目前，在临床允许的情况下，尽快降低吸入的氧气浓度似乎是较为谨慎的做法。

动脉二氧化碳分压

动脉二氧化碳分压（arterial carbon dioxide tension, $PaCO_2$）在 CBF 的调节中起着重要作用。$PaCO_2$ 每变化 1mmHg，CBF 随之改变 1~2mL/（100g·min）。因此，在采取更具针对性的治疗措施之前，通常会先进行过度通气作为降低颅内压的临时措施。但是，过度通气会带来缺血的潜在风险 [119-123]，特别是在 CPP 处于"正常"状态但 CBF 可能低于正常 [123] 的情况下（创伤性脑损伤 [124-127] 及高分级的蛛网膜下腔出血；图 7.4）。脑外伤基金会（Brain Trauma Foundation Stated）召集的专家小组指出，

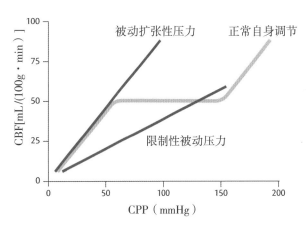

图 7.4 正常（浅蓝色）和受损（深蓝色）的大脑自身调节曲线

在多种神经系统损伤后，大脑的自身调节功能受损，脑血流量（CBF）依赖于脑灌注压（CPP）。当大脑处于限制性被动压力状态下，尽管 CPP 处于自身调节范围内，但 CBF 可能会低于正常水平，该现象可出现在严重的颅脑外伤和蛛网膜下腔出血患者中

"不建议"进行预防性过度通气，并且"在受伤后最初的24h内CBF通常显著减少，此时应避免过度通气"[128]。

尽管有人支持所谓的罗宾汉效应（Robin Hood effect）或反窃血综合征（inverse steal）[129]，但低碳酸血症通常在局灶性缺血相关的实验和临床中均显示无效[130-132]。最近，对一项小型回顾性研究的事后多变量分析发现，低碳酸血症会导致全身麻醉下行急诊血栓取出术患者的神经功能恶化[133]。同时，高碳酸血症可能会引起颅内窃血并加剧细胞内pH值改变。尽管现有的证据尚不确切，但动物和有限的临床数据表明，低碳酸血症和高碳酸血症可能都是不利的。因此，在缺乏相应的手段监测调控 PaCO_2 对脑组织灌注的影响的情况下，维持正常血碳酸水平仍是标准措施。

葡萄糖调节

重症患者的最佳血糖目标很难确定。2001年，一项大规模单中心 RCT 报道了强化胰岛素治疗（intensive insulin therapy, IIT）方案（血糖目标为80~110mg/dL）与常规血糖管理相比，可以改善死亡率，此后临床诊疗转向 IIT 方案[134]。但是，2009年的 NICE-SUGAR 试验[135]表明，与常规血糖目标组相比，IIT 组危重症患者的病死率增加，这可能与 IIT 引起的低血糖发生率增加相关。因此，临床上将血糖维持在 140~180mg/dL 作为重症患者的常规血糖目标。

急性脑损伤患者的最佳血糖目标更难确定。一方面，入院时的高血糖与多种急性神经系统损伤（SAH、TBI、ICH、缺血性脑卒中、心搏骤停后）的神经功能恶化和死亡率增加相关[136-142]。尽管入院时的高血糖可能只是由于皮质醇和血浆儿茶酚胺水平升高并作为损伤严重程度的指标[143]，但高血糖也可以在缺血性能量耗竭期间通过为无氧代谢提供额外的底物，加重神经系统损伤。事实上，无氧代谢还会加重组织酸中毒[144]，增加细胞死亡[145]，并加剧神经系统损伤。但是，Gray 等发现急性缺血性脑卒中后积极的血糖管理并不能改

善90d死亡率[146]。另一方面，与不伴随颅脑损伤的重症患者相比，急性脑损伤患者对血糖的降低更为敏感[147-149]。严格调控血糖水平可能因各种原因倾向于产生有害效应。第一，CBF 的改变可能导致葡萄糖向组织的运输减少，这已在多种神经系统损伤疾病中得到证实[150-153]。第二，葡萄糖通过血脑屏障转运进入细胞是一个主动的过程，需要特定的转运蛋白（葡萄糖转运体1和3）参与[154]。颅脑损伤可以影响葡萄糖转运，其影响程度取决于损伤类型及损伤的严重程度。第三，多种神经损伤可导致高糖酵解状态，这是由于多种生化级联反应增加了代谢需要[148,155]。第四，胰岛素对大脑葡萄糖代谢具有直接有害作用，而与全身葡萄糖减少无关[148, 156-157]。因此，急性神经系统损伤后的最佳血糖控制目标尚不明确。现在作者的术中血糖干预的阈值为大于200mg/dL，目的是防止其进一步升高。全身血糖控制目标为 140~180mg/dL 也很合理，特别是不存在急性脑损伤的择期神经外科手术中，这与多种重症患者管理指南相一致[158-160]。

脑灌注压

对于不同的急性神经系统损伤，最佳的血压范围不能简单定义，也不能笼统应用。相反，血压目标应根据每个患者的基线血压和临床情况量身定制。对于健康患者，脑血流量（CBF）在平均动脉压为（MAP）70~150mmHg 时自动调节。尽管个体间的自身调节下限存在很大差异，但对于大多数患者而言，MAP 为 70~80mmHg 可以确保 CBF 的正常维持。但是，急性神经系统损伤的一个重要议题是缺血的易感性，因此强调将 MAP/CPP 维持在正常甚至是高于正常水平。这是由于通常认为脊髓损伤引发的生化级联反应增强了继发性缺血性损伤的风险，以及在急性损伤（如创伤性脑损伤和蛛网膜下腔出血）后某些脑区的CBF 通常会很低，并且多种神经损伤可能会损害大脑的自身调节功能（图 7.4）[124,161]。此外，颅内高压（CPP= MAP–ICP）、持续的脊髓压迫和

外科手术牵拉脑组织等产生的压力会降低大脑的有效灌注压，维持动脉血压时还应考虑上述情况[162]。并且，急诊血栓切除术时使用全麻会降低MAP，这是由于缺血区域的侧支血流减少或未完全堵塞血管的血流减少，从而加剧急性缺血性脑卒中损伤。事实上，维持高水平或正常的CPP有助于维持CBF，并改善各种神经生理参数，包括神经功能[163-165]。但是，临床医生应谨慎将血压升高至高于MAP的正常高限，因为可能增加脑卒中复发、脑出血、脑水肿和血管损伤的风险[166]。相反，低血压会降低CBF并加重神经功能损伤。急性缺血性脑卒中后的血压降低（从高血压水平降低10%~20%），无论是自发性还是由于早期使用降压药，都与梗死面积增加、早期神经系统功能恶化和较差的预后相关[167-169]。对于严重创伤性脑损伤患者，CPP低于50mmHg通常与组织缺氧有关[170-173]，而全身性低血压是导致不良结局的最重要因素之一[174-177]。因此，在进行任何手术操作之前，尤其是近期存在神经损伤的患者，制定可接受的动脉血压限值时应与外科团队共同商榷，需要考虑的因素包括患者的基线血压、神经疾病情况和手术本身。通常，MAP/CPP应维持在基线或接近基线，并应根据对缺血风险的评估进行调整。对于大多数神经系统损伤，现有的数据尚不能为指南提供充足的依据，但是，现有的数据支持将接受组织型纤溶酶原激活物（tissue plasminogen activator, tPA）治疗的脑卒中患者的血压降至180/105mmHg以下，以避免脑出血的风险，而指南建议未接受tPA治疗的脑卒中患者在24h内应避免进行血压干预，除非收缩压（systolic blood pressure, SBP）＞220mmHg或舒张压＞120mmHg[178]。基于现有的证据，对于严重的创伤性脑损伤，通常将CPP的目标定在60~70mmHg[179]。

其他药物

尽管许多神经保护药物在动物研究中表现出积极的效应，但在Ⅲ期临床试验中并无显著疗效。

此类转化失败的例子包括钠离子通道阻滞剂苯妥英钠[180]、钙离子通道阻滞剂[168,181-182]、镇静药氯美噻嗪[183]、谷氨酸受体拮抗剂[184]和自由基清除剂[185]。根据Minnerup等的收集整理，共有46项Ⅲ期试验得出假阳性或真阴性结果[186]。虽然SAINT Ⅰ期临床试验得到阳性结果[187]，但随后更大规模的SAINT Ⅱ期临床试验结果仍为阴性[187]。

尽管Ⅲ期临床试验并未在临床上得到具有显著统计学差异的神经保护效应，但值得一提的是，抗抑郁药（尤其是氟西汀）对脑卒中后恢复期患者以及尼莫地平对蛛网膜下腔出血的患者都具有积极作用。尽管氟西汀尚未进入Ⅲ期临床试验，但多项小型RCT表明其对脑卒中后抑郁和非抑郁患者的功能恢复[188]、执行能力[189]及生存率[190]均有所改善。迄今为止，规模最大且备受关注的研究是2011年的双盲安慰剂对照FLAME试验[191]，其中118例患者从脑卒中发作后的5~10d开始随机接受为期3个月的氟西汀或安慰剂治疗。在第90天，氟西汀组患者的运动功能有明显改善。此外，口服钙离子通道阻滞剂尼莫地平对预防蛛网膜下腔出血患者继发性缺血和预后不良具有保护作用[192]，并被广泛认为是该患者群的标准治疗方法。

tPA

1995年，美国国家神经系统疾病研究所（National Institnte of Neurological）发布了一项由两部分组成的临床试验，评估tPA在急性缺血性脑卒中患者中的安全性和有效性。在此项临床试验中，对于症状出现后3h内接受治疗的缺血性脑卒中患者而言，其在3个月内出现轻度残疾或无残疾的概率增加了30%[193]。1996年，美国FDA批准使用tPA治疗急性脑卒中，并且tPA的应用还与改善预后相关[194,195]，尤其是年龄＜75岁、有轻度至中度脑卒中或在90min内得到治疗的患者[196,197]。tPA的不良反应包括过敏反应、心肌梗死和有症状的脑出血（symptomatic intracerebral haemorrhage, sICH）。尽管大多数研究均报道了sICH，但其发生率一直保持较低水平，美国国家神经系统疾病和脑卒中研究所报道，治疗组的发生率为 6.4%，而安慰剂组为 0.6%[198]。总体而言，即使在非常规治疗急性缺血性脑卒中的医疗中心使用 tPA 也已多次证明其安全性[199]，而且 3h 的治疗时间窗受到挑战。多项研究发现症状发作后 4.5h 内使用 tPA 可以改善预后，并且不显著增加并发症发生率和死亡率[200-202]。随后美国 FDA 批准将 tPA 的使用延长至 4.5h，尽管时间延长伴随其他排除标准，包括患者年龄超过 80 岁，使用其他抗凝剂，基线美国国立卫生研究院卒中量表（National Institute of Health stroke scale，NIHSS）评分 > 25 分，或同时具有糖尿病和脑卒中史。目前仍建议尽早给予 tPA 以获得最佳临床结局[203]。tPA 的治疗时间窗仍继续受到多项研究的挑战，这些研究表明脑卒中后 6h 用药仍可改善预后[204-206]，但该使用方法未经美国 FDA 批准，属于超说明书使用。

介入治疗

机械性血栓取出术

无法使用 tPA 或 tPA 治疗失败的患者可能适合进行机械性血栓取出术。美国 FDA 批准了三种机械性血栓取出装置。2004 年，基于两项临床研究结果，包括脑缺血机械性取栓研究（Mechanical Embolus Removal in Cerebral Ischemia，MERCI）[207] 和随后的多中心 MERCI[208]，线圈取栓装置成为首个获得美国 FDA 批准的机械性血栓取出术设备。随后，Penumbra Pivotal 脑卒中试验[209] 使美国 FDA 在 2007 年批准了 Penumbra 系统的血栓取出装置。最后，SWIFT 试验发现[210]，与 MERCI 取栓装置相比，支架取栓装置表现为良好的神经系统结局及更低的死亡率，因此 2012 年开始使用支架取栓装置。后续迭代的支架取栓装置也表现出比 MERCI 取栓装置更好的效果[211]。并发症和不良事件包括腹股沟并发症、颅内出血、蛛网膜下腔出血、血栓破裂和栓塞。有症状的脑出血在 MERCI 取栓装置（9% ~11%）和 Penumbra 血栓

取出装置中最高（11%），而在支架取栓装置中最低（2%）。尽管多项既往研究未能证明机械性血栓取出术比单独使用 tPA 更有效[212,213]，但这些研究存在方法上的不足，包括缺乏基线成像、纳入小血管疾病患者、使用陈旧器械以及后期干预。最近的临床试验表明机械性血栓取出术与标准治疗相结合的效果优于单独的治疗。在 MR CLEAN 试验中[214]，干预组有 32.6% 的患者实现了日常生活功能独立，而对照组为 19.1%。这一能够改善预后的优势在 EXTEND-IA[215] 试验、ESCAPE[216] 试验以及最近的 SWIFT PRIME[217] 试验中再次得到证实。

目前，血管内介入治疗患者的麻醉管理取决于麻醉医生及其所在的医疗机构。"麻醉"方式的选择范围包括不使用镇静剂的局部麻醉（local anaesthesia，LA）到使用或不使用气道装置的全身麻醉（general anaesthesia，GA）。由于每种麻醉方式都有各自的优缺点，因此最佳的麻醉管理方式仍存在争议。由于最低程度的镇静（仅局麻或有意识的镇静）不需要麻醉诱导和气道管理，可能会加快手术的开始时间，有助于连续性的神经系统评估，避免突然的血流动力学和生理改变，但应考虑未建立气道的风险、患者不适以及体动的可能性，以及紧急转为全身麻醉的风险。相反，采用气管内插管的 GA 可提供最佳的手术条件，从而降低操作失败的可能性[218]。然而，多项回顾性研究表明，GA 是神经系统预后不良和死亡率增加的独立预测因素[219-223]。全身麻醉的不良反应归因于更大的血流动力学波动和更高的低血压风险，同时控制通气可能导致 $PaCO_2$ 迅速改变（低碳酸血症），从而影响预后[224]。与之相反，也有观点认为 GA 相关的不良反应是选择偏倚的结果，因为这部分患者病情可能更严重，而不是 GA 本身的直接影响。尽管目前的研究存在方法学上的局限性，GA 相关的不良结局以及有限镇静的安全性提示，至少对没有明确的即刻插管指征的患者应避免使用 GA[225]。此外，对于需要 GA 的患者，应尽一切努力避免不必要的操作延迟，同时

还要严格控制血压，维持正常的血碳酸含量和血氧。麻醉期间的目标血压尚无明确标准。Davis 等的研究[226]表明，当收缩压 < 140mmHg 时，发病率和死亡率的风险增加。因此，将收缩压维持在 140~150mmHg 是一种合理的方法。血栓取出术后，血压管理仍然至关重要。可能影响目标血压的因素包括血栓取出的完整性及先前缺血区域的出血风险。若血栓取出不完全且大脑局部区域仍处于缺血状态，则将收缩压控制在 140~150mmHg 以维持侧支灌注。但是，当血栓完全取出后，收缩压不应超过 140mmHg，以减少出血的风险。在麻醉苏醒后，可根据患者的神经系统查体情况调整血压水平。

总 结

神经保护是一个广义的术语，包括神经损伤之前、期间或之后进行的药物治疗或生理调控，以最大限度地减少神经损伤并改善预后。大脑的独特之处在于它的代谢需求很高，但代谢底物的储备能力却有限。因此大脑对脑血流量降低和代谢底物运输障碍的耐受性很差，一旦发生将迅速导致能量衰竭和神经功能障碍。除了用于急性脑卒中的 tPA 和机械性血栓取出术以及用于心搏骤停和新生儿窒息的控制性低体温外，我们保护大脑的手段十分有限。临床研究中麻醉药发挥神经保护作用的直接证据较为有限。鉴于药物保护大脑的疗效不佳，应将神经保护重点放在适宜的生理调控上。维持生理稳态并调节体温、动脉血氧分压、二氧化碳分压以及脑灌注压等参数对于神经系统的预后至关重要。尽管我们保护大脑的措施有限，但重要的是要意识到不恰当的生理调控会加剧脑损伤，尤其是维持脑灌注压对改善预后具有重要意义。

（周 芳 曾羽连 译，钟海星 董海龙 审校）

参考文献

[1] Trojaborg W, Boysen G. Relation between EEG, regional cerebral blood flow and internal carotid artery pressure during carotid endarterectomy. Electroencephalography and Clinical Neurophysiology, 1973, 34(1):61–69.

[2] Branston NM, Simon L, Crockard HA, et al. Relationship between the cortical evoked potential and local cortical blood flow following acute middle cerebral artery occlusion in the baboon. Experimental Neurology, 1974, 45(2):195–208.

[3] Lassen NA. Cerebral ischaemia. Intensive Care Medicine, 1977, 3(4):251–252.

[4] Sekhon MS, Ainslie PN, Griesdale DE. Clinical pathophysiology of hypoxic ischemic brain injury after cardiac arrest: a 'two-hit' model. Critical Care, 2017, 21(1):90.

[5] Petito CK, Feldmann E, Pulsinelli WA, et al. Delayed hippocampal damage in humans following cardiorespiratory arrest. Neurology, 1987, 37(8):1281–1286.

[6] Pulsinelli WA, Brierley JB, Plum F. Temporal profile of neuronal damage in a model of transient forebrain ischemia. Annals of Neurology, 1982, 11(5):491–498.

[7] Hossmann KA. Viability thresholds and the penumbra of focal ischemia. Annals of Neurology, 1994, 36(4):557–565.

[8] Doyle KP, Simon RP, Stenzel-Poore MP. Mechanisms of ischemic brain damage. Neuropharmacology, 2008, 55(3):310–318.

[9] Lo EH, Turgay D, Moskowitz MA. Mechanisms, challenges and opportunities in stroke. Nature Reviews Neuroscience, 2003, 4(5):399–414.

[10] Coyle JT, Puttfarcken P. Oxidative stress, glutamate, and neurodegenerative disorders. Science, 1993, 262(5134):689–695.

[11] Liu SJ, Zukin RS. Ca^{2+}-permeable AMPA receptors in synaptic plasticity and neuronal death. Trends in Neuroscience, 2007, 30(3):126–134.

[12] Ito U, Ohno K, Nakamura R, et al. Brain edema during ischemia and after restoration of blood flow. Measurement of water, sodium, potassium content and plasma protein permeability. Stroke, 1979, 10(5):542–547.

[13] Hossmann KA. Periinfarct depolarizations. Cerebrovascular and Brain Metabolism Reviews, 1996, 8(3):195–208.

[14] Farooqui AA, Horrocks LA. Lipid peroxides in the free radical pathophysiology of brain diseases. Cellular and Molecular Neurobiology, 1998, 18(6):599–608.

[15] Braughler JM, Hall ED. Central nervous systems trauma and stroke: I. Biochemical considerations for oxygen radical formation and lipid peroxidation. Free Radical Biology and Medicine, 1989, 6(3):289–301.

[16] Kristián T, Siesjö BK. Calcium in ischemic cell death. Stroke, 1998, 29(3):705–718.

[17] Love S. Apoptosis and brain ischaemia. Progress in NeuroPsychopharmacology and Biological Psychiatry, 2003, 27(2):267–282.

[18] Eliasson MJL, Huang Z, Ferrante RJ, et al. Neuronal nitric oxide synthase activation and peroxynitrite formation in ischemic stroke linked to neural damage. The Journal of Neuroscience, 1999, 19(14):5910–5918.

[19] Huang J, Upadhyay UM, Tamargo RJ. Inflammation in stroke and focal cerebral ischemia. Surgical Neurology, 2006, 66(3):232–245.

[20] Bonfoco E, Krainc D, Ankarcrona M, et al. Apoptosis and necrosis: Two distinct events induced, respectively, by mild and intense insults with N-methyl-D-aspartate or nitric oxide/superoxide in cortical cell cultures. Proceedings of the National Academy of Sciences, 1995, 92 (16): 7162–7166.

[21] O'Collins VE, Macleod MR, Donnan GA, et al. 1 026 experimental treatments in acute stroke. Annals of Neurology, 2006, 59(3):467–477.

[22] van der Worp HB, Howells DW, Sena ES, et al. Can animal models of disease reliably inform human studies? PLoS Medicine, 2010, 7(3): e1000245.

[23] Gladstone DJ, Black SE, Hakim AM. Toward wisdom from failure lessons from neuroprotective stroke trials and new therapeutic directions. Stroke, 2002, 33(8):2123–2136.

[24] Cheng YD, Al-Khoury L, Zivin JA. Neuroprotection for ischemic stroke: Two decades of success and failure. NeuroRx, 2004, 1(1):36–45.

[25] Demchuk AM, Buchan AM. Predictors of stroke outcome. Neurologic Clinics, 2000, 18(2):455–473.

[26] Stroke Therapy Academic Industry Roundtable STAIR. Recommendations for standards regarding preclinical neuroprotective and restorative drug development. Stroke, 1999, 30(12): 2752–2758.

[27] van der Worp HB, de Haan P, Morrema E, et al. Methodological quality of animal studies on neuroprotection in focal cerebral ischaemia. Journal of Neurology, 2005, 252(9):1108–1114.

[28] Steen PA, Milde JH, Michenfelder JD. No barbiturate protection in a dog model of complete cerebral ischemia. Annals of Neurology, 1979, 5(4):343–349.

[29] Snyder BD, Ramirez-Lassepas M, Sukhum P, et al. Failure of thiopental to modify global anoxic injury. Stroke, 1979, 10(2):135–141.

[30] Gisvold SE, Safar P, Hendrickx HH, et al. Thiopental treatment after global brain ischemia in pigtailed monkeys.Anesthesiology, 1984, 60(2):88–96.

[31] Brain Resuscitation Clinical Trial I Study Group. Randomized clinical study of thiopental loading in comatose survivors of cardiac arrest. Survey of Anesthesiology, 1986, 30(6):366–367.

[32] Sano T, Patel PM, Drummond JC, et al. A comparison of the cerebral protective effects of etomidate, thiopental, and isoflurane in a model of forebrain ischemia in the rat. Anesthesia & Analgesia, 1993, 76(5):990–997.

[33] Hoff JT, Smith AL, Nielsen SL. Barbiturate protection from cerebral infarction in primates. Stroke, 1975, 6(1):28–33.

[34] Michenfelder JD, Milde JM. Influence of anesthetics on metabolic, functional and pathological responses to regional cerebral ischemia. Stroke, 1975, 6(4):405–410.

[35] Smith AL, Hoff JT, Nielsen SL, et al. Barbiturate protection in acute focal cerebral ischemia. Stroke, 1974, 5(1):1–7.

[36] Yatsu FM, Diamond I, Graziano C, et al. Experimental brain ischemia: protection from irreversible damage with a rapid-acting barbiturate (methohexital). Stroke, 1972, 3(6):726–732.

[37] Michenfelder JD, Milde JH, Sundt TM. Cerebral protection by barbiturate anesthesia: use after middle cerebral artery occlusion in Java monkeys. Archives of Neurology, 1976, 33(5):345–350.

[38] Nussmeier NA, Arlund C, Slogoff S. Neuropsychiatric complications after cardiopulmonary bypass: Cerebral protection by a barbiturate. Anesthesiology, 1986, 64(2):165–170.

[39] Zaidan JR, Klochany A, Martin WM, et al. Effect of thiopental on neurologic outcome following coronary artery bypass grafting. Anesthesiology, 1991, 74(3):406–411.

[40] Schmid-Elsaesser R, Schrödera M, Zausingera S, et al. EEG burst suppression is not necessary for maximum barbiturate protection in transient focal cerebral ischemia in the rat. Journal of the Neurological Sciences, 1999, 162(1):14–19.

[41] Warner DS, Takaoka S, Wu B, et al. Electroencephalographic burst suppression is not required to elicit maximal neuroprotection from pentobarbital in a rat model of focal cerebral ischemia. Anesthesiology, 1996, 84(6):1475–1484.

[42] Cole DJ, Cross LM, Drummond JC, et al. Thiopentone and methohexital, but not pentobarbitone, reduce early focal cerebral ischemic injury in rats. Canadian Journal of Anesthesia, 2001, 48(8):807–814.

[43] Smith DS, Rehncrona S, Siesjö BK. Barbiturates as protective agents in brain ischemia and as free radical scavengers in vitro. Acta Physiologica Scandinavica Supplementum, 1979, 492: 129–134.

[44] Zhu H, Cottrell JE, Kass IS. The effect of thiopental and propofol on NMDA-and AMPA-mediated glutamate excitotoxicity. Anesthesiology, 1997, 87(4):944–951.

[45] Patel PM, Drummond JC, Cole DJ, et al. Isoflurane and pentobarbital reduce the frequency of transient

ischemic depolarizations during focal ischemia in rats. Anesthesia & Analgesia, 1998, 86(4):773–780.

[46] Zhan, R-Z, Fujiwara N, et al. Thiopental inhibits increases in [Ca^{2+}] i induced by membrane depolarization, NMDA receptor activation, and ischemia in rat hippocampal and cortical slices. Anesthesiology, 1998, 89(2):456–466.

[47] Kawaguchi M, Furuya H, Patel PM. Neuroprotective effects of anesthetic agents. Journal of Anesthesia, 2005, 19(2):150–156.

[48] Du C, Hu R, Csernansky CA, et al. Very delayed infarction after mild focal cerebral ischemia: A role for apoptosis? Journal of Cerebral Blood Flow & Metabolism, 1996, 16(2):195–201.

[49] Kawaguchi M, et al. Isoflurane delays but does not prevent cerebral infarction in rats subjected to focal ischemia. Anesthesiology , 2000, 92 (5): 1335–1342.

[50] Sakai, Hiroaki, et al. Isoflurane provides long-term protection against focal cerebral ischemia in the rat. Anesthesiology, 2007, 106(1):92–9, discussion 8–10.

[51] Kawaguchi, Masahiko, Hitoshi Furuya, et al. Neuroprotective effects of anesthetic agents. Journal of Anesthesia, 2005, 19(2):150–156.

[52] Milde LN, Milde JH, Michenfelder JD. Cerebral functional, metabolic, and hemodynamic effects of etomidate in dogs. Anesthesiology, 1985, 63(4):371–377.

[53] Drummond JC, Cole DJ, Patel PM, et al. Focal cerebral ischemia during anesthesia with etomidate, isoflurane, or thiopental: A comparison of the extent of cerebral injury. Neurosurgery, 1995, 37(4):742–749.

[54] Drummond JC, McKay LD, Cole DJ, et al. The role of nitric oxide synthase inhibition in the adverse effects of etomidate in the setting of focal cerebral ischemia in rats. Anesthesia & Analgesia, 2005, 100(3):841–846.

[55] Edelman GJ, Hoffman WE, Charbel FT. Cerebral hypoxia after etomidate administration and temporary cerebral artery occlusion. Anesthesia & Analgesia, 1997, 85(4):821–825.

[56] Kaisti KK, Långsjö JW, Aalto S, et al. Effects of sevoflurane, propofol, and adjunct nitrous oxide on regional cerebral blood flow, oxygen consumption, and blood volume in humans. Anesthesiology, 2003, 99(3):603–613.

[57] Wilson JX, Gelb AW. Free radicals, antioxidants, and neurologic injury: possible relationship to cerebral protection by anesthetics. Journal of Neurosurgical Anesthesiology, 2002, 14(1):66–79.

[58] Rodríguez-López JM, Sánchez-Conde P, Lozano FS, et al. Laboratory investigation: effects of propofol on the systemic inflammatory response during aortic surgery. Canadian Journal of Anesthesia, 2006, 53(7):701–710.

[59] Pittman JE, Sheng H, Pearlstein R, et al. Comparison of the effects of propofol and pentobarbital on neurologic outcome and cerebral infarct size after temporary focal ischemia in the rat. Anesthesiology, 1997, 87(5):1139–1144.

[60] Gelb AW, Bayona NA, Wilson JX, et al. Propofol anesthesia compared to awake reduces infarct size in rats. Anesthesiology, 2002, 96(5):1183–1190.

[61] Kotani Y, Nakajima Y, Hasegawa T, et al. Propofol exerts greater neuroprotection with disodium edetate than without it. Journal of Cerebral Blood Flow & Metabolism, 2008, 28(2):354–366.

[62] Bayona NA, Gelb AW, Jiang Z, et al. Propofol neuroprotection in cerebral ischemia and its effects on lowmolecular-weight antioxidants and skilled motor tasks. Anesthesiology, 2004, 100(5):1151–1159.

[63] Roach GW, Newman MF, Murkin JM, et al. Ineffectiveness of burst suppression therapy in mitigating perioperative cerebrovascular dysfunction. Multicenter Study of Perioperative Ischemia (McSPI) Research Group. Anesthesiology, 1999, 90(5):1255–1264.

[64] Way WL. Ketamine—its pharmacology and therapeutic uses. The Journal of the American Society of Anesthesiologists, 1982, 56(2):119–136.

[65] Kissin I, Bright CA, Bradley EL Jr. The effect of ketamine on opioid-induced acute tolerance: can it explain reduction of opioid consumption with ketamine-opioid analgesic combinations? Anesthesia& Analgesia, 2000, 91(6):1483–1488.

[66] Church J, Zeman S, Lodge D. The neuroprotective action of ketamine and MK-801 after transient cerebral ischemia in rats. Anesthesiology, 1988, 69(5):702–709.

[67] Nagels W, Demeyere R, Van Hemelrijck J, et al. Evaluation of the neuroprotective effects of S(+)-ketamine during open-heart surgery. Anesthesia & Analgesia, 2004, 98(6):1595–1603.

[68] Albers GW, Atkinson RP, Kelley RE, et al. Safety, tolerability, and pharmacokinetics of the N-methyl-D-aspartate antagonist dextrorphan in patients with acute stroke. Stroke, 1995, 26(2):254–258.

[69] Grotta J, Clark W, Coull B, et al. Safety and tolerability of the glutamate antagonist CGS 19755 (Selfotel)in patients with acute ischemic stroke results of a phase IIa randomized trial. Stroke, 1995, 26(4):602–605.

[70] Koek W, Woods JH, Winger GD. MK-801, a proposed noncompetitive antagonist of excitatory amino acid neurotransmission, produces phencyclidine-like behavioral effects in pigeons, rats and rhesus monkeys. Journal of Pharmacology and Experimental Therapeutics, 1988, 245(3):969–974.

[71] Franks NP, Dickinson R, de Sousa SL, et al. How

does xenon produce anaesthesia.Nature, 1998, 396(6709):324.

[72] Maze M. Preclinical neuroprotective actions of xenon and possible implications for human therapeutics: A narrative review. Canadian Journal of Anesthesia, 2015, 63(2):212–226.

[73] Homi HM, Yokoo N, Ma D, et al. The neuroprotective effect of xenon administration during transient middle cerebral artery occlusion in mice. The Journal of the American Society of Anesthesiologists, 2003, 99(4):876–881.

[74] Dingley J, Tooley J, Porter H, et al. Xenon provides short-term neuroprotection in neonatal rats when administered after hypoxiaischemia. Stroke, 2006, 37(2):501–506.

[75] Ma D, Yang H, Lynch J, et al. Xenon attenuates cardiopulmonary bypass-induced neurologic and neurocognitive dysfunction in the rat. Anesthesiology, 2003, 98(3):690–698.

[76] Sheng SP, Lei B, James ML, et al. Xenon neuroprotection in experimental stroke: Interactions with hypothermia and intracerebral hemorrhage. Anesthesiology, 2012, 117(6):1262–1275.

[77] Lorek A, Takei Y, Cady EB, et al. Delayed ('Secondary') Cerebral energy failure after acute hypoxiaischemia in the newborn piglet: Continuous 48-hour studies by phosphorus magnetic resonance spectroscopy. Pediatric Research, 1994, 36(6):699–706.

[78] Penrice J, Lorek A, Cady EB, et al. Proton magnetic resonance spectroscopy of the brain during acute hypoxia-ischemia and delayed cerebral energy failure in the newborn piglet. Pediatric Research, 1997, 41(6):795–802.

[79] Inder TE, Volpe JJ. Mechanisms of perinatal brain injury. Seminars in Neonatology, 2000, 5(1):3–16.

[80] Wyatt JS, Edwards D, Azzopardi D, et al. Magnetic resonance and near infrared spectroscopy for investigation of perinatal hypoxicischaemic brain injury. Archives of Disease in Childhood, 1989, 64(7Spec No):953–963.

[81] Hope PL, Cady EB, Tofts PS, et al. Cerebral energy metabolism studied with phosphorus NMR spectroscopy in normal and birth-asphyxiated infants. Lancet, 1984, 324(8399):366–370.

[82] Edwards AD, Brocklehurst P, Gunn AJ, et al. Neurological outcomes at 18 months of age after moderate hypothermia for perinatal hypoxic ischaemic encephalopathy: Synthesis and meta-analysis of trial data. British Medical Journal, 2010, 340:c363.

[83] Jacobs SE, Berg M, Hunt R, et al. Cooling for newborns with hypoxic ischaemic encephalopathy. Cochrane Database of Systematic Reviews, 2013, 1(1):CD003311.

[84] Bernard SA, Gray TW, Buist MD, et al. Treatment of comatose survivors of out-of-hospital cardiac arrest with induced hypothermia. The New England Journal of Medicine, 2002, 346(8):557–563.

[85] Nikolov NM, Cunningham AJ. Mild therapeutic hypothermia to improve the neurologic outcome after cardiac arrest. Survey of Anesthesiology, 2003, 47(4):219–220.

[86] Schmitt KRL, Tong G, Berger F. Mechanisms of hypothermiainduced cell protection in the brain. Molecular and Cellular Pediatrics, 2014, 1(1): 7.

[87] WHO. Spinal cord injury. Fact sheet 384, 2013. [cited 2015 Dec 14]. Available from http://www.who.int/mediacentre/factsheets/fs384/en/.

[88] Bracken MB, Shepard MJ, Hellenbrand K, et al. Methylprednisolone and neurological function 1 year after spinal cord injury: Results of the National Acute Spinal Cord Injury Study. Journal of Neurosurgery, 1985, 63(5):704–713.

[89] Bracken MB, Shepard MJ, Holford TR, et al. Administration of methylprednisolone for 24 or 48 hours or tirilazad mesylate for 48 hours in the treatment of acute spinal cord injury: Results of the Third National Acute Spinal Cord Injury Randomized Controlled Trial. JAMA, 1997, 277(20):1597–1604.

[90] Walters BC, Hadley MN, Hurlbert RJ, et al. Guidelines for the management of acute cervical spine and spinal cord injuries: 2013 update. Neurosurgery, 2013, 60(Suppl 1):82–91.

[91] Wang J, Pearse DD. Therapeutic hypothermia in spinal cord injury: The status of its use and open questions. International Journal Of Molecular Sciences, 2015, 16(8):16848–16879.

[92] Maybhate A, Hu C, Bazley FA, et al. Potential long term benefits of acute hypothermia after spinal cord injury: Assessments with somatosensory evoked potentials. Critical Care Medicine, 2012, 40(2):573.

[93] Lo TP Jr, Cho K-S, Garg MS, et al. Systemic hypothermia improves histological and functional outcome after cervical spinal cord contusion in rats. Journal of Comparative Neurology, 2009, 514(5):433–448.

[94] O'Toole JE, Wang MC, Kaiser MG. Hypothermia and human spinal cord injury: Updated position statement and evidence based recommendations from the AANS/CNS Joint Section on Disorders of the Spine. Available at http://spinesection.org/hypothermia.php.

[95] Levi AD, Green BA, Wang MY, et al. Clinical application of modest hypothermia after spinal cord injury. Journal of Neurotrauma, 2009, 26(3):407–415.

[96] Clifton GL, Miller ER, Choi SC, et al. Lack of effect of induction of hypothermia after acute brain injury. The New England Journal of Medicine, 2001, 344(8):556–563.

[97] Hutchison JS, Ward RE, Lacroix J, et al. Hypothermia therapy after traumatic brain injury in children. The New England Journal of Medicine, 2008, 358(23):2447–2456.

[98] Andrews PJD, Sinclair HL, Rodriguez A, et al. Hypothermia for intracranial hypertension after traumatic brain injury. The New England Journal of Medicine, 2015, 373(25):2403–2412.

[99] Azzimondi G, Bassein L, Nonino F, et al. Fever in acute stroke worsens prognosis: A prospective study. Stroke, 1995, 26(11):2040–2043.

[100] Phipps MS, Desai RA, Wira C, et al. Epidemiology and outcomes of fever burden among patients with acute ischemic stroke. Stroke, 2011, 42(12):3357–3362.

[101] Colbourne F, Corbett D, Zhao Z, et al. Prolonged but delayed postischemic hypothermia: A long-term outcome study in the rat middle cerebral artery occlusion model. Journal of Cerebral Blood Flow & Metabolism, 2000, 20(12):1702–1708.

[102] Corbet D, Hamilton M, Colbourne F. Persistent neuroprotection with prolonged postischemic hypothermia in adult rats subjected to transient middle cerebral artery occlusion. Experimental Neurology, 2000, 163(1):200–206.

[103] Ntaios G, Dziedzic T, Michel P, et al. European Stroke Organisation (ESO) guidelines for the management of temperature in patients with acute ischemic stroke. International Journal of Stroke, 2015, 10(6):941–949.

[104] Todd MM, Hindman BJ, Clarke WR, et al. Mild intraoperative hypothermia during surgery for intracranial aneurysm. The New England Journal of Medicine, 2005, 352(2):135–145.

[105] Cao W, Carney JM, Duchon A, et al. Oxygen free radical involvement in ischemia and reperfusion injury to brain. Neuroscience Letters, 1988, 88(2):233–238.

[106] Oliver CN, Starke-Reed PE, Stadtman ER, et al. Oxidative damage to brain proteins, loss of glutamine synthetase activity, and production of free radicals during ischemia/reperfusioninduced injury to gerbil brain. Proceedings of the National Academy of Sciences, 1990, 87(13):5144–5147.

[107] McCord JM. Oxygen-derived free radicals in postischemic tissue injury. The New England Journal Of Medicine, 1985, 312(3):159–163.

[108] Sakamoto A, Ohnishi ST, Ohnishi T, et al. Relationship between free radical production and lipid peroxidation during ischemia-reperfusion injury in the rat brain. Brain Research, 1991, 554(1):186–192.

[109] Warner DS, Sheng H, Batinić-Haberle I. Oxidants, antioxidants and the ischemic brain. Journal of Experimental Biology, 2004, 207(18):3221–3231.

[110] Vereczki V, Martin E, Rosenthal RE, et al. Normoxic resuscitation after cardiac arrest protects against hippocampal oxidative stress, metabolic dysfunction, and neuronal death. Journal of Cerebral Blood Flow & Metabolism, 2006, 26(6):821–835.

[111] Mickel HS, Vaishnav YN, Kempski O, et al. Breathing 100% oxygen after global brain ischemia in Mongolian gerbils results in increased lipid peroxidation and increased mortality. Stroke, 1987, 18(2):426–430.

[112] Liu Y, Rosenthal RE, Haywood Y, et al. Normoxic ventilation after cardiac arrest reduces oxidation of brain lipids and improves neurological outcome. Stroke, 1998, 29(8):1679–1686.

[113] Balan IS, Fiskum G, Hazelton J, et al. Oximetry-guided reoxygenation improves neurological outcome after experimental cardiac arrest. Stroke, 2006, 37(12):3008–3013.

[114] Vaahersalo J, Bendel S, Reinikainen M, et al. Arterial blood gas tensions after resuscitation from outof-hospital cardiac arrest: Associations with long-term neurologic outcome. Critical Care Medicine, 2014, 42(6):1463–1470.

[115] Kilgannon JH, Jones AE, Shapiro NI, et al. Association between arterial hyperoxia following resuscitation from cardiac arrest and in-hospital mortality. JAMA, 2010, 303(21):2165–2171.

[116] Janz DR, Hollenbeck RD, Pollock JS, et al. Hyperoxia is associated with increased mortality in patients treated with mild therapeutic hypothermia after sudden cardiac arrest. Critical Care Medicine, 2012, 40(12):3135.

[117] Kilgannon JH, Jones AE, Parrillo JE, et al. Relationship between supranormal oxygen tension and outcome after resuscitation from cardiac arrest. Circulation, 2011, 123(23):2717–2722.

[118] Rincon F, Kang J, Maltenfort M, et al. Association between hyperoxia and mortality after stroke: A multicenter cohort study. Critical Care Medicine, 2014, 42(2):387–396.

[119] Cold GE. Does acute hyperventilation provoke cerebral oligaemia in comatose patients after acute head injury? Acta Neurochirurgica, 1989, 96(3–4):100–106.

[120] Imberti R, Bellinzona G, Langer M. Cerebral tissue PO_2 and $SjvO_2$ changes during moderate hyperventilation in patients with severe traumatic brain injury. Journal of Neurosurgery, 2002, 96(1):97–102.

[121] Coles JP, Minhas PS, Fryer TD, et al. Effect of hyperventilation on cerebral blood flow in traumatic head injury: Clinical relevance and monitoring correlates. Critical Care Medicine, 2002, 30(9):1950–

1959.

[122] Coles JP, Fryer TD, Coleman MR, et al. Hyperventilation following head injury: Effect on ischemic burden and cerebral oxidative metabolism. Critical Care Medicine, 2007, 35(2):568–578.

[123] Gopinath, SP, et al. Jugular venous desaturation and outcome after head injury. Journal of Neurology, Neurosurgery & Psychiatry, 1994, 57(6):717–723.

[124] Bouma GJ, Muizelaar JP, Choi SC, et al. Cerebral circulation and metabolism after severe traumatic brain injury: The elusive role of ischemia. Journal of Neurosurgery, 1991, 75(5):685–693.

[125] Bouma GJ, Muizelaar JP, Stringer WA, et al. Ultra-early evaluation of regional cerebral blood flow in severely head-injured patients using xenon-enhanced computerized tomography. Journal of Neurosurgery, 1992, 77(3):360–368.

[126] Van Santbrink H, Schouten JW, Steyerberg EW, et al. Serial transcranial Doppler measurements in traumatic brain injury with special focus on the early posttraumatic period. Acta Neurochirurgica, 2002, 144(11):1141–1149.

[127] Coles JP, Fryer TD, Smielewski P, et al. Incidence and mechanisms of cerebral ischemia in early clinical head injury. Journal of Cerebral Blood Flow & Metabolism, 2004, 24(2):202–211.

[128] Brain Trauma Foundation, American Association of Neurological Surgeons, Congress of Neurological Surgeons, Joint section on Neurotrauma and Critical Care, AANS/CNS. Guidelines for the management of severe traumatic brain injury. 3rd edition. Journal of Neurotrauma, 2007, 24 Suppl 1:S1–106.

[129] Artru AA, Merriman HG. Hypocapnia added to hypertension to reverse EEG changes during carotid endarterectomy. Anesthesiology, 1989, 70(6):1016.

[130] Waltz AG, Sundt TM, Michenfelder JD. Cerebral blood flow during carotid endarterectomy. Circulation, 1972, 45(5):1091–1096.

[131] Christensen MS, Paulson OB, Oleson J, et al. Cerebral apoplexy (stroke) treated with or without prolonged artificial hyperventilation: 1.Cerebral circulation, clinical course, and cause of death. Stroke, 1973, 4(4):568–619.

[132] Ruta TS, Drummond JC, Cole DJ. The effect of acute hypocapnia on local cerebral blood flow during middle cerebral artery occlusion in isoflurane anesthetized rats. Anesthesiology, 1993, 78(1):134–140.

[133] Takahashi CE, Brambrink AM, Aziz MF, et al. Association of intraprocedural blood pressure and end tidal carbon dioxide with outcome after acute stroke intervention. Neurocritical Care, 2014, 20(2):202–208.

[134] Van den Berghe G, Wouters P, Weekers F, et al. Intensive insulin therapy in critically ill patients. The New England Journal of Medicine, 2001, 345(19):1359–1367.

[135] Tanner O. Intensive versus conventional glucose control in critically ill patients. Journal of the Intensive Care Society, 2009, 10(3):216–217.

[136] Lanzino G. Plasma glucose levels and outcome after aneurysmal subarachnoid hemorrhage. Journal of Neurosurgery, 1993, 79(6):885–891.

[137] Liu-DeRyke X, Collingridge DS, Orme J, et al. Clinical impact of early hyperglycemia during acute phase of traumatic brain injury. Neurocritical Care, 2009, 11(2):151–157.

[138] Paladino L, Subramanian RA, Nabors S, et al. Triage hyperglycemia as a prognostic indicator of major trauma. Journal of Trauma and Acute Care Surgery, 2010, 69(1):41–45.

[139] Lee SH, Kim BJ, Bae H-J, et al. Effects of glucose level on early and long-term mortality after intracerebral haemorrhage: The Acute Brain Bleeding Analysis Study. Diabetologia, 2010, 53(3):429–434.

[140] Lindsberg PJ, Roine RO. Hyperglycemia in acute stroke. Stroke, 2004, 35(2):363–364.

[141] Masrur S, Cox M, Bhatt DL, et al. Association of acute and chronic hyperglycemia with acute ischemic stroke outcomes post - thrombolysis: Findings from get with the guidelines - stroke. Journal of the American Heart Association, 2015, 4(10):e002193.

[142] Kim SH, Choi SP, Park KN, et al. Association of blood glucose at admission with outcomes in patients treated with therapeutic hypothermia after cardiac arrest. The American Journal Of Emergency Medicine, 2014, 32(8):900–904.

[143] Alberti O, Becker R, Benes L, et al. Initial hyperglycemia as an indicator of severity of the ictus in poor-grade patients with spontaneous subarachnoid hemorrhage. Clinical Neurology and Neurosurgery, 2000, 102(2):78–83.

[144] Smith M-L, Von Hanwehr R, Siesjö BK. Changes in extra-and intracellular pH in the brain during and following ischemia in hyperglycemic and in moderately hypoglycemic rats. Journal of Cerebral Blood Flow & Metabolism, 1986, 6(5):574–583.

[145] Nedergaard M, Goldman SA, Desai S, et al. Acidinduced death in neurons and glia. The Journal of Neuroscience, 1991, 11(8):2489–2497.

[146] Gray CS1, Hildreth AJ, Sandercock PA, et al. Glucose-potassium-insulin infusions in the management of post-stroke hyperglycaemia: the UK Glucose Insulin in Stroke Trial (GIST-UK). Lancet Neurology, 2007, 6(5):397–406.

[147] Oddo M, Schmidt JM, Carrera E, et al. Impact of tight glycemic control on cerebral glucose metabolism after severe brain injury: A microdialysis

study. Critical Care Medicine, 2008, 36(12):3233–3238.

[148] Zetterling M, Hillered L, Enblad P, et al. Relation between brain interstitial and systemic glucose concentrations after subarachnoid hemorrhage: Clinical article. Journal of Neurosurgery, 2011, 115(1):66–74.

[149] Vespa P, McArthur DL, Stein N, et al. Tight glycemic control increases metabolic distress in traumatic brain injury: A randomized controlled within-subjects trial. Critical Care Medicine, 2012, 40(6):1923–1929.

[150] Marion DW, Darby J, Yonas H. Acute regional cerebral blood flow changes caused by severe head injuries. Journal of Neurosurgery, 1991, 74(3):407–414.

[151] Bouma GJ, Muizelaar JP, Stringer WA, et al. Ultra-early evaluation of regional cerebral blood flow in severely head-injured patients using xenon-enhanced computerized tomography. Journal of Neurosurgery, 1992, 77(3):360–368.

[152] Honda M, Sase S, Yokota K, et al. Early cerebral circulatory disturbance in patients suffering subarachnoid hemorrhage prior to the delayed cerebral vasospasm stage: Xenon computed tomography and perfusion computed tomography study. Neurologia Medico-Chirurgica, 2012, 52(7):488–494.

[153] Schubert Gerrit A, Seiz-Rosenhagen M, Hegewald AA, et al. Acute hypoperfusion immediately after subarachnoid hemorrhage: a xenon contrast-enhanced CT study. Journal of Neurotrauma, 2009, 26(12):2225–2231.

[154] Boado RJ, Pardridge WM. The brain-type glucose transporter mRNA is specifically expressed at the blood-brain barrier. Biochemical and Biophysical Research Communications, 1990, 166(1):174–179.

[155] Bergsneider M, Hovda DA, Shalmon E, et al. Cerebral hyperglycolysis following severe traumatic brain injury in humans: A positron emission tomography study. Journal of Neurosurgery, 1997, 86(2):241–251.

[156] Lucignani G, Namba H, Nehlig A, et al. Effects of insulin on local cerebral glucose utilization in the rat. Journal of Cerebral Blood Flow & Metabolism, 1987, 7(3):309–314.

[157] Schlenk F, Graetz D, Nagel A, et al. Insulinrelated decrease in cerebral glucose despite normoglycemia in aneurysmal subarachnoid hemorrhage. Critical Care, 2008, 12(1):R9.

[158] Dellinger RP, Levy MM, Rhodes A, et al. Surviving Sepsis Campaign: International guidelines for management of severe sepsis and septic shock, 2012. Intensive Care Medicine, 2013, 39(2):165–228.

[159] Moghissi ES, Korytkowski MT, DiNardo M, et al. American Association of Clinical Endocrinologists and American Diabetes Association consensus statement on inpatient glycemic control. Diabetes Care, 2009, 32(6):1119–1131.

[160] Robbins RA, Singarajah CU. Critical care review: The high price of sugar. Southwest Journal of Pulmonary & Critical Care, 2011, 3:78–86.

[161] Ishii R. Regional cerebral blood flow in patients with ruptured intracranial aneurysms. Journal of Neurosurgery, 1979, 50(5):587–594.

[162] Andrews RJ, Muto RP. Retraction brain ischaemia: mannitol plus nimodipine preserves both cerebral blood flow and evoked potentials during normoventilation and hyperventilation. Neurological Research, 1992, 14(1):19–25.

[163] Drummond JC, Oh Y-S, Cole DJ, et al. Phenylephrineinduced hypertension reduces ischemia following middle cerebral artery occlusion in rats. Stroke, 1989, 20(11): 1538–1544.

[164] Wise G, Sutter R, Burkholder J. The treatment of brain ischemia with vasopressor drugs. Stroke, 1972, 3(2):135–140.

[165] Young WL, Soloman RA, Pedley TA, et al. Direct cortical EEG monitoring during temporary vascular occlusion for cerebral aneurysm surgery. Anesthesiology, 1989, 71(5):794–799.

[166] Mistri AK, Robinson TG, Potter JF. Pressor therapy in acute ischemic stroke: systematic review. Stroke, 2006, 37:1565–1571.

[167] Castillo J, Leira R, García MM, et al. Blood pressure decrease during the acute phase of ischemic stroke is associated with brain injury and poor stroke outcome. Stroke, 2004, 35(2):520–526.

[168] Wahlgren NG, MacMahon DG, De Keyser J, et al. Intravenous Nimodipine West European Stroke Trial(INWEST) of nimodipine in the treatment of acute ischaemic stroke. Cerebrovascular Diseases, 1994, 4(3):204–210.

[169] Oliveira-Filho J, Silva SC, Trabuco CC, et al. Detrimental effect of blood pressure reduction in the first 24 hours of acute stroke onset. Neurology, 2003, 61(8):1047–1051.

[170] Chan K-H, Miller JD, Dearden NM, et al. The effect of changes in cerebral perfusion pressure upon middle cerebral artery blood flow velocity and jugular bulb venous oxygen saturation after severe brain injury. Journal of Neurosurgery, 1992, 77(1):55–61.

[171] Vespa P, Prins M, Ronne-Engstrom E, et al. Increase in extracellular glutamate caused by reduced cerebral perfusion pressure and seizures after human traumatic brain injury: A microdialysis study. Journal of Neurosurgery, 1998, 89(6):971–982.

[172] Nordström C-H. Assessment of critical thresholds

for cerebral perfusion pressure by performing bedside monitoring of cerebral energy metabolism. Neurosurgical Focus, 2003, 15(6):1–8.

[173] Artru F, Jourdan C, Perret-Liaudet A, et al. Low brain tissue oxygen pressure: incidence and corrective therapies. Neurological Research, 1997, 20:S48–51.

[174] Fearnside MR, Cook RJ, McDougall P, et al. The Westmead Head Injury Project outcome in severe head injury. A comparative analysis of pre-hospital, clinical and CT variables. British Journal of Neurosurgery, 1993, 7(3):267–279.

[175] Chesnut RM, Marshall LF, Klauber MR, et al. The role of secondary brain injury in determining outcome from severe head injury. The Journal of Trauma, 1993, 34(2):216–222.

[176] Jones PA, Andrews PJ, Midgley S, et al. Measuring the burden of secondary insults in head-injured patients during intensive care. Journal of Neurosurgical Anesthesiology, 1994, 6(1):4–14.

[177] Manley G, Knudson MM, Morabito D, et al. Hypotension, hypoxia, and head injury: frequency, duration, and consequences. Archives of Surgery, 2001, 136(10):1118–1123.

[178] Adams HP Jr, del Zoppo G, Alberts MJ, et al. Guidelines for the early management of adults with ischemic stroke a guideline from the American Heart Association/American Stroke Association Stroke Council, Clinical Cardiology Council, Cardiovascular Radiology and Intervention Council, and the Atherosclerotic Peripheral Vascular Disease and Quality of Care Outcomes in Research Interdisciplinary Working Groups: The American Academy of Neurology affirms the value of this guideline as an educational tool for neurologists. Circulation, 2007, 115(20): e478–534.

[179] Brain Trauma Foundation, American Association of Neurological Surgeons (AANS), Congress of Neurological Surgeons (CNS), AANS/CNS Joint Section on Neurotrauma and Critical Care. Guidelines for the Management of Severe Traumatic Brain Injury. 4th ed. New York: Brain Trauma Foundation, 2016.

[180] Calabresi P, Cupini LM, Centonze D, et al. Antiepileptic drugs as a possible neuroprotective strategy in brain ischemia. Annals of Neurology, 2003, 53(6):693–702.

[181] Horn J, Limburg M. Calcium antagonists for ischemic stroke a systematic review. Stroke, 2001, 32(2):570–576.

[182] Franke CL, Palm R, Dalby M, et al. Flunarizine in stroke treatment (FIST): A double - blind, placebo - controlled trial in Scandinavia and the Netherlands. Acta Neurologica Scandinavica, 1996, 93(1):56–60.

[183] Lyden P, Shuaib A, Ng K, et al. Clomethiazole acute stroke study in ischemic stroke (CLASS-I) final results. Stroke, 2002, 33(1):122–129.

[184] Davis SM, Lees KR, Albers GW, et al. Selfotel in acute ischemic stroke possible neurotoxic effects of an NMDA antagonist. Stroke, 2000, 31(2):347–354.

[185] Ranttas Investigators. A randomized trial of tirilazad mesylate in patients with acute stroke (RANTTAS). Stroke, 1996, 27(9):1453–1458.

[186] Minnerup J, Wersching H, Schilling M, et al. Analysis of early phase and subsequent phase III stroke studies of neuroprotectants: outcomes and predictors for success. Experimental& Translational Stroke Medicine, 2014, 6(1):2.

[187] Shuaib A, Lees KR, Lyden P, et al. NXY-059 for the treatment of acute ischemic stroke. The New England Journal of Medicine, 2007, 357(6):562–571.

[188] Miyai I, Reding MJ. Effects of antidepressants on functional recovery following stroke: a double-blind study. Neurorehabilitation and Neural Repair, 1998, 12(1):5–13.

[189] Narushima K, Paradiso S, Moser DJ, et al. Effect of antidepressant therapy on executive function after stroke. British Journal of Psychiatry, 2007, 190(3):260–265.

[190] Jorge RE, Robinson RG, Arndt S, et al. Mortality and poststroke depression: a placebo-controlled trial of antidepressants. American Journal of Psychiatry, 2003, 160(10):1823–1829.

[191] Chollet F, Tardy J, Albucher JF, et al. Fluoxetine for motor recovery after acute ischaemic stroke(FLAME): A randomised placebo-controlled trial. Lancet Neurology, 2011, 10(2):123–130.

[192] Dorhout Mees S, Rinkel GJE, Feigin VL, et al. Calcium antagonists for aneurysmal subarachnoid haemorrhage. Cochrane Database of Systematic Reviews, 2007.

[193] The National Institute of Neurological Disorders and Stroke rtPA Stroke Study Group. Tissue plasminogen activator for acute ischemic stroke. The New England Journal of Medicine, 1995, 333:1581–1588.

[194] Tanne D, Gorman MJ, Bates VE, et al. Intravenous tissue plasminogen activator for acute ischemic stroke in patients aged 80 years and older: The tPA Stroke Survey Experience. Stroke, 2000, 31(2):370–375.

[195] Hacke W, Kaste M, Fieschi C, et al. Intravenous thrombolysis with recombinant tissue plasminogen activator for acute hemispheric stroke: The European Cooperative Acute Stroke Study (ECASS). JAMA, 1995, 274(13):1017–1025.

[196] Marler JR, Tilley BC, Lu M, et al. Early stroke treatment associated with better outcome: The NINDS rtPA Stroke Study. Neurology, 2000, 55(11):1649–1655.

[197] Saver JL. Time is brain—quantified. Stroke, 2006, 37(1):263–266.

[198] NINDS t-PA Stroke Study Group. Generalized efficacy of t-PA for acute stroke subgroup analysis of the NINDS t-PA stroke trial. Stroke, 1997, 28(11):2119–2125.

[199] Wahlgren N, Ahmed N, Dávalos A, et al. Thrombolysis with alteplase for acute ischaemic stroke in the Safe Implementation of Thrombolysis in StrokeMonitoring Study (SITS-MOST): An observational study. Lancet, 2007, 369(9558):275–282.

[200] Hacke W, Kaste M, Bluhmki E, et al. Thrombolysis with alteplase 3 to 4.5 hours after acute ischemic stroke. The New England Journal of Medicine, 2008, 359(13):1317–1329.

[201] Wahlgren N, Ahmed N, Dávalos A, et al. Thrombolysis with alteplase 3–4.5h after acute ischaemic stroke(SITS-ISTR): An observational study. Lancet, 2008, 372(9646):1303–1309.

[202] Bluhmki E, Chamorro Á, Dávalos A, et al. Stroke treatment with alteplase given 3.0–4.5h after onset of acute ischaemic stroke (ECASS Ⅲ): additional outcomes and subgroup analysis of a randomised controlled trial. Lancet Neurology, 2009, 8(12):1095–1102.

[203] Jauch EC, Saver JL, Adams HP, et al. Guidelines for the early management of patients with acute ischemic stroke a guideline for healthcare professionals from the American Heart Association/American Stroke Association. Stroke, 2013, 44(3):870–947.

[204] Wardlaw JM, Murray V, Berge E, et al. Thrombolysis for acute ischaemic stroke. Cochrane Database of Sytematic Reviews, 2009.

[205] Wardlaw JM, Murray V, Berge E, et al. Recombinant tissue plasminogen activator for acute ischaemic stroke: An updated systematic review and meta-analysis. Lancet, 2012, 379(9834):2364–2372.

[206] The IST-3 Collaborative Group. The benefits and harms of intravenous thrombolysis with recombinant tissue plasminogen activator within 6h of acute ischaemic stroke [the third international stroke trial (IST-3)]: A randomised controlled trial. Lancet, 2012, 379(9834):2352–2363.

[207] Smith WS. Safety of mechanical thrombectomy and intravenous tissue plasminogen activator in acute ischemic stroke. Results of the multi Mechanical Embolus Removal in Cerebral Ischemia (MERCI) trial, Part I. American Journal of Neuroradiology, 2006, 27(6):1177–1182.

[208] Smith WS, Sung G, Saver J, et al. Mechanical thrombectomy for acute ischemic stroke final results of the multi MERCI trial. Stroke, 2008, 39(4):1205–1212.

[209] Penumbra Pivotal Stroke Trial Investigators. The penumbra pivotal stroke trial safety and effectiveness of a new generation of mechanical devices for clot removal in intracranial large vessel occlusive disease. Stroke, 2009, 40(8):2761–2768.

[210] Saver JL, Jahan R, Levy EI, et al. Solitaire flow restoration device versus the Merci Retriever in patients with acute ischaemic stroke (SWIFT): A randomised, parallel-group, non-inferiority trial. Lancet, 2012, 380(9849):1241–1249.

[211] Nogueira RG, Lutsep HL, Gupta R, et al. Trevo versus Merci retrievers for thrombectomy revascularisation of large vessel occlusions in acute ischaemic stroke(TREVO 2): A randomised trial. Lancet, 2012, 380(9849):1231–1240.

[212] Yeatts SD, Martin RH, Coffey CS, et al. Challenges of decision making regarding futility in a randomized trial the interventional management of Stroke III Experience. Stroke, 2014, 45(5):1408–1414.

[213] Kidwell CS, Jahan R, Alger JR, et al. Design and rationale of the mechanical retrieval and recanalization of stroke clots using embolectomy (MR RESCUE) trial. International Journal of Stroke, 2014, 9(1):110–116.

[214] Berkhemer OA, Fransen PSS, Beumer D, et al. A randomized trial of intraarterial treatment for acute ischemic stroke. The New England Journal of Medicine, 2015, 372(1):11–20.

[215] Campbell BCV, Mitchell PJ, Kleinig TJ, et al. Endovascular therapy for ischemic stroke with perfusion-imaging selection. The New England Journal of Medicine, 2015, 372(11):1009–1018.

[216] Goyal M, Demchuk AM, Menon BK, et al. Randomized assessment of rapid endovascular treatment of ischemic stroke. The New England Journal of Medicine, 2015, 372(11):1019–1030.

[217] Saver JL, Goyal M, Bonafe A, et al. Stent-retriever thrombectomy after intravenous t-PA vs. t-PA alone in stroke. The New England Journal of Medicine, 2015, 372:2285–2295.

[218] Brekenfeld C, Mattle HP, Schroth G. General is better than local anesthesia during endovascular procedures. Stroke, 2010, 41(11):2716–2717.

[219] Abou-Chebl A, Lin R, Hussain MS, et al. Conscious sedation versus general anesthesia during endovascular therapy for acute anterior circulation stroke: Preliminary results from a retrospective, multicenter study. Stroke, 2010, 41(6):1175–1179.

[220] Nichols C, Carrozzella J, Yeatts S, et al. Is periprocedural sedation during acute stroke therapy associated with poorer functional outcomes. Journal of Neurointerventional Surgery, 2009.

[221] Jumaa MA, Zhang F, Ruiz-Ares G, et al. Comparison of safety and clinical and radiographic outcomes

in endovascular acute stroke therapy for proximal middle cerebral artery occlusion with intubation and general anesthesia versus the nonintubated state. Stroke, 2010, 41(6):1180–1184.

[222] Davis MJ, Menon BK, Baghirzada LB, et al. Anesthetic management and outcome in patients during endovascular therapy for acute stroke. Survey of Anesthesiology, 2013, 57(1):21–22.

[223] van den Berg LA, Koelman DLH, Berkheme OA, et al. Type of anesthesia and differences in clinical outcome after intra-arterial treatment for ischemic stroke. Stroke, 2015, 46(5):1257–1262.

[224] Leonardi-Bee J, Bath PMW, Phillips SJ, et al. Blood pressure and clinical outcomes in the International Stroke Trial. Stroke, 2002, 33(5):1315–1320.

[225] Abou-Chebl A, Yeatts SD, Yan B, et al. Impact of general anesthesia on safety and outcomes in the endovascular arm of Interventional Management of Stroke (IMS) III Trial. Stroke, 2015, 46(8):2142–2148.

[226] Davis MJ, Menon BK, Baghirzada LB, et al. Anesthetic management and outcome in patients during endovascular therapy for acute stroke. Survey of Anesthesiology, 2103, 57(1):21–22.

第 8 章

全身麻醉的神经毒性

Margaret K. Menzel Ellis，*Ansgar Brambrink*

引 言

自 19 世纪中叶麻醉得到人们的广泛接受以来，全身麻醉的安全性和精准性迅速提高，为医学和手术的革命性进步奠定了基础。然而，越来越多的临床前和观察性临床研究证据引起了学术界和公众对于麻醉神经毒性，尤其是婴幼儿发育神经毒性的关注。早期研究表明，NMDA 受体拮抗剂（NMDA antagonist）会引起发育期动物的神经细胞死亡[1,2]。鉴于已知母亲饮酒对胚胎发育的毒性效应，研究者开展了关于 GABA 能药物（GABA-ergic agents）的研究，并再次在新生大鼠中观察到广泛的神经细胞死亡[3]。之后，研究者采用动物模型探究了吸入麻醉药、氧化亚氮和丙泊酚暴露对胚胎发育的影响，并揭示了类似的毒性效应以及对认知和行为的负面影响。

这一神经损害的严重性和基础研究结果的一致性推动了几项大型回顾性数据库研究，其中大多数研究表明，幼儿早期的麻醉暴露与后期的行为或认知异常存在相关性。一项正在进行的前瞻性研究将进一步探讨这些影响。尽管目前的数据不支持更改临床实践，但儿科麻醉医生以及对小儿进行麻醉的医生在与患儿父母讨论麻醉风险和益处时应考虑这些问题。

目前的临床证据

在开展婴儿外科手术麻醉的早期阶段，血流动力学的安全和监测是首要问题。随着过去几十年麻醉监测和用药安全性的显著提高，全身麻醉期间危及生命的心肺并发症风险已经降低。此外，随着我们对新生儿疼痛生理学和婴幼儿大脑认识的深入，既往认为新生儿缺乏痛觉并且对手术疼痛不会产生记忆的观点已得到更新，目前认为没有给予麻醉或镇痛的手术操作将对年幼患者造成伤害。随着上述技术理念的发展，尽管现代麻醉可以为年幼患者的手术提供安全保障，但是人们开始担忧大脑发育期暴露于麻醉药的长期认知和行为影响，特别是 3 岁以下幼儿的麻醉药早期暴露[4]。

大量回顾性观察研究评估了婴幼儿麻醉暴露与儿童早期行为、发育、学习、记忆、认知和语言长期变化的相关性（表 8.1）。一项纳入了 5 000 多名儿童的回顾性出生队列研究评估了 4 岁之前接受全身麻醉的患儿后期学习能力障碍的风险。研究发现与幼年期没有接受过麻醉的儿童相比，单一麻醉药暴露并不会增加任何风险。但是，接受两种或以上麻醉药暴露的儿童发生学习障碍的风险增加了 1 倍，并且长时间麻醉暴露也与风险增加有关[5]。后续的研究也得到了类似的结果[6,7]。尽管先天性心脏病（congenital cardiac disease，CHD）手术患儿存在多种合并症以及神经系统损伤的危险因素，但吸入麻醉药、水合氯醛和咪达唑仑等药物的多次暴露仍是神经认知测试表现不佳的独立预测因素[8,9]。一项纳入了 19 岁以下发生注意力缺陷多动障碍（attention deficit hyperactivity disorder, ADHD）患者的队列研究也发现，ADHD 的发生与反复麻醉暴露显著相关[10]。一项研究对比了无麻醉暴露和 1 岁以内因手术接受全身麻醉的学龄儿童的成绩，发现两者标准化测试的平均分数没有差异，但测试分数与麻醉暴露时长呈负相关，并且麻醉暴露组儿童测试成绩较差的比例更高[11]。

表 8.1 基于人群的儿童全身麻醉后经神经认知和行为研究总结：研究设计、人群和结果

研究者	设计	人群（手术类型）	数量（有麻醉暴露史）	结局	暴露年龄	纳入标准	排除标准	结果
Kalkman 等，2009[102]	回顾性队列研究	荷兰乌特勒支大学医学中心（泌尿外科手术）	n=243	父母或代理人完成儿童行为表现量表	<6岁	1987年、1991年、1993年接受儿科泌尿外科手术	非手术的先天性诊断；其他认知功能损伤危险因素；急诊或日间手术；移居至荷兰境外；被收养；测试时年龄>19岁	年幼时有麻醉暴露史者倾向于出现更多的行为问题；无统计学差异
Bartels 等，2009[102]	同卵双胞胎回顾性队列研究	已登记的荷兰双胞胎（任何手术）	n=2 286（<3岁，n=425；<12岁，n=911）	12岁时的标准测试分数；12岁时的教师评价	<3岁或<12岁	出生于1986—1995年；同卵双胞胎	严重疾病或残疾（n=50）；胎龄<32周（n=132）；出生低体重（n=670）	暴露时年龄<3岁者的标准化测试分数更低，认知功能问题更多，双胞胎之间暴露与否无差异
DiMaggio 等，2009[14]	回顾性队列研究	纽约州立医疗中心（腹股沟疝修补术）	n=5 433[383]	诊断有行为或发育障碍	<3岁	1999—2001年出生于纽约州；行腹股沟疝修补术时年龄<3岁	行腹股沟疝修补术前已存在行为或认知障碍	有麻醉暴露史的患者行为或发育障碍概率是未暴露者的2倍
Wilder 等，2009[5]	回顾性出生队列研究	明尼苏达州奥姆斯戴德县（任何手术）	n=5 357（n=593）	19岁时存在阅读、写作或数学学习障碍	<4岁	出生于1976—1982年	离开奥姆斯戴德县或于5岁前死亡（n=2 830）；严重的精神发育迟滞（n=19）；未签署知情同意书（n=342）	单次麻醉暴露与学习障碍风险无关；多次暴露增加学习障碍风险；长时程暴露增加学习障碍风险
DiMaggio 等，2009[14]	回顾性兄弟姐妹间的队列研究	纽约州立医疗中心（任何手术）	n=10 450（n=304）	行为或发育障碍	<3岁	1999—2005年出生于纽约州	暴露前已存在行为或发育障碍；未暴露时间<10个月（n=1 200）；心脏、耳鼻喉或神经外科手术（n=59）	麻醉暴露组发育或行为障碍可能性升高；暴露时间与次数越高，发育障碍可能性越高，双胞胎间无差异

表 8.1（续）

研究者	设计	人群（手术类型）	数量（有麻醉暴露史）	结局	暴露年龄	纳入标准	排除标准	结果
Flick 等, 2011[7]	回顾性配对队列研究	明尼苏达州奥姆斯戴德县（任何手术）	n=5 357 (n=350)	因行为或发育障碍需要个体化教育计划；存在阅读、写作或数学学习障碍；完成学校测试分数与认知测试	<2岁	出生于 1976—1982年	离开奥姆斯戴德县或 5 岁前死亡（n=2 830）；严重的精神发育迟滞（n=19）；未同意（n=342）	多次手术者学习障碍加重；麻醉暴露者的学校成绩或认知测试结果较差；是否需要个体化教育计划无统计学差异
Hansen 等, 2011[12]	回顾性出生队列研究	丹麦国民登记信息（腹股沟疝修补术）	n=17 234 (n=2 689)	9年级(15~16岁)测试平均分数；未参加测试孩子的比例（特殊学校需要；非传统学校退学）	<1岁	出生于 1986—1990年（手术时<1岁）	2006 年 6 月 1 日前死亡或移民（n=1 078）	测试分数无差异；男性、出生体重、父母教育所占权重高于麻醉暴露；暴露组成绩未达标的风险较高
Block 等, 2012[11]	回顾性队列研究	艾奥瓦大学（腹股沟疝修补术、睾丸固定术、幽门肌切开术、包皮环切术）	n=287 (n=287)	艾奥瓦州测试成绩	<1岁	至少接受三种手术中的一种；除上述外其他健康；研究时年龄为7-18岁	死亡（n=18）；无法核实（n=95）；未回复调查问卷（n=85）；未同意入组（n=22）	成绩不良与麻醉暴露时长有关；测试分数无差异
Ing 等, 2012[16]	前瞻性收集的妊娠/出生队列数据的回顾性分析	澳洲妊娠人群研究（Raine）(任何手术)	n=2 608 (n=321)	10岁时进行如下测试：语言，认知功能，运动技能，行为障碍	<3岁	1989—1992年由纳入研究的妊娠人群所生	失访 (n=260)	暴露组语言接受能力，表达测试评分较低；暴露组抽象推理测试评分较低；运动或行为测试评分较低
Sprung 等, 2012[10]	回顾性队列研究	明尼苏达州奥姆斯戴德县（任何手术）	n=5 357 (n=350)	19岁时是否患有多动症（ADHD）	<2岁	出生于 1976—1982年	5 岁前离开明尼苏达州奥姆斯戴德县或严重的精神育迟滞（n=2 830）；死亡（n=19）；未同意入组（n=342）	多次暴露与多动症相关

表 8.1（续）

研究者	设计	人群（手术类型）	数量（有麻醉暴露史）	结局	暴露年龄	纳入标准	排除标准	结果
Bong 等, 2013[6]	回顾性队列研究	新加坡（包括腹股沟疝修补术、包皮环切术、膀胱镜检查、幽门肌切开术等小手术）	n=206（n=100）	12岁标准化测试分数总计；学习障碍	七氟烷全麻时<1岁	1998—1999年出生；美国麻醉医师协会（ASA）1级或2级；小手术；手术时长为30~120min	早产；基因缺陷；中枢神经系统缺陷；先天性心脏病；严重肾功能障碍；发育迟滞或学习障碍家族史（合计 n=29）；未同意入组（n=49）	标准化测试分数无差异；麻醉暴露患者学习障碍风险增加
Garcia Guerra 等, 2013[9]	回顾性队列研究	加拿大阿尔伯塔大学附属儿童医院（先天性心脏病手术）	n=91（n=91）	幼儿园测试：智商测试，视觉运动整合，适应性行为评估测试	手术时<6周龄	2003年4月至2006年12月于儿科重症监护病房（ICU）在体外循环条件下行先天性心脏病手术	入幼儿园前已死亡（n=19）；染色体异常（n=16）；失访（n=1）；脑炎（n=1）	智力测试成绩不良与水合氯醛应用天数相关；视觉运动整合实验成绩不良与苯二氮䓬类药物应用有关
Andropoulos 等, 2014[8]	回顾性队列研究	得克萨斯州休斯敦大学附属儿童医院（先天性心脏病手术）	n=59（n=59）	婴幼儿发育量表与幼儿发育测试（12月龄）	出生30d内行先天性心脏病手术	术前或术后7d行MRI检查；存活12个月；完成神经认知功能测试；解剖学上有心脏损害	12月龄前死亡（n=10）；未返回测试（n=24）；未满足纳入标准或满足排除标准：低体重；畸形综合征；手术时未行体外循环；有术前心搏停史；术中因素：未行大动脉循环；体外循环<60min；最低体温<30℃	认知测试成绩不良与吸入麻醉药累积量较高有关；语言得分较低与吸入麻醉药累积量较高有关；认知测试成绩不良与MRI中脑部新出现的损害相关；认知测试成绩不良与ICU住院时长相关性最强

表 8.1（续）

研究者	设计	人群（手术类型）	数量（有麻醉暴露史）	结局	暴露年龄	纳入标准	排除标准	结果
Chemaly 等，2014[80]	回顾性队列研究	黎巴嫩大学附属儿童医院（任何手术）	n=592（n=292）	Eyberg 儿童行为问卷所含行为学变化	<4 岁	2004 年 1 月至 2005 年 12 月间行麻醉；年龄	慢性疾病（n=40）；新生儿期情况复杂（n=35）；麻醉暴露超过 1 次（n=52）；无法获得行为测试数据（n=74）	暴露组行为异常率增加；相对于诊断行为异常，手术患者的行为异常率增加，行为异常率率间越长；0~6 月龄接受麻醉者行为异常率最高；相对于一种麻醉药，多种麻醉药组患者的行为异常率更高
Ing 等，2014[4]	回顾性队列研究	Raine 妊娠人群研究（任何手术）	n=2 547（n=375）	神经心理学测试；麦卡伦神经肌肉发育评估	3~10 岁	1989—1992 年由纳入研究的妊娠人群所生	3 岁前有麻醉暴露（n=321）；失访（n=220）	麻醉组运动功能降低；麻醉对语言及认知功能无显著影响
Ing 等，2014[19]	回顾性队列研究	Raine 妊娠人群研究（任何手术）	n=781（n=112）	神经心理学测试；精神、行为、神经发育疾病 ICD-9 编码；标准化成绩测试分数	<3 岁	1989—1992 年由纳入研究的妊娠人群所生	失访（n=260）；数据不完整（n=1 825）	暴露组患者神经心理学测试表现出的语言缺陷增加，纳入 ICD-9 编码的语言、认知和（或）行为障碍增加；两组间标准化测试分数无差异
Stratmann 等，2014[104]	回顾性配对队列研究	南加州旧金山加州大学（除了神经外科手术与先天性心脏病手术外的任何手术）	n=56（n=28）	物体识别记忆实验；智商测试；儿童行为量表测试	<2 岁	测试时 6-11 岁；美国麻醉学会身体状态（ASA PS）1~2 级；吸入性麻醉药±丙泊酚诱导麻醉，吸入性麻醉药± N2O 维持麻醉	不满足入组标准或满足排除标准（n=484）；美国麻醉学会身体状态≥3 级；中枢神经系统疾病诊断或创伤；癌症；早产；出生低体重；遗传综合征；术中血流动力学或呼吸不稳定；英语不流利；色盲；英语联系（n=28）；无法联系（n=2）；不遵循指导（n=2）	暴露组物体记忆和回忆降低；物体记忆程度无差异；试精通和程度无差异；儿童行为量表评分无差异

表 8.1（续）

研究者	设计	人群（手术类型）	数量（有麻醉暴露史）	结局	暴露年龄	纳入标准	排除标准	结果
Backeljauw 等, 2015[17]	回顾性配对队列研究	俄亥俄州辛辛那提语言发展与MRI数据库（任何手术）	n=106（n=53）	MRI结果；口头语言表达与书面语言表达测试评分；智商测试	<4岁	5~18岁；无神经或精神疾病，头部创伤，学习障碍，早产史	不满足纳入标准；MRI质量不满意（n=1对）	暴露组智商测试成绩不良，听觉理解评成绩不佳，丘脑与压后皮质灰质无差异；小脑部分，部分额叶，舌状部，枕叶灰质体积减小与智商测试不佳相关，右舌状回，枕叶，颞叶，海马旁回灰质体积减少与口头语言与书面语言表达测试评分不佳有关
Glatz 等, 2015[13]	回顾性队列研究	瑞典国家医保与人口登记（任何手术）	n=200万（n=107 640暴露者，n=344 80在4岁前单次暴露者）	平均在校成绩（16岁）	小于4岁；亚组：0~6个月，7~12个月，13~24个月	1973—193年出生于瑞典；4岁前至少接受过1次手术	心脏手术，诊断有癌症，诊断有畸形	单次暴露与多次暴露者在校成绩有轻微差别；年龄亚组之间无差异
Taghon 等, 2015[18]	回顾性队列研究	俄亥俄州哥伦布市美国国家儿童医院（任何手术）	n=30（n=15）	Go/no Go任务测试的准确度与反应时间；fMRI中全脑的激活模式	<2岁	10~17岁；手术时长≥1h；认知上有能力完成任务测试且接受了功能MRI（fMRI）检查；右手利者；英语流利	不满足纳入标准或满足排除标准：已知或疑似怀孕；麻醉期同存在血流动力学或呼吸不稳定；胎儿期接受了精暴露，使用抗癫痫药物；有多动症；有创伤性颅脑损伤；患有精神疾病；药物滥用；使用作用于精神的药物	两组之间在任务测试准确度与反应时间上无差异；两组之间中央扣带回，小脑，中央旁小叶的激活存在差异

其他关于学习成绩的研究得到了阴性的结果。丹麦的一项研究发现早期全身麻醉暴露行腹股沟疝修补的儿童在 15 岁或 16 岁时的考试成绩不佳与麻醉暴露无关 [12]。近期，瑞典的一项研究基于瑞典国家医疗体系和人口登记的数据，调查了 1973—1993 年出生的约 200 万名儿童，评估麻醉暴露与 16 岁时学习成绩间的相关性。每个麻醉暴露的儿童均与 5 名未接受麻醉暴露的对照组儿童相匹配。研究结果与之前大多数研究不同，此项研究发现儿童早期麻醉暴露与学习能力受损之间并无联系。事实上他们发现了与学习成绩不佳相关的其他因素，包括男生、出生于同年 12 月而不是 1 月，以及父母教育水平低，这些因素对学习的影响较麻醉暴露相关的极小风险高出几个数量级 [13]。尽管这些研究并未表明早期麻醉暴露与入学后学习困难之间存在相关性，但这加深了我们从另一个方面对该问题的理解，并且促进我们进一步研究麻醉神经毒性在人群之间可能存在的表型差异性。

早期麻醉暴露和后期发育或行为障碍之间的关联也得到了研究。一项大型回顾性出生队列研究发现，与未接受麻醉的儿童相比，3 岁前接受全麻下腹股沟疝修补术的儿童被诊断为发育或行为障碍的可能性是前者的 2 倍 [14]。一项纳入了双胞胎兄弟姐妹的回顾性研究也得到了类似的结果，包括多次麻醉暴露与风险增加的相关性。但是，配对的双胞胎中并未观察到早期麻醉暴露与未暴露的差异 [15]。当具体评估语言缺陷时，对于存在幼年麻醉暴露的儿童，即使只有单次麻醉暴露，其语言缺陷的相对风险也显著增加 [16]。

目前，磁共振成像（MRI）可用于评估有早期麻醉暴露史的年轻人大脑结构功能的变化。一项病例对照研究纳入了在 4 岁之前接受过全身麻醉的健康志愿者，并评估口语和书面语言量表（oral and written language scale, OWLS）和智力（intelligence quotient, IQ）测试的表现以及 MRI测定的灰质体积。研究发现有麻醉暴露史的受试者除了在 OWLS 和 IQ 测试中表现较差外，小脑、

枕叶、颞叶、舌回和其他几个大脑区域的灰质体积减少 [17]。在一项对先天性心脏病手术患者的回顾性分析中，研究者发现术中使用较高剂量的吸入麻醉药与 12 月龄时神经认知测试的损害和术后常规 MRI 发现新的白质病变显著相关 [8]。另一项研究比较了有麻醉暴露史和无麻醉暴露史儿童的功能磁共振成像（fMRI）结果，发现在 2 岁之前接受过全身麻醉的 10~17 岁儿童在执行任务时扣带回、小脑和中央旁小叶的激活情况有显著差异。然而，暴露组儿童与年龄匹配的未暴露对照组之间在反应时间或任务执行的准确性上并没有差异 [18]。这些数据表明，MRI 和 fMRI 可能是研究麻醉暴露与大脑结构和功能改变联系的有用的非侵入性工具，并且对这一领域还需进一步的研究。

尽管这些研究结果令人信服，但现有数据的回溯性使我们无法得出明确的结论。与其他回顾性研究一样，无法排除混杂因素的影响，例如手术患者的特征，国家人群的同质性，手术本身的可能影响，每位患者的社会经济环境，以及其他合并症的影响。此外，由于这些研究中许多患者是在几十年前接受的麻醉，麻醉药的更新和监测技术的显著进步使得这些结果在临床麻醉安全性的新发展背景下难以解释。并且，这些回顾性分析中研究的各种结果指标（神经认知功能测试、病历诊断代码、标准化测试结果、学习表现）可能不具有可比性。事实上，最近的一项研究比较了神经心理测试、病历中的国际疾病分类（第 9 次修订）[International Classification of Disease（ninth revision），ICD-9]代码以及学校标准化测试分数，发现 ICD-9 代码和神经心理测试分数提示麻醉暴露患者存在认知缺陷，而标准化测试分数并无差异 [19]。

最近发表了两项大型前瞻性研究，还有一项研究正在进行。全身麻醉和细胞凋亡（General Anesthesia and Apoptosis）是一项正在进行的随机化多中心临床试验，比较了全身麻醉和区域麻醉对接受腹股沟疝修补术的新生儿在 5 岁时的神经认知结局 [20]。前两年随访的初步结果显示神经发育结局没有差异 [21]。多中心儿科麻醉和神经发育评估

（Pediatric Anesthesia and Neurodevelopment Assessment, PANDA）队列研究将 3 岁前于吸入麻醉下行腹股沟疝修补术的健康儿童与未暴露的兄弟姐妹进行比较，结果显示在之后的儿童期（平均测试年龄为 10~11 岁），两组在智商分数、记忆 / 学习、运动 / 处理速度、视觉空间功能、注意力、执行功能、语言或行为上没有显著统计学差异[22]。最近，梅奥儿童麻醉安全（Mayo Anesthesia Safety in Kids, MASK）研究基于明尼苏达州的儿童队列，通过对儿童期和青少年期的广泛前瞻性神经认知功能测试，评估了 3 岁之前多次、单次或无麻醉暴露儿童的情况，此项研究发现麻醉暴露与智商测试主要结果之间不存在统计学显著性联系；然而，多次暴露的儿童在处理速度和精细运动能力测试中得分较低，并且接受多次麻醉暴露的儿童的父母提到这类儿童在阅读、执行功能和行为方面存在困难[23]。

麻醉药神经毒性的可能机制

尽管在人类受试者上进行前瞻性试验具有挑战性，但现在已有许多体外模型或在体动物模型用于研究麻醉药暴露的细胞或分子效应（图 8.1）。由于大脑发育涉及一系列复杂的环节，麻醉可能通过多种相关机制造成损害（图 8.1）。多项动物研究表明，麻醉药暴露与啮齿动物和非人类灵长类动物的认知和发育障碍密切相关。麻醉药的神经毒性即已明确，麻醉药的作用机制又主要通过少数几种受体来实现（增强 GABA_A、拮抗 NMDA 受体），因此脑内特定通路及其相关机制在麻醉药神经毒性中的作用被深入研究。

突触发生

人类的突触发生始于妊娠晚期并持续终身。实验证据表明，发育中的大脑在高度活跃的突触发生期间最容易受到麻醉药毒性的影响，这一时期被称为"大脑快速生长期（brain growth spurt）"，这是一个快速建立大脑连接的时期，在出生时达到顶峰，且这种模式在人类和其他物种中均存在。因此采用动物模型用于神经毒性研

究时，应选择与婴儿大脑的发育年龄相关的动物模型发育年龄。例如，恒河猴在怀孕 120d 时，大脑所处发育阶段与 0~6d 的足月儿相同。一只 6 日龄的恒河猴与 6 月龄的人类婴儿有着相似的大脑发育，而出生后 35d 的猕猴大脑发育程度与 12 月龄的人类幼儿相当[24]。啮齿类动物的大脑快速生长期为出生后前两周[25]；然而有证据表明，由于多种原因啮齿类动物大脑发育的这一阶段可能更类似于人类胎儿妊娠中期的晚期阶段或妊娠晚期的早期阶段，甚至可能是非人灵长类动物更早的发育阶段[26]。因此，基础研究中新生小鼠和大鼠的部分研究结果可能模拟宫内胎儿（而非新生儿或婴儿）麻醉药暴露的影响。

突触发生不是一个均一的过程。研究表明，大脑不同区域的发育阶段不同。例如，在恒河猴的胚胎中，快速的突触发生是广泛存在的，此过程涉及大脑皮质、基底节、丘脑、杏仁核、小脑和脑干。然而在猕猴出生后数天，仅大脑皮质和脑干的灰质和白质还保留着快速的突触发生[27]。这表明，大脑不同区域最易受到麻醉药神经毒性影响的时间段存在差异。事实上有证据表明，对麻醉药相关的神经细胞凋亡的易感性可能会随着每个细胞年龄的不同而有差异[28-31]。并且更加复杂的是，麻醉药在大脑发育的某些阶段可能有更强的毒性[29,32]。最后，尽管已知某些大脑区域（如额叶）的成熟会持续到青年期，但目前尚无研究探讨麻醉药神经毒性对这一大脑发育阶段的影响。

神经元凋亡

多项基础研究表明，在发育阶段的动物大脑中，神经元凋亡与麻醉药的应用具有很强的相关性。氯胺酮、丙泊酚、硫喷妥钠、异氟醚、七氟醚、苯二氮䓬类和氧化亚氮[25,32-39]均可诱导胎儿或新生啮齿动物、猪和非人灵长类动物模型的神经元凋亡。氯胺酮、异氟醚和丙泊酚也被证明可以诱导胎儿和新生恒河猴的少突胶质细胞凋亡，而少突胶质细胞对轴突髓鞘形成十分关键[29,31,32]。一项研究还观察到异氟醚和氧化亚氮能够诱导新生大

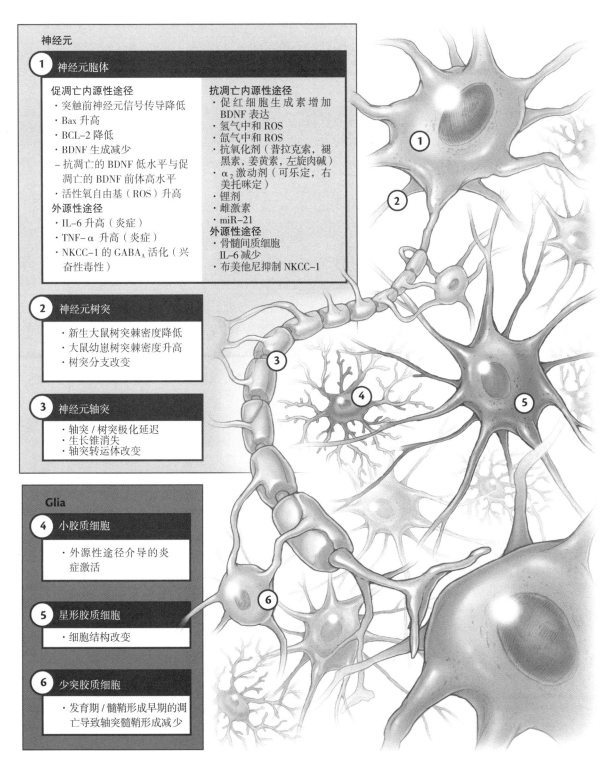

神经元

① 神经元胞体

促凋亡内源性途径
· 突触前神经元信号传导降低
· Bax 升高
· BCL-2 降低
· BDNF 生成减少
– 抗凋亡的 BDNF 低水平与促凋亡的 BDNF 前体高水平
· 活性氧自由基（ROS）升高

外源性途径
· IL-6 升高（炎症）
· TNF-α 升高（炎症）
· NKCC-1 的 GABA_A 活化（兴奋性毒性）

抗凋亡内源性途径
· 促红细胞生成素增加 BDNF 表达
· 氢气中和 ROS
· 氙气中和 ROS
· 抗氧化剂（普拉克索，褪黑素，姜黄素，左旋肉碱）
· α₂ 激动剂（可乐定，右美托咪定）
· 锂剂
· 雌激素
· miR-21

外源性途径
· 骨髓间质细胞 IL-6 减少
· 布美他尼抑制 NKCC-1

② 神经元树突
· 新生大鼠树突棘密度降低
· 大鼠幼崽树突棘密度升高
· 树突分支改变

③ 神经元轴突
· 轴突 / 树突极化延迟
· 生长锥消失
· 轴突转运体改变

Glia

④ 小胶质细胞
· 外源性途径介导的炎症激活

⑤ 星形胶质细胞
· 细胞结构改变

⑥ 少突胶质细胞
· 发育期 / 髓鞘形成早期的凋亡导致轴突髓鞘形成减少

图 8.1 麻醉药的神经毒性机制及可能的保护性策略

根据神经毒性的效应细胞类型以及参与的亚细胞结构列举了多种信号通路（框 1~3）。框（1）列举了作用于神经元胞体导致凋亡的刺激因素。来自不同实验室的研究证据表明，多种麻醉药物能够启动内源性或外源性凋亡途径。研究还发现，有的药物可以保护神经元免受麻醉药相关的神经损伤，根据其作用于特定的凋亡途径（内源性或外源性）列举在框（1）中。框（2）描述了麻醉药暴露后神经元树突所发生的改变。框（3）列举了麻醉相关损伤对神经元轴突的影响。框（4~6）列举了麻醉暴露对几种非神经元胶质细胞的不良影响，包括小胶质细胞（4），星形胶质细胞（5）和少突胶质细胞（6）。BCL-2：B 细胞淋巴瘤 2；BONF：脑源性神经营养因子；IL-6：白细胞介素 6；TNF-α：肿瘤坏死因子 α；GABAA：r- 氨基酸 A 型受体；NKCC-1：钠 - 钾 - 氯协同转运蛋白 1

鼠脊髓神经元凋亡[40]。

这种程序性细胞死亡过程可以通过内源性或外源性途径启动，有证据支持麻醉药以复杂的方式与这两种途径发生相互作用。细胞损伤或应激反应启动内源性凋亡途径，然后促进线粒体细胞色素 c 的释放。细胞色素 c 触发了 Caspase 激活复合物的组装（有时被称为"凋亡小体"），随后引起 Caspase 蛋白的级联激活，导致细胞结构发生有序的程序性破坏，最终会导致细胞死亡[41]。当炎性物质如肿瘤坏死因子 α（TNF-α）和白细胞介素 -6（IL-6）与细胞表面受体结合，会触发细胞内信号通路的级联反应，最终导致 Caspase 激活和细胞死亡，即外源性途径的启动。

已有研究探讨了与内源性信号通路激活相关的几种麻醉效应。一种可能的机制是由于多种具备抑制效应的麻醉药抑制神经元信号传导导致神经元缺乏刺激，引起突触后神经元死亡。有证据表明，婴儿大部分睡眠时间都处于大脑功能活跃的状态，并且早产儿中相对活跃睡眠时间的减少与不良的发育结局有相关性，这些结果进一步加强了该理论[42,43]。在体外的小鼠皮质神经元模型中，放电活性增强与促凋亡基因的下调有关[44]。特别是细胞凋亡可能与脑源性神经营养因子（brain-derived neurotrophic factor, BDNF）的释放受到干扰有关，而 BDNF 通常是随神经元激活而释放并促进神经元生长和分化。在小鼠模型中，异氟醚暴露损害了 BDNF 促凋亡前体的加工，而直接通过 p75 受体途径使得凋亡增加，并引起 BDNF 水平降低[45]。这些影响在大脑皮质和丘脑尤为明显[46]，也证明异氟醚可通过升高促凋亡因子 Bax 的水平及降低抗凋亡因子 BCL-2 的水平来激活内源性通路，有趣的是，使用地氟醚不会发生这些变化[47]。

7 日龄大鼠的大脑暴露于异氟醚或氧化亚氮 6h 后，发现海马、扣带回皮质和黑质区域的谷氨酸能、GABA 能和多巴胺能神经元出现细胞凋亡。但是，基底前脑（在大鼠和人的这一脑区中胆碱能神经元占主导地位）区域暴露组和未暴露组大

鼠之间的细胞凋亡没有显著差异。有人提出假设，麻醉对胆碱能信号的抑制可能会导致谷氨酸能、GABA 能和多巴胺能神经元的凋亡，而这些神经元依赖于胆碱能刺激以防止萎缩和凋亡[48]。

氧代谢过程中产生的活性氧也与麻醉诱导的神经元凋亡有关。研究发现，在氯胺酮暴露 24h 后，人胚胎干细胞来源神经元通过内源性途径发生了细胞凋亡。细胞暴露于氯胺酮后活性氧的含量有所增加，而应用活性氧清除剂 Trolox 可以减轻；在体外模型中，Trolox 也可以减轻氯胺酮诱导的神经元凋亡，这表明活性氧参与了神经元凋亡[49]。在幼年大鼠中，咪达唑仑、氧化亚氮和异氟醚麻醉可引起抗氧化物质含量上调，进而降低线粒体的完整性[50]。抗氧化剂如 L 肉碱和普拉克索可以抵消活性氧的影响，有研究基于大鼠前脑培养表明其可以减轻氯胺酮相关的神经毒性[51]，并且与异氟烷 / 氧化亚氮或异氟烷 / 一氧亚氮 / 咪达唑仑联合使用可以减轻大鼠的神经元凋亡和认知障碍[52,53]。

麻醉药还可通过炎症反应激活外源性途径进而导致细胞凋亡。尽管许多麻醉药在成年人大脑中具有抗炎作用[54]，但它们在啮齿动物的发育大脑中具有促进炎症的效应。当新生小鼠暴露于七氟醚麻醉后，其脑组织裂解物中促炎介质 IL-6 和 TNF-α 水平升高[55]。另一项研究发现单次使用七氟醚[35]可引起新生大鼠脑组织中的 IL-6 水平以及裂解的 Caspase-3（凋亡的标志物）水平升高。多次七氟醚麻醉暴露也会导致认知损害，而使用具有抗炎效应的酮咯酸进行治疗可减轻认知损害[55]。当这些炎症介质与手术刺激后广泛的炎症反应共同发生时，可能会产生协同神经毒性效应。

在发育期的啮齿类动物大脑中，持续的兴奋性刺激与癫痫发作期间、缺氧缺血或低血糖（兴奋性毒性）后的神经元死亡有关。虽然 GABA 能药物对成年动物有镇静催眠作用，但 GABA$_A$ 受体激活是哺乳动物大脑发育早期的一种兴奋性现象。钾 - 氯协同转运体 KCC-2 建立了细胞膜两侧的氯

离子梯度。通过 GABA 能信号通路激活成熟大脑中 KCC-2 会导致神经元受抑制；但是，未成熟大脑中存在 KCC-2 的不成熟形式，称为 NKCC1。GABA 能激活的 NKCC1 会引起兴奋性反应[56,57]。因此，尽管 GABA 能药物通常用于治疗兴奋性疾病，如成熟大脑中的癫痫持续状态，但 GABA$_A$ 介导的持续性兴奋可能会导致麻醉药相关的发育大脑神经毒性。但是，最近的研究证据表明，KCC 的转换可能发生在啮齿动物出生前后，并且可能导致在小鼠和大鼠幼崽模型中所观察到的麻醉毒性，这种转换很可能发生于人类出生之前，而在非人灵长类动物中可能出现得更早[26]。因此，这一机制可能与胎儿宫内暴露的神经毒性相关，而不是新生儿暴露于麻醉后的神经毒性。

除了上述机制外，有研究表明一类最新发现的小分子物质可能在神经元的凋亡反应中发挥重要作用。这些微核糖核酸（ribonucleic acid, RNA）分子也称为 micro-RNA（miRNA, miR），是非编码 RNA，它们以复合物的形式与信使 RNA（messenger RNA, mRNA）结合，下调翻译或增加 mRNA 链的降解。当人胚胎干细胞来源的神经元暴露于丙泊酚后，发现 84 个 miRNAs 中有 20 个表达下调[58]，其中有几个已被证实在神经元分化和凋亡调控中发挥重要作用[59,60]，且 miR-21 因其具备显著的抗凋亡活性而备受关注。为了进一步研究 miR-21 在麻醉诱导的细胞凋亡中的作用，研究者上调或下调了神经元的 miR-21 含量。当这些神经元暴露于丙泊酚时，miR-21 下调的神经元出现更多凋亡，而 miR-21 上调的神经元不受丙泊酚凋亡效应的影响[58]。也有证据表明 miRNA 在氯胺酮诱导的神经毒性中发挥作用[61]。目前，其他关于麻醉药暴露与 miRNA 活性相互作用的研究也正在开展。

尽管没有证据表明缺氧缺血性损伤会直接导致麻醉的神经毒性，但既往的缺氧和（或）缺血病史可能会使原本脆弱的患者容易遭受更严重的损害。在给予异氟醚和氧化亚氮之前使大鼠暴露在低氧环境中会使细胞凋亡水平升高[62]。考虑到许多需要反复使用麻醉药的新生儿经常出现低氧血症或低血压，进一步研究这种相关性可能非常具有临床意义。

最后，一些研究证据表明，早期全身麻醉保护后神经发生减少可能导致记忆缺陷。当出生后 14d 的大鼠和小鼠连续 4d 暴露于异氟醚麻醉后，在后续的测试中它们表现出显著的记忆障碍。组织学实验中未观察到细胞死亡增加，但暴露于异氟醚的幼鼠的海马干细胞池明显缩小，海马神经元数量减少[63]。目前关于这些发现的潜在机制和意义尚未完全阐明。

神经网络结构的改变

考虑到大脑发育的复杂性，麻醉暴露除了诱导凋亡外可能还影响其他过程。在神经元发育过程中，神经元胞体延伸形成神经元突起，其中一个突起进一步延伸、生长并发育成传输信号的轴突，而其他突起则会形成接受信号的树突网络。树突的发育、分叉和较小的树突突起（称为树突棘）的密度增加了树突信号接收的特异性，这些都是突触的重要组成部分。当出生后第 16 天的新生大鼠暴露于异氟醚、七氟醚或地氟醚时，研究者观察到与未暴露的对照组相比，暴露组树突棘的密度迅速且显著增加[64]。在后续实验中给予出生后 15d、20d 或 30d 的小鼠丙泊酚注射时，研究者再次观察到树突棘密度和突触数量增加；但是，出生后 5d 或 10d 的小鼠给予丙泊酚注射后，前额叶皮质的树突棘密度降低[65]，这表明丙泊酚对突触生成的影响可能依赖于大脑的发育阶段。有趣的是，咪达唑仑[66] 没有观察到这种效应。当未成熟的 GABA 能神经元在体外暴露于低剂量的氯胺酮时，树突的发育也受到损害。在神经元暴露于亚致死剂量的氯胺酮 4h 或暴露于极低剂量的氯胺酮 2d 后，研究者观察到树突长度和复杂度降低[67]。由于 GABA 能神经元通常作为中间神经元发挥作用并在其他神经元之间形成调制连接，因此它们在发育过程中的行为改变可能会扰乱重要神经网络的形成和功能。

在轴突发育过程中，轴突–树突极性的建立（轴突由树突分化而来）是功能性神经元发育的关键步骤[68]。在胚胎小鼠新皮质神经元的体外模型中，异氟醚暴露会延迟这一极化过程。较高的异氟醚浓度和较长的暴露时间与神经元极化延迟呈剂量依赖性相关。同样的模型暴露于丙泊酚后也有类似的结果，但有趣的是，在特异性 $GABA_A$ 受体激动剂蝇蕈醇（muscimol）中没有看到类似的结果，表明这一过程并不是仅由 $GABA_A$ 所介导[69]。

一旦极性确定，轴突会形成一个生长锥，它由延伸的神经突的平坦末端以及肌动蛋白和微管延伸出的细小而尖的丝状伪足共同组成。丝状伪足可对趋向和排斥的外部引导信号做出反应，这两种信号分别影响着生长锥的伸长和回缩。这些交替的影响和由此产生的形态学变化之间的平衡引导轴突沿着特定的路径生长。这一过程需要精确的时间调控，因为轴突向其最终靶标的延伸依赖于一系列时间限制的信号的存在[68]。当胚胎小鼠新皮质神经元暴露于异氟醚时，研究者观察到轴突生长锥接受排斥信号时回缩功能受损；而一旦细胞不再暴露于异氟醚，正常的回缩反应就会恢复[70]。当细胞暴露于硫喷妥钠和咪达唑仑时，研究者也看到了类似的反应，表明这一现象可能依赖于 $GABA_A$ 的介导。给予细胞单纯的 $GABA_A$ 受体激动剂蝇蕈醇处理可再次导致生长锥回缩受损，而给予细胞 $GABA_A$ 受体拮抗剂 picrotoxin 处理则使生长锥的回缩反应在异氟醚暴露下能够正常进行，该结果进一步证实了这一假设[70]。虽然对生长锥响应排斥信号的敏感性的影响是短暂的，但是在轴突迁移阶段，短暂的改变也可能引起大脑发育的远期变化，甚至可能导致最终的神经元凋亡。

胶质细胞的作用

越来越多的文献表明麻醉药的神经毒性也会作用于大脑其他类型的细胞。胶质细胞主要包括小胶质细胞、星形胶质细胞、少突胶质细胞、室管膜细胞和施万细胞，作为神经元的支持系统。它们可以为神经元提供营养和氧气，降解和清除死亡的神经元，并提供物理结构支撑来维持神经元之间的空间关系。

星形胶质细胞具有多种功能，包括营养供应、维持离子平衡和支持血脑屏障的内皮细胞。在体条件下，异氟烷可引起大鼠胶质细胞出现细胞结构的改变。有趣的是，这些改变似乎并没有影响细胞的功能或存活，这表明星形胶质细胞可能对麻醉药的毒性具有一定的抵抗力[71]。事实上，星形胶质细胞还可能有助于减轻丙泊酚所引起的神经元凋亡[72]。

小胶质细胞在中枢神经系统（CNS）中发挥巨噬细胞的作用，它可以清除死亡和受损的细胞和病原体。由于全身麻醉后促炎介质增加，理论上这些炎性介质可能来源于小胶质细胞的激活，并且可能加速其他神经细胞的受损和破坏。事实上，当 6 日龄的小鼠连续 3d 接受七氟醚麻醉后，小胶质细胞激活标志物离子钙结合蛋白 1（ionized calcium binding adaptor molecule 1，IBA1）染色阳性的细胞数量与未暴露的对照组相比显著增加[55]。这表明麻醉药对小胶质细胞的激活可能是发育大脑中与麻醉毒性相关的神经炎症级联反应的关键环节。

少突胶质细胞是中枢神经系统白质髓鞘形成的必要元素，异氟醚、氯胺酮和丙泊酚易诱导胎儿期和新生儿期恒河猴的少突胶质细胞出现细胞凋亡[29,30,32,73]。这种凋亡出现在少突胶质细胞具有形成轴突髓鞘能力的成熟期，因此髓鞘形成障碍可以部分解释麻醉所引起的神经行为发育相关问题。在大鼠模型中，青春期晚期大鼠的乙醇暴露会引起前额叶白质脱髓鞘[74]，乙醇也会改变人类青少年脑白质的完整性[75]。少突胶质细胞在大脑发育晚期是否仍然容易受到麻醉药的毒性影响还需要进一步的研究。

外科手术的作用

绝大多数的麻醉与手术是同时进行的，因此手术本身对发育大脑的影响也必须考虑在内。众所周知，疼痛与动物和人类的长期行为变化有关，并且镇痛对解决外科手术和其他情况所引起的疼痛是十分必要的。与未接受包皮环切术或在局麻下行包皮环切术的新生儿相比，在未局麻的情况下行包皮环切术的新生儿对随后的常规疫苗接种有更强的疼痛反应[76]。将麻醉后的大鼠幼崽随机分至脾切除术组或非手术组，接受手术的幼鼠体内可观察到胶质细胞激活、IL-1 和 TNF-α 的表达，以及促凋亡因子表达升高等现象[77]。尽管这项研究中使用的麻醉药的组成和给药方式（腹腔内注射芬太尼和氟哌利多）与临床常用的麻醉方案不一致，但阿片类药物和神经镇静剂都没有麻醉神经毒性，并且也不太可能混淆研究结果。在多次反复接受福尔马林注射的大鼠幼崽中，研究者观察到神经元兴奋时间延长，细胞凋亡增加，以及随后出现的认知功能障碍，而同时注射氯胺酮可以减轻这些效应[78]。但是另一项研究发现，足底注射弗氏佐剂可以减轻氯胺酮所引起的幼年大鼠神经元凋亡[79]。最后，一项回顾性研究纳入了 4 岁之前在全身麻醉下行手术或诊断操作的儿童，发现接受手术的儿童在 10~12 岁时的测试中行为异常发生率显著高于接受诊断操作的儿童[80]。尽管这些数据相互矛盾，但表明疼痛刺激、麻醉暴露和神经毒性之间的关系仍值得系统性的研究。

降低神经毒性

目前有研究已证明部分治疗药物对麻醉药相关的神经毒性具有潜在的保护作用（图 8.1）。在动物模型中，α_2 激动剂对异氟醚、氯胺酮和丙泊酚所引起的神经元凋亡和认知障碍具有保护作用[81-83]。右美托咪啶是一种选择性的 α_2 受体激动剂，具有镇静和镇痛特性，它与异氟醚联合使用可以减轻 7 日龄大鼠的神经元凋亡及长期记忆损害。α_2 拮抗剂阿替帕唑[82]则可以抑制这种保护作用。给予胚胎第 20 天的胎鼠右美托咪啶与丙泊酚同时处理 1h 后，研究者发现与未暴露组胎鼠相比，丙泊酚暴露组胎鼠脑组织中的凋亡标志物显著增加，而在右美托咪定联合处理组的大鼠脑内则未发现此现象。另一项研究采用相同的实验

模型，研究者发现胎鼠宫内暴露于丙泊酚后的第 35 天，大鼠的认知功能下降，而这一现象在未暴露组大鼠或同时接受丙泊酚和右美托咪定的大鼠体内均未观察到[81]。

在七氟醚麻醉后立即给予大鼠幼崽能够促进 BDNF 表达的促红细胞生成素后，研究者观察到神经元凋亡和认知障碍均有所减轻[84]。研究表明，布美他尼通过抑制 NKCC1 干扰 GABA 能信号传递，这一效应几乎可以逆转七氟醚暴露引起的大鼠幼崽促凋亡标志物水平的增加[85]。在小鼠暴露于丙泊酚和氯胺酮前预先给予小鼠锂（可以抑制促凋亡途径并对抗乙醇诱导的凋亡）也可以减少新生小鼠的神经元凋亡[86]。也有研究表明锂可以抑制异氟醚引起的神经元凋亡，从而在非人灵长类动物中发挥保护作用[87,88]。雌激素受体拮抗剂雌二醇 -17β 和雌三醇预处理也可以预防 NMDA 所引起的大鼠皮质神经元凋亡[89]。

普拉克索（pramipexole）可以恢复线粒体的完整性且具有抗氧化特性，当将其与麻醉药咪达唑仑、氧化亚氮和异氟醚[90]同时给予 7 日龄大鼠时，发现其对认知损害有保护作用；其他几种抗氧化剂和物质也得出类似的结果，包括褪黑素、姜黄素（存在于姜黄中）和左旋肉碱[27,48,91,92]。在七氟醚麻醉诱导 30min 后将可以减轻脑卒中模型中枢神经系统损伤的骨髓基质细胞注射到大鼠幼崽体内，七氟烷暴露所引起的促炎因子 IL-6 水平升高会受到抑制[35]。

有研究探讨了吸入性物质作为神经保护剂的效果。氢气和氙气均能迅速中和活性氧。当氢气作为麻醉混合气体的一部分（0.3%、0.06% 或 1.3%）加入 3% 的七氟醚全身麻醉时，神经元凋亡和氧化应激水平降低，并且与单独使用七氟醚的大鼠相比，应用氢气和七氟醚的大鼠记忆和行为学缺陷得到改善[93]。在异氟醚和氧化亚氮全身麻醉前一天给予氙气作用 2h 对出生后 7 日龄的大鼠有保护作用，能够改善神经元凋亡和认知功能下降[62]。在使用 1.5% 的异氟醚对大鼠进行时长为 6h 的全身麻醉的前一天进行短时间的异氟醚预处理可以

改善异氟醚所引起的年轻大鼠的神经元凋亡[94]。前期研究证据表明，低浓度的一氧化碳作为麻醉气体的成分也可能具有保护作用，这可能是通过调节细胞色素氧化酶活性和减少氧化应激而发挥保护效应[95,96]。目前该研究领域还需要更多的相关研究，这是因为一个成功且可行的治疗策略可能会对临床产生深远的影响。

最后，实验研究中有证据表明，提供丰富的环境可能会逆转麻醉后出现的神经认知缺陷。在一项研究中，将 7 日龄小鼠在七氟醚麻醉 4 周后随机分配到丰富的环境（软床上用品、跑轮、玩具）或标准环境（缺乏这些设施）中，与未接受麻醉暴露的大鼠相比，麻醉暴露组大鼠出现显著的神经元凋亡，特别是丘脑区域。但是，尽管所有接受麻醉暴露的大鼠都出现了短期记忆障碍，但生活在丰富环境中的大鼠在接下来的几个月中恢复了正常记忆，而生活在标准（被剥夺的）环境中的大鼠仍然存在记忆缺陷[97]。这表明丰富的环境可以减轻麻醉暴露对大鼠认知功能的影响，然而，目前还不清楚这一结果如何转化到人类婴儿上，因为绝大多数婴儿在"丰富的环境（enriched enviroment）"中成长，并且在手术和麻醉后亦是如此。

总 结

大多数麻醉药，包括挥发性麻醉药、丙泊酚、NMDA 受体拮抗剂（如氧化亚氮、氯胺酮）、$GABA_A$ 受体激动剂（包括巴比妥类和苯二氮䓬类）及其协同组合[98]，与包括非人灵长类在内的多种动物发育期大脑的神经毒性和认知障碍密切相关。多项基础研究已探索了一些相关的神经毒性机制，同时新的机制也在不断涌现。这些数据支持我们在前瞻性动物研究和回顾性临床队列研究中观察到的易感阶段的麻醉药暴露与认知和行为学发育受损存在相关性。随着研究证据不断增多，人们对麻醉长期影响的担忧也增加了。事实上，研究表明单次长时程的（24h）氯胺酮麻醉药暴露[99]可导致非人灵长类动物发生持续多年的神经认知功能障碍。尽管该实验证据很有说服力，但目前没有

有直接证据表明这些效应可以推导至人类。此外，现有的临床研究数据虽然令人信服，但多数是源于回顾性研究。最近发表的两项前瞻性研究的结果以及第三项研究的初步结果在儿童早期麻醉暴露和儿童后期神经发育结局之间的相关性方面并不一致[21-23]。小手术的麻醉对儿童似乎是安全的，但大手术的麻醉作用尚不清楚。

作为国际麻醉研究协会（International Anesthesia Research Society, IARS）与美国食品药品监督管理局（FDA）公私合作的组织，SmartTots 致力于探究减轻小儿麻醉相关神经毒性的策略。目前，这一由麻醉医生和科学家组成的专家组所提出的共识是：我们不应因为担忧未来可能产生的认知或行为损害而阻止紧急的儿科手术，因为拒绝必要的手术操作可能会给患儿造成直接的伤害[100]。如果手术的必要性不明确，麻醉医生、外科医生和患儿父母应共同讨论手术的风险、益处和手术时机。

值得注意的是，目前并未建议医务人员根据当前的研究证据改变临床实践[101]。但是，部分麻醉医生选择使用可能减少损伤的方法，例如采用局部麻醉或增加阿片类药物的用量以减少全身麻醉药的使用，虽然没有证据支持这可以作为一种神经保护策略，但基于临床判断和个体特征，这是可以接受的。区域麻醉、右美托咪啶和阿片类药物的联合使用作为吸入性麻醉药、氯胺酮或苯二氮䓬类药物的替代方案，这一策略的有效性目前正在研究中，但尚不清楚在儿科临床实践中如果不使用具有潜在神经毒性的药物是否具有可行性，或是否会影响麻醉和手术后的神经系统预后。

目前正在进行的或者未来将进行的前瞻性研究有助于将基础研究结果与临床研究结论联系起来。届时，麻醉医生将能够根据对麻醉神经毒性的最新共识为家长或家庭成员提出建议。

（张 鹏 曾羽连 译，钟海星 董海龙 审校）

参考文献

[1] Olney JW, Labruyere J, Price MT. Pathological changes

induced in cerebrocortical neurons by phencyclidine and related drugs. Science, 1989, 244:1360–1362.

[2] Ikonomidou C, Bosch F, Miksa M, et al. Blockade of NMDA receptors and apoptotic neurodegeneration in the developing brain. Science, 1999, 283:70–74.

[3] Bittigau P, Sifringer M, Genz K, et al. Antiepileptic drugs and apoptotic neurodegeneration in the developing brain. Proceedings of the National Academy of Sciences USA, 2002, 99(23):15089–15094.

[4] Ing CH, DiMaggio C, Whitehouse AJO, et al. Neurodevelopmental outcomes after initial childhood anesthetic exposure bewteen ages 3 and 10 years. Journal of Neurosurgical Anesthesiology, 2014, 26(4):377–386.

[5] Wilder RT, Flick RP, Sprung J, et al. Early exposure to anesthesia and learning disabilities in an population-based birth cohort. Anesthesiology, 2009, 110(4):796–804.

[6] Bong CL, Allen JC, Kim JT. The effects of exposure to general anesthesia in infancy on academic performance at age 12.Anesthesia & Analgesia, 2013, 117(6):1419–1428.

[7] Flick RP, Katusic SK, Colligan RC, et al. Cognitive and behavioral outcomes after early exposure to anesthesia and surgery. Pediatrics, 2011, 128(5):e1053–1061.

[8] Andropoulos DB, Ahmad HB, Haq T, et al. The association between brain injury, perioperative anesthetic exposure, and 12-month neurodevelopmental outcomes after neonatal cardiac surgery: A retrospective cohort study. Paediatric Anaesthesia, 2014, 24(3):266–274.

[9] Garcia Guerra G, Robertson CM, Alton GY, et al. Neurotoxicity of sedative and analgesia drugs in young infants with congenital heart disease: 4-year follow-up. Paediatric Anaesthesia, 2014, 24(3):257–265.

[10] Sprung J, Flick RP, Katusic SK, et al. Attention-deficit/hyperactivity disorder after early exposure to procedures requiring general anesthesia. Mayo Clinic Proceedings, 2012, 87(2):120–129.

[11] Block RI, Thomas JJ, Bayman EO, et al. Are anesthesia and surgery during infancy associated with altered academic performance during childhood? Anesthesiology, 2012, 117(3):494–503.

[12] Hansen TG, Pedersen JK, Henneberg SW, et al. Academic performance in adolescence after inguinal hernia repair in infancy. Anesthesiology, 2011, 114(5):1076–1085.

[13] Glatz P, Sandin RH, Pedersen NL, et al. Academic performance after anesthesia and surgery during childhood: a large-scale nation-wide study. Anesthesia & Analgesia, 2015, 120:S289.

[14] DiMaggio C, Sun LS, Kakavouli A, et al. A retrospective cohort study of the association of anesthesia and hernia repair surgery with behavioral and developmental disorders in young children. Journal of Neurosurgical Anesthesiology, 2009, 21(4):286–291.

[15] DiMaggio C, Sun LS, Li G. Early childhood exposure to anesthesia and risk of developmental and behavioral disorders in a sibling birth cohort. Anesthesia & Analgesia, 2011, 113(5):1143–1151.

[16] Ing C, DiMaggio C, Whitehouse A, et al. Long-term differences in language and cognitive function after childhood exposure to anesthesia. Pediatrics, 2012, 130(3):e476–485.

[17] Backeljauw B, Holland SK, Altaye M, et al. Cognition and brain structure following early childhood surgery with anesthesia. Pediatrics, 2015, 136(1):e1–2.

[18] Taghon TA, Masunga AN, Small RH. A comparison of functional magnetic resonance imaging findings in children with and without a history of early exposure to general anesthesia. Paediatric Anaesthesia, 2015, 25(3):239–246.

[19] Ing CH, Dimaggio C, Malacova E, et al. Comparative analysis of outcome measures used in examining neurodevelopmental effects of early childhood anesthesia exposure. Anesthesiology, 2014, 120(6):1319–1332.

[20] Davidson A. A multicentre randomised controlled trial comparing regional and general anaesthesia for effects on neurodevelopmental outcome and apnoea in infants. The GAS study [Internet]. ISRCTN Register 2013. Available from: http://www.controlled-trials.com/ ISRCTN12437565 [Accessed August 30, 2015].

[21] Davidson AJ, Disma N, deGraaff JC, et al. Neurodevelopmental outcome at 2 years of age after general anaesthesia and awake-regional anaesthesia in infancy (GAS): An international multicentre, randomised controlled trial. Lancet, 2015, 387(10015):239–250.

[22] Sun LS, Li G, Miller TLK, et al. Association Between a Single General Anesthesia Exposure Before Age 36 Months and Neurocognitive Outcomes in Later Childhood. JAMA, 2016, 315(21):2312–2320.

[23] Warner DO, Zaccariello MJ, Katusic SK, et al. Neuropsychological and Behavioral Outcomes after Exposure of Young Children to Procedures Requiring General Anesthesia: The Mayo Anesthesia Safety in Kids (MASK) Study. Anesthesiology, 2018, 129(1):89–105.

[24] Dobbing J, Sands J. Comparative aspects of the brain growth spurt. Early Human Development, 1979, 311:79–83.

[25] Yon JH, Daniel-Johnson J, Carter LB, et al. Anesthesia induces neuronal cell death in the developing rat brain via the intrinsic and extrinsic apoptotic pathways. Neuroscience, 2005, 135(3):815–827.

[26] Brambrink A. A Critical Review of 'Developmental

effects of neonatal isoflurane and sevoflurane exposure in rats'. [Internet]. Society of Neuroscience in Anesthesiology and Critical Care 2014. Available from: http://www2.snacc.org/aotm/aotm_apr2014.pdf [Accessed September 1, 2015].

[27] Jevtovic-Todorovic V, Absalom AR, Blomgren K, et al. Anaesthetic neurotoxicity and neuroplasticity: an expert group report and statement based on the BJA Salzburg seminar. British Journal of Anaesthesia, 2013, 111(2):143–151.

[28] Istaphanous GK, Ward CG, Nan X, et al. Characterization and quantification of isofluraneinduced developmental apoptotic cell death in mouse cerebral cortex. Anesthesia & Analgesia, 2013, 116(4):845–854.

[29] Brambrink AM, Back SA, Riddle A, et al. Isoflurane-induced apoptosis of oligodendrocytes in the neonatal primate brain. Annals of Neurology, 2012, 72(4):525–535.

[30] Creeley CE, Dikranian KT, Dissen GA, et al. Isoflurane-induced apoptosis of neurons and oligodendrocytes in the fetal rhesus macaque brain. Anesthesiology, 2014, 120(3):626–638.

[31] Brambrink AM, Evers AS, Avidan MS, et al. Ketamine-induced neuroapoptosis in the fetal and neonatal rhesus macaque brain. Anesthesiology, 2012, 116(2):372–384.

[32] Creeley C, Dikranian K, Dissen G, et al. Propofol-induced apoptosis of neurones and oligodendrocytes in fetal and neonatal rhesus macaque brain. British Journal of Anaesthesia, 2013, 110 Suppl 1:i29–38.

[33] Fredriksson A, Pontén E, Gordh T, et al. Neonatal exposure to a combination of N-Methyl-D-aspartate and gamma-aminobutyric acid type a receptor anesthetic agents potentiates apoptotic neurodegeneration and persistent behavioral deficits. Anesthesiology, 2007, 107(3):427–436.

[34] Jevtovic-Todorovic V, Hartman RE, Izumi Y, et al. Early exposure to common anesthetic agents causes widespread neurodegeneration in the developing rat brain and persistent learning deficits. The Journal of Neuroscience, 2003, 23(3):876–882.

[35] Sun Z, Satomoto M, Makita K. Therapeutic effects of intravenous administration of bone marrow stromal cells on sevoflurane-induced neuronal apoptosis and neuroinflammation in neonatal rats. Korean Journal of Anesthesiology, 2015, 68(4):397–401.

[36] Zheng H, Dong Y, Xu Z, et al. Sevoflurane anesthesia in pregnant mice induces neurotoxicity in fetal and offspring mice. Anesthesiology, 2013, 113(3):516–526.

[37] Rizzi S, Ori C, Jevtovic-Todorovic V. Timing versus duration: determinants of anesthesia-induced developmental apoptosis in the young mammalian brain. Annals of the New York Academy of Sciences, 2010, 1199:43–51.

[38] Istaphanous GK, Howard J, Nan X, et al. Comparison of the neuroapoptotic properties of equipotent anesthetic concentrations of desflurane, isoflurane, or sevoflurane in neonatal mice. Anesthesiology, 2011, 114(3):578–587.

[39] Slikker WJ, Zou X, Hotchkiss CE, et al. Ketamine-induced neuronal cell death in the perinatal rhesus monkey. Toxicological Sciences, 2007, 98(1):145–158.

[40] Sanders RD, Xu J, Shu Y, et al. General anesthetics induce apoptotic neurodegeneration in the neonatal rat spinal cord. Anesthesia & Analgesia, 2008, 106(6):1708–1711.

[41] Taylor RC, Cullen SP, Martin SJ. Apoptosis: Controlled demolition at the cellular level. Nature Reviews Molecular Cell Biology, 2008, 9(3):231–241.

[42] de Weerd AW, van den Bossche RAS. The development of sleep during the first months of life. Sleep Medicine Reviews, 2003, 7(2):179–191.

[43] Arditi-Babchuk H, Feldman R, Eidelman AI. Rapid eye movement (REM) in premature neonates and developmental outcome at 6 months. Infant Behavior and Development, 2009, 32(1):27–32.

[44] Leveille F, Papadia S, Fricker M, et al. Suppression of the intrinsic apoptosis pathway by synaptic activity. The Journal of Neuroscience, 2010, 30(7):2623–2635.

[45] Head BP, Patel HH, Niesman IR, et al. Inhibition of p75 neurotrophin receptor attenuates isofluranemediated neuronal apoptosis in the neonatal central nervous system. Anesthesiology, 2009, 110(4):813–825.

[46] Lu LX, Yon JH, Carter LB, et al. General anesthesia activates BDNF-dependent neuroapoptosis in the developing rat brain. Apoptosis, 2006, 11(9):1603–1615.

[47] Zhang Y, Dong Y, Wu X, et al. The mitochondrial pathway of anesthetic isoflurane-induced apoptosis. Journal of Biological Chemistry, 2010, 285(6):4025–4037.

[48] Sanders RD, Hassell J, Davidson AJ, et al. Impact of anaesthetics and surgery on neurodevelopment: an update. British Journal of Anaesthesia, 2013, 110 Suppl 1:i53–72.

[49] Bai X, Yan Y, Canfield S, et al. Ketamine enhances human neural stem cell proliferation and induces neuronal apoptosis via reactive oxygen species-mediated mitochondrial pathway. Anesthesia & Analgesia, 2013, 116(4):869–880.

[50] Boscolo A, Milanovic D, Starr JA, et al. Early exposure to general anesthesia disturbs mitochondrial fission and fusion in the developing rat brain. Anesthesiology, 2013, 118(5):1086–1097.

[51] Wang C, Sadovova N, Patterson TA, et al. Protective effects of 7-nitroindazole on ketamine-induced neurotoxicity in rat forebrain culture. Neurotoxicology, 2008, 29(4):613–620.

[52] Boscolo A, Starr JA, Sanchez V, et al. The abolishment of anesthesia-induced cognitive impairment by timely protection of mitochondria in the developing rat brain: the importance of free oxygen radicals and mitochondrial integrity. Neurobiology of Disease, 2012, 45(3):1031–1041.

[53] Zou X, Sadovova N, Patterson TA, et al. The effects of L-carnitine on the combination of, inhalation anesthetic-induced developmental, neuronal apoptosis in the rat frontal cortex. Neuroscience, 2008, 151(4):1053–1065.

[54] Sanders RD, Hussell T, Maze M. Sedation & immunomodulation. Anesthesiology Clinics, 2011, 29(4):687–706.

[55] Shen X, Dong Y, Xu Z, et al. Selective anesthesia-induced neuroinflammation in developing mouse brain and cognitive impairment. Anesthesiology, 2013, 118(3):502–515.

[56] Rivera C, Voipio J, Kaila K. Two developmental switches in GABAergic signalling: the K^+-Cl^- cotransporter KCC2 and carbonic anhydrase CAVII. The Journal of Physiology, 2005, 562(Pt 1):27–36.

[57] Ben-Ari Y. Excitatory actions of GABA during development: The nature of the nurture. Nature Reviews Neuroscience, 2002, 3(9):728–739.

[58] Twaroski D, Yan T, Olson JM, et al. Down-regulation of microRNA-21 is involved in the propofol-induced neurotoxicity observed in human stem cell-derived neurons. Anesthesiology, 2014, 121(4):786–800.

[59] Roush S, Slack FJ. The let-7 family of microRNAs. Trends in Cell Biology, 2008, 18(10):505–516.

[60] Roese-Koerner B, Stappert L, Koch P, et al. Pluripotent stem cell-derived somatic stem cells as a tool to study the role of microRNAs in early human neural development. Current Molecular Medicine, 2013, 13(5):707–722.

[61] Twaroski D, Bosnjak ZJ, Bai X. MicroRNAs: New players in anesthetic induced developmental neurotoxicity. Pharmaceutica Analytica Acta, 2015, 6:357.

[62] Shu Y, Patel SM, Pac-Soo C, et al. Xenon pretreatment attenuates anesthetic-induced apoptosis in the developing brain in comparison with nitrous oxide and hypoxia. Anesthesiology, 2010, 113(2):360–368.

[63] Zhu C, Gao J, Karlsson N, et al. Isoflurane anesthesia induced persistent, progressive memory impairment, caused a loss of neural stem cells, and reduced neurogenesis in young, but not adult, rodents. Journal of Cerebral Blood Flow & Metabolism, 2010, 30(5):1017–1030.

[64] Briner A, De Roo M, Dayer A, et al. Volatile anesthetics rapidly increase dendritic spine density in the rat medial prefrontal cortex during synaptogenesis. Anesthesiology, 2010, 112(3):546–556.

[65] Briner A, Nikonenko I, De Roo M, et al. Developmental stage-dependent persistent impact of propofol anesthesia on dendritic spines in the rat medial prefrontal cortex. Anesthesiology, 2011, 115(2):282–293.

[66] Vutskits L, Gascon E, Tassonyi E, et al. Clinically relevant concentrations of propofol but not midazolam alter in vitro dendritic development of isolated gamma-aminobutyric acid-positive interneurons. Anesthesiology, 2005, 102(5):970–976.

[67] Vutskits L, Gascon E, Tassonyi E, et al. Effect of ketamine on dendritic arbor development and survival of immature GABAergic neurons in vitro. Toxicological Sciences, 2006, 91(2):540–549.

[68] Kolodkin AL, Tessier-Lavigne M. Mechanisms and molecules of neuronal wiring: A primer. Cold Spring Harbor Perspectives in Biology, 2011, 3(6).

[69] Mintz CD, Smith SC, Barrett KMS, et al. Anesthetics interfere with the polarization of developing cortical neurons. Journal of Neurosurgical Anesthesiology, 2012, 24(4):368–375.

[70] Mintz CD, Barrett KMS, Smith SC, et al. Anesthetics interfere with axon guidance in developing mouse neocortical neurons in vitro via a gamma-aminobutyric acid type a receptor mechanism. Anesthesiology, 2013, 118(4):825–833.

[71] Culley DJ, Cotran EK, Karlsson E, et al. Isoflurane affects the cytoskeleton but not survival, proliferation, or synaptogenic properties of rat astrocytes in vitro. British Journal of Anaesthesia, 2013, 110 Suppl 1:i19–28.

[72] Liu Y, Bai X, Yan Y, et al. Astrocytes attenuate propofol-induced toxicity in developing rat hippocampal neurons via BDNF- and VEGF-dependent pathways. Anesthesia & Analgesia, 2015, 120:S-175.

[73] Brambrink AM, Martin LD, Dissen GA, et al. Poster presentation: Ketamine induces oligodendroglia apoptosis in addition to neuronal loss in developing non-human primates. International Anesthesia Research Society (IARS) Annual Meeting 2015. Anesthesia & Analgesia, 2015, 120:S-181.

[74] Vargas WM, Bengston L, Gilpin NW, et al. Alcohol binge drinking during adolescence or dependence during adulthood reduces prefrontal myelin in male rats. The Journal of Neuroscience, 2014, 34(44):14777–14782.

[75] McQueeny T, Schweinsburg BC, Schweinsburg AD, et al. Altered white matter integrity in adolescent binge drinkers. Alcoholism Clinical and Experimental

Research, 2009, 33(7):1278–1285.

[76] Taddio A, Katz J, Ilersich AL, et al. Effect of neonatal circumcision on pain response during subsequent routine vaccination. Lancet, 1997, 349(9052):599–603.

[77] Wan Y, Xu J, Ma D, et al. Postoperative impairment of cognitive function in rats: a possible role for cytokinemediated inflammation in the hippocampus. Anesthesiology, 2007, 106(3):436–443.

[78] Anand KJS, Garg S, Rovnaghi CR, et al. Ketamine reduces the cell death following inflammatory pain in newborn rat brain. Pediatric Research, 2007, 62(3):283–290.

[79] Liu J, Liu Q, Li J, et al. Noxious stimulation attenuates ketamine-induced neuroapoptosis in the developing rat brain. Anesthesiology, 2012, 117(1):64–71.

[80] Chemaly M, El-Rajab MA, Ziade FM, et al. Effect of one anesthetic exposure on long-term behavioral changes in children. Journal of Clinical Anesthesia, 2014, 26(7):551–556.

[81] Li J, Xiong M, Nadavaluru PR, et al. Dexmedetomidine attenuates neurotoxicity induced by prenatal propofol exposure. Journal of Neurosurgical Anesthesiology, 2016, 28(1):51–64.

[82] Sanders RD, Xu J, Shu J, et al. Dexmedetomidine attenuates isoflurane-induced neurocognitive impairment in neonatal rats. Anesthesiology, 2009, 110(5):1077–1085.

[83] Ponten E, Viberg H, Gordh T, et al. Clonidine abolishes the adverse effects on apoptosis and behaviour after neonatal ketamine exposure in mice. Acta Anaesthesiologica Scandinavica, 2012, 56(8):1058–1065.

[84] Pellegrini L, Bennis Y, Velly L, et al. Erythropoietin protects newborn rat against sevoflurane-induced neurotoxicity. Paediatric Anaesthesia, 2014, 24(7):749–759.

[85] Edwards DA, Shah HP, Cao W, et al. Bumetanide alleviates epileptogenic and neurotoxic effects of sevoflurane in neonatal rat brain. Anesthesiology, 2010, 112(3):567–575.

[86] Straiko MMW, Young C, Cattano D, et al. Lithium protects against anesthesia-induced developmental neuroapoptosis. Anesthesiology, 2009, 110(4):862–868.

[87] Brambrink AM, Dissen GA, Martin LD, et al. Lithium protects against isoflurane-induced neurotoxicity in infant non-human primates. American Society of Anesthesiologists, Annual Meeting Program Webpage, 2014:A4046.

[88] Brambrink AM, Johnson SA, Dissen GA, et al. Isoflurane-induced neuroapoptosis in infant nonhuman primates is prevented by lithium co-treatment. Journal of Neurosurgical Anesthesiology, 2014, 26(412).

[89] Katja M, Budziszewska B, Marszal M, et al. Effects of 17-beta estradiol and estrol on NMDA-induced toxicity and apoptosis in primary cultures of rat cortical neurons. Journal of Physiology and Pharmacology, 2001, 52(3):437–446.

[90] Boscolo A, Ori C, Bennett J, et al. Mitochondrial protectant pramipexole prevents sex-specific longterm cognitive impairment from early anaesthesia exposure in rats. British Journal of Anaesthesia, 2013, 110 Suppl 1:i47–52.

[91] Olsen EA, Brambrink AM. Anesthetic neurotoxicity in the newborn and infant. Current Opinion in Anaesthesiology, 2013, 26(5):535–542.

[92] Ji MH, Qiu LL, Yang JJ, et al. Preadministration of curcumin prevents neonatal sevoflurane exposure induced neurobehavioral abnormalities in mice. Neurotoxicology, 2015, 46:155–164.

[93] Yonamine R, Satoh Y, Kodama M, et al. Coadministration of hydrogen gas as part of the carrier gas mixture suppresses neuronal apoptosis and subsequent behavioral deficits caused by neonatal exposure to sevoflurane in mice. Anesthesiology, 2013, 118(1):105–113.

[94] Peng J, Drobish JK, Liang G, et al. Anesthetic preconditioning inhibits isoflurane-mediated apoptosis in the developing rat brain. Anesthesia & Analgesia, 2014, 119(4):939–946.

[95] Cheng Y, Levy RJ. Subclinical carbon monoxide limits apoptosis in the developing brain after isoflurane exposure. Anesthesia & Analgesia, 2014, 118(6):1284–1292.

[96] Cheng Y, Mitchell-Flack MJ, Wang A, et al. Carbon monoxide modulates cytochrome oxidase activity and oxidative stress in the developing murine brain during isoflurane exposure. Free Radical Biology & Medicine, 2015, 86:191–199.

[97] Shih J, May LD, Gonzalez HE, et al. Delayed environmental enrichment reverses sevoflurane-induced memory impairment in rats. Anesthesiology, 2012, 116(3):586–602.

[98] Lee BH, Hazarika OD, Quitoriano GR, et al. Effect of combining anesthetics in neonates on longterm cognitive function. International Journal of Developmental Neuroscience, 2014, 37:87–93.

[99] Paule MG, Li M, Allen RR, et al. Ketamine anesthesia during the first week of life can cause long-lasting cognitive deficits in rhesus monkeys. Neurotoxicology and Teratology, 2011, 33(2):220–230.

[100] Ramsay J, Rappaport B, Brown E, et al. Consensus statement on the use of anesthestics and sedative drugs in infants and toddlers, 2015. Accessed from: http://smarttots.org/wp-content/uploads/2015/05/ConsensusStatementV10-10.2017.pdf [Accessed August 31, 2015].

[101] Jevtovic-Todorovic V. Pediatric anesthesia neurotoxicity: an overview of the 2011 SmartTots panel. Anesthesia & Analgesia, 2011, 113(5):965–968.

[102] Kalkman CJ, Peelen LM, Moons KG, et al. Behavior and development in children and age at the time of first anesthetic exposure. Anesthesiology, 2009, 110(4):805–812.

[103] Bartels M, Althoff RR, Boosmsa DI. Anesthesia and cognitive performance in children: no evidence for a causal relationship. Twin Research and Human Genetics, 2009, 12(3):246–253.

[104] Stratmann G, Lee J, Sall JW, et al. Effect of general anesthesia in infancy on long-term recognition memory in humans and rats. Neuropsychopharmacology, 2014, 39(10):2275–2287.

第9章
急、慢性疼痛的神经生物学原理

Adrian Pichurko，*Richard E. Harris*

引　言

疼痛治疗是医生最重要的职责之一，可为患者减轻痛苦、提供关怀，并体现了医生这一职业的神圣性。患者往往对减轻疼痛症状的关切超过了对疾病本身的关注，这也许是人类关怀自身健康最明确的方式。

慢性疼痛对社会有着深远的影响。这类疾病发病率很高，截至 2011 年美国估计有 1.16 亿慢性疼痛患者[1]，而每年慢性疼痛治疗及因其导致的劳动力丧失和政府抚恤造成的财政负担可高达 5 000 亿~6 000 亿美元。然而，疼痛治疗学科的发展从各个角度来说都仍处于初级阶段。基于"感觉到痛"这一主观性主诉做出的诊断可能是开放式的，患者经常因为无法找出疼痛的病因而被质疑疾病是否真实存在。即便具有诊断指征，治疗措施也面临着不良反应或无效性等带来的挑战。治疗方式的选择也存在不足：当缺乏客观确切的疾病诊断时，默认进行的尝试性治疗可能引起治疗周期延长，治疗效果不佳，以及伴随产生的不良反应。

幸运的是科技的发展为疼痛诊疗带来了希望。功能核磁共振（fMRI）与连接成像（connectivity mapping）等影像技术的发展可助力在功能和解剖结构上明确特定疼痛发生的原因，在诊断方面具有良好的前景。靶向治疗技术，如鞘内泵注药物、脊髓或脑深部刺激器等，使更为精确地调节疼痛神经回路成为可能。研究者也在有组织、大规模地收集数据，对长期阿片类药物治疗等现有疗法的未来研究方向做出规划。

在疼痛医学中，患者和医生都会因非特异性主诉、难以明确的诊断、有限的疗法选择以及缺乏共识的治疗效果而烦恼。医生必须理解并区分两种"背痛"的症状在病理生理学、治疗方案和总体治疗结局方面的细微差异，然而这些常常混淆难辨的问题往往是进行临床实践并谋取个体、社会福祉的关键。无论这些关键的科学问题如何解答，疼痛医学的探索与收获都是医学发展的方向。

痛觉与疼痛

尽管痛觉（nociception）与疼痛（pain）密切相关，但两者在机制与概念上仍存在区别，国际疼痛研究协会对两者进行了细致的区分，将痛觉定义为"来源于内部或外部的伤害性刺激作用于躯体后转化为生物信息，经神经通路由外周神经系统传送到中枢神经系统和自主神经系统的过程"[2]，疼痛的定义则是"由实际或潜在的组织损伤所导致的令人不愉快的感觉或情绪体验"[2]。因此，"痛觉"是终止于中枢神经系统（CNS）的神经信号传递过程，而"疼痛"作为一种知觉则是大脑感知这种信号的结果，还包含认知 – 情感与感觉 – 回避这一经高阶中枢加工的感受与行为反应[2]。区分痛觉与疼痛非常重要，部分原因在于二者可互相独立于对方而存在。痛觉并不总是转化为疼痛，如在脊髓横断患者中伤害性刺激作用于损伤水平以下的区域时不会导致疼痛感知，但可被自主神经系统识别，并导致过度的交感神经反应，这种现象被称为自主神经反射亢进。类似现象还包括全麻患者在手术刺激下发生的交感神经反应，以及严重创伤后患者疼痛感知的缺失等[3]。

相反，并非所有的疼痛都需要痛觉信息输入。虽然刺激因素可能引起炎性或者神经病理性和中枢性疼痛，但疼痛也可在缺少外周传入信息的情况下自发产生[4]。一定比例（8%~46%）的脑卒中患者会在脑血管事件后发生中枢性卒中后疼痛[5]，尤其是在丘脑、脑干或皮质发生卒中后。此类患者会主诉在缺少伤害性刺激的情况下自发产生疼痛，此种疼痛的发生是由于中枢神经系统功能异常，而不需要痛觉信息的传入。

慢性疼痛可因发病机制的差异分为三类：伤害性、神经病理性以及中枢性疼痛。伤害性疼痛通常因外周神经纤维活性发生异常变化而引发，机制包括神经兴奋性直接增高或兴奋阈值的降低，是炎症或其他因子作用的结果（框表 9.1）。神经病理性疼痛指由神经损伤或侵犯引起的疼痛，如椎管狭窄和化学因素（如化疗和糖尿病性神经病变）造成外周神经损害引起的疼痛。中枢性疼痛有时也被称为功能性疼痛，是一个不断发展的概念，强调神经反应性异常或功能障碍引起的诱发性或自发性痛觉感受增强，如纤维肌痛，其因中枢调节功能失调，将传递到肌肉骨骼的神经信号放大或误判为疼痛信号而引发疼痛（框表 9.2）。肠易激综合征、某些非心源性胸痛、紧张性头痛等疼痛综合征也具有中枢传递功能异常的特性[6-8]。其他疼痛综合征如偏头痛则可能具有炎性、神经病理性和中枢性成分的复杂病因，癌痛也可表现出伤害、炎症性以及神经病理性的复杂特性[9]。患有中枢性疼痛障碍的患者除疼痛外常伴发其他

框表 9.1　炎性疼痛与伤害性疼痛的相似性

由于炎性疼痛在膜受体水平上的差异，一些资料将其单独分类，但其神经通路与伤害性疼痛没有区别，因此本书对二者不进行区分。

框表 9.2　中枢性疼痛与神经病理性疼痛的差异

值得注意的是，一些资料将中枢性疼痛归类为神经病理性疼痛，然而，由于两者在机制和表现上存在显著差异，本书将对二者分别进行讨论。

神经系统症状，疲劳、抑郁、睡眠障碍及认知迟缓等症状发生率均较高[10]。

伤害性、神经病理性和中枢性疼痛都会导致损伤部位对后续刺激的敏感性增强，在某些情况下这种痛觉敏化现象还会扩展到全身。对伤害性刺激表现出增强的疼痛反应被称为痛觉过敏（hyperalgesia），而将无害刺激感受为疼痛的现象称为痛觉超敏（allodynia）。这两种现象可因潜在的外周和中枢神经系统功能变化而发生，被称为外周和中枢敏化。外周敏化的生物学变化源于损伤的外周组织与信息传递的目的地脊髓背角，因此更多与痛觉传导过程相关，而非疼痛。人类中枢敏化的具体证据仍在不断探索中，但由于其机制涉及中枢神经系统的变化，因此相比于痛觉，与疼痛关系更为密切。后续我们会对外周与中枢敏化进行更为深入的探讨。

对健康志愿者与疼痛患者施加伤害性刺激所引发的反应存在巨大差异。伤害性刺激装置的不同、认知或情绪均可影响个体针对刺激的最终体验，使疼痛视觉模拟量表（visual analogue scale，VAS）的报告评分结果（1~10 分）不同[11]。当对受试者施加伤害性热刺激时，fMRI 成像结果显示疼痛高度敏感受试者的前扣带回、躯体感觉 I 区、前额叶皮质激活程度显著高于对疼痛低度敏感的个体[11]。这种受试个体间的变异性同样在实验诱导的痛觉过敏与痛觉超敏中存在[12]。

区分痛觉与疼痛在临床治疗的选择中至关重要。作用于中枢神经系统的三环类抗抑郁药（tricyclic antidepressants，TCAs）及选择性 5- 羟色胺和去甲肾上腺素再摄取抑制剂（serotonin and nor-epinephrine reuptake inhibitors，SNRIs）通常用于治疗心理疾病，但可通过对患者的主观感受的影响在一定程度上改善疼痛；作用于外周神经系统的药物如非甾体抗炎药（non-steroidal anti-inflammatory drugs，NSAIDs）则可通过干预痛觉传导介导镇痛效应。一位主诉疼痛的患者可能仅存在一种或同时存在中枢与外周神经系统异常，造成单用一类药物无法达到满意的治疗效果。因

此，区分痛觉与疼痛的差异对于理解患者的病因和选择适当的治疗手段都具有重要的意义。

痛觉传递的解剖学基础

伤害性疼痛的基础传递通路

伤害性疼痛指伤害性物理或化学刺激引发的疼痛感受，例如纸将手指划破引起的疼痛。其从刺激到感受的"基本通路"包括痛觉性神经生物信息从外周组织向中枢转移，终结于脊髓或大脑。其传递过程可划分为多个功能步骤，包括转导、传导、传递与感知等，详见图9.1。

转　导

转导是指伤害性刺激信息转化为神经信号的过程。其起始步骤是化学配体或伤害性作用力激动痛觉感受器，这种神经元可将外周的伤害性刺激传递至脊髓。痛觉感受器具有多种离子通道型受体，它们亦被称为痛觉感受器传导器，位于感受器外周末梢的膜结构上。每种痛觉感受器传导器针对特定类型的刺激发生反应，如极冷或极热的温度、化学刺激、机械性剪切力等，但它们均具有较高的激活阈值。离子通道开放时产生内向钠离子流，有时也有钙离子等其他阳离子内流，钙离子可依赖于受体发挥第二信使的作用。这种突触末梢的内向电流称为发生器电位，可使神经元去极化并接近动作电位阈值，当超过阈值时即可引发动作电位使信号沿轴突传递。

得益于过去20年间分子生物学的飞速发展，

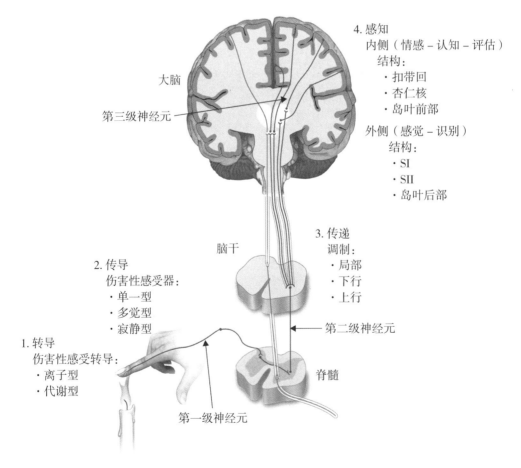

图 9.1　伤害性疼痛传递通路的基本步骤
转导是指将伤害性刺激信号转为神经信号，传导是指其沿着外周神经元（伤害感受器）传播到脊髓，传递是指信号经过中枢修饰（放大或抑制）并传递到大脑，感知是指其作为体验而被认识到。可以针对该途径中的各个环节对伤害性疼痛提供干预措施。SI：初级感觉皮质；SⅡ：次级感觉皮质

对不同伤害性刺激反应的多种离子通道受体被发现，如 TRPV1、2、3 型受体感受伤害性热刺激（> 42℃），TRPM8 受体感受伤害性冷刺激（< 10℃），酸敏感离子通道（acid-sensing ion channels, ASICs）感受质子或酸性环境，P2X 受体感受组织损伤时的 ATP 释放。此外，可能还存在其他尚未被发现或未被识别的伤害性感受器。

瞬时感受器电位通道，即 TRP 通道，是一类可被疼痛、温度、压力、电压、刺激剂、炎症反应分子、pH、渗透压变化、紫外线照射以及其他化学物质等多种伤害性感受信息激活的非选择性阳离子通道。它们同时也对所处环境中的脂质具有高度反应性，部分脂质可作为 TRP 激动剂、调质或抑制剂。由于这类脂质是环氧合酶（cyclooxygenase, COX）和脂氧合酶（lipoxygenase, LOX）通路的代谢产物，因此也解释了 COX 抑制剂降低疼痛传导的原因[13]。TRP 通道激活后引发的离子流可调控外周神经末梢的动作电位，并调节伤害性感受器的细胞内信号通路。

在疼痛转导中发挥作用的 TRP 受体包括 TRPV（vanilloid）与 TRPM（melastatin）亚家族。TRPV 受体的 1、2、3 亚型可在不同阈值对伤害性热刺激发生反应。TRPV1 又被称为香草素 1 型受体（vanilloid receptor 1, VR-1），可在温度达到 42℃ 及以上时被激活[14]，同时可被辛辣食物中引发热感受的辣椒素激活，并在存在氢离子时发生易化[14]。TRPV2 亦被称为香草样 1 型受体（vanilloid-like receptor 1, VLR-1），可在温度达到 52℃ 或更高时被激活[15]。TRPV3 存在于角质形成细胞中，可被温和的 22℃ ~40℃ 温度激活，但受伤害性温度刺激后激活程度加剧[16]。有证据表明，通过 TRPV3 受体激活角质形成细胞，可能通过直接的化学信号或通过 ATP 与 P2X3 受体的相互作用向邻近的伤害性感受器发出信号。TRPM 受体可被低温（< 25℃）以及薄荷醇、冰青霉素、桉油精等引发冷觉的物质激活[17]。TRPM 基因敲除小鼠可保留部分对伤害性冷刺激的感受，提示存在不依赖于 TRPM8 的冷觉感受机制[17]。

ASICs 是钠离子优先通过的异三聚体阳离子通道，可在暴露于胞外质子时被激活。ASICs 只在外周和中枢神经系统中表达，表达于伤害性感受器上的 ASICs 与缺血、炎症和感染引起的酸中毒相关性疼痛有关。ASIC 的 1、2、3 亚型与痛觉感受关系最为密切[18]。ASIC3 可能还参与压力诱导的血管舒张（pressure-induced vasodilation, PIV），其效应在对局部皮肤施加低强度压力时被诱发，可能对压力性溃疡发挥保护作用[19]。ASIC 抑制药物阿米洛利（amiloride）可阻断酸性溶液暴露引发的疼痛，并减弱 PIV 效应[19-21]。

文献早已证实 ATP 作用于人体水疱皮损时可引发缓慢、非持续性疼痛[22]，被 ATP 激活的离子通道受体家族，即 P2X 家族也随之被发现。各亚型 P2X 受体同时存在于神经和非神经组织中，但表达于伤害性感受器的亚型可能参与组织损伤相关的痛觉感受[23, 24]。大鼠注射 P2X 受体激动剂可诱发机械痛觉超敏[25]。由于 P2X 受体在微摩尔级浓度的 ATP 作用下即可开放[26]，因此细胞内 ATP 释放一旦达到微摩尔级浓度即可能激活 P2X 受体。细胞外核苷酸酶广泛表达于组织中，可使磷酸基团自 ATP 中解离[27]，因此可使痛觉信号失活。ATP 特异性受体和降解酶的存在使广泛存在的 ATP 在足够浓度下得以参与调节伤害性感受。

传　导

若发生器电位产生去极化效应之和足以激活神经元外膜的电压门控钠离子通道，随之进入的钠离子便可以动作电位的形式沿神经传导去极化效应。一般而言，动作电位的频率和持续时间与伤害性刺激的强度和时长呈正相关。动作电位可传导至背根神经节（dorsal root ganglion, DRG），并终止于伤害性感受器的中枢端，并与脊髓背角产生突触联系以将刺激信息传导至中枢神经系统。

伤害性感受器传导器的存在、特异性和阈值决定了伤害性感受器的感觉能力。若只依赖伤害性感受器的外周端，伤害性感受器只能对一种特异性刺激发生反应（如感知伤害性热刺激），这种效应称为单模态反应。但多模态的伤害性感受器更为常见，它们可传导多种类型的伤害性刺激。部分神经元传导器的激活阈值很高，仅对破坏性刺激有反应，因此被称为静默伤害性感受器。

外周神经纤维可被分为 A、B 与 C 三种类型，A 型神经纤维还可进一步分为 α、β、γ、δ 四种亚类。A-δ 与 C 纤维可为单模态或多模态型，参与传导伤害性疼痛信号。A 纤维直径通常中等或偏大（2~5μm），有髓鞘，传导速度快。A-δ 纤维传导速度为 2~30m/s，在脊髓背角 Rexed 区的 I 层和 V 层形成突触，由于其传导速度快，该种纤维传递"一级疼痛"，即伤害性疼痛的即刻传输成分，如纸缘划破手指的疼痛。C 纤维直径小（0.2~1.5μm），无髓鞘包绕，传导速度低于 2m/s，在脊髓背角 Rexed 区的 I 层和 II 层形成突触，传递伤害性疼痛的延迟传输成分，称为"次级疼痛（second pain）"[28, 29]，例如手指划破后仍可感受到的灼烧样痛感。

存在于轴突膜的电压门控钠离子通道（Na_v）与钾离子通道（K）可使动作电位沿轴突形成级联传递效应。刺激发生后神经膜上单个通道开放形成去极化电位，进一步控制附近的 Na_v 开放，在传递膜电位的过程中，此种前馈机制可促使去极化效应传遍神经元。DRG 表达有 6 种钠离子通道，其中 $Na_v1.8$ 与 $Na_v1.9$ 表达于小直径 DRG 神经元，它们大部分都是伤害性感受器[30, 31]。DRG 神经元上 $Na_v1.7$ 通道的状态异常或突变则与痛觉感受、红斑性肢痛病和某些类型的纤维肌痛有关[32]。现有证据表明，这些钠离子通道的状态处于动态变化中，营养因子、损伤和翻译后磷酸化修饰均可改变其表达特征和敏感性；损伤发生后，此类钠离子通道可引起异常的自发动作电位[32,33]。

高频动作电位传递到位于脊髓的传入神经中枢端后，可引起谷氨酸、P 物质等神经肽、脑源性神经营养因子（BDNF）等神经调质释放入突触间隙[4]。谷氨酸可通过作用于 AMPA、红藻氨酸（kainate）和 NMDA 受体产生快速突触传递；神经肽则经 G 蛋白偶联受体产生慢而持续的突触传递；BDNF 等神经营养因子则激活酪氨酸激酶受体 B 调控细胞膜兴奋性[4]。在快速与慢速传递过程的共同作用下，实现了即时信号传递，以及活性依赖和使用依赖的突触可塑性变化。有趣的是，部分神经信号可沿轴突反向传导，终止于伤害性感受器的外周端。

传　递

传递是指输入的神经信号自一个神经元向另一个神经元进行突触传递和调节的过程[4]，囊括伤害性感受器中枢端向脊髓背角形成的突触（或从头侧延髓三叉神经脊束核）以及脊髓向大脑的投射。传递这一概念包括伤害性感受器在脊髓背角突触受到的调控，即这些信息在上行至脊髓前受到中间神经元的局部调控，以及来自大脑发生的下行性调控。在疼痛传递的这一阶段，伤害性信号会在到达大脑之前经历放大或减弱的调制过程。

位于脊髓背角的外周伤害性感受器突触中，局部信号因子可同时在突触前和突触后影响信号传导。在快速突触电位通过谷氨酸等神经递质进行传递的同时，P 物质和神经生长因子等物质也在突触释放，导致神经元对随后刺激的敏感性持续增加。这种刺激信号在时相上的叠加可引起更为强烈的反应，与其他将在之后进行讨论的敏化形式合称上扬（wind-up）效应。突触前 μ 阿片受体、CB1 大麻素受体、$GABA_B$ 受体均可调节信号传递，突触前电压门控钙离子通道也是药理学方法调控信号传递的靶点。而突触后 μ 阿片受体与 GABA 受体激活可分别诱发钾、氯电流，使神经元膜出现超极化，抑制动作电位的产生[34]。

Wall 与 Melzack 于 1965 年提出了"闸门学说（Gate Control Theory）"，这是最早关于脊髓内疼痛传递调控的理论之一。其提出由 A-β 纤维传递的无害感觉输入可形成一种局部抑制效应，减少疼痛信号的传入。虽然存在更为新颖的理论，但是这一学说仍是解释针刺与脊髓刺激疗效的首要理论[35]。

大脑下行抑制与激活系统可在脊髓背角调

节痛觉信号。蓝斑核（locus coeruleus，LC）是下行抑制系统的组成部分之一，通过去甲肾上腺素激活 α_2 受体抑制初级传入纤维与投射神经元[36]；腹外侧导水管周围灰质（periaqueductal grey，PAG）是阿片类物质的作用部位，同样对脊髓痛觉信息传递发挥下行抑制作用[37]；其余脑区如感觉皮质、丘脑、下丘脑、中脑、脑桥、延髓也可产生下行抑制作用[37]。延髓腹内侧区（rostroventralmedial medulla，RVM）位于下行调节系统的中枢部位，因其具有抑制和异化的双重作用而受到特别关注。RVM 具有开（ON）、关（off）和中性（neutral）细胞，可产生强直或周期性激活，并可被伤害性传入信息所中断[38]，这些信号通常由兴奋性神经递质谷氨酸、神经降压素所传递，少数情况下血清素也发挥传递作用[38,39]。

在脊髓背角形成突触后，伤害性信号继续传递至大脑。其最简单的传递形式为单突触传递，即外周伤害性感受器与中枢神经元之间只存在一个突触连接；其他情况下为多突触传递，信号在传递到大脑前需经过多级中间神经元调节。

外周神经元进入脊髓背角的突触可位于不同解剖分层，称为 Rexed 分层，其中分布着二级神经元的胞体。A-δ 纤维常在脊髓 I、II、V 层形成突触，而 C 纤维通常在脊髓 I、II 层形成突触；介导轻触觉等非伤害性感觉信息的 A-β 纤维则在 III～VI 层形成突触。

I 层包含的大部分胞体为特异性伤害感受（nociceptive specific，NS）神经元，仅介导伤害性信息的传递。I 层还包含脊髓丘脑束（spinothalamic tract，STT）神经元胞体，可传递骤然发生的初级疼痛；也包含可传递多种类型次级疼痛信息的神经元，其被称为 HPC 细胞，是"热（heat）、掐（pinch）、冷（cold）"感觉的英文首字母缩写，其传导的刺激信息均由连接 C 纤维的伤害性感受器传递，介导次级疼痛产生[40]。

位于脊髓 V 层的神经元属于广动力范围（wide dynamic range，WDR）神经元，可传递非伤害性与伤害性信息[41]，其可接受 A-δ、A-β、C 纤维的信息传入，以分级方式根据传入刺激的强度作出响应。由于其分级响应的特性，其具有上扬（wind-up）效应，在快速重复输入刺激信号时，其传出也增加[42]。

伤害性信息通过脊髓背角，经多条脊髓束路传递至大脑。脊髓丘脑束是痛觉感受相关的代表性束路：其神经纤维在传入平面经前联合交叉投射至对侧后到达突触后神经元，继而沿脊髓外侧索上行，在腹后外侧（ventroposterolateral，VPL）丘脑形成突触，进而介导疼痛感受的辨别[43]。在人体去除这一束路可引起显著但不完全的镇痛效应。脊髓网状束（spinoreticular tract，SRT），脊髓中脑束（spinomesencephalic tract，SMT；SRT 的一部分），脊髓颈束，以及突触后背柱也可传递伤害性信息，其中脊髓颈束与突触后背柱虽然主要传递非伤害性刺激信息，但也被证实可传递伤害性刺激信息与混合信息[43]。

感 知

当伤害性信号到达大脑后，将经过进一步加工并呈递于不同的中枢部位，并最终表现为对疼痛的感知。此时，传递的不再是"伤害感受"，而是整合入认知、情绪与感官特征的"疼痛"感觉。功能核磁共振（fMRI）及正电子发射断层成像（PET）等先进影像学技术的应用为进一步了解疼痛感受下的脑激活状态提供了帮助。

大脑中因疼痛而被激活的中枢具有几个特定的称谓，其中"疼痛矩阵（pain matrix）"指代这些相关核团，"疼痛网络（pain network）"及"疼痛的大脑特征标志（cerebral signature for pain）"则更强调此状态下大脑活动的流动性和差异性。人们已经认识到，人与人之间的疼痛感知能力是不同的，而不同类型的疼痛引起的感知也不相同。因此，与疼痛相关的大脑活动中枢如果常被持续激活则称为"主要中枢（primary centres）"，而在刺激下激活状态更为多变的部位称为"次要/辅助中枢（secondary or ancillary centres）"（图 9.2）。

大脑疼痛特征标志的初级结构可依功能细分为"外部"与"内部"结构。外部结构是指靠近

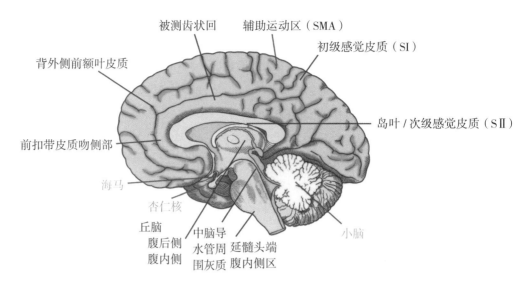

图中标注：被测齿状回　辅助运动区（SMA）　初级感觉皮质（SI）　背外侧前额叶皮质　岛叶/次级感觉皮质（SII）　前扣带皮质吻侧部　海马　杏仁核　丘脑 腹后侧 腹内侧　中脑导水管周围灰质　延髓头端腹内侧区　小脑

图 9.2　疼痛感受与大脑各区域之间的关系
持续激活且对疼痛感受至关重要的区域被称为初级中心，用黑色文字标记。蓝色文字标记的二级结构并非持续激活，可能对疼痛感受的反应或者疼痛相关的其他方面比较重要。

大脑顶叶和颞叶的部分，负责疼痛感觉的辨别，包括初级感觉皮质（SI）与次级感觉皮质（SII）、丘脑、后岛叶等。内部结构是负责疼痛感知的情感－认知－评价方面的大脑中额叶区域，包括前岛叶、前扣带回皮质（anterior cingulate cortex，ACC）和前额叶皮质（prefrontal cortex，PFC）等。对人类 PET、fMRI 等影像学结果进行荟萃分析的结果表明，这些中枢在急性伤害性刺激发生时活动性一致增强，但在药物镇痛过程中其活性因药物调节作用发生变化。脑内各疼痛中枢之间的关系非常复杂，但尚不能得出它们的激活是疼痛感知的充分必要条件这一结论，因为 fMRI 与 PET 结果只能表明疼痛中枢活化与疼痛感知的相关性，但不能证实其因果联系。

疼痛感知的感觉分辨（外部）中枢可能负责定义疼痛刺激的定位与强度。顶叶中央后回 SI 是人体触觉投射的主要接受部位，而 SII 位于外侧沟顶壁，同样负责对周围感觉刺激的感知。fMRI 研究证实 SII 活化程度是与接受刺激的感觉强度而非其客观强度相一致，这也是研究超敏反应引发的中枢疼痛综合征的兴趣点之一（请参阅疼痛敏化机制）。丘脑是信息从周围结构传递到皮质区域的中继站，因此在感觉输入时可被激活。后

岛叶与 SII 连接，可收集来自丘脑腹后区与腹内侧核的输入信息，并在此处接收有关疼痛和其他稳态信号的信息。在慢性局部疼痛综合征（chronic regional pain syndrome，CRPS）的针刺样痛觉过敏等慢性疼痛综合征类疾病中，可发现上述中枢部位的活性增强，提示这些区域可作为疼痛治疗的靶点。此外，不同个体的相关脑区对同样刺激的敏感性也不尽相同。

疼痛网络初级结构的内部部分（前岛叶、ACC、PFC）与疼痛的情感与认知处理相关。前岛叶可投射于杏仁核，因此与边缘系统反应如焦虑等密切相关。ACC 区与奖赏、期望、决策和情感等高级认知功能相关，可能主导疼痛的预期和反应等成分。PFC 参与复杂认知行为与决策，提示其可能参与疼痛经历中涉及判断和执行的功能。CRPS 的针刺样痛觉过敏中同样可激活这些区域[44]，表明此类疼痛包含认知和情感功能的变化。

基底神经节、运动皮质、辅助运动区（supplemental motor area，SMA）、小脑、杏仁核和海马在疼痛网络中被认为是次要中枢，意味着它们虽然可被疼痛刺激激活，但其刺激后的活化并不稳定。人们认为其激活反映了疼痛的一些附带效应，如变异性很大的疼痛引发的运动抑制。

导水管周灰质（PAG）、延髓腹内侧区（RVM）、臂旁核（parabrachial nucleus，PB）、背侧网状核和楔形神经核（nucleus cuneiformis，NCF）因在疼痛调节中发挥核心作用，被认为与人类中枢敏化状态和痛觉过敏的启动和维持相关[45]。此外，眶额皮质区域如背外侧前额叶皮质（dorsolateral pre-frontal cortex，DLPFC）和内侧前额叶皮质与疼痛的高级认知加工及其自上而下的调节作用有关，如分散注意力对疼痛的抑制效果。以上发现证实疼痛感受的动力学效应复杂而多变。

统称为默认模式网络（Default Mode Network，DMN）的另一组大脑核团也值得探讨，它有助于表征某些难以定义的疼痛类型。DMN 通常包括顶下小叶 [inferior parietal lobule, IPL，即 Brodmann（BA）40、39 区]，后扣带回皮质（BA 30、23、31 区），楔前叶（BA 7 区），前、中、上额叶回（BA 8、9、10、47 区），海马结构和外侧颞皮质（BA 21 区）[46]。DMN 在大脑处于非任务状态时更加活跃，但可因专注于外部任务，如阿尔茨海默病等疾病状态以及急性疼痛发生，引发连通性降低，其活化受到影响。在某些慢性疼痛状态下，DMN 与其他经典疼痛网络核团的连接增强，如在神经病理性疼痛[47]与纤维肌痛[48]状态下，DMN 与岛叶联系增强。这些发现提示疼痛感知可干扰认知过程。

急性与慢性疼痛

急性与慢性疼痛的病因

急性与慢性疼痛狭义上的定义是急性疼痛持续时间为 3 个月以内，而慢性疼痛持续时间则超过 3 个月。更广义地讲，二者在疼痛的质量与机制上有所区别，可逐渐发生互相转化，并不以 3 个月的时间为绝对区分界限。

急性伤害性疼痛的存在目的在于提醒机体处于危险中，从而有助于个体生存，因此在生物学角度上被认为是一种适应性功能。从系统发育学上看，灵长类动物的疼痛束路与其他帮助生存的稳态行为调节束路相似，如温度、瘙痒、肌肉疼痛和其他内感受（interoceptive，与内部刺激有关的）。这些调节束路在脊髓背角 Rexed Ⅰ 层形成突触，并且投射到中枢神经系统的自主神经系统、边缘系统及其他与稳态调节有关的核团。因此有人提出，疼痛本身就是一种"稳态情绪（hemeostatic emotion）"，它提醒我们注意危险，并促使机体远离伤害性刺激的来源[40]。

伤害性疼痛接近一种急性反应，而神经病理性及中枢性疼痛则倾向于发生慢性迁延。如前所述，神经病理性疼痛是创伤或其他神经系统疾病导致的外周神经损伤所引发。大脑或脊髓异常导致的疼痛被称为中枢的神经病理性、功能性疼痛，或简称为中枢性疼痛。因其源自感觉信息的异常处理，而非异常信号输入，所以与神经病理性疼痛截然不同。在表 9.1 中，我们对这些疼痛的类型进行了更为详细的描述。当急性疼痛发生迁延，其可表现出神经病理性及中枢性疼痛的特征，反映了神经系统在外在刺激作用下发生的重塑性变化。虽然急性疼痛向慢性的转化并无确定的时间线，但有证据表明其转化存在不连续的病理生理学和组织学步骤[36]。

神经病理性、中枢性以及其他类型的慢性疼痛对生存并无帮助，甚至可能产生负面影响，是适应不良的体现。目前慢性疼痛本身被描述为一种疾病，其并发症更为普遍，如抑郁症、睡眠障碍与日常活动功能下降等[10]。美国疼痛基金会（American Pain Foundation，APF）估计了长期使用阿片类镇痛药物的慢性疼痛患者上述情况的发生率，统计数据表明此类患者的生活乐趣下降 59%，抑郁占 77%，注意力集中障碍占 70%，能量下降占 74%，睡眠损害占 86%[49]。

持续存在的急性疼痛会通过影响神经元及其连接造成神经可塑性变化，进而转化为慢性疼痛。目前对这一转化的机制并不清楚，但已有相关研究揭示了即便缺少初始刺激这种变化仍然发生的机制。这种神经重塑效应主要包含外周敏化与中枢敏化的过程，还与异位兴奋性、表型转换、神经结构重组和神经去抑制调节等其他形式的神经变化有关[4]。

表 9.1　疼痛的分类

	伤害感受性疼痛	神经病理性疼痛	中枢性疼痛
病因	炎症或组织损伤	外周神经损伤或卡压	中枢神经系统疼痛处理障碍
症状	诱发性疼痛	自发和（或）诱发性疼痛	自发和（或）诱发性疼痛
敏化	外周和中枢	外周*和中枢	中枢
常见治疗方法	非甾体抗炎药、阿片类药物	神经活性化合物（作用于中枢）	神经活性化合物
示例	骨关节炎，手术切口	周围型糖尿病神经病变，椎管狭窄引起的神经性疼痛	纤维肌痛，脑卒中后疼痛

伤害感受性、神经病理性和中枢性疼痛具有不同的特征，然而，任何一种疼痛都可能是这三种类型的混合。例如，尽管骨关节炎主要引起伤害感受性疼痛，但随着时间的推移可能会演变成中枢性疼痛

*仅包括疱疹后神经痛

疼痛敏化机制

　　外周敏化指外周伤害性感受神经元对其感受刺激的反应性增强或感受阈值下降[2]。外周敏化可由伤害性刺激及感受器周边敏化物质的释放触发，例如在晒伤部位给予轻触即可引发强烈疼痛的现象（痛觉超敏，即非伤害性触觉刺激被感知为痛觉）。组织损伤发生后，损伤细胞释放的一些因子可作为伤害感受器激动剂，激发伤害感受器电位。而另一些因子可增强神经元对机械刺激与热刺激的敏感性，作为伤害感受器的敏化剂，如前列腺素 E2（PGE2）、缓激肽（BK）、神经生长因子（NGF）等。这些具有敏化作用的分子可与感受器的激动剂共同介导外周敏化作用。PGE2 是花生四烯酸在环氧合酶 –2（COX–2）作用下的终产物，可与 PGE 受体结合介导外周敏化。BK 来源于分裂激肽元，可激活并敏化伤害感受器，其 B2 受体表达于神经元，与外周敏化有关，而表达于损伤组织的 B1 受体也可能参与痛觉过敏反应[50]。NGF 可结合酪氨酸激酶 A 受体，也可发挥伤害感受器敏化剂的作用。

　　炎症介质与其位于外周神经末梢的膜受体结合可激活胞内激酶，如蛋白激酶 A(protein kinase A，PKA）与蛋白激酶 C（PKC），继而通过离子通道的磷酸化修饰（如伤害感受特异性的 $Na_v1.8$ 和 $Na_v1.9$ 通道，见传导一节）降低其激活阈值并增加兴奋性[4]。因此，组织损伤部位的化学变化可自外周

端到中枢端全面影响伤害性感受器的功能行为。

　　中枢敏化指中枢神经系统伤害感受神经元对正常和阈下刺激反应性的增强[2]。尽管其缘于伤害性刺激，但一旦发展，可在初始刺激移除的情况下持续存在，其特征为对损伤局部和远隔部位的刺激均出现敏化效应。脊髓背角的细胞结构改变可引起伤害性感受器中枢端到脊髓背角神经元突触传递的增强。这种变化分为两个阶段发生：首先是急性期的活动依赖阶段（activity-dependent phase），此阶段需要伤害性信息的输入；其次是转录依赖阶段（transcription-dependent phase），此时已无初始刺激，由中枢神经元的转录状态变化驱动敏化进程。

　　在急性期，伤害性输入信息引起伤害感受器中枢端释放谷氨酸与 P 物质至脊髓背角的突触。经多种突触后受体（如 NMDA 谷氨酸受体、NK1 受体、酪氨酸激酶 B 受体）作用，脊髓背角神经元细胞内激酶被激活，将多种受体磷酸化，从而调控其敏感性与活性。特别是谷氨酸 NMDA 受体的磷酸化，会增加其反应性，并募集其从胞内转移至细胞膜上。这一过程在伤害性刺激出现后很快推进，使包括损伤部位以外区域的阈下正常刺激引发疼痛感受。

　　激酶级联反应通过诱导神经元基因表达与表型的变化，参与中枢敏化后期的转录依赖阶段。这一阶段的特征为弥散性痛觉超敏与全身的"疾病综合征"，因为敏感性改变可同时表现于局部

和全身。啮齿动物的痛觉超敏模型中发现脊髓背角强啡肽的局部释放与局部的热敏感性与机械敏感性相关[51, 52]。局限的外周组织损伤可通过循环体液因素诱导 COX-2 在中枢神经系统中广泛表达，从而增加脑脊液中的 IL-1β 水平[53]，进而增加全脊髓 PGE-2 水平，引起迟发性的弥散性中枢敏化。脊髓神经胶质细胞也可因外周炎症、慢性神经创伤、中枢神经系统感染等原因分泌炎性细胞因子参与敏化发生[54]。

慢性疼痛的转化主要依赖外周与中枢敏化，但神经通路的其他变化也参与其中。外周神经损伤改变钠离子通道的表达，产生的"漏（leaky）"钠电流可能引发异位放电[55]。伤害性感受神经元上离子通道、NGF、炎症介质等发生变化可调控其基因转录状态，并最终改变其表型，影响受体、离子通道、神经递质及其他功能蛋白的表达水平。

外周神经损伤也可能引起脊髓神经末梢的异常再生，称为结构性重组。在大鼠动物实验中，损伤的低阈值 A-β 感觉纤维可向脊髓背角的浅层生长出中枢端末梢，介导痛觉感受[56]，但这一结果在其他研究中无法重复[57]。然而可以明确的是，人类神经病理性疼痛模型中轻触觉刺激导致疼痛的部分原因就是低阈值感受神经纤维中枢反应异常[58]。慢性外周神经损伤引起的疼痛可引起脊髓局部 GABA 与甘氨酸能抑制性中间神经元的缺失，引起信息向脑传递增强；而应用 GABA$_A$ 与 GABA$_B$ 类似物则可减轻神经病理性疼痛大鼠的痛觉超敏[59]。综上所述，细胞结构的重塑、基因转录的改变和细胞毒性的影响均可能参与慢性疼痛调控。

慢性疼痛的血流与结构改变

我们对外周和脊髓的疼痛传递过程尚有碎片化的信息掌握，但对大脑细胞和分子水平上的病理生理过程的了解还远远不够。相关研究主要包括慢性疼痛过程中大脑中化学、结构及功能神经影像学改变。研究发现，实验引发的疼痛可引发疼痛调控中枢血流增加及反应性增强，同时伴有

镇痛中枢血流减少。一些慢性疼痛研究同样发现了经典疼痛中枢以外参与情绪与认知评价的脑区也受到了影响，如额极、颞上回和伏隔核[60]。重要的是，实验性慢性疼痛条件下的大脑活动变化虽然微弱但具有统计学意义。

fMRI 研究发现 DMN 与其他疼痛网络区域间的异常功能连接和慢性疼痛状态相关：与正常对照组相比，对慢性下背部痛患者进行实验任务时，疼痛对 DMN 中心的影响减弱[61]。

对慢性中枢性疼痛患者的影像学研究表明，其部分区域脑灰质容量较对照组人群减少。这些受影响的脑区虽然在不同疼痛综合征之间存在一些差异，但与疼痛的病因、部位和病程状态无关，最常见的为扣带回皮质、眶额叶皮质、岛叶和背侧脑桥[62]。需要注意的是，这种横断面研究不能明确区分确切效应和变化倾向，也不能暗示因果关系。也有研究表明，在慢性疼痛患者中，灰质密度在非疼痛相关的前额叶皮质与右侧丘脑也出现降低，且与疼痛病程相关[63]。

使用质子磁共振技术的化学神经影像学研究也显示，被诊断为纤维肌痛的中枢性疼痛患者的岛叶谷氨酸水平升高，GABA 水平降低，可能导致该区域的超敏状态。PET 研究同样表明，对于中枢性疼痛患者 μ 阿片受体与多巴胺受体结合能力的变化可能与患者的疼痛感受相关[34]。

慢性疼痛患者的基本治疗措施

概　述

慢性疼痛是一种广泛流行的影响个体与社会的疾病，影响了美国约 1/5 的人口，也是致残的最主要原因，导致工作时间的损失与医疗开支的增加[64]。美国国立卫生研究院（National Institute of Health，INH）对慢性疼痛进行研究后，强调应收集更有力数据，加强相关教育，增强个体护理并寻找更为有效的治疗方法[1, 64]（表 9.2）。

目前的疾病-生物-心理模型强调慢性疼痛具有社会、心理和功能维度。慢性疼痛患者存在

焦虑、活动下降导致心肺储备功能下降等共病风险，可能影响麻醉过程。术前焦虑与术后疼痛体验相关，所以在可能的情况下防止焦虑十分重要。在慢性疼痛患者中，适应不良的心理行为非常常见，也是远期功能预后不良的指标[65]。

在神经外科手术患者中，术后镇痛不足可导致患者的痛苦体验和血流动力学不稳定，但过度镇痛可影响术后神经系统检查，导致呼吸抑制合并高碳酸血症，颅内压增高，并因肾上腺素能系统张力的下降抑制脑和脊髓的灌注[65]。

开颅术后慢性头痛是常见的并发症，发生率可高达 65%[66]。据报道，幕下手术引起的术后头痛较幕上手术更多；颅后窝手术后颅骨成形术可增加术后头痛发生的风险。急性术后疼痛与慢性术后疼痛发生的风险相关，因此，有效治疗急性疼痛可降低术后慢性疼痛风险[65]。

慢性疼痛患者的神经麻醉处理

对进行神经外科手术的慢性疼痛患者，应根据疼痛位置、强度、伴随的神经功能缺损和激发因素（如对轻触的敏感性）进行评估。评估信息可协助预测中枢敏化的存在，帮助评价感觉运动

表 9.2　药物和非药物镇痛的潜在作用位点

	转导	传导	传递	感知
药物				
阿片类药物	X?		X	X
NSAIDs	X		X	
加巴喷丁类			X	
三环类抗抑郁药	X		X	X
SNRIs			X	X?
曲马朵	X?		X	X
局麻药		X	X	
可乐定		X?	X	
氯胺酮			X	X
辣椒素	X（局部）		X（系统）	
类固醇	X	X		
非药物				
经皮电刺激		X		
脊髓刺激			X	X?
外周神经刺激		X	X*	
鞘内泵			X	
针灸	X		X	X
安慰剂			X	X
锻炼	X		X	
认知行为疗法			X	X
冥想			X	X

越来越多的证据报道了各种干预措施的镇痛效果。在炎症状态下阿片类受体可能在外周神经末梢上表达，其意义尚有待确定。许多药物会抑制脊髓背角的突触神经信号传递。影响疼痛感知的干预措施可能反映了在大脑及脊髓（下行调制）水平的改变。
NSAIDs：非甾体抗炎药；SNRIs：去甲肾上腺素再摄取抑制剂
* 外周刺激增加向脊髓的抑制性传递

检查的可能性，并对镇痛定位提供参考。医生应了解患者通常的疼痛评分范围，并为疼痛控制设定符合实际的期望值。镇痛药物清单与最近用药记录可帮助预估术后镇痛药物剂量并为了解精神状态提供参考。了解疼痛病程史可帮助确定最近使用的类固醇药物剂量，以及脊柱中是否植入镇痛设备，如鞘内镇痛泵和脊髓刺激器等。

多模式镇痛不仅可使慢性疼痛患者获益，也是美国麻醉医师协会（American Society of Anesthesiologists，ASA）急性疼痛工作组所提倡的镇痛模式。全身麻醉期间使用的镇痛药物和技术也适用于神经麻醉，但需进行一些特殊考虑。NSAIDs 因为出血与影响骨融合的风险被建议慎用，但这种不良反应通常发生于动物模型中，在围手术期研究中尚未证实。氯胺酮的应用可能造成高危患者出现预期外的颅内压增高，但创伤性脑损伤研究显示其效应与阿片类药物并无区别。利多卡因注射剂具有镇痛作用，但会降低癫痫发作阈值，在皮质手术尤其是颞叶手术中应谨慎使用。皮质醇可用于镇痛，但可升高血糖，其使用与头部损伤的长期不良结局有关 [65, 67]。

局部浸润和椎管内镇痛技术也可应用于慢性疼痛患者的神经外科麻醉镇痛处理中。有证据表明头皮阻滞可以降低慢性开颅术后疼痛的发生率。脊髓和硬膜外阻滞技术已用于小型腰椎手术中以改善血流动力学和优化疼痛控制。需要注意的是，虽然在其他水平没有限制，但需确保椎管内麻醉不在进行镇痛装置植入的脊髓层面进行，以防止产生不利影响 [65]。

实验证据表明，疼痛高敏感状态的维持需要外周持续传入和中枢处理，干涉任一进程都可缓解疼痛 [68]。特别是对慢性疼痛患者，镇痛策略应着重考虑阻断痛觉信号传入，如有可能也可使用 NMDA 受体拮抗剂中止中枢敏化。

总　结

疼痛是一种可以不包含伤害过程，对伤害性刺激同时发生感觉与情感神经反应的体验。痛觉通路包括神经信息在损伤组织—外周神经—脊髓—脑的传递，在这一过程中的任何步骤出现神经可塑性变化均可导致病理性疼痛。慢性疼痛被视为生物 - 心理疾病，其在围手术期可影响患者的舒适感、焦虑和神经功能检查。在这类患者的神经外科麻醉中，提倡使用多模式镇痛策略以尽量减少对患者认知和心肺功能稳定性的干扰。先进的诊断和治疗技术的出现可能引领更精确和个性化的疼痛治疗方法，并有望在未来实现更好的镇痛效果。

（李雨衡　译，钟海星　董海龙　审校）

参考文献

[1] Institute of Medicine. Relieving Pain in America: A Blueprint for Transforming Prevention, Care, Education, and Research. Washington, DC: The National Academies Press, 2011.

[2] Part III: Pain Terms, A Current List with Definitions and Notes on Usage// Merksey H, Bogduk N. Classification of chronic pain. Seattle, WA: IASP Press, 1994:209–214.[Online update 2014].

[3] Melzack R, Wall PD. The challenge of pain. London: Penguin, 1996.

[4] Woolf C. Pain: Moving from symptom control toward mechanismspecific pharmacologic management. Annals of Internal Medicine, 2004, 140:441–451.

[5] Kumar G, Soni CR. Central post-stroke pain: Current evidence. Journal of the Neurological Sciences, 2009, 284:10–17.

[6] Sarkar S, Aziz Q, Woolf CJ, et al. Contribution of central sensitisation to the development of noncardiac chest pain. Lancet, 2000, 356:1154–1159.

[7] Bennett RM. The rational management of fibromyalgia patients. Rheumatic Disease Clinics of North America, 2002, 28:181–199.

[8] Bolay H, Reuter U, Dunn A, et al. Intrinsic brain activity triggers trigeminal meningeal afferents in a migraine model. Nature Medicine, 2000, 8:136–142.

[9] Mantyh PW, Clohisy DR, Koltzenburg M, et al. Molecular mechanisms of cancer pain. Nature Reviews Cancer, 2002, 2:201–209.

[10] Clauw DJ. Fibromyalgia: A clinical review. JAMA, 2014, 311: 1547–1555.

[11] Coghill RC, McHaffie JG, Yen YF. Neural correlates of interindividual differences in the subjective experience of pain. Proceedings of the National Academy of Sciences of the United States of America, 2003, 100:8538–8542.

[12] Nilsson M, Lassen D, Andresen T, et al. Intradermal glutamate and capsaicin injections: intraand interindividual variability of provoked hyperalgesia and allodynia. Clinical and Experimental Pharmacology and Physiology, 2014, 41:423–429.

[13] Taberner FJ, Fernandez-Ballester G, Fernandez-Carvajal A, et al. TRP channels interaction with lipids and its implications in disease. Biochimica et Biophysica Acta, 2015, 1848:1818–1827.

[14] Caterina MJ, Schumacher MA, Tominaga M, et al. The capsaicin receptor: A heat-activated ion channel in the pain pathway. Nature, 1997, 389:816–824.

[15] Caterina MJ, Rosen TA, Tominaga M, et al. A capsaicinreceptor homologue with a high threshold for noxious heat. Nature, 1999, 398:436–441.

[16] Peier AM, Reeve AJ, Andersson DA, et al. A heat-sensitive TRP channel expressed in keratinocytes. Science, 2002, 296.

[17] Bautista DM, Siemens J, Glazer JM, et al. The menthol receptor TRPM8 is the principal detector of environmental cold. Nature, 2007, 448:204–208.

[18] Deval E, Lingueglia E. Acid-sensing ion channels and nociception in the peripheral and central nervous systems. Neuropharmacology, 2015, 94:49–57.

[19] Fromy B, Lingueglia E, Sigaudo-Roussel D, et al. Asic3 is a neuronal mechanosensor for pressure-induced vasodilation that protects against pressure ulcers. Nature Medicine, 2012, 18:1205–1207.

[20] Jones NG, Slater R, Cadiou H, et al. Acid-induced pain and its modulation in humans. The Journal of Neuroscience, 2004, 24:10974–10979.

[21] Ugawa S, Ueda T, Ishida Y, et al. Amiloride-blockable acid-sensing ion channels are leading acid sensors expressed in human nociceptors. Journal of Clinical Investigation, 2002, 110:1185–1190.

[22] Bleehen T, Keele CA. Observations on the algogenic actions of adenosine compounds on the human blister base preparation. Pain, 1977, 3:367–377.

[23] Cook SP, Vulvhanova L, Hargreaves KM, et al. Distinct ATP receptors on pain-sensing and stretch-sensing neurons. Nature, 1997, 387:505–508.

[24] Garcia-Guzman M, Stuhmer W, Soto F. Molecular characterization and pharmacological properties of the human P2X3 purinoceptor. Molecular Brain Research, 1997, 47:59–66.

[25] Tsuda M, Koizumi S, Kita A, et al. Mechanical allodynia caused by intraplantar injection of P2X receptor agonist in rats: Involvement of heteromeric P2X2/3 receptor signaling in capsaicin-insensitive primary afferent neurons. The Journal of Neuroscience, 2000, 20:1–5.

[26] Bean BP. ATP-activated channels in rat and bullfrog sensory neurons: Concentration dependence and kinetics. The Journal of Neuroscience, 1990, 10:1–10.

[27] Zimmermann H. Biochemistry, localization and functional roles of ecto-nucleotidases in the nervous system. Progress in Neurobiology, 1996, 49:589–618.

[28] Neishabouri A, Faisal AA. Saltatory conduction in unmyelinated axons: clustering of Na (+) channels on lipid rafts enables microsaltatory conduction in C-fibers. Frontiers in Neuroanatomy, 2014, 8:109.

[29] Purves D, Augustine GJ, Fitzpatrick D, et al. Neuroscience. Sunderland, MA: Sinauer Associates, 2001.

[30] Amaya F, Decosterd I, Samad TA, et al. Diversity of expression of the sensory neuron-specific TTXresistant voltage-gated sodium ion channels SNS and SNS2. Molecular and Cellular Neuroscience, 2000, 15:331–342.

[31] Dib-Hajj SD, Tyrrell L, Cummins TR, et al. Two tetrodotoxin-resistant sodium channels in human dorsal root ganglion neurons. Federation of European Biochemical Societies, 1999, 462:117–120.

[32] Waxman SG, Wood JN. Sodium channels: From mechanisms to medicines? Brain Research Bulletin, 1999, 50:309–310.

[33] Cummins TR, Waxman SG. Downregulation of tetrodotoxin-resistant sodium currents and upregulation of a rapidly repriming tetrodotoxinsensitive sodium current in small spinal sensory neurons after nerve injury. The Journal of Neuroscience, 1997, 17:3503–3514.

[34] Mashour GA, Lydic R. Neuroscientific foundations of anesthesiology. New York: Oxford University Press, 2011.

[35] Melzack R, Wall PD. Pain mechanisms: A new theory. Science, 1965, 150:971–979.

[36] Voscopoulos C, Lema M. When does acute pain become chronic.British Journal of Anaesthesia, 2010, 105 Suppl 1:i69–85.

[37] Gebhart GF. Descending modulation of pain. Neuroscience and Biobehavioral Reviews, 2004, 27:729–737.

[38] Porreca F, Ossipov MH, Gebhart GF. Chronic pain and medullary descending facilitation. Trends in Neurosciences, 2002, 25:319–325.

[39] Suzuki R, Rygh LJ, Dickenson AH. Bad news from the brain: Descending 5-HT pathways that control spinal pain processing. Trends in Pharmacological Sciences, 2004, 25:613–617.

[40] Craig AD. A new view of pain as a homeostatic emotion. Trends in Neurosciences, 2003, 26:303–307.

[41] D'Mello R, Dickenson AH. Spinal cord mechanisms of pain. British Journal of Anaesthesia, 2008, 101:8–16.

[42] Dickenson AH, Sullivan AF. Evidence for a role of the NMDA receptor in the frequency dependent potentiation of deep rat dorsal horn nociceptive neurones following C fibre stimulation.

Neuropharmacology, 1987, 26:1235–1238.

[43] Willis WD. Nociceptive pathways: Anatomy and physiology of nociceptive ascending pathways. Philosophical Transactions of the Royal Society of London, 1985, 308:253–268.

[44] Maihofner C, Forster C, Birklein F, et al. Brain processing during mechanical hyperalgesia in complex regional pain syndrome: A functional MRI study. Pain, 2005, 114:93–103.

[45] Zambreanu L, Wise RG, Brooks JC, et al. A role for the brainstem in central sensitisation in humans. Evidence from functional magnetic resonance imaging. Pain, 2005, 114:397–407.

[46] Bingel U, Schoell E, Herken W, et al. Habituation to painful stimulation involves the antinociceptive system. Pain, 2007, 131:21–30.

[47] Cauda F, Sacco K, Duca S, et al. Alterest resting state in diabetic neuropathic pain. PloS ONE, 2009, 4:1–9.

[48] Napadow V, Kim J, Clauw DJ, et al. Decreased intrinsic brain connectivity is associated with reduced clinical pain in fibromyalgia. Arthritis & Rheumatology, 2012, 64:2398–2403.

[49] American Pain Foundation. Voices of chronic pain survey. New York: David Michaelson & Company, 2006.

[50] Walker K, Perkins M, Dray A. Kinins and kinin receptors in the nervous system. Neurochemistry International, 1995, 26:1–16.

[51] Ji RR, Befort K, Brenner GJ, et al. ERK MAP kinase activation in superficial spinal cord neurons induces prodynorphin and NK1 upregulation and contributes to persistent inflammatory pain hypersensitivity. The Journal of Neuroscience, 2002, 22:476–485.

[52] Cheng HM, Pitcher GM, Laviolette SR, et al. DREAM is a critical transcriptional repressor for pain modulation. Cell, 2002, 108:31–43.

[53] Samad TA, Moore KA, Sapirstein A, et al. Interleukin-1beta-mediated induction of Cox-2 in the CNS contributes to inflammatory pain hypersensitivity. Nature, 2001, 410:471–475.

[54] Watkins LR, Milligan ED, Maier SF. Glial activation: A driving force for pathological pain. Trends in Neurosciences, 2001, 24:450–455.

[55] Boucher PA, Joos B, Morris CE. Coupled left-shift of Nav channels: Modeling the Na (+)-loading and dysfunctional excitability of damaged axons.

The Journal of Computational Neuroscience, 2012, 33:301–319.

[56] Woolf CJ, Shortland P, Coggeshall RE. Peripheral nerve injury triggers central sprouting of myelinated afferents. Nature, 1992, 355:75–78.

[57] Hughes DI, Scott DT, Todd AJ, et al. Lack of evidence for sprouting of A-beta afferents into the superficial laminas of the spinal cord dorsal horn after nerve section. The Journal of Neuroscience, 2003, 23:9491–9499.

[58] Campbell JN, Raja SN, Meyer RA, et al. Myelinated afferents signal the hyperalgesia associated with nerve injury. Pain, 1988, 32:89–94.

[59] Hwang JH, Yaksh TL. The effect of spinal GABA receptor agonists on tactile allodynia in a surgically-induced neuropathic pain model in the rat. Pain, 1997, 70:15–22.

[60] Apkarian AV, Bushnell MC, Treede RD, et al. Human brain mechanisms of pain perception and regulation in health and disease. European Journal of Pain, 2005, 9:463–484.

[61] Baliki MN, Geha PY, Apkarian AV, et al. Beyond feeling: Chronic pain hurts the brain, disrupting the default-mode network dynamics. The Journal of Neuroscience, 2008, 28: 1398–1403.

[62] May A. Chronic pain may change the structure of the brain. Pain, 2008, 137:7–15.

[63] Apkarian AV, Sosa Y, Sonty S, et al. Chronic back pain is associated with decreased prefrontal and thalamic gray matter density. The Journal of Neuroscience, 2004, 24:10410–10415.

[64] National Institute of Health. Pathways to prevention workshop: The role of opioids in the treatment of chronic pain.Executive summary, 2014.

[65] Grodofsky S. Chronic pain in neurosurgery. Anesthesiology Clinics, 2016, 34:479–495.

[66] Flexman AM, Ng JL, Gelb AW. Acute and chronic pain following craniotomy. Current Opinion in Anaesthesiology, 2010, 23:551–557.

[67] CRASH trial collaborators. Effect of intravenous corticosteroids on death within 14 days in 10 008 adults with clinically significant head injury (MRC CRASH trial): Randomised placebo-controlled trial. Lancet, 2004, 364:1321–1328.

[68] Kissin I. Preemptive analgesia. Anesthesiology, 2000, 93:1138–1143.

第 2 部分

神经外科手术麻醉

第**10**章

神经急症

Ross P. Martini，Ines P. Koerner

引　言

神经外科亚专业的麻醉医生经常会遇到颅内病变患者，这些患者的病情在围手术期可能进一步恶化，并导致神经急症发生。接受非神经外科手术的患者在围手术期也可能出现神经急症，因此需要强调麻醉医生完全掌握神经急诊处理方法的重要性。在重症监护病房或急诊科，可能需要麻醉医生协助对神经急症患者进行气道管理。虽然这些情况下的急救处理方式可能存在细微差别，但原则是相同的：时间就是大脑和 ABCs（time is brain and ABCs）。未得到治疗的时间越长，威胁大脑和生命健康的神经急症情况就会越多，因此必须立刻开始治疗；气道、呼吸和循环是任何急救措施的核心，因为缺氧和低血压会进一步损害受伤的大脑。如果能够在稳定患者症状的同时开始诊断并给予适当的治疗，那么相关处理必须尽早。本章将讨论日常实践中可能遇到的 4 种常见的神经科急症：脑疝、昏迷、卒中和癫痫持续状态。本章我们将概述每种急症的病理生理、诊断和治疗，并介绍在相关环境 [急诊室、麻醉后监护病房（post-anaesthesia care unit, PACU）、重症监护病房（ICU）] 中的不同处理方法。本章虽然侧重于围手术期的神经急诊，但并非全面讨论所有可能的鉴别诊断。神经危重监护学会（Neurocritical Care Society）发表的神经急症生命支持（Emergency Neurologic Life Support, ENLS）[1] 建议，对院前和急诊室中的神经急症进行了更加深入的介绍。

脑疝综合征

颅内高压的病理生理学

当颅腔内的容积固定时，颅骨内包含的脑、血液和脑脊液的体积之和是恒定的（Monro-Kellie 假说）。通过将血液和脑脊液转移到椎管内，可以在小范围内调节颅内容量（< 100mL）。如果容量进一步增加，例如，由于活动性出血，代偿机制耗尽，颅内压会增加（图 10.1）。颅内高压定义为颅内压 > 20mmHg，持续时间 > 5min[2]。容量的进一步增加可迅速引起脑组织越过硬脑膜和骨性边界形成脑疝，导致脑干、脑神经和脑血管受压或移位。早期识别即将发生的脑疝，并以药物或手术方式迅速降低颅内压至关重要，如果不迅速纠正脑干压迫，可能有致命的风险。

颅内高压的常见原因

脑疝通常是肿瘤等占位性病变或出血扩大的结果，但也可能与广泛的脑水肿一起发生。外伤性硬膜下或硬膜外血肿、颅内出血或半球缺血性脑卒中后恶性细胞毒性脑水肿可导致颅内压增高，

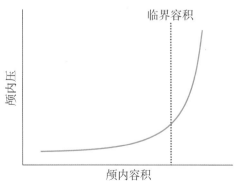

图 10.1　一旦达到临界颅内容积，代偿机制耗尽，颅内压就会迅速增高

可进展为脑疝[3]。肿瘤、脓肿引起的颅内占位效应或其周围的血管源性水肿也可导致颅内压增高。肝性脑病患者可能由于氨代谢继发的细胞内渗透性水肿导致颅内压增高[4]。刚做过开颅手术的患者发生脑疝最常见的原因是出血引起的占位效应，通常表现为迅速扩大的硬膜外或脑实质内血肿。这些患者需要返回手术室进行手术减压，清除血肿，并消除出血源。细胞毒性（缺血性）或血管源性（肿瘤或脓肿）水肿引起的脑疝在 ICU 患者中更为常见，发展可能较慢。麻醉医生经常会被要求参与这些患者的气道管理。严重的颅脑损伤、硬膜外和硬膜下血肿以及脑实质内出血是最有可能导致急诊室脑疝的原因。蛛网膜下腔或脑实质内出血迅速扩散、肿瘤阻塞第三脑室或小脑肿块压迫第四脑室（肿块、出血、缺血伴水肿）的患者，可以发生梗阻性脑积水，引起脑疝。

脑疝综合征

清醒患者颅内压增高最初可能表现为头痛、恶心/呕吐和嗜睡。颅内高压向脑疝的发展可能是渐进的，也可能是突然的，这取决于病因（当颅内高压是由脑水肿引起时多为渐进性，在活动性出血的情况下通常是突然发生的）。脑疝的常见部位是在颅前窝、颅中窝和颅后窝处向下或向上穿过小脑幕（小脑幕切迹疝），中线穿过大脑镰（镰下疝），向下穿过枕骨大孔区（小脑扁桃体疝），见图 10.2。每种脑疝都有独特的临床症状（表 10.1）。然而，在临床实践中，通常认为意识水平的迅速恶化（或麻醉后未能苏醒）合并新的脑神经损伤（最常见的是第Ⅲ对脑神经）和（或）偏瘫就等于发生了脑疝，除非后续有证据证明并非如此。向下疝并压迫脑干会触发库欣三联征，包括高血压、心动过缓和呼吸不规律/呼吸暂停，这些都是晚期的征象，如果不治疗，预示着即将死亡。虽然脑疝最紧迫的威胁是中脑/脑干压迫导致的死亡，但小脑幕切迹疝和镰下疝也会压迫后脑（在幕下）或前脑（在镰下）的大脑动脉，这也可能导致缺血和梗死。

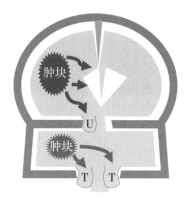

图 10.2　脑疝的不同路径

幕上扩张的肿块使大脑移动越过中线，导致钩回（U）通过小脑幕疝出，牵拉第Ⅲ对脑神经并压迫中脑。小脑肿块通过枕骨大孔引起小脑扁桃体（T）疝出，压迫脑干

脑疝的临床处理

脑疝[或大脑代码（brain code）]是一种危及生命的紧急情况，应该像心搏骤停一样得到紧急处理。必须立即开始对症治疗，通常与相关的病理诊断同时进行（通常为颅脑 CT 平扫）。在评估昏迷患者时，检查瞳孔大小和对光反应，以及对疼痛刺激的反应。应用托下颌法打开患者的气道存在刺激性，并且对中枢的刺激会加倍。如果中枢刺激没有引起任何反应，接下来进行外周刺激，以确定患者的四肢能否对称地躲避刺激。昏迷患者出现新发的瞳孔不均匀或瞳孔扩张固定，必须怀疑钩回疝的可能，特别是患者还表现出新的对侧偏瘫（四肢对疼痛刺激不能躲避或躲避减少）。虽然应该通过颅脑 CT 来明确诊断以及潜在的病理因素，但以减少颅内容积（从而减少 ICP）为目标的紧急治疗必须立刻开始。迅速降低颅内压，维持脑灌注压（CPP）是脑疝综合征早期治疗的目标。框表 10.1 总结了治疗方法。与所有紧急情况一样，尽早寻求帮助和额外人手，并与患者的主治团队保持密切沟通非常重要。

降低颅内压和逆转脑疝的方法

内科和外科干预的目的是减少颅内成分的容积，以降低颅内压。去骨瓣减压术（decompressive craniectomy）或枕下减压术可进一步扩大可用空间。在治疗有脑疝风险或有脑疝迹象的患者时，

表 10.1 常见的脑疝综合征

	促发事件	压缩的脑组织	临床体征
外侧（uncal）或中央经小脑幕	幕上肿块迫使颞叶内侧部分（uncus）或间脑（中央）在中脑水平穿过小脑幕	◆ 动眼神经（Ⅲ）与动眼神经副核 ◆ 皮质脊髓束 ◆ 中脑 ◆ 脑桥 ◆ 大脑后动脉（PCA）	◆ 同侧瞳孔散大，对光无反应 ◆ 对侧偏瘫，可能进展为双侧偏瘫（由于对侧大脑脚对小脑幕的压迫） ◆ 昏迷 ◆ 去大脑僵直 ◆ 过度通气 ◆ 大脑后动脉梗死
向上经小脑幕	颅后窝肿块导致小脑通过小脑幕向上突出；放置医源性脑室外引流管	◆ 中脑 ◆ 脑桥 ◆ 小脑 ◆ 小脑上动脉	◆ 瞳孔反应迟钝 ◆ 共轭凝视（向下） ◆ 昏迷 ◆ 去大脑僵直 ◆ 异常呼吸模式
大脑镰下	大脑皮质团块性病变导致大脑镰下中线向外侧移位	◆ 扣带回 ◆ 大脑前动脉	◆ 对侧肢体偏瘫 ◆ 可能没有症状；通常仅通过影像来诊断
小脑扁桃体	全局性严重的颅内高压或局部的小脑肿块效应迫使小脑扁桃体通过枕骨大孔向下移动	◆ 延髓 ◆ 椎动脉 ◆ 高位脊髓	◆ 高血压、心动过缓、呼吸骤停（库欣三联征） ◆ 心律失常，心血管衰竭

ABC（airway、breathing、circulation，气道、呼吸、循环）是第一位的——受伤的大脑比健康的大脑更容易发生缺氧或缺血。抬高患者头部并将其保持在中立位可改善颈静脉回流，并有助于减少颅内血容量。应注意避免咳嗽，咳嗽会增加胸腔内压力，从而增加颅内压。只有在达到足够的麻醉深度后，才应尝试喉镜检查。

过度通气

过度通气会导致低碳酸血症，从而使脑脊液（CSF）碱化。脑脊液中氢离子浓度的降低会引起脑血管收缩，从而减少脑血流量和脑血容量（继发性）。大脑对过度通气的初反应十分迅速（在几分钟内），但持续时间很短。脑血管迅速适应新的动脉二氧化碳分压（$PaCO_2$）调定点，并在 6~10h 内恢复到基线状态。短暂过度通气通常可以充分降低颅内压，为更准确的内、外科干预提供时间，因此应该立即启动而不能推迟。脑疝患者需要插管以保护气道，但在准备插管的同时，可以通过手控或面罩通气来启动过度通气。

过度通气应在持续时间（< 2h）和严重程度（轻度过度通气，$PaCO_2$ 为 30mmHg）方面加以限制，以免过度限制脑血流而产生脑损伤，从而造成进一步的伤害。脑实质损伤的患者可能已经减少了脑血流量，血管对二氧化碳变化的反应能力也受到了损害。过度通气只有在脑内二氧化碳反应性较强的区域才有效。血肿或非创伤性肿块导致脑疝的患者最有可能从短暂的过度通气中受益。对于难治性颅内压增高，可以采用

框表 10.1 脑疝的急诊治疗

◆ 对出现瞳孔扩大、瞳孔无反应（blown）和对侧肢体偏瘫的昏迷患者应怀疑脑疝。

◆ 抬高床头，将头保持在中立位，以利于静脉流出。

◆ 过度通气（最初使用面罩通气；CT 检查前行气管插管以保护气道）。

◆ 渗透疗法：（0.5~）1g/kg 甘露醇或 250（~500）mL 3% 高渗盐水（或等量高浓度）。

◆ 异丙酚或其他麻醉药用于降低插管后的脑代谢性耗氧量（$CMRO_2$）。

◆ 潜在病理的快速诊断（颅脑 CT 平扫）。

◆ 如果条件允许，应紧急手术干预。

中度过度通气（$PaCO_2$ 为 25mmHg）作为第三级干预措施。

渗透疗法

渗透疗法在血脑屏障（BBB）上产生渗透梯度，以清除脑实质中多余的水分，从而减少脑水肿和脑容积，降低颅内压。渗透疗法需要完整或部分完整的血脑屏障，可能对血管源性脑水肿最有效，而不是细胞毒性脑水肿。最常用的渗透剂是甘露醇（0.5~1mg/kg，最常用的是 20% 的溶液）和高渗盐水（3%~23.4%，最常用的是 30mL 23.4% 的溶液或 250mL 3% 的溶液）。类固醇仅对减轻与脑肿瘤相关的脑水肿有效，对颅内压增高或脑疝没有治疗作用。

甘露醇

甘露醇是一种简单的糖醇，静脉给药时起到渗透性利尿的作用。使用甘露醇后，血浆渗透压立即升高，驱使水从间质向血管内移动。血容量一过性增加，血细胞比容和黏度降低。这些影响导致脑容量和颅内压迅速下降，而脑血流量和氧输送增加。

甘露醇不代谢，不通过血脑屏障，在肾小球内被滤过，但不被重吸收。其结果是血管内容量减少导致大脑延迟渗透脱水。这将对颅内压产生有益影响，该作用可能会持续几个小时。甘露醇重复给药可能导致效果减弱，且大量用药后血浆渗透压 > 320mmol/L 时可能发生肾衰竭。此外，给予甘露醇时应该快速推注，因为持续输注效果不佳。

与 0.6~0.7g/kg 的常规剂量相比，高初始剂量的甘露醇（1.0~1.5g/kg）对即将发生脑疝的患者可能更有益，因为可以减轻脑水肿和改善预后[5]。低剂量适用于无脑疝的颅内压增高患者的治疗。甘露醇会引起明显的心血管效应，这可能会限制其使用。有可能发生充血性心力衰竭的患者在使用甘露醇后可能会出现肺水肿，而低血容量患者可能无法耐受与之相关的利尿，甘露醇对无尿患者无效（且禁忌）。

高渗盐水

浓度为 3%~23.4% 的氯化钠对颅内高压也是有效的。快速应用 23.4% 氯化钠可逆转小脑幕下疝，降低颅内压[6]。与甘露醇不同的是，高渗盐水似乎不会导致肾脏损伤，但在快速给药时可能会导致心律失常。高渗盐水的治疗目标是在第 1h 内使血清钠升高 5mEq/L。血清钠浓度高达 160mEq/L 被认为是安全的，在使用高渗盐水进行颅内压治疗后，还没有脑桥中央髓鞘溶解的病例报道。

高浓度（> 3%）的高渗盐水具有较高的渗透压，且优先通过中心静脉给药。然而，在紧急情况下，不应因为中心通道不可用而不使用高渗盐水。

目前尚没有直接比较甘露醇和高渗盐水治疗效果的大型随机临床研究，但最近的荟萃分析表明，高渗盐水在降低颅内压增高方面可能比甘露醇更有效[7,8]。但由于差异可能还不够大，尚不支持在所有情况下选择这个而非另一个。由于所在医疗机构的选择偏好很可能决定了日常工作中哪一个药物更容易获得，因此使用其中任何一种都是合适的。渗透剂应储存在手术室和急诊室，以方便随时取用，避免延误治疗。

降低大脑代谢率

在健康的大脑中，脑代谢性耗氧量（$CMRO_2$）和脑血流量（CBF）是耦合的。麻醉药可以用来降低 $CMRO_2$，这被认为是通过减少颅内血容量从而降低颅内压来实现的。降低 $CMRO_2$ 也可能增加大脑对缺血的适应能力，尽管这与昏迷患者神经元活动被抑制可能不太相关。异丙酚可降低 $CMRO_2$ 和 CBF，是插管和 CT 扫描时使用的一种合理的镇静药物。避免低血压的方法是谨慎用药，必要时尽早使用血管升压药，以免进一步降低脑灌注压（CPP）。因为 CPP=MAP-ICP，所以 ICP 升高时 CPP 会降低，这会进一步引起交感神经活性增加，从而增加平均动脉压（MAP）。因此，这种血压增高是一种生理反应，不应过度治疗。

外科手术治疗

开颅手术后患者新发的颅内压增高最有可能是由出血（硬膜外、硬膜下或脑实质内出血）引起。一旦经 CT 检查确认，此类患者需要紧急返回手术室进行减压和血肿清除。去骨瓣减压术作为一种挽救生命的干预措施，还可以用于其他存在脑内局灶性肿大而导致脑疝的患者（例如脑外伤、自发性实质内出血或半球梗死引起的恶性脑水肿）。颅后窝肿块病变患者可受益于枕下减压术。当由于发生梗阻性脑积水而引起脑疝时，合理的措施是放置脑室外引流，脑室外引流也可作为减少颅内脑脊液、降低颅内压的辅助手段。脑疝患者的手术治疗预后取决于基础病理情况。虽然神经轴索（硬膜外和硬膜下）血肿经及时治疗可以较好地恢复，但因严重脑实质性病变导致脑疝的患者的预后通常很差。

颅内压监测

颅内压监测与抢救处理并没有直接关系。脑疝是一种临床诊断，在不同程度的颅内高压时都有可能发生，不能通过 ICP 值来预测。目前尚不清楚在对已经进行 ICP 监测的患者进行急救时，其 ICP 的目标值应该是多少。对于创伤性脑损伤（TBI）患者的慢性治疗，脑创伤基金会（Brain Trauma Foundation，BTF）的指南建议将 ICP 维持在 15~20mmHg 以下，CPP 保持在 50~60mmHg。在处理紧急情况时也许可以使用相似的参数。

昏 迷

昏迷是一种不能觉醒和缺乏自我意识的状态。昏迷的患者无法睁开眼睛，无法说话，也不会被刺激唤醒。许多不同的病理情况都可导致意识减退和昏迷，但并不是所有这些情况都与围手术期相关，因为许多系统性疾病，如细菌性脑膜炎或脑炎，很可能在术前评估中已经被检出。如框表 10.2 中所述，本节内容集中于更常见的术中、术后昏迷。对昏迷患者的治疗目标是去除致病原因和支持性监护。

觉醒或警觉依赖于上行网状激活系统（ascending reticular activating system, ARAS），这是一个从脑干延伸到丘脑板内核和基底前脑的复杂神经元网络。一般说来，昏迷可能是 ARAS 或皮质结构破坏的结果，也可能是代谢紊乱导致皮质功能下降的结果。

术后昏迷的鉴别诊断

围手术期昏迷或苏醒延迟的最常见原因是麻醉药的残留作用。解决这一问题通常只需要支持性治疗和足够的时间。对该诊断有怀疑时，应用苯二氮䓬类药物拮抗剂（氟马西尼，200μg，静脉注射）或阿片类药物拮抗剂（纳洛酮，20~40μg，静脉注射）有助于确诊。残留的神经肌肉阻滞导致患者在清醒的同时无法体动，非常痛苦。仔细检查很容易将这一症状与昏迷区分开来。体温过低也会导致围手术期意识水平下降，应对患者积极进行保暖治疗。缺氧、高碳酸血症和低灌注是昏迷的主要原因，这些都会在启动 ABCs 时进行解决。一旦这些引起昏迷的基本原因被纠正或排除，而患者仍处于昏迷状态，就应该考虑进行更详尽的鉴别诊断。表 10.2 和表 10.3 总结了与昏迷相关的代谢性和中毒性脑病，以及昏迷的病因。电解质异常、血糖异常（低渗或高渗状态）、尿毒症或体温过低都可能导致围手术期昏迷。受伤的大脑对麻醉药、催眠药和止痛药也更敏感，脑损伤的患者从麻醉中苏醒的速度可能要慢得多。表 10.3 中的许多神经学病因本身就是神经急症，将在本章单独讨论。中毒性脑病应该只考虑在手术前处于昏迷状态的患者（创伤患者需要在完整

框表 10.2 围手术期昏迷的可能原因

◆ 残留的麻醉作用。
◆ 低血糖。
◆ 基底动脉血栓形成。
◆ 亚临床癫痫状态或后遗症状态。
◆ 体温过低。
◆ 低钠血症伴脑水肿。
◆ 脑干压迫或脑疝。
◆ 缺氧性脑损伤。

表 10.2 代谢性和中毒性脑病及其典型临床表现

代谢性脑病	表现
低血糖	震颤，心动过速，出汗，抽搐
高渗性高血糖	渗透性利尿引起的严重脱水，血糖和血浆渗透压升高
缺氧	发绀，心动过速——早期，心动过缓——晚期
高碳酸血症	心律失常，癫痫
尿毒症	肾衰竭，阴离子间隙酸中毒，呼吸浅快，神志不清 / 虚弱
低钠血症	抽搐，虚弱，脑水肿 / 肺水肿
高钠血症	抽搐，虚弱，震颤
高钙血症	肌张力减退，神志不清，心电图显示 QT 间期缩短
韦尼克病（wernicke's disease）	饮酒史，营养不良，共济失调 / 眼肌麻痹 / 神志不清，眼球震颤
中毒性脑病	**表现**
有机磷酸盐	出汗，流涎，分泌物增多，弛缓性麻痹，瞳孔缩小
醇、甲醇、乙二醇	阴离子间隙代谢性酸中毒，气味甜美
安非他明、可卡因	瞳孔扩大，心动过速 / 高血压
阿司匹林过量	呼吸性碱中毒和阴离子间隙代谢性酸中毒，抽搐
对乙酰氨基酚	低血糖，酸中毒，脑水肿
选择性 5- 羟色胺再摄取抑制剂（SSRI）或三环类抗抑郁药（TCA）	潮红，腹泻，心动过速 / 高血压，体温高，瞳孔扩大，肌阵挛
抗精神病药	无呼吸抑制的嗜睡，低血压，心动过速
抗惊厥药	广泛，依赖于药物，但心动过缓 / 心脏停搏、眼球震颤、呼吸抑制常见

的诊断检查完成之前进行行急救手术），因为他们在手术中不太可能暴露于毒素。

表 10.3 围手术期昏迷的神经学病因及典型表现

病因学	表现
脑疝	动眼神经（Ⅲ）麻痹，偏瘫，库欣三联征
缺血性脑卒中	基底动脉性脑卒中可能导致昏迷
缺血缺氧性脑病	颅脑 CT 平扫可见明显的脑水肿
弥漫性轴索损伤	加速 / 减速机制，CT 可能显示正常，预后不良
脑膜炎、脑炎	发热，头痛，颈项强直
自身免疫性脑炎	癫痫，痉挛，昏迷
非惊厥性癫痫持续状态	病因不明的突发性意识消失，有脑损伤史，需要行脑电图明确诊断
后遗症状态	最近有癫痫发作，嗜睡，神志不清

昏迷患者的临床评估

迅速识别昏迷，明确并去除病因，以及给予支持性监护对昏迷患者的预后至关重要。对于对声音和触摸毫无反应的患者，需要给予疼痛刺激。托下颌是一个很好的刺激选择，因为这个操作也能打开气道。快速评估 ABCs 应优先于任何其他复杂的神经学评估。如果不能排除颈椎损伤（ICU或急诊科患者最容易出现），插管时应采取中立位。

神经学评估

对神经功能损伤进行详细评估和定位可以为昏迷患者提供重要的病因诊断信息，而代谢或毒性昏迷的病因往往很少能够准确定位。

格拉斯哥昏迷量表（GCS）是对意识水平的客观评估，评估患者对刺激的肢体运动、睁眼和语言反应（表 10.4）。GCS ≤ 8 分表示昏迷。

表 10.4 格拉斯哥昏迷量表（GCS）

睁眼反应	语言反应	肢体运动反应
		6分：正常
	5分：说话有条理	5分：给予刺激，可定位疼痛位置
4分：自然睁眼	4分：答非所问	4分：肢体对疼痛刺激有回缩反应
3分：呼唤会睁眼	3分：言语错乱	3分：异常屈曲
2分：有刺激或疼痛会睁眼	2分：言语难辨	2分：异常强直
1分：对刺激无反应	1分：无反应	1分：无反应

经 Elsevier 公司允许引自 Teasdale G, Jennett B. Assessment of coma and impaired consciousness a practical scale.The Lancet, 1974,304（7872）：81-94.

脑干和脑神经检查

脑神经检查有助于区分脑干性和皮质性昏迷。表 10.5 总结了脑神经检查所反应的重要脑干反射。瞳孔在昏迷的诊断中尤为重要。正常瞳孔对光反射涉及传入视神经（Ⅱ）纤维、中脑动眼神经（Ⅲ）核和控制瞳孔收缩的传出动眼神经纤维。在钩回和小脑幕疝时，动眼神经核或通路很容易受到压迫，导致病变一侧瞳孔不对称扩张。在昏迷情况下，这是脑干受压的一个常见征兆，需要迅速进行内、外科治疗，这一点在脑疝的临床处理中已经讨论过。双侧固定且散大的瞳孔提示中脑受压、中央性脑疝或药物中毒（交感神经类似物、三环类抗抑郁药、抗胆碱能药物）。双侧针尖样瞳孔可能提示脑桥病变，但更常见的病因可能是阿片类药物中毒或胆碱能中毒。

存在不自主的眼球运动或共轭凝视失调提示脑干完整，但皮质功能障碍。非痉挛性癫痫持续状态或过量服用某些抗癫痫药物的患者可能会出现眼球震颤或其他快速水平眼震。双眼向外偏斜可能是同侧大脑半球病变、对侧癫痫灶或对侧脑桥损伤累及外展神经（Ⅵ）的征象。向下凝视可发生在中脑背侧或丘脑受压的情况下。双侧皮质功能障碍时可出现固定向上凝视。

呼吸模式异常可能意味着脑干损伤或功能受损，但脑干损伤的类型与呼吸模式之间的相关性却不明确。麻醉药、阿片类药物、苯二氮䓬类药物和神经肌肉阻滞可能会干扰呼吸的神经调节，使神经学检查变得不精确。潮式呼吸的特征是潮气量增加或减弱与呼吸暂停交替出现，可能是双侧皮质功能障碍的标志。中脑病变可能导致快速过度通气。围手术期的相关情况也可能导致过度通气，例如，疼痛，焦虑，肌松拮抗不充分导致的肌肉无力，脓毒症或酸中毒，这使得过度通气这一体征对于临床诊断并没那么有意义。呼吸中枢缺血时可导致不规则的共济失调式呼吸。

运动功能是神经系统检查的另一个重要组成部分，首先是对肌肉张力的评估。肌张力减退可能提示残留的神经肌肉阻滞、胆碱能危象或高钙血症。肌张力增高可能与恶性高热有关，但也可能与 5-羟色胺综合征或神经阻滞剂恶性综合征（neuroleptic malignant syndrome，NMS）有关。运动可分为不自主的、反射性的或有目的的。不自主运动可表现为抽搐活动、肌阵挛或震颤。缺乏脊髓传入的皮质抑制可能会导致阵挛或强直，但这也可能是各种代谢紊乱的结果。

对疼痛刺激的反射姿势也可以定位病理损害。屈肌（去皮质）姿势，即手臂和手腕屈曲或内收伴下肢伸展，提示皮质功能障碍。伸肌（前倾）姿势，即手臂的伸展和内旋伴下肢伸展，与脑干损伤有关。代谢性脑病可能表现为去皮质姿势，但很少出现去大脑姿势。有目的的动作，如伸手拿气管插管或能够定位疼痛刺激位置，提示皮质功能完好。

表 10.5　脑干反射定位

	检查技术	传入路径	脑干核团	传出路径	正常反应	异常反应
瞳孔反射	对光反应	视神经（Ⅱ），视束	Edinger-Westphal核	动眼神经（Ⅲ）	直接和双侧瞳孔收缩	瞳孔大小不等，对光无反应
眼头反射	头左右摇晃	听神经（Ⅷ；前庭支）	脑桥、内侧纵束、桥旁网状结构	动眼神经（Ⅲ）和外展神经（Ⅵ）	眼睛朝相反的方向共轭移动	凝视固定在中线，不随转头移动
前庭 – 眼 – 头反射	用冷水冲洗外耳道				远离刺激的快速眼震	无眼震
角膜反射	用棉丝或生理盐水刺激角膜	三叉神经（Ⅴ）	脑桥、三叉神经和面神经核	面神经（Ⅶ）	眨眼	无眨眼
咳嗽反射	刺激隆突（鼻气管或气管内抽吸导管）	舌咽神经（Ⅸ）和迷走神经（Ⅹ）	延髓	舌咽神经（Ⅸ）和迷走神经（Ⅹ）	咳嗽	无咳嗽
呕吐反射	刺激软腭（压舌板、棉签）				软腭对称抬高	无呕吐

CT

颅脑计算机断层扫描（CT）是昏迷患者最常用的成像方法，因为它能在最短的时间内提供最多的信息。CT 可检测脑水肿，脑积水，出血，颅内肿块以及肿块对周围结构挤压，或通过低密度影提示亚急性缺血性脑卒中，从而可以诊断或排除大多数神经或组织性昏迷的原因。CT 对于中毒性 – 代谢性昏迷患者的诊断价值尚未明确，但对于局灶性脑损伤患者，CT 非常有帮助[9]。

如果怀疑脑梗死，CT 血管造影（CTA）或 CT 灌注成像（CTP）可以提供损伤脑区及血供受损脑区的信息，详细介绍见缺血性脑卒中一节。

高级检查

颅脑磁共振成像（MRI）在鉴别急性缺血性脑卒中或弥漫性轴索损伤方面比 CT 敏感得多，但不可用于精神状态改变患者的早期评估。对于 CT 成像不清楚或有不明原因昏迷的患者，在患者病情稳定后，MRI 就会很有用。而病情不稳定的患者，在长时间的 MRI 扫描期间将不得不脱离生命支持装置或治疗。

对于有癫痫病史或有癫痫风险的昏迷患者，需要脑电图（EEG）进行诊断。后文将介绍非惊厥性癫痫持续状态。

病因治疗

无论是组织性病因还是代谢性病因，针对昏迷病因的治疗应该尽早开始，以减少脑损伤。环境、毒素或药物暴露应使用适当的解毒剂进行治疗。与残留麻醉药或催眠药相关的昏迷，除非有可迅速逆转的拮抗剂，否则应给予支持治疗。异常的血流动力学、体温或血糖水平应及时纠正并反复监测。脑组织病变造成的昏迷可能需要手术治疗。此外，还需要获取必要的影像，并把患者的状况尽快通知给神经外科团队。

缺血性脑卒中

虽然缺血性脑卒中的急诊管理可以根据美国心脏协会（AHA）发布的指南，但目前还没有专门针对围手术期卒中管理的指南。脑卒中发病 4.5h 内到急诊科就诊的患者，通常颅脑 CT 平扫排除出血性脑卒中后，将接受重组组织型纤溶酶原激活物（rtPA）治疗。相反，围手术期脑卒中患者的发病时间往往不明确，而且大多数患者的出血并发症风险很高，这两种情况都是 rtPA 使用的禁忌证。因此，对这些患者需要给予更加个性化的治疗方法。框表 10.3 总结了围手术期卒中的管理要点。

框表 10.3 脑卒中的诊断和急救处理

- 有偏瘫和皮质损伤相关体征（偏斜凝视、失语、忽视）或意识水平改变和新发脑神经损伤（基底动脉闭塞）的患者可能存在大血管卒中。
- 卒中神经科紧急会诊
- 紧急行颅脑 CT 平扫以排除出血性脑卒中
- 如果没有禁忌证（出血风险），给予 tPA
- 头颈部 CT 血管造影（CTA）检查大血管闭塞情况
- 将存在大血管闭塞的患者转入介入神经放射科行取栓治疗

tPA：组织型纤溶酶原激活物

缺血性脑卒中一般是由于大脑的小血管或大血管血栓或栓塞性闭塞引起的。栓塞性脑卒中通常与房颤有关，并认为是由心房中无法收缩的部位形成的凝块引起的。有脑卒中危险因素的患者，如颈动脉狭窄、动脉硬化、心房颤动、高凝状态、冠心病病史、高血压、糖尿病、年龄＞65岁者，围手术期可能发生卒中。此外，操作导致的动脉粥样硬化斑块脱落，或颅内动脉狭窄患者遭遇低血压或低心输出量从而引起低灌注和缺血，也可导致围手术期脑卒中。由于缺血性脑卒中发生时神经元以每分钟约 200 万个细胞的速度死亡，因此缺血性脑卒中治疗的早期目标是尽快提供血运重建治疗。围手术期脑卒中的发病机制和治疗见本书第 24 章"脑血管疾病"。

诊　断

任何患者术后有新发神经功能障碍，而且明显不是由癫痫引起的，都应该被认为是脑卒中。局灶性运动障碍（手臂/腿无力或偏瘫、面部无力）提示是由大脑前循环 [大脑中动脉（middle cerebral artery, MCA）、大脑前动脉（anterior cerebral artery, ACA）或颈动脉] 血管闭塞引起的脑卒中。如果出现皮质体征，例如，凝视偏向损伤一侧，失语症（无法说话或无法理解对话），偏侧忽视（对一侧身体的识别度降低，例如，不能随意活动手臂，但能够迅速将其从刺激中脱离），或者视野缺陷，提示大血管闭塞和可能的大面积脑半球梗死。基底动脉闭塞导致脑干卒中，表现为昏迷伴脑神经损伤。小卒中表现为眩晕、恶心、共济失调和眼球震颤，所有这些在围手术期患者中都很容易被遗漏。

脑卒中的严重程度可以使用美国国立卫生研究院卒中量表（NIHSS）进行分级。NIHSS 评分包括对意识水平、凝视、视野、面部麻痹、上肢或下肢的运动控制、感觉丧失、失语症和构音障碍以及偏侧忽视 / 注意力不集中的评估。得分范围为 0~42 分，得分越高，表明卒中越严重，预后越差。虽然 NIHSS 评分有助于预测转归和 rtPA 治疗后的出血风险，还有利于与神经科医生沟通，但并不是所有的麻醉从业者都熟悉评分规则。重要的疾病信息其实可以很容易地通过症状描述来获得，不需要使用 NIHSS。

最重要的信息是症状出现的时间，因为这将决定患者是否可以接受 rtPA 静脉溶栓治疗。如果患者在麻醉苏醒时出现新的症状，则假定发病时间为患者最后一次清醒且无症状的时间。如果是经历了一个短暂的手术，患者可能还能接受 rtPA 再灌注治疗的窗口期。在其他情况下，影像学检查可以帮助确定患者是否仍然存在脑缺血的风险，这些患者将从再灌注治疗中获益。

支持管理

首先应该解决 ABCs 存在的问题。缺氧可能是气道阻塞或通气不足的结果，与口咽肌张力降低和反射丧失有关。误吸和肺不张在脑卒中患者和围手术期很常见。缺氧患者应该吸氧，但对于非缺氧脑卒中患者吸氧并无益处。精神状态改变或气道阻塞的患者可能需要气管插管。

急性脑卒中患者的血压通常升高，以通过侧支血流提升缺血区域的灌注。除非血压超过 220/120mmHg（允许性高血压），否则在缺血性脑卒中后 24h 内不需要治疗高血压。如果患者需要经 rtPA 进行溶栓治疗，或机械血栓切除术后出血风险增加，则将血压降低至＜180/105mmHg。首选可滴定的静脉用药，如拉贝洛尔、肼丙嗪和尼卡地平。

应尽早咨询卒中神经科医生，以帮助诊断和指导围手术期脑卒中患者的治疗。如果所在医疗单位没有卒中神经科医生，可以通过远程医疗咨询卒中中心。许多机构都有类似 STEMI 或心搏骤停警报的卒中警报系统，以最大限度地减少对新发脑卒中的反应时间。麻醉师应该熟悉这些急救路径，并合作将它们延伸到围手术期的环境中。

如果患者是 rtPA 治疗的候选患者，应该进行凝血检查和血小板计数，以排除会增加出血风险的细微凝血障碍。应将血糖维持在正常范围内。

影像学

早期 CT 平扫的目的是排除出血性卒中或其他与脑卒中症状类似的脑部肿瘤；脑缺血的 CT 证据在 3h 后才开始出现。脑缺血的 CT 平扫早期征象包括灰白质分界丧失，早期脑水肿时脑沟消失，或显示动脉闭塞的高密度血管征象。超过 1/3 的大脑半球出现明显的低密度表明已经出现大面积梗死，会增加出血的风险，此类患者不适合 rtPA 治疗。CT 可以与 CT 血管造影（CT-angiography，CTA）相结合，使血管闭塞可视化。大血管闭塞（颈动脉、基底动脉、大脑中动脉主要分支）仅通过使用 rtPA 再通的可能性较小。因此，大血管闭塞的患者应该通过介入神经放射学评估是否有可能取栓治疗。rtPA 再灌注或取栓只能使尚未梗死的缺血性脑区受益，而梗死组织再灌注则会增加出血或梗死区出血的风险。CT 灌注成像（CT-perfusion imaging，CTP）可以帮助区分缺血组织是否已经梗死或有梗死风险。

虽然磁共振弥散加权成像（diffusion weighted imaging，DWI）在症状出现后几分钟就能发现缺血或梗死，具有高度的敏感性和特异性，但 MRI 通常不容易获得，并且需要相对较长的扫描时间。治疗决策所需的所有信息都可以通过 CT 获得，包括 CTA 和 CTP，因此，不应该因为试图获得 MRI 而延误治疗。MRI 对脑干卒中的诊断可能优于 CT，但 CTA 可以可靠地诊断潜在的血管闭塞（基底动脉）。

rtPA 静脉溶栓治疗

使用 rtPA 静脉溶栓可以破坏血块，恢复闭塞远端脑的灌注，改善缺血性脑卒中后的存活率和远期预后。美国心脏协会目前的指南建议尽快使用 rtPA，理想情况下是在症状出现后 1h 内使用，症状出现后 3h 内使用是可以接受的，而在症状出现 4.5h 内则应谨慎使用。在 3~4.5h 的窗口期内接受 rtPA 治疗的患者应满足以下条件：年龄 < 80 岁，无抗凝剂使用史，既往无脑卒中或糖尿病史，影像学显示未累及大脑中动脉 1/3 以上区域。

rtPA 的禁忌证有很多，根据对该药物的早期研究，最重要的禁忌证是导致出血风险增加的疾病，这可能导致大面积脑梗死或存在潜在脑病的患者发生颅内出血，也可能导致无法压迫的系统性出血或狭小空间内的细小血管出血从而引起巨大损伤（硬膜外血肿）。系统性出血风险使得大多数围手术期脑卒中患者无法使用 rtPA，仅在仔细权衡风险和获益的情况下，可以在小型外周手术后考虑使用 rtPA。

对符合条件的患者，根据理想体重给予 0.9mg/kg rtPA，给药时间超过 1h，其中前 10% 的药量可推注给予。应用 rtPA 后，应持续 ICU 监护至少 24h，以便及早发现出血并发症。放置各种导管时都可能导致不可压迫的出血，因此应推迟 4h 再操作。

接受 rtPA 治疗的患者的神经状态突然下降应首先考虑颅内出血，除非证明并非如此。如果 rtPA 仍在输注，应立刻停止，并紧急行颅脑 CT 检查。可以使用冷沉淀物和血小板治疗凝血障碍，这也可能阻止持续的出血。

血管内介入治疗

新开发的支架取栓系统可以在许多情况下实现机械性血栓切除和成功实施再灌注。一系列随机试验表明，与单独使用 rtPA 相比，使用支架取栓器进行取栓的患者术后神经功能有所改善[10]。美国心脏协会建议对大血管闭塞的患者在症状出现后 6h 内进行机械血栓切除术，某些患者的治疗窗口期最长可达 12h。对于发病时间不明确的围手术期患者，通常根据 CTP（或 MRI）估计的进一步发生缺血的组织的大小确定是否进行血栓切除。

卒中的血管内介入治疗将在本书的第 16 章"介入神经放射学"中详细介绍。最近有关全麻或监护下麻醉能否为介入取栓提供更好的条件并改善患者的预后进行了大量讨论，感兴趣的读者可以参考麻醉学和重症护理神经科学学会（Society for Neuroscience in Anesthesiology and Critical Care）的相关共识[11]。

癫痫持续状态

开颅手术后癫痫发作并不少见，通常表现为皮质兴奋。有颞叶或皮质病变的患者围手术期癫痫发作的风险较高。这些发作通常是短暂(1~2min）和自限性的。头颅平扫 CT 成像可以排除新发颅内病变（最常见的是出血）。除了监测癫痫复发外，无需额外的治疗。神经外科团队可以选择使用抗癫痫药（anti-epileptic drug，AED），如苯妥英/磷苯妥英或左乙拉西坦。虽然一次短暂的癫痫发作对患者的伤害很小，但长时间的癫痫发作可能会导致神经元兴奋性毒性损伤。持续超过 5min 的癫痫发作或在患者没有恢复意识的情况下复发，提示为癫痫持续状态（status epilepticus，SE）。SE 是一种神经急症，需要积极治疗以避免额外的脑损伤。与 SE 相关的死亡率很高，但早期成功的治疗与预后改善密切相关[12]。迅速治疗、稳定生命体征、排查可逆的发病原因在 SE 的早期治疗中非常重要。框表 10.4 中总结了 SE 分级治疗方法。

癫痫持续状态的检查表现

反复强直/阵挛运动、凝视偏斜和眼球震颤是 SE 的显著阳性症状。阴性症状（提示非惊厥性 SE）包括嗜睡/神志不清、昏迷、失语症和凝视。惊厥发作后通常会出现意识水平下降的后遗症，如果持续时间过长，临床医生应考虑非惊厥性 SE。除 ABCs 外，还应评估脑神经和局灶性运动功能障碍，因为局灶性运动功能障碍可能提示

框表 10.4　癫痫持续状态（SE）的诊断和处理

- 持续超过 5min 或在未恢复到神经状态基线时发作的癫痫属于癫痫持续状态
- 一线用药为苯二氮䓬类药物（4mg 劳拉西泮静脉注射，必要时重复一次）
- 如果不成功，可增加二线用药：静脉注射苯妥英/磷苯妥英（20mg/kg）、丙戊酸（20~40mg/kg）或左乙拉西坦（1~3g）
- 如果不成功，给予全身麻醉（异丙酚或大剂量咪达唑仑），插管以保护气道
- 如果使用了神经肌肉阻滞剂，或癫痫停止但患者仍处于昏迷状态，则应进行脑电图检查以排除正在发作的（亚临床下的）癫痫

存在潜在的脑组织损伤。

在全身性强直 – 阵挛发作期间，全身性肌肉收缩导致静脉容量突然减少和前负荷增加，心输出量和血压急剧增高，可能会发生自主神经不稳定，导致心动过速或心动过缓。惊厥性 SE 患者的血清乳酸和体温升高。在癫痫发作活动期间，常有长时间的呼吸暂停和缺氧/高碳酸血症。同时，$CMRO_2$ 和 CBF 增加，使大脑面临缺血的风险。癫痫持续时间超过 30min 时，脑血流自动调节功能受损，脑灌注可能受到威胁。颅内压增高和脑灌注受到威胁的患者，即使是短暂的癫痫发作，也可能会由于血流动力学的影响使其发病率显著增加。

早期治疗

与所有紧急情况一样，应评估 ABCs 并在必要时采取干预措施。对于有误吸、缺氧或颅内压增高征兆的患者，早期插管是必要的。对于癫痫发作的患者，评估其生命体征可能具有挑战性，但应将其维持在生理范围内。应建立静脉通路并确保通畅。如果在癫痫发作期间失去了静脉通路并且不能迅速重建，也可以考虑骨髓内通路。

治疗最重要的目的是终止癫痫。早期终止癫痫不仅对减轻神经元损伤很重要，而且越早用药，成功的可能性就越大。

苯二氮䓬类药物是终止 SE 的首选一线药物。作为 $GABA_A$ 受体激动剂，它们通过神经元超极化

阻断癫痫发作。应静脉注射 4mg 劳拉西泮，如果癫痫持续，5~10min 后可重复使用。虽然劳拉西泮是研究最充分的苯二氮䓬类药物，应该首先使用，但如果不容易获得，咪达唑仑 10mg 肌内注射也可起到类似的效果。如果苯二氮䓬类药物终止了癫痫发作，应开始支持性治疗，特别需要注意的是呼吸抑制和低血压。

紧急控制疗法

一线抗癫痫药物（AED）治疗后癫痫仍持续发作，则需要使用其他药物。对于对初始治疗有反应的患者，采用紧急控制治疗也可以在初始药物失效之前达到长效 AED 的治疗水平。二线药物包含几种 AED。目前还没有随机临床研究数据支持应该使用某种药物，一般是根据患者的情况和医生的偏好来选择。最常用的药物是苯妥英钠 / 磷苯妥英钠（相当于静脉注射苯妥英钠 20mg/kg 负荷量）、丙戊酸（静脉注射 20~40mg/kg 负荷量）和左乙拉西坦（静脉注射 1~3g 负荷量）。与苯妥英钠相比，磷苯妥英钠的心血管不良反应（低血压和心动过缓）发生率较低，而且给药速度更快（苯妥英钠当量高达 150mg/min），因此条件允许时，其比苯妥英钠的应用效果更好。

难治性癫痫持续状态的治疗

难治性癫痫持续状态（SE）是指在给予适当剂量的一线和二线药物后患者仍有持续的癫痫发作。正在进行的癫痫发作可以使用药物诱导昏迷，而不是浪费时间尝试使用其他二线药物终止 SE。典型麻醉药量的异丙酚和大剂量咪达唑仑（每小时高达 2mg/kg）可用于诱导和维持麻醉状态。如果患者还未进行插管，则需要在此时插管。如果非去极化神经肌肉阻滞剂用于插管，强直 - 阵挛运动将消失，但并不能保证抽搐已经停止，此时应立即进行脑电监测，以确定癫痫发作活动是否被抑制。通常需要血管升压药来对抗大剂量异丙酚引起的心肌抑制。巴比妥酸盐（戊巴比妥或硫喷妥钠）是可用于难治性癫痫持续状态的替代药物，它们的不良反应（低血压、免疫抑制）和较

长的半衰期都要求仔细监测。

当患者在麻醉诱导后血流动力学达到稳定时，就可以进行 CT 检查，之后将患者转移到（神经科）ICU 进一步治疗并完成诊断检查。如果需要药物诱导昏迷以终止 SE 的患者无法进行脑电图监测，可以考虑转移到可提供持续脑电图监测的医院。

非惊厥性癫痫持续状态

非惊厥性 SE 可在全身性惊厥性 SE 后立即发生，或在不明原因精神状态改变的患者中单独发生。对于有较长的后遗症状态或无法解释的精神状态改变的患者，建议脑电图排除隐匿性非惊厥状态。这些患者可能有细微的体征表现，如眼球震颤或强直性眼球偏斜，而没有与癫痫发作相一致的运动表现。

诊断性干预措施

SE 的治疗与病因学无关，因此进行诊断工作时不应延误治疗。基础实验室检查应尽快送检，以排除癫痫的一些简单原因，如低血糖（酮症酸中毒）或低钠血症。颅脑 CT 检查应在围手术期进行，以排除新的颅内病变，如出血或脑水肿。

护理交接

患有神经急症的患者可能需要多学科参与。如果患者最初是由麻醉后监护团队管理的，一旦患者稳定下来并完成了任何必要的手术干预后，就应该交接到重症监护团队（理想情况下是专门从事神经危重症监护的团队）。安全移交到 ICU 的内容包括患者的临床表现、内外科病史、神经学检查和影像学结果，以及截至目前已经实施的治疗。

（李 岩 江水晶 译，路志红 杨谦梓 审校）

参考文献

[1] Miller CM, Pineda J, Corry M, et al. Emergency Neurologic Life Support (ENLS): Evolution of management in the first hour of a neurological

emergency. Neurocritical Care, 2015, 23 Suppl 2:S1–4.

[2] Brain Trauma Foundation, American Association of Neurological Surgeons, Congress of Neurological Surgeons, et al. Guidelines for the management of severe traumatic brain injury. VII. Intracranial pressure monitoring technology. Journal of Neurotrauma, 2007, 24 Suppl 1:S45–54.

[3] Fitch W, McDowall DG, Keaney NP, et al. Systemic vascular responses to increased intracranial pressure. 2. The 'Cushing' response in the presence of intracranial space-occupying lesions: Systemic and cerebral haemodynamic studies in the dog and the baboon. Journal of Neurology, Neurosurgery, and Psychiatry, 1977, 40(9): 843–852.

[4] Donovan JP, et al. Cerebral oedema and increased intracranial pressure in chronic liver disease. Lancet, 1998, 351(9104): 719–721.

[5] Cruz J, Minoja G, Okuchi K. Major clinical and physiological benefits of early high doses of mannitol for intraparenchymal temporal lobe hemorrhages with abnormal pupillary widening: A randomized trial. Neurosurgery, 2002, 51(3): 628–637, discussion 637–638.

[6] Koenig MA, Bryan M, Lewin JL 3rd, et al. Reversal of transtentorial herniation with hypertonic saline. Neurology, 2008, 70(13): 1023–1029.

[7] Kamel H, Navi BB, Nakagawa K, et al. Hypertonic saline versus mannitol for the treatment of elevated intracranial pressure: A meta-analysis of randomized clinical trials. Critical Care Medicine, 2011, 39(3): 554–559.

[8] Mortazavi MM, Romeo AK, Deep A, et al. Hypertonic saline for treating raised intracranial pressure: literature review with meta-analysis. The Journal of Neurosurgery, 2012, 116(1): 210–221.

[9] Rafanan AL, Kakulavar P, Perl J 2nd, et al. Head computed tomography in medical intensive care unit patients: Clinical indications. Critical Care Medicine, 2000, 28(5):1306–1309.

[10] Chen CJ, Ding D, Starke RM, et al. Endovascular vs medical management of acute ischemic stroke. Neurology, 2015, 85(22):1980–1990.

[11] Talke PO, Sharma D, Heyer EJ, et al. Society for Neuroscience in Anesthesiology and Critical Care Expert consensus statement: Anesthetic management of endovascular treatment for acute ischemic stroke*: Endorsedby the Society of NeuroInterventional Surgery and the Neurocritical Care Society. Journal of Neurosurgical Anesthesiology, 2014, 26(2):95–108.

[12] Legriel S, Azoulay E, Resche-Rigon M, et al. Functional outcome after convulsive status epilepticus. Critical Care Medicine, 2010, 38(12):2295–2303.

第11章

术中神经电生理监测

Antoun Koht, Laura B. Hemmer, J. Richard Toleikis, Tod B. Sloan

引 言

导航、放大成像、放射学和麻醉学的进步拓展了神经外科手术领域，也促使一些风险较高的手术得以开展，这也增加了神经系统损伤的风险。术中神经电生理监测（intra-operative neurophysiological monitoring, IONM）已成为一种手术工具，以加强术中决策并改善手术效果[1-6]。体感诱发电位（somatosensory evoked potential, SSEP）是在20世纪70年代提出的，随后是听觉脑干反应（auditory brain stem response, ABR）、脑神经和外周神经肌电图（EMG），随后是运动诱发电位（motor evoked potential, MEP）和其他创新技术[7-9]。了解这些技术，尽早识别信号的变化，并对这些变化进行适当的管理，是有效应用IONM的关键。

颅内手术中的IONM

了解IONM的神经电生理学动态变化能够为术中所关注的中枢神经系统结构定位提供解剖学影像方面的补充。当颅内肿瘤位于重要功能区域或关键血管结构附近时，这一点尤为重要。SSEP是最常用的诱发电位监测方法之一，用于监测介导本体感觉的神经投射所在的感觉皮质和皮质下通路[术中刺激的典型神经有正中神经（脊根$C_6\sim T_1$），尺神经（$C_8\sim T_1$），胫后神经（$L_4\sim S_2$）；图11.1][10-12]。MEP监测运动皮质、皮质脊髓束下行通路和周围运动神经（图11.2）。在避免运动损伤方面，MEP比SSEP更有效，因为它直接监测运动功能，对神经损伤的反应更快，而且对皮质、脑干和脊髓区域的缺血更敏感[12]。

对于位于运动和感觉皮质附近的肿瘤，SSEP可以定位中央沟，这有助于减少外科操作对运动皮质的损伤，并为肿瘤的切除提供一种安全的方法[13,14]。定位是通过在顶叶皮质上放置多位点记录带从而记录对侧正中神经SSEP的皮质成分来完成的。中央沟分离运动和感觉区域由相应的相位反转来识别，这很可能是基于位于脑回的双极激发器的水平特性[2,15,16]。据报道，这项技术结合单极皮质刺激诱发的MEP，可以100%识别患者的感觉运动皮质[13]。当在运动皮质或锥体束附近进行手术时，直接刺激也被用来定义运动皮质或运动通路，从而减少肿瘤切除带来的运动损伤[17-19]。在皮质刺激时，脑电图（EEG）可用于识别癫痫发作活动，是识别和治疗皮质刺激后癫痫发作的宝贵工具，而且其能够识别癫痫灶的独特能力是消融手术的关键。

神经血管手术中的IONM

上述监测方式也可应用于颅内神经血管手术，最常用于在动脉瘤夹闭过程中检测由动脉夹闭、暂时性载瘤动脉闭塞、穿支动脉损伤、脑牵拉性损伤、动脉瘤孤立、血管痉挛或相对低血压引起的脑缺血[1, 20-22]。

脑电图可以用来监测潜在的皮质缺血[8, 23]。随着脑血流量减少，脑电图发生快速和特定的变化，从而在不可逆的神经梗死发生之前检测到脑血流量减少事件[24,25]。虽然脑电图可以评估大片区域的皮质，但可能发现不了皮质下缺血。如果用药理学方法诱导爆发性抑制波从而抑制代谢，脑电图就可以检测到爆发性抑制波，但随后无法

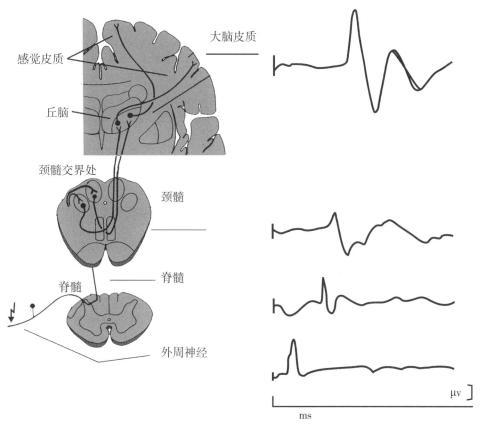

图 11.1 体感诱发电位（SSEP）是通过刺激周围神经（箭头）诱发的
电活动通过背侧神经根进入，通过本体感觉和振动觉信息传递通路上的脊髓束上升到脊髓。它在颈髓交界处形成突触并穿过中线，在内侧丘系上行至丘脑腹后外侧核，并形成第二个突触，之后进一步上升到初级感觉皮质。SSEP 记录可沿该路径进行。图示外周神经、脊髓、颈髓和大脑皮质的反应

经 Elsevier 公司允许引自 Jameson LC, Sloan TB. Monitoring of the brain and spinal cord. Anesthesiology Clinics of North America，2006，24（4）：777-791.

继续检测到缺血性脑病[26]。

　　皮质 SSEP 改变与术后运动功能障碍有一定的相关性。这种相关性的出现是因为初级感觉皮质和运动皮质共享同一套血供[26]。然而，在高达25% 的术后新发运动障碍病例中，SSEP 并没有改变[1]。在这种情况下，MEP 可以用来检测缺血。当刺激运动皮质时，例如经颅刺激（transcranial stimulation, TCS）导致运动皮质激活，但大脑深层结构不受影响[20]，这一点十分重要。采用 MEP 监测皮质下运动通路有时是非常重要的，在颅内神经血管外科手术中尤其有用，因为穿支动脉（这会影响深层结构的功能状态，包括通过放射冠、内囊、大脑脚、脑桥基底部和锥体的运动通路）对血流干扰很敏感[1,20,27-29]。

　　一篇有关脑动脉瘤夹闭的综述发现，永久性 MEP 缺失和新发神经系统缺陷的阳性预测值（positive predictive value, PPV）为 1.0。短暂性缺失或信号改变的 PPV 为 0.31，并且术后伴随多种临床表现[20]。MEP 可被认为是一种"半定量技术（semi-quantitative technique）"，其使用能够预测严重的术后运动损伤，但缺乏对短暂或轻微损伤的精确预测能力[30]。在一项比较未破裂的前循环动脉瘤术后运动障碍的研究中，研究者发现使用 MEP 后，术后运动缺陷从 4.5% 减少到不足 1%（与弹簧圈治疗相似或比其更好）[22]。

　　打开硬脑膜后，也可以直接刺激皮质产生MEP[31]，这会增加静脉损伤的风险，但刺激更聚焦且强度更小。经颅刺激和直接皮质刺激技术在

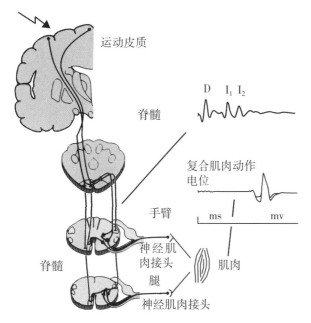

图 11.2　运动诱发电位（MEP）的路径和典型反应
运动诱发电位是通过使用头皮或暴露的皮质上的电极经颅电刺激运动皮质而产生的（箭头）。电活动沿着皮质脊髓束下降到脊髓前角。换元之后，反应通过神经根和周围神经传播，直到产生肌肉反应。在硬膜外间隙，MEP 可以作为 D 波或复合肌肉动作电位（CMAP）进行监测
经允许引自 Jameson LC, Sloan TB. Monitoring of the brain and spinal cord. Anesthesiology Clinics of North America, Elsevier, 2006, 24（4）: 777–791.

检测运动系统损害方面同样有效[32]。据报道，联合使用这两种技术的获益更多[33]。

由于颅内神经血管手术可能影响多个血管区域，应考虑同时使用上肢和下肢 SSEP 和 MEP 监测，以便监测所有高风险的解剖区域[8,21,34,35]。应特别注意确保监测与动脉瘤位置相关的高风险解剖区域。例如，但不限于以下情况，当可能发生大脑中动脉（MCA）区域缺血时，应在动脉瘤夹闭期间监测上肢 SSEP 和 MEP，在大脑前动脉夹闭并可能导致相应区域发生缺血时，应监测下肢 SSEP 和 MEP。

已有的证据证明，IONM 可以减少成人和儿童动静脉畸形（arteriovenous malformations, AVM）患者的手术和血管内栓塞治疗后的患病率[25,36]，以及对中央区附近或感觉 – 运动通路附近的脑组织切除或栓塞治疗有帮助。试验性阻闭 AVM 的血

供可用于识别向正常组织供血的重要血管从而避免医源性损伤[8,9]。

IONM 还可用于颅外 – 颅内搭桥手术，MEP 和 SSEP 可以在血流相关的监测结果以外（如术中流量计和吲哚菁绿荧光血管造影）提供其他有用的信息[37]。术中 SSEP 和 MEP 也可以在试验性球囊阻闭过程中帮助识别那些需要在动脉瘤手术期间需要做搭桥的患者[38]。

颅底和脑干手术中的 IONM

为了最大限度地减少手术对脑干深处神经结构的潜在损伤，可以通过标记脑神经核团来标定已知的脑干手术"安全区"。可以通过记录刺激第四脑室底部的脑神经Ⅶ、Ⅸ、Ⅹ和Ⅻ的运动核团后的肌肉活动来实现标记[8,39]。这种标记很重要，因为肿瘤可能会改变原有的解剖结构。

脑干手术中经常使用脑神经监测来确定脑神经的位置和完整性（表 11.1）。通过在手术部位使用单极或双极探头进行刺激，肌电图的反应可以帮助外科医生识别手术野中神经的完整性。受该神经支配的肌肉处可以记录产生的多相复合肌肉动作电位[40]，也可以监测脑神经所支配肌肉的自发肌电[8]。可以通过自发肌电图中复合肌肉动作电位的高频爆发来识别运动神经受到的牵拉或钝性机械性损伤，因为非扰动 / 无刺激的神经不应产生任何肌电活动[40,41]。已证明肌电活动程度与颅后窝肿瘤手术后的神经状态有相关性[8,42]。

IONM 最早的应用之一是在前庭神经鞘瘤切除术中监测面神经，现在认为 IONM 是这项手术的标准监测方法，并证明其应用可以改善预后[8,16,40,43]。在治疗单侧面肌痉挛的手术中，刺激视神经（Ⅱ）的一个分支可能会引起"侧方扩散反应（lateral spread response）"，进而同时激活视神经（Ⅱ）的其他分支；如果发现该反应消失，则有助于预测手术的成功[44]。肌电图针对刺激做出响应，使得间歇性肌电监测成为一种手术工具。更连续的监测可以利用经颅刺激（TCS）引起的皮质延髓反应来监测脑神经所支配的肌肉活动[45]。

表 11.1 用于脑神经监测的肌电和诱发电位

脑神经		肌电图（肌肉监测）	感觉诱发电位（SEP）	运动诱发电位（MEP）
I	嗅神经	无监测技术		
II	视神经		视觉诱发电位（VEP）	
III	动眼神经	下直肌		
IV	滑车神经	上斜肌		
V	三叉神经	咬肌，颞肌	三叉神经诱发电位（T-SEP）	
VI	外展神经	外直肌		
VII	面神经	眼轮匝肌，口轮匝肌		运动诱发电位
VIII	听神经		听觉脑干反应（ABR）	
IX	舌咽神经	茎突咽肌（软腭）		
X	迷走神经（喉返神经）	声带肌，环甲肌		运动诱发电位
XI	副神经	胸锁乳突肌，斜方肌		
XII	舌下神经	颏舌肌（舌头）		

脑干 IONM 还包括脑干听觉反应（auditory brainstem response，ABR），通过声音刺激耳蜗[46,47]来监测听觉通路（图 11.3）。通常情况下，这些反应可以通过头皮和耳蜗电极来监测（图 11.3），但早期的变化也可以通过电极在神经和耳蜗的手术区域来监测。ABR 用于颅后窝手术可以保护听力并评估脑干的完整性[11,48]。SSEP 和 ABR 联合使用可监测约 20% 的脑干功能的完整性[8,49,50]。在检测脑干损伤方面，ABR 的变化比生命体征的变化更敏感[51]。ABR 特别有用，因为在桥小脑角、颅后窝/颅中窝或脑干的手术中，前庭耳蜗神经经常处于损伤的风险中[52]。对于大脑脚、延髓腹侧、脑桥基底或椎基底动脉附近的手术，由于锥体束可能受到损伤，也可以使用 MEP 来监测[8]。通过 SSEP、MEP、EMG 和 ABR 的多模态监测，使以前认为无法切除的脑干肿瘤切除术变得可能[8,49]。

颅内病例：一位 53 岁的女性患者，右侧大脑中动脉发现 5mm 未破裂动脉瘤，拟行开颅动脉瘤夹闭术。

1. 你会采用哪种神经监测方式？虽然此类手术并没有标准的神经监测模式，但应该考虑

使用 EEG、SSEP 和 MEP。

2. 简要说明每种监测方法对该手术的主要益处和不足。脑电图可以用来评估脑缺血，但

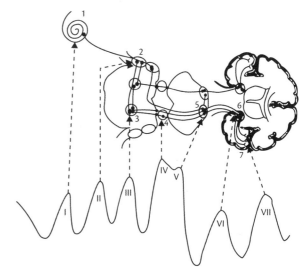

图 11.3 听觉脑干反应（ABR）的路径和峰值

ABR 是通过插入耳道的耳机用"咔嗒声"刺激耳蜗产生的。从头皮和耳朵记录脑干相关结构产生的 ABR 的前 7 个峰值。通常在监测过程中会看到 I、III 和 V 波

经允许引自 Aravabhumi S, Izzo KL, Bakst BL.Brainstem auditory evoked potentials: Intraoperative monitoring technique in surgery of posterior fossa tumors. Archives of Physical Medicine & Rehabilitation. Elsevier, 1987, 68（3）: 142-146.

如果在夹闭过程中使用了药理学方法诱发爆发性抑制，那么脑电图就只能用来监测和识别爆发性抑制。皮质 SSEP 可以发现脑缺血，但由于供血区域不同，可能会漏掉部分运动束的缺血。MEP 能早期检测皮质下运动神经通路的缺血，尤其是穿支动脉的供应。然而与上述其他监测方式相比，MEP 实施起来可能比较有挑战性。

3. 外科医生正在进行手术暴露，神经监测小组报告双侧上肢和下肢的 MEP 出现了重复性变化，表现为振幅降低，但尚未发现 SSEP 或 EEG 的变化。你觉得这种变化是由外科操作引起的吗？外科操作不太可能引起全脑变化。对于全脑变化而言，更可能是生理或药理学原因引起。

4. 就问题 3 所述的情况，你是否怀疑有生理或药理学原因？生理变化的可能性很小，因为氧供减少（如低血压或贫血）也会影响其他监测指标。通过检查麻醉记录，发现麻醉者给予了小剂量中度肌松药。

5. 在临时夹闭过程中，左上肢的 MEP 有变化，紧接着同一肢体的 SSEP 监测也有变化。你怀疑是什么原因？应该采取什么方案？由于这种局部神经监测的变化在解剖学上与夹闭形成的风险脑区相对应，因此这种改变很可能与手术有关。如果外科医生此时无法取出临时夹子，应升高血压以保证侧支灌注。

脊柱和脊髓手术中的 IONM

IONM 在脊柱手术中最早的应用之一是降低年轻患者脊柱侧凸矫正手术的术后瘫痪风险。目前的应用范围还包括降低手术过程中器械矫正（钩子、钢丝和椎弓根螺钉）、直接脊髓损伤、硬膜外血肿和旋转造成的脊髓牵拉或压迫风险。风险包括血管压迫引起的缺血、相对低血压、贫血和前段血管结扎。在骨折或肿瘤的治疗中，行椎体切除和前路融合，无论是否有后路操作，都会进一步增加神经损伤的风险，因为支配相应节段的

血管直接结扎会阻碍脊髓的血管供应。虽然手术创伤可能造成脊髓损伤，但瘫痪最有可能是脊髓前部和中央部缺血的结果。因此，如果在术中能够检测到缺血，就有机会去纠正，从而减轻不可逆转的损伤。随着脊柱外科监测技术的不断发展，几乎可以实现对 SSEP、MEP 和 EMG 的连续监测从而有助于明确损伤并进行术中纠正。

SSEP 长期用于脊柱侧凸矫治手术，脊柱侧凸研究学会（Scoliosis Research Society）和欧洲脊柱畸形学会（European Spinal Deformities Society）评估了 173 名外科医生治疗的 51 263 例患者的结局[53]，指出 SSEP 已成为一项标准监护技术。他们注意到，使用 SSEP 后，患者的瘫痪率从 0.7%~4% 下降到 0.55%。他们在 1992 年提出的建议反复在英国的研究中得到回应，普遍认为 IONM 是神经损伤高危患者的"标准操作（standard of practice）"[54]。

此后，IONM 作为脊柱手术的关键监测技术得到了广泛的临床应用。IONM 在脊柱畸形矫正过程中效果显著，因为它能够检测出许多（可能不是全部）导致神经损伤的医源性原因[55]。经验表明，充分干预、积极预防不可逆性损伤，通常能够改变 IONM 的监测结果[56,57]。

由于 SSEP 横穿脊髓后柱，因此当发生孤立的运动束损伤而不影响脊髓横截面上的大部分区域时，SSEP 可能不会变化，脊柱侧凸学会的评估中也提示了这一点（1 500 例中有 1 例）[53]。1995年经颅运动诱发电位技术发展起来，经美国 FDA 批准，迅速应用于脊柱手术监护。研究表明，MEP 监测对于判断觉醒后出现短暂或短期神经功能缺损的敏感度为 100%，而 SSEP 的敏感度仅为 43%[56-58]。

因此，建议脊柱外科应用 SSEP 联合 MEP 以更好地发现脊柱损伤[56,57,59]。联合监测对潜在的损伤有较高的敏感度，MEP 异常与运动束神经损伤有更好的相关性[29,56,57,60]。几项研究表明，当使用联合监测（如 SSEP 和 MEP）时，敏感度和特异度都接近 100%[58]。已发现 MEP 对损伤做出反应要比 SSEP 早 5~16min，并且对低血压或灰质血管

损伤造成的脊髓血供变化反应更快[58,60]。

SSEP 和 MEP 通常在手术期间评估头部到脊髓尾端（L_1~L_2）的功能。在 L_1~L_2 水平以下，脊神经继续存在于马尾神经、神经根、周围感觉神经和运动神经中。此外，SSEP 由多个神经根传导，MEP 的单个肌肉反应可由多个神经根激活，因此，SSEP 和 MEP 都不是针对单个神经根的。这些解剖学方面的考虑引起了一些争议，比如，是否应该在脊髓末端以下的脊柱手术中监测 SSEP 或 MEP。

为了评估神经根，可以使用与脑神经监测类似的肌电图技术。神经强直，即肌肉自发肌电图中（"自由描记肌电图"）的高频、高振幅放电可识别钝挫伤或神经刺激。此外，可以刺激神经根（"触发肌电图"）来定位或测试其完整性。在脊柱手术过程中，肌电图可监测多条肌肉（表 11.2）。

当用椎弓根螺钉进行脊柱内固定时，术后神经根损伤引起神经根病变的风险高达 10%[61]，此时 SSEP 和 MEP 无法专门监测单个神经根就成了一种突出的缺陷。椎弓根螺钉检测最常用于腰椎，当错位的螺钉突破椎弓根内侧壁时，神经根会处于危险之中。放置螺钉时这种情况的发生率为 15%~25%[61]。为了检测这种情况，可以用电刺激螺钉或螺钉孔（对于一些有涂层且不导电的螺钉），以确定刺激附近神经根 [阈值（threshold）] 和激活肌肉反应所需的电流。当此值较低时，螺钉可能已经突破椎弓根壁，如果此值非常低，螺钉可能在神经根上或附近，表明需要重新考虑放置的位置。已有研究支持使用椎弓根螺钉检测以减少神经根损伤[62,63]。

值得注意的是，神经根由于长期受压阈值可能升高，而且一些螺钉不导电，这种情况下可以测试预制钉道的阈值[64]。在胸腔区域进行阈值测试比较困难，因为肌电图可以利用的肌肉较少。然而，刺激位于胸椎中央但位置不正的螺钉可能会激活皮质脊髓束，这就产生了一种测试模式，使用类似于经颅 MEP 的技术参数，同时记录下肢肌肉（胫骨前肌、腓肠肌内侧、拇展肌和股四头肌）

表 11.2　通常监测的周围神经根 * 及肌肉

水平	肌肉	脊神经根	MEP
颈部	斜方肌，胸锁乳突肌	C_2~C_4	
	肱二头肌，三角肌	C_5、C_6	
	桡侧腕屈肌	C_6、C_7	
	肱三头肌	C_7	
胸部	拇短展肌，小指展肌	C_8~T_1	MEP
	肋间肌	T_1~T_4	
	腹直肌上段	T_5~T_6	
	腹直肌中段	T_7~T_8	
	腹直肌下段	T_9~T_{11}	
	腹直肌再下段（inferior rectus abdominis）	T_{12}	
腰椎	髂腰肌	L_1	
	长收肌	L_2~L_4	
	股内侧肌，股四头肌	L_2~L_4	
腰骶部	胫骨前肌	L_4~S_1	MEP
	腓骨长肌	L_5~S_1	
骶骨	腓肠肌	L_5~S_2	
	拇展肌	S_1~S_2	MEP
	肛门括约肌	S_2~S_4	

* 周围神经根监测方法。所示肌肉通常用于手术中各种神经根的肌电监测和椎弓根螺钉阈值测试，还显示了通常用于运动诱发电位（MEP）监测的肌肉

的反应[65]。颈部的椎弓根较小，放置更具挑战性。幸运的是，有大量的肌肉可用，从而可以进行类似于腰部区域的阈值测试。

一些外科团队正在利用术中计算机断层扫描 [O 臂（O arm）] 用立体定向引导补充或取代椎弓根螺钉测试。这可以在螺钉放置之前就规划螺钉的轨道，而不是在预制钉道放置后才进行测试。尽管使用了这些技术，穿孔仍有可能发生。因此，一些医院仍然在使用阈值测试[66]。

由于椎弓根存在解剖差异，在不同的脊柱区域可能会采用其他的 IONM。例如，在颈椎手术中，使用 MEP 可以降低并发症，部分原因是其可以区分颈椎病和周围神经病变[67]。同样地，颈椎区在诱导后不久和定位之前监测 SSEP 和 MEP，

可以提供有关颈椎定位和手术安全性的信息。在颈椎前路手术中，C_5 神经根术后出现损伤的风险很高（高达 5.9%），因此需要进行常规肌电图监测[68]。颈前路手术的另一个担忧是颈动脉闭塞和喉返神经牵拉损伤，导致术后声带功能障碍（2%~5%）。在这些情况下，喉返神经可通过肌电图检测自发放电，这种肌电图是从通过气管内插管在声带附近放置的表面电极来获得。胸椎手术可以采用前路、后路或联合入路。当进行前路手术时，脊髓缺血可发生于根性节段动脉损伤，尤其是 Adamkiewicz 动脉（通常位于 T_9~T_{12} 左侧）。

在脊柱手术中，缺血损伤最常见的后果是瘫痪，而 IONM 可以检测到缺血损伤。虽然在年轻患者中已经成功应用了术中控制性低血压，但平均血压 < 55mmHg 会增加神经缺血风险[69]。在矫正操作之前，推荐的平均血压为 65~75mmHg，在脊柱操作和矫正之后，建议将平均血压恢复到 > 70mmHg[69]。当患者表现出可能的缺血或怀疑有脊髓损伤时，普遍的做法是轻度增加平均血压[69]。后路截骨术可能导致前部血管拉伸和损伤。

尽管我们提到 L_1~L_2 以下使用 SSEP 或 MEP 存在争议，但一些研究已经证明在腰骶椎手术中使用多模式 IONM（SSEP、MEP 和 EMG）是有效的[55,70]。一项研究明确指出 MEP 在降低术后疼痛评分方面具有价值[55]。

作为另一种选择，或者在一些不能获得 MEP 的患者中，有时会使用霍夫曼反射（Hoffmann's reflex，H 反射）[71]。这是一种复合肌肉动作电位（compound muscle action potential, CMAP），是刺激周围神经后电激活单突触脊髓反射的结果。除了监测感觉和运动神经外，H 反射还可以监测反射水平的脊髓灰质，并检测高位中枢至反射段的脊髓损伤 [脊髓休克（spinal shock）]。

肌电图已成为腰骶部手术的重要监测手段。对于侧方入路的腰椎手术，肌电图可用来减少腰丛神经损伤。肌电图监测对于微创手术是有帮助的，因为外科医生的视野有限，可能会无意中伤到神经根。当手术使马尾神经处于危险状态时（通常在 L_1~L_2 以下），可使用肌电图 IONM 来保护神经根。在脊髓手术中，肌电图对于松解手术特别关键。外科治疗的目的是在不造成关键神经根医源性损伤的前提下，使脊髓得到最完全的松解。在这些情况下，肌电图能够将功能性组织与可以牺牲的组织区分开来，从而改善预后[72-74]。

保留下肢的运动和感觉功能尤其重要，保留肠道、膀胱和性功能当然也是如此[73]。实现这一目的的监测方式包括 SSEP、MEP（包括肛门肌肉）、L_2~S_4 节段肌电图和球海绵体肌反射。这种反射是通过刺激阴部神经并记录肛门括约肌的反应而产生的。传入感觉通路是由阴部神经的感觉纤维形成的。这些神经元在脊髓灰质（S_2~S_4）内换元，传出支通过阴部神经的运动纤维到达盆底肌肉，包括肛门外括约肌。

脊髓肿瘤切除术可能造成手术相关的损伤和随后的神经功能障碍。在这些手术中，IONM 的使用和有效性已得到充分证明[75]。中线的识别有助于确定手术入路的安全性，以尽量减少手术损伤。由于 SSEP 束沿着与中线相邻的后柱走行，因此对下肢的刺激和从脊髓后部的一系列接触记录可识别后正中沟[76]。髓内肿瘤手术中的监测方式包括 MEP 和 SSEP。

记录 MEP 时，使用上肢和下肢的硬膜外 D 波和 CMAP 反应。在肿瘤切除过程中，D 波是皮质脊髓束完整性的定量指标。当振幅下降 50%[77] 时，应停止手术。MEP 监测也能够成功定位运动束，其原理是脊髓内的刺激与经颅激活反应的冲突会导致常规肌肉反应的丧失[76]。

对于脊髓动静脉畸形，IONM 已经可以对血供进行刺激性测试，以确定牺牲该血管是否安全。在这种情况下，测试夹闭或注射异戊巴比妥钠（阻断 MEP 的灰质神经活动）和利多卡因（阻断 SSEP 和 MEP 的白质传导通路）有助于识别对正常神经功能至关重要的血管。

神经外科治疗失能性痉挛（通常是脑瘫的结果）时需要利用肌电图 IONM。在这些儿童中，L_2~S_2 区的传入活动导致邻近肌节甚至对侧肌肉过度紧张。肌电图可以用来识别那些导致过度活跃的能够被切除的神经根，从而允许选择性切断脊神经[78]。与脊髓栓系手术类似，应保留泌尿生殖器和肛门括约肌张力所必需的神经功能。这些手术改善了下肢和足的功能，同时将泌尿系统并发症发生率从 24% 降低到接近于 0[74]。

脊柱病例：一位 14 岁的女性患者接受脊柱矫正手术，治疗俯卧位脊柱侧凸。需要矫正的弯曲包括从 T_4 到 L_1，将实施椎弓根螺钉棒内固定术。

现有的的标准监测模式是什么？它们的作用是什么？

◆ MEP 使用上肢（踇短展肌）和下肢（踇收肌、胫骨前肌）肌肉反应。

◆ SSEP 使用上肢（尺神经）和下肢（胫后神经）刺激，记录臂丛（Erb 点）、腘窝、颈椎和感觉皮质。

◆ 肌电反应使用与 MEP 相同的多条下肢肌肉。下肢 MEP 和 SSEP 反应主要用于监测脊柱手术区域的神经损伤。上肢反应用于评估定位并可以作为一种整体对照。因为下肢反应的改变有时候可能被误解为手术造成的，此时上肢反应就可以作为对照（如麻醉作用）。多个记录点有助于识别通路中神经功能障碍的位置。肌电图能够识别牵拉造成的神经根损伤，能够进行椎弓根螺钉测试，并识别轻度的麻醉作用（背景电活动整体增加）。

周围神经外科手术中的 IONM

手术期间监测周围神经有两个主要原因。第一个原因是单纯在术中对处于损伤风险的神经功能进行评估，例如，避免在肩胛骨 - 胸椎关节融合术中由于患者体位或臂丛受压而导致的神经麻痹[79]。第二个原因是提供与神经或神经丛损伤相关的诊断信息，如果神经遭遇钝性损伤或完全切断，一般可以在 3 周后进行延迟的早期修复。

然而，绝大多数周围神经损伤一定程度上仍然存在神经的连续性[80,81]。在这种情况下，如果

条件允许，神经能够显著再生[81]。电刺激神经并记录损伤部位以外的复合神经动作电位(compound nerve action potential，CNAP)可提供有关神经纤维数量的信息。通过建立自发性神经再生的辅助方案，可以评估神经再生的可能性[81]。然而，受伤后即刻可能不会出现任何神经活动。在这种情况下，推荐的方案是将手术推迟 3~5 个月，以便有机会产生进行性神经再生。

刺激和记录 CNAP 的方法安全、简单且直接[82]。可用一个三极电极装置完成刺激，产生的电活动是用一个类似的双极装置记录。正常神经 CNAP 的大小（0.2~1mV）比头皮记录的电信号大得多，因此，不需要对信号进行平均。可以使用标准的监测设备获取记录，麻醉管理不是问题。从健康的神经获取 CNAP 所需的脉冲刺激强度为 4~6mA，脉冲持续时间小于 0.1ms。然而，损伤的神经或嵌入在瘢痕组织中的神经可能需要高达 30~40mA 的刺激强度，脉冲持续时间短至 0.02ms 才能引发可记录的 CNAP[83]。

已经确定能够产生大振幅、短持续时间的 CNAP 所需的神经纤维数量与产生临床功能所需的神经纤维数量相同。因此，一个清晰明确的 CNAP 是一个良好的预后指标[81]。异常 CNAP 正好相反，异常 CNAP 振幅低，因为功能纤维数量较少，持续时间较长，是传导速度的大幅度变化导致的时间弥散。这样的记录可为神经损伤修复的临床结果提供有用的信息。

IONM 异常的处理

在麻醉和相关技术支持下记录基线 IONM 信号是非常必要的，然后重复监测，可以识别可能的神经损害。对于已经明确的改变，应该从技术、生理、药理、定位或手术操作等层面对其来源进行分析。每一个变化都具有其特殊性，应该找到原因并针对性处理[84]。诱发电位改变的生理和药理学病因往往是整体性的，更多的是皮质而不是皮质下，而手术原因、技术原因和定位原因往往是局部性的。

IONM 对神经疾病转归的影响

一些早期的动物研究发现，脊髓缺血与临床运动障碍有关，如果缺血得到及时纠正，SSEP 的变化是可逆的 [85-87]。SSEP 的改变和永久性缺损与缺血持续时间有关。一项研究发现，缺血 15min 后截瘫的发生率为 0，17min 后为 30%，20min 后为 33%，25min 后为 38%，60min 后为 100%。他们还发现，当给予再灌注时，SSEP 的恢复顺序与损伤变化的顺序相反 [86]。在动物研究中发现，严重的脊髓缺血、运动功能丧失和 SSEP 的变化之间存在联系。他们还发现，局限性脊髓缺血可以导致运动障碍，但 SSEP 可以没有改变，这与脊髓感觉束和运动束的血管供应存在差异有很大关系 [85]。

尽管缺乏大量的 I 级证据，但 IONM 已经成为手术决策的一个常规考量。最近的研究对 SSEP 和 MEP 作为脊柱和颅内手术术后神经功能缺损的生物标志物和替代终点进行了评估 [88]。研究人员使用美国医学科学院（Institute of Medicine）推荐的三步评估法 [89]，并采用 GRADE 工作组制定的指南评估了因果联系 [90]。他们的结论是，与 IONM 相关的生物标记物符合美国医学科学院关于替代终点评估的标准。这一结果支持 IONM 可用于手术监测，而列联分析则证明了 IONM 对术后结果的有益影响 [88]。

最近的一项综述建立了 SSEP 和 MEP 在脊柱手术和某些主动脉手术中应用的循证指南。美国神经病学学会（American Academy of Neurology）通过收集循证学证据试图回答这个问题，即 IONM 中的 SSEP 和 MEP 能够预测手术结果吗？该小组发现了 4 项 I 类研究，将有 IONM 变化的组与没有 IONM 变化的组的并发症进行了比较 [91-94]。在这些研究中，有 IONM 变化的患者中有 16%~40% 出现不良结局（瘫痪、截瘫或四肢瘫痪），而没有 IONM 变化的患者则无不良事件发生。回顾另外 8 项 II 类研究 [57-59,95-100] 发现了与 I 类研究一致的结果，即所有发生 IONM 变化的患者均发生了肢体麻痹、截瘫和四肢瘫痪，而没有发生 IONM

变化的患者无任何不良结果 [101]。这一基于循证医学证据建立的指南支持 IONM 在脊柱外科的应用 [95,101]。

现有的前瞻性研究显示，当使用 IONM 时患者的运动功能结局更好 [75]。由于临床研究针对的科学问题不同，此研究并未纳入上述分析，但它确实显示了 IONM 监测与运动结局之间的显著正相关关系 [102]。

麻醉医生的贡献与 IONM 的未来

麻醉医生对药物的选择和对患者生理状态的管理对于获得良好的 IONM 监测和在 IONM 变化时协助分析至关重要。麻醉医生应该能够帮助鉴别诊断并提供支持性监护，以最大限度地减少可能的神经功能障碍。他们凭借对手术程序的了解，以及对药物和生理状态的管理能力，非常适合担任这一角色 [7]。麻醉医生对 IONM 的贡献大小取决于对这些管理技术的了解程度，一项对麻醉与重症监护神经科学学会（Society for Neuroscience in Anesthesiology and Critical Care, SNACC）成员的调查显示，IONM 被评为神经麻醉学培训中非常受欢迎的重点教育内容 [103]。

IONM 的发展取决于多种因素，包括确定哪些领域的监测最有价值、最具成本效益并具有改善结局的潜力。作为手术 IONM 团队的一员，麻醉医生处于特别有利的位置，可以发挥非常积极的作用。

总　结

◆ 应用 SSEP 对颅内手术进行监测，定位感觉皮质和运动皮质，监测感觉皮质缺血和本体感觉的皮质下通路。

◆ 应用 MEP 对颅内手术进行监测，识别运动皮质，监测皮质脊髓束的运动皮质及皮质下通路。

◆ 应用 ABR 监测脑干听觉通路。

◆ 自动和触发式肌电图用于定位和监测脑神经核和神经通路。

◆ 通过 SSEP 和 MEP 监测脑干和脊髓的总体完整性。

◆ 通过肌电图和反射反应（球海绵体反射和 H 反射）监测神经根。

◆ IONM 变化的病因本质上可分为药理学、生理学、体位性、外科和技术性原因。

（李 岩 江水晶 译，路志红 杨谦梓 审校）

参考文献

[1] Neuloh G, Schramm J. Monitoring of motor evoked potentials compared with somatosensory evoked potentials and microvascular Doppler ultrasonography in cerebral aneurysm surgery. Journal of Neurosurgery, 2004, 100(3):389–399.

[2] Cedzich C, Taniguchi M, Schafer S, et al. Somatosensory evoked potential phase reversal and direct motor cortex stimulation during surgery in and around the central region. Neurosurgery, 1996, 38(5):962–970.

[3] Kombos T, Suess O, Ciklatekerlio O, et al. Monitoring of intraoperative motor evoked potentials to increase the safety of surgery in and around the motor cortex. Journal of Neurosurgery, 2001, 95(4):608–614.

[4] Zhou HH, Kelly PJ. Transcranial electrical motor evoked potential monitoring for brain tumor resection. Neurosurgery, 2001, 48(5):1075–1081.

[5] Krieg SM, Shiban E, Droese D, et al. Predictive value and safety of intraoperative neurophysiological monitoring with motor evoked potentials in glioma surgery. Neurosurgery, 2012, 70(5):1060–1070, discussion 70–71.

[6] Gempt J, Krieg SM, Huttinger S, et al. Postoperative ischemic changes after glioma resection identified by diffusion-weighted magnetic resonance imaging and their association with intraoperative motor evoked potentials. Journal of Neurosurgery, 2013, 119(4):829–836.

[7] Koht A, Sloan T, Toleikis JR. Monitoring the nervous system for anestehsiologists and other health professionals, 2017.

[8] Jameson LC, Janik DJ, Sloan TB. Electrophysiologic monitoring in neurosurgery. Anesthesiology Clinics, 2007, 25(3):605–630.

[9] Jameson LC, Sloan TB. Neurophysiologic monitoring in neurosurgery. Anesthesiology Clinics, 2012, 30(2):311–331.

[10] Toleikis JR. Intraoperative monitoring using somatosensory evoked potentials. A position statement by the American Society of Neurophysiological Monitoring. Journal of Clinical Monitoring and Computing, 2005, 19(3):241–258.

[11] Kumar A, Bhattacharya A, Makhija N. Evoked potential monitoring in anaesthesia and analgesia.[see comment]. Anaesthesia, 2000, 55(3):225–241.

[12] Jameson LC, Sloan TB. Monitoring of the brain and spinal cord. Anesthesiology Clinics, 2006, 24(4):777–791.

[13] Kombos T, Suess O, Funk T, et al. Intra-operative mapping of the motor cortex during surgery in and around the motor cortex. Acta Neurochirurgica, 2000, 142(3):263–268.

[14] Robertson SC, Traynelis VC, Yamada TT. Identification of the sensorimotor cortex with SSEP phase reversal//Loftus CM, Traynelis VC.Intraoperative monitoring techniques in neurosurgery.New York: McGraw-Hill, Inc, 1994: 107–111.

[15] Emerson RG, Turner CA. Monitoring during supratentorial surgery. Journal of Clinical Neurophysiology, 1993, 10(4):404–411.

[16] Minahan RE, Mandir AS.Neurophysiologic intraoperative monitoring of trigeminal and facial nerves. Journal of Clinical Neurophysiology, 2011, 28(6):551–565.

[17] Neuloh G, Pechstein U, Cedzich C, et al. Motor evoked potential monitoring with supratentorial surgery. Neurosurgery, 2004, 54(5):1061–1070, discussion 70–72.

[18] Mikuni N, Okada T, Enatsu R, et al. Clinical impact of integrated functional neuronavigation and subcortical electrical stimulation to preserve motor function during resection of brain tumors. Journal of Neurosurgery, 2007, 106(4):593–598.

[19] Mikuni N, Okada T, Nishida N, et al. Comparison between motor evoked potential recording and fiber tracking for estimating pyramidal tracts near brain tumors. Journal of Neurosurgery, 2007, 106(1):128–133.

[20] Guo L, Gelb AW. The use of motor evoked potential monitoring during cerebral aneurysm surgery to predict pure motor deficits due to subcortical ischemia. Clinical Neurophysiology, 2011, 122(4):648–655.

[21] Schramm J, Koht A, Schmidt G, et al. Surgical and electrophysiological observations during clipping of 134 aneurysms with evoked potential monitoring. Neurosurgery, 1990, 26(1):61–70.

[22] Yeon JY, Seo DW, Hong SC, et al. Transcranial motor evoked potential monitoring during the surgical clipping of unruptured intracranial aneurysms. Journal of the Neurological Sciences, 2010, 293(1-2):29–34.

[23] Bacigaluppi S, Fontanella M, Manninen P, et al. Monitoring techniques for prevention of procedure-related ischemic damage in aneurysm surgery. World Neurosurgery, 2012, 78(3-4):276–288.

[24] Sloan MA. Prevention of ischemic neurologic injury with intraoperative monitoring of selected cardiovascular and cerebrovascular procedures: roles

of electroencephalography, somatosensory evoked potentials, transcranial Doppler, and near- infrared spectroscopy. Neurologic Clinics, 2006, 24(4):631– 645.

[25] Lopez JR. Neurophysiologic intraoperative monitoring of pediatric cerebrovascular surgery. Journal of Clinical Neurophysiology, 2009, 26(2):85–94.

[26] Holland NR. Subcortical strokes from intracranial aneurysm surgery: implications for intraoperative neuromonitoring. Journal of Clinical Neurophysiology, 1998, 15(5):439–446.

[27] Horiuchi K, Suzuki K, Sasaki T, et al. Intraoperative monitoring of blood flow insufficiency during surgery of middle cerebral artery aneurysms. Journal of Neurosurgery, 2005, 103(2):275–283.

[28] Sasaki T, Kodama N, Matsumoto M, et al. Blood flow disturbance in perforating arteries attributable to aneurysm surgery. Journal of Neurosurgery, 2007, 107(1):60–67.

[29] Macdonald DB. Intraoperative motor evoked potential monitoring: overview and update. Journal of Clinical Monitoring and Computing, 2006, 20(5):347–377.

[30] Szelenyi A, Langer D, Kothbauer K, et al. Monitoring of muscle motor evoked potentials during cerebral aneurysm surgery: intraoperative changes and postoperative outcome. Journal of Neurosurgery, 2006, 105(5):675– 681.

[31] Maruta Y, Fujii M, Imoto H, et al. Intra-operative monitoring of lower extremity motor-evoked potentials by direct cortical stimulation. Clinical Neurophysiology, 2012, 123(6):1248–1254.

[32] Szelenyi A, Langer D, Beck J, et al. Transcranial and direct cortical stimulation for motor evoked potential monitoring in intracerebral aneurysm surgery. Neurophysiologie Clinique, 2007, 37(6):391–398.

[33] Motoyama Y, Kawaguchi M, Yamada S, et al. Evaluation of combined use of transcranial and direct cortical motor evoked potential monitoring during unruptured aneurysm surgery. Neurologia Medico-Chirurgica, 2011, 51(1):15–22.

[34] Bloom MJ, Kofke WA, Nemoto E, et al. Monitoring for cerebrovascular surgery. International Anesthesiology Clinics, 1996, 34(3):137–147.

[35] Neuloh G, Schramm J. Evoked potential monitoring during surgery for intracranial aneurysm// Nuwer M.Handbook of clinical neurophsiology: Intraoperative monitoring of neural function. Amsterdam: Elsevier, 2008:801–814.

[36] Chang SD, Lopez JR, Steinberg GK. The usefulness of electrophysiological monitoring during resection of central nervous system vascular malformations. Journal of Stroke and Cerebrovascular Diseases, 1999, 8(6):412–422.

[37] Dengler J, Cabraja M, Faust K, et al. Intraoperative

neurophysiological monitoring of extracranial-intracranial bypass procedures. Journal of Neurosurgery, 2013, 119(1):207–214.

[38] Chen L, Lang L, Zhou L, et al. Bypass or not? Adjustment of surgical strategies according to motor evoked potential changes in large middle cerebral artery aneurysm surgery. World Neurosurgery, 2012, 77(2):398 E1–6.

[39] Deletis V, Sala F. Intraoperative neurophysiological monitoring and mapping during brainstem surgery: A modern approach. Operative Techniques in Neurosurgery, 2000, 3(2):109–113.

[40] Holland NR. Intraoperative electromyography. Journal of Clinical Neurophysiology, 2002, 19(5):444–453.

[41] Toleikis JR. Electromyography// Koht A, Sloan TB, Toleikis JR. Monitoring the nervous system for anesthesiologists and other health careprofessionals. New York: Springer, 2017:103–124.

[42] Glasker S, Pechstein U, Vougioukas VI, et al. Monitoring motor function during resection of tumours in the lower brain stem and fourth ventricle. Childs Nervous System, 2006, 22(10):1288–1295.

[43] Prell J, Strauss C, Rachinger J, et al. Facial nerve palsy after vestibular schwannoma surgery: Dynamic risk-stratification based on continuous EMG-monitoring. Clinical Neurophysiology, 2014, 125(2):415–421.

[44] Thirumala PD, Shah AC, Nikonow TN, et al. Microvascular decompression for hemifacial spasm: evaluating outcome prognosticators including the value of intraoperative lateral spread response monitoring and clinical characteristics in 293 patients. Journal of Clinical Neurophysiology, 2011, 28(1):56–66.

[45] Deletis V, Fernandez-Conejero I, et al. Methodology for intra-operative recording of the corticobulbar motor evoked potentials from cricothyroid muscles. Clinical Neurophysiology, 2011, 122(9):1883–1889.

[46] Legatt AD. Mechanisms of intraoperative brainstem auditory evoked potential changes. Journal of Clinical Neurophysiology, 2002, 19(5):396–408.

[47] Aravabhumi S, Izzo KL, Bakst BL. Brainstem auditory evoked potentials: intraoperative monitoring technique in surgery of posterior fossa tumors. Archives of Physical Medicine & Rehabilitation, 1987, 68(3):142–146.

[48] Banoub M, Tetzlaff J, Schubert A. Pharmacologic and physiologic influences affecting sensory evoked potentials. Anesthesiology, 2003, 99(3):716–737.

[49] Bricolo A, Sala F. Surgery of brainstem lesions// Deletis VSJ .Neurophysiology in neurosurgery: A modern intraoperative approach. Boston: Academic Press, 2002:267–289.

[50] Kang DZ, Wu ZY, Lan Q, et al. Combined monitoring of evoked potentials during microsurgery for lesions

adjacent to the brainstem and intracranial aneurysms. Chinese Medical Journal, 2007, 120(18):1567–1573.

[51] Angelo R, Moller AR, Angelo R, et al. Contralateral evoked brainstem auditory potentials as an indicator of intraoperative brainstem manipulation in cerebellopontine angle tumors. Neurological Research, 1996, 18(6):528–540.

[52] Simon MV. Neurophysiologic intraoperative monitoring of the vestibulocochlear nerve. Journal of Clinical Neurophysiology, 2011, 28(6):566–581.

[53] Nuwer MR, Dawson EG, Carlson LG, et al. Somatosensory evoked potential spinal cord monitoringreduces neurologic deficits after scoliosis surgery: Results of a large multicenter survey. Electroencephalography & Clinical Neurophysiology, 1995, 96(1):6–11.

[54] Anonymous. Scoliosis Research Society. Position statement on somatosensory evoked potential monitoring of neurologic spinal cord function during surgery. Park Ridge: September, 1992.

[55] Voulgaris S, Karagiorgiadis D, Alexiou GA, et al. Continuous intraoperative electromyographic and transcranial motor evoked potential recordings in spinal stenosis surgery. Journal of Clinical Neuroscience, 2010, 17(2):274–276.

[56] MacDonald DB, Al Zayed Z, et al. Monitoring scoliosis surgery with combined multiple pulse transcranial electric motor and cortical somatosensory-evoked potentials from the lower and upper extremities. Spine (Phila Pa 1976), 2003, 28(2):194–203.

[57] Pelosi L, Lamb J, Grevitt M, et al. Combined monitoring of motor and somatosensory evoked potentials in orthopaedic spinal surgery. Clinical Neurophysiology, 2002, 113(7):1082–1091.

[58] Hilibrand AS, Schwartz DM, Sethuraman V, et al. Comparison of transcranial electric motor and somatosensory evoked potential monitoring during cervical spine surgery. The Journal of Bone and Joint Surgery. American Volume, 2004, 86-A(6):1248–1253.

[59] Langeloo DD, Lelivelt A, Louis Journee H, et al. Transcranial electrical motor-evoked potential monitoring during surgery for spinal deformity: A study of 145 patients. Spine (Phila Pa 1976), 2003, 28(10):1043–1050.

[60] Schwartz DM, Auerbach JD, Dormans JP, et al. Neurophysiological detection of impending spinal cord injury during scoliosis surgery. Journal of Bone and Joint Surgery, 2007, 89(11):2440–2449.

[61] Leppanen RE. Intraoperative monitoring of segmental spinal nerve root function with free-run and electrically-triggered electromyography and spinal cord function with reflexes and F-responses.

A position statement by the American Society of Neurophysiological Monitoring. Journal of Clinical Monitoring and Computing, 2005, 19(6):437–461.

[62] Reidy DP, Houlden D, Nolan PC, et al. Evaluation of electromyographic monitoring during insertion of thoracic pedicle screws. The Journal of Bone and Joint Surgery. British Volume, 2001, 83(7):1009–1014.

[63] Raynor BL, Lenke LG, Kim Y, et al. Can triggered electromyograph thresholds predict safe thoracic pedicle screw placement.[see comment]. Spine, 2002, 27(18):2030–2035.

[64] Anderson DG, Wierzbowski LR, Schwartz DM, et al. Pedicle screws with high electrical resistance: a potential source of error with stimulus-evoked EMG. Spine (Phila Pa 1976), 2002, 27(14):1577–1581.

[65] Donohue ML, Murtagh-Schaffer C, Basta J, et al. Pulse-train stimulation for detecting medial malpositioning of thoracic pedicle screws. Spine, 2008, 33(12):E378–385.

[66] Kast E, Mohr K, Richter HP, et al. Complications of transpedicular screw fixation in the cervical spine. European Spine Journal, 2006, 15(3):327–334.

[67] Freedman B, Potter B. Managing neurologic complications in cervical spine surgery. Current Opinion in Orthopedics, 2005, 16:169–177.

[68] Bose B, Sestokas AK, Schwartz DM. Neurophysiological detection of iatrogenic C-5 nerve deficit during anterior cervical spinal surgery. Journal of Neurosurgery: Spine, 2007, 6(5):381–385.

[69] Pahys JM, Guille JT, D'Andrea LP, et al. Neurologic injury in the surgical treatment of idiopathic scoliosis: Guidelines for assessment and management. Journal of the American Academy of Orthopaedic Surgeons, 2009, 17(7):426–434.

[70] Nixon AT, Smith ZA, Lawton CD, et al. Bilateral neurological deficits following unilateral minimally invasive TLIF: A review of four patients. Surgical Neurology International, 2014, 5(Suppl 7):S317–324.

[71] Misiaszek JE, Misiaszek JE. The H-reflex as a tool in neurophysiology: Its limitations and uses in understanding nervous system function. Muscle Nerve, 2003, 28(2):144–160.

[72] von Koch CS, Quinones-Hinojosa A, Gulati M, et al. Clinical outcome in children undergoing tethered cord release utilizing intraoperative neurophysiological monitoring. Pediatric Neurosurgery, 2002, 37(2):81–86.

[73] Quinones-Hinojosa A, Gadkary CA, Gulati M, et al. Neurophysiological monitoring for safe surgical tethered cord syndrome release in adults. Surgical Neurology, 2004, 62(2):127–133, discussion 33–35.

[74] Sala F, Krzan MJ, Deletis V, et al. Intraoperative neurophysiological monitoring in pediatric neurosurgery: why, when, how? Childs Nervous System, 2002, 18(6–7):264–287.

[75] Sala F, Palandri G, Basso E, et al.Motor evoked potential monitoring improves outcome after surgery for intramedullary spinal cord tumors: A historical control study. Neurosurgery, 2006, 58(6):1129–1143, discussion 1129–1143.

[76] Deletis V, Bueno De Camargo A. Interventional neurophysiological mapping during spinal cord procedures. Stereotactic & Functional Neurosurgery, 2001, 77(1–4):25–28.

[77] Morota N, Deletis V, Constantini S, et al. The role of motor evoked potentials during surgery for intramedullary spinal cord tumors. Neurosurgery, 1997, 41(6):1327–1336.

[78] Abbott R. Sensory rhizotomy for the treatment of childhood spasticity// Deletis V, Shils JL. Neurophysiology in neurosurgery. Boston, MA: Academic Press, 2002:219–230.

[79] Bhatia S, Hsu AR, Harwood D, et al. The value of somatosensory evoked potential monitoring during scapulothoracic arthrodesis: case report and review of literature. Journal of Shoulder and Elbow Surgery, 2012, 21(7):e14–18.

[80] Kline D, Midha R. Evaluation of neuroma in continuity//Omer G, Spinner M, VanBeek A.Management of peripheral nerve problems. Philadelphia, PA: WB Sanders, 1998:319–327.

[81] Happel LT. Surgery in the peripheral nervous system// Koht A, Sloan T, Toleikis JR.Monitoring the nervous system for anesthesiologists and other health professionals. New York: Springer, 2017:651–663.

[82] Tiel RL, Happel LT Jr, Kline DG. Nerve action potential recording method and equipment. Neurosurgery, 1996, 39(1):103–108, discussion 8–9.

[83] Kline D. Nerve action potential recordings// Kim DH, Midra R, Murovic JR, et al.Nerve injuries. 2nd ed. Philadelphia: WB Sanders, 2008:75–86.

[84] Koht A, Sloan T, Toleikis JR. Monitoring Applications and Evaluating Changes// Koht A, Sloan T, Toleikis JR. Monitoring the nervous system for anesthesiologists and other health professionals. New York: Springer, 2017:345–351.

[85] Bennett MH. Effects of compression and ischemia on spinal cord evoked potentials. Experimental Neurology, 1983, 80(3):508–519.

[86] Cheng MK, Robertson C, Grossman RG, et al. Neurological outcome correlated with spinal evoked potentials in a spinal cord ischemia model. Journal of Neurosurgery, 1984, 60(4):786–795.

[87] Coles JG, Wilson GJ, Sima AF, et al. Intraoperative detection of spinal cord ischemia using somatosensory cortical evoked potentials during thoracic aortic occlusion. The Annals of Thoracic Surgery, 1982, 34(3):299–306.

[88] Holdefer RN, MacDonald DB, Skinner SA. Somatosensory and motor evoked potentials as biomarkers for post-operative neurological status. Clinical Neurophysiology, 2015, 126(5):857–865.

[89] Institute of Medicine Committee on Qualification of Biomarkers and Surrogate Endpoints in Chronic Disease. Perspectives on Biomarker and Surrogate Endpoint Evaluation: Discussion Forum Summary. Washington DC: National Academies Press, 2011.

[90] Guyatt GH, Oxman AD, Schunemann HJ, et al. GRADE guidelines: A new series of articles in the Journal of Clinical Epidemiology. Journal of Clinical Epidemiology, 2011, 64(4):380–382.

[91] Costa P, Bruno A, Bonzanino M, et al. Somatosensory- and motor-evoked potential monitoring during spine and spinal cord surgery. Spinal Cord, 2007, 45(1):86–91.

[92] Weinzierl MR, Reinacher P, Gilsbach JM, et al. Combined motor and somatosensory evoked potentials for intraoperative monitoring: Intra- and postoperative data in a series of 69 operations. Neurosurgical Review, 2007, 30(2):109–116, discussion 16.

[93] Cunningham JNJ, Laschinger JC, Spencer FC. Monitoring of somatosensory evoked potentials during surgical procedures on the thoracoabdominal aorta: IV. Clinical observations and results. Journal of Thoracic and Cardiovascular Surgery, 1987, 94:275–285.

[94] Sutter M, Eggspuehler A, Grob D, et al. The validity of multimodal intraoperative monitoring (MIOM) in surgery of 109 spine and spinal cord tumors. European Spine Journal, 2007, 16 Suppl 2:S197–208.

[95] Nuwer MR, Emerson RG, Galloway G, et al. Evidence-based guideline update: intraoperative spinal monitoring with somatosensory and transcranial electrical motor evoked potentials: Report of the Therapeutics and Technology Assessment Subcommittee of the American Academy of Neurology and the American Clinical Neurophysiology Society. Neurology, 2012, 78(8):585–589.

[96] Etz CD, Halstead JC, Spielvogel D, et al. Thoracic and thoracoabdominal aneurysm repair: Is reimplantation of spinal cord arteries a waste of time? Annals of Thoracic Surgery, 2006, 82(5):1670–1677.

[97] Jacobs MJ, Meylaerts SA, de Haan P, et al.Assessment of spinal cord ischemia by means of evoked potential monitoring during thoracoabdominal aortic surgery. Seminars in Vascular Surgery, 2000, 13(4):299–307.

[98] Khan MH, Smith PN, Balzer JR, et al. Intraoperative somatosensory evoked potential monitoring during cervical spine corpectomy surgery: experience with 508 cases. Spine (Phila Pa 1976), 2006, 31(4):E105–113.

[99] Lee JY, Hilibrand AS, Lim MR, et al. Characterization of neurophysiologic alerts during anterior cervical spine surgery. Spine (Phila Pa 1976), 2006,

31(17):1916–1922.

[100] May DM, Jones SJ, Crockard HA. Somatosensory evoked potential monitoring in cervical surgery: Identification of pre- and intraoperative risk factors associated with neurological deterioration. Journal of Neurosurgery, 1996, 85(4):566–573.

[101] Nuwer MR, Emerson RG, Galloway G, et al. Evidence-based guideline update: Intraoperative spinal monitoring with somatosensory and transcranial electrical motor evoked potentials. Journal of Clinical Neurophysiology, 2012, 29(1):101–108.

[102] Ney JP, van der Goes DN, Nuwer M, et al. Evidence-based guideline update: Intraoperative spinal monitoring with somatosensory and transcranial electrical motor evoked potentials: Report of the Therapeutics and Technology Assessment Subcommittee of the American Academy of Neurology and the American Clinical Neurophysiology Society. Neurology, 2012, 79(3):292–294.

[103] Mashour GA, Lauer K, Greenfield ML, et al. Accreditation and standardization of neuroanesthesia fellowship programs: results of a specialty-wide survey. Journal of Neurosurgical Anesthesiology, 2010, 22(3):252–255.

第12章

创伤性脑损伤

Anne Sebastiani，*Kristin Engelhard*

引 言

创伤性脑损伤（traumatic brain injury，TBI）是导致 40 岁以下患者永久性残疾和死亡的最常见原因[1,2]。导致 TBI 的主要原因有道路交通事故、袭击、坠落和家庭暴力等意外伤害。因此，为了最大限度地减轻脑损伤，需要依据现行指南对 TBI 患者进行快速的诊断及治疗。此外脑组织对缺氧的耐受性极低，因此在整个治疗过程中保证充足的氧合至关重要。

流行病学

2010 年，美国疾病控制与预防中心（Centers for Disease Control and Prevention）的一份报告显示，约 250 万人因 TBI 急诊就医、住院和死亡，其中在急诊科救治和转出者约占 87%，住院治疗和出院者占 11%，死亡率接近 2%。在欧洲，TBI 的发病率为每年（47.3~694）/10 万，而死亡率为每年（9~28.1）/ 10 万[3]。

分 类

可根据发生机制对 TBI 进行分类：根据颅骨和硬脑膜是否破裂，可将 TBI 分为开放性颅脑损伤和闭合性颅脑损伤；根据急性脑损伤的严重程度，可分为轻度、中度或重度脑损伤。临床上最常用的意识水平评估量表为格拉斯哥昏迷量表（GCS），该量表由运动反应、语言反应和睁眼反应三部分组成，患者反应越差，得分越低[4]（表 12.1）。此外，某些紧急干预措施（如使用镇静药或麻醉药）会干扰 GCS 评估的准确性，可导致对 TBI 严重程度的错误分类，因此在临床实践中

还可采用其他评估指标，如意识丧失、意识改变和（或）创伤后记忆缺失的持续时间，也可结合 CT 扫描所显示的结构损伤级别来评估 TBI 的损伤程度。头颈部简明损伤评分量表（abbreviated

表 12.1　格拉斯哥昏迷量表（GCS）

项目	评分
运动反应	
正常	6 分
能辨识疼痛位置（疼痛一侧有目的的活动）	5 分
能躲避疼痛	4 分
因疼痛肢体异常屈曲（僵硬，紧握拳头，双腿伸直，双臂向身体内弯，手腕和手指弯曲并放在胸前）	3 分
因疼痛肢体异常过伸（僵硬，手臂和腿伸直，脚趾向下，头部和颈部向后拱起）	2 分
无反应	1 分
言语反应	
正常对话	5 分
可应答，但答非所问	4 分
可说出单字，不成句	3 分
可发出声音，不成词	2 分
无反应	1 分
睁眼反应	
自动睁眼	4 分
呼唤睁眼	3 分
疼痛刺激睁眼	2 分
无反应	1 分

经 Elsevier 公司允许引自 Teasdale G, Jennett B. Assessment of coma and impaired consciousness a practical scale. The Lancet, 1974, 304（7872）：81−94.

得分：运动得分 + 言语得分 + 睁眼得分 =3~15 分

injury scale，AIS）也可用于 TBI 的分类，根据死亡风险，对损伤程度进行"6分"分级，1分为轻度损伤，6分为无法存活的损伤。表 12.2 为 TBI 严重程度分级测量方法的总结[5]。主治医生必须了解的是，TBI 的严重程度可能随着时间的推移而加重，轻度 TBI 可能表现为一过性头痛、头晕或恶心，然后出现意识丧失和昏迷，病情进一步恶化后患者表现为瞳孔放大、对光反射消失、偏瘫或对疼痛刺激的异常伸展或屈曲。此外，TBI 患者在创伤后可遭受多重严重损伤（多发伤），根据创伤机制，15% 的患者可能存在脊柱损伤，也可能存在肺部、腹部、血管和骨骼的损伤，由此而造成的大量失血、缺氧和低血压会加重神经损伤。因此，必须对所有严重创伤患者进行仔细检查，尽快发现和治疗这些合并伤。此外，对于事故造成的损伤，了解汽车损坏程度或坠落高度，可以为了解损伤的潜在严重程度提供重要信息。

病理生理学

颅脑创伤是外力冲击的结果，会直接损伤脑组织，并且经常导致脑功能损伤（原发性损伤），通常难以救治，只能通过预防措施(如使用安全帽、安全气囊）来避免。TBI 的临床症状可立即出现，也可随着时间推移缓慢发展。即使颅骨未发生骨折，脑组织也可能因撞击到颅骨内侧出现挫裂伤，从而导致颅内出血或脑肿胀。机械性原因引起的原发性损伤包括以轴突、神经胶质细胞和血管结构为中心的不可逆性损伤。在宏观层面上，原发性损伤可能包括颅骨骨折、轴外出血（硬膜外血肿、硬膜下血肿、蛛网膜下腔出血）、轴内出血

（挫裂伤、弥漫性轴索损伤、脑干损伤）；在细胞水平上，在损伤初期的几分钟至几小时内会发生细胞膜微孔化、离子通道渗漏和蛋白质紊乱。创伤性半暗带围绕这一不可逆损伤区，其内的细胞发生持续性可逆损伤。半暗带在初始损伤后的几分钟、几小时甚至几天内会发生继发性改变，导致脑组织进一步损伤。这一系列复杂的病理变化最终造成大脑缺氧和缺血。这些变化促使创伤性半暗带演变为不可逆损伤（继发性损伤）或完全消退（图 12.1）。以下各节将讨论原发性脑损伤可能引发的疾病。

颅内高压

颅内容物（颅内容积，intracranial volume，ICV，1 600mL）主要包括三部分：

- 脑组织或组织间隔约占 80%；
- 脑脊液约占 8%；
- 脑血流和血管约占 12%。

这三部分的总量必须保持稳定，TBI 后任何一部分的增加（如颅内血肿、脑水肿或引流梗阻）必将由其余部分的相应减少来代偿，以维持正常的颅内压（ICP）。脑脊液系统通过将脑脊液从颅内转移至脊髓蛛网膜下腔而具有最大的缓冲能力。脑血容量（CBV）的减少首先可通过减少低压静脉系统的静脉压来实现，其次是毛细血管，然后是动脉压，最终导致脑缺血。ICP 主要通过影响脑灌注压（CPP；CPP = MAP−ICP）来影响预后。

颅内压增高又称为颅内高压，是一种继发性损伤，可由原发性损伤、血管充血、脑脊液流动受阻或脑水肿引起。众所周知，颅内高压与 TBI

表 12.2　创伤性脑损伤（TBI）严重程度分级

标准	轻度	中度	重度
影像学结构	正常	正常或异常	正常或异常
意识丧失	< 30min	30min 至 24h	> 24h
创伤后记忆缺失	0~1d	> 1d 和 < 7d	> 7d
GCS（24h 内）	13~15 分	9~12 分	3~8 分
AIS（头部）	1~2 分	3 分	4~6 分

GCS：格拉斯哥昏迷量表；AIS：头颈部简明损伤评分量表

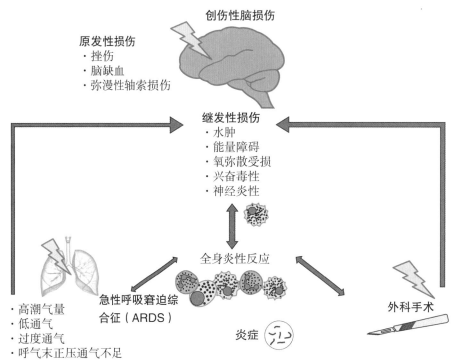

图 12.1 创伤性脑损伤（TBI）的病理变化

患者的预后较差有关，因此其引起了人们进行监测和调控的极大兴趣。通常认为，健康成年人的正常颅内压是 5~15mmHg，而 TBI 患者的颅内压通常大于 20~25mmHg，为颅内高压[6]。颅内高压超过 5min 会导致 TBI 患者的神经系统预后恶化。

脑水肿的定义是大脑的含水量增加，可导致颅内高压。大多数脑损伤病例的脑水肿表现为血管源性水肿和细胞毒性水肿两种类型的结合，分别由血脑屏障破坏和缺血引起。大多数颅脑损伤病例的颅内压增高以局灶性脑水肿开始，当出现与颅内血肿相关的病理生理改变时，由此引起的颅内压增高会导致 CPP 进一步降低而加重脑缺血。若未经治疗，颅内压进一步增高可使脑干经枕骨大孔疝出，最终导致脑死亡。此外，发生 TBI 后进行颅内压监测可尽早发现继发性出血。

全身影响

即使在未伴随脑外器官损伤或全身感染的情况下，TBI 也可能影响多个器官系统，导致功能紊乱。全身性表现由多种因素引起，涉及自主神经系统的干扰（交感神经放电）、炎性反应、内分泌功能障碍和 TBI 的治疗模式。内分泌和电解

质失衡、心血管和呼吸系统紊乱、凝血功能障碍以及全身免疫反应都是 TBI 后常见的病理生理改变。35% 的 TBI 患者至少伴发一个非神经器官或系统衰竭，最常见的是呼吸系统。

心血管反应常见于 TBI 急性期，包括高血压、心动过速和心输出量增加。导致血压升高的部分原因可能是颅内高压的神经反应，即库欣反应或反射，此可能提示脑疝。然而，严重的 TBI 合并多器官损伤并伴有大量失血的患者可能会出现低血压和心输出量减少。入院时的全身性低血压（收缩压＜90mmHg）与发病率和死亡率的增加有关[7]。

颅脑创伤的呼吸系统反应包括呼吸暂停和呼吸模式异常，常发生呼吸功能不全、自发性过度换气及吸入呕吐物或血液。此外，TBI 患者的肺部损伤包括呼吸机相关肺炎、急性呼吸窘迫综合征（acute respiratory distress syndrome，ARDS）和神经源性肺水肿，病因学认为神经源性肺水肿是由 ICP 升高引起自主反应刺激儿茶酚胺激增导致的心肺功能障碍。呼吸系统问题的早期识别和治疗是必不可少的，因为呼吸衰竭和机械通气是增加死亡率、加重神经系统不良预后、延长重症监

护病房（ICU）停留或住院时间的危险因素[8]。

TBI 会进一步引起神经内分泌功能障碍，包括垂体功能障碍和水电解质失衡。垂体的血供和垂体柄部极易受到创伤影响，可导致尿崩症。此外，TBI 可能会阻碍下丘脑神经元分泌抗利尿激素，引起抗利尿激素分泌异常综合征（inappropriate antidiuretic hormone secretion，SIADH）。尿崩症和 SIADH 通常发生在创伤后最初几天，并伴有低渗性多尿。通常情况下，大多数 TBI 患者的一般状况较差，无法通过摄入足够的液体来补充体液，可能出现严重脱水和高钠血症[9]。

发生 TBI 后常出现凝血障碍（重度 TBI 约占 60%，轻度 TBI 的占比小于 1%），可能是由于组织因子大量释放、蛋白 C 稳态改变、微粒上调和血小板过度活跃所致。高凝状态之后患者可能继发出血状态和纤溶亢进[10]。

发生 TBI 后体温调节可能受到干扰。有研究表明，全身体温过高可能会引起进一步的脑损伤。

脑代谢障碍

缺血和代谢危象是创伤后继发性脑损伤的常见表现，对预后不利。脑损伤可导致核心区域和创伤性半暗带（受损组织周围的低灌注组织区域）损伤，脑血流（CBF）减少和脑代谢率下降；ICP 增高会进一步降低 CPP，加重低灌注；CBF 的自动调节功能也可能受损，低血压和脑血管自动调节障碍的共同作用进一步加重脑缺血。创伤后脑代谢紊乱通常由大脑灌注和氧供受损引起，表现为乳酸 / 丙酮酸比值＞ 40（通过脑内微透析测得）[11]。

管理和治疗

原发性脑损伤通常难以救治，只能通过预防措施（如使用安全帽、安全气囊）来避免。随着时间的推移，损伤区域扩展到邻近组织，细胞或多或少都会受到损伤，但有可能恢复。无氧酵解、ATP 储存减少、细胞膜通透性增加、兴奋性神经递质过度释放、细胞内 Ca^{2+} 浓度增加、水肿形成

等一系列病理生理的级联反应可导致细胞内产生高浓度的乳酸，引起细胞自毁，进而产生氧自由基，引起炎症和蛋白质水解。神经保护治疗的目的是控制继发性脑损伤，使原发病灶的扩大最小化，并尽可能多地保护脑组织。

下文将描述 TBI 患者的治疗措施，包括在院前、急诊室、诊断、手术室和 ICU 的管理和治疗。

院前管理

TBI 的院前管理可能对疾病转归产生重大影响，包括接受救治之前的时间、所接受的护理类型和质量、患者被送往医院之前的时间以及医院的诊疗水平。院前创伤护理必须尽早开始。发生严重 TBI 后低血压（收缩压＜ 90mmHg）和低氧 / 低氧血症（血氧饱和度＜ 90% 或 PaO_2 ＜ 60mmHg）是独立但可预防的危险因素[12]。同时，TBI 患者应被送往距离最近且具备 CT 设备、神经外科、颅内压增高时可进行开颅减压手术条件的医院（神经创伤中心）。所有存在多发伤的患者都应视为合并颈椎损伤进行治疗，并使用颈托。

急诊室和诊断

在急诊室，通常需要对患者行颅脑 CT 检查，以确定患者是否需要手术干预或转移至 ICU。这一时期，应维持各项生理参数的稳定并及时充分治疗颅内高压。颅脑 CT 检查的使用比较广泛，其可快速成像并鉴别原始创伤造成的危及生命的结构性病变以供及时评估患者病情，是主要的成像方法。所有 GCS ≤ 14 分和 GCS=15 分但存在以下颅内病变危险因素的患者均应进行 CT 检查：恶心、呕吐、严重头痛、记忆缺失、神经功能缺损、创伤机制、年龄（＜ 4 岁和＞ 65 岁）以及使用抗凝剂治疗。CT 检查还可检测脑水肿、脑梗死和小脑幕切迹疝等继发性损伤。如果存在多发伤，还应行全身 CT 检查。由于 TBI 是一个动态过程，创伤后 6~9h 内应复查 CT 结果[13]。复查时可发现病灶中 25%~45% 的挫伤面积扩大及 15% 的弥漫性损伤[14,15]。MRI 检查对检测脑损伤更为敏感，但在紧急情况下，大多数诊所没有充足的设备对

危重及行机械通气的患者进行 MRI 检查。对于与 CT 结果没有足够相关性的神经系统紊乱患者，应在接下来的几天内进行 MRI 检查，即使轻微病变也可经 MRI 检查证实。

临床管理

所有治疗策略的核心在于优化脑细胞的氧气供应和葡萄糖输送，包括维持足够的脑灌注压（CPP），控制颅内压（ICP），优化血氧含量，减少氧耗。没有什么"灵丹妙药"能保护创伤后的大脑。许多实验研究证明，具有脑保护作用的干预措施在临床转化中均失败，究其原因，可能与脑损伤的复杂病理生理学、脑损伤的异质性以及患者合并的各种疾病有关。因此，治疗的重点应该是控制 ICP 增高和维持脑内稳态（如正常的血氧、血碳酸、血压、血容量、血糖、体温）。重度 TBI 患者在手术清除颅内病变后的一个基本目标是置入颅内压探头来监测 ICP。

ICU 管理

在重症监护中，对 TBI 患者的管理应遵循既定的方案，并密切监测参数，包括 CPP、ICP 和氧合状态[16]。行临床标准评估时要求必须持续监测如血压、心率、皮肤张力、黏膜水合状态、尿量和 GCS。根据创伤的严重程度，轻度 TBI 可能表现为一过性头痛、头晕或恶心，进一步恶化后可导致意识丧失和昏迷。病情进一步恶化时表现为瞳孔放大、对光反射消失、偏瘫或对疼痛刺激的异常伸展/屈曲。本书第 23 章详细阐述了关于 TBI 患者的 ICU 管理。

氧合和通气管理

由于低氧血症和高碳酸血症会进一步加重继发性损伤，因此必须保证充足的氧合和正常通气[17]。TBI 患者的最佳氧分压目前尚不确定，但应避免吸入浓度为 100% 的氧气，因为高氧血症可能通过高氧性脑血管收缩、氧自由基形成和代谢酶抑制引发脑损伤。需严格控制脉搏、血氧饱和度、PaO_2 和 $PaCO_2$，因为其改变会影响脑血流动力学

① 1cm H_2O=0.1kPa

和 ICP。单纯颅脑创伤患者可以采用传统的通气策略进行治疗，合并胸部创伤、误吸或休克后复苏的患者发生急性肺损伤的风险很高。人们普遍认为，对于肺功能正常的单纯颅脑损伤患者，使用大潮气量可能会导致急性肺损伤，6mL/kg 或更少的潮气量是保护性通气策略的一部分，并且防止呼吸机所致肺损伤的气道平台压的安全上限为 30cmH_2O[18,19]。对于有颅内高压和严重胸部创伤的患者，使用 10~15cmH_2O① 的呼气末正压（PEEP）和反比通气可能是安全的[20]。

二氧化碳测量/波形图是确保机械通气过程中充分通气的金标准，对预防低碳酸血症和高碳酸血症以及低通气和过度通气均有效。低碳酸血症[呼气末二氧化碳分压（ETCO₂）< 35mmHg）]可引起脑血管收缩、脑血流量（CBF）减少和缺氧；而高碳酸血症可导致血管扩张、CBF/脑血容量和 ICP 增加。机械通气对所有颅内压增高的颅脑损伤患者至关重要，如果急性脑疝迫在眉睫，过度通气可能是一种拯救生命的干预措施。除了这一适应证，必须避免过度通气和通气不足，因为 CBF 可能会在已经受损的基础上进一步减少，从而导致脑缺血并引起继发性脑损伤。严重的气胸或血胸必须立即治疗。

气道管理

虽然单纯颅脑损伤本身并不一定导致气道梗阻，但患者意识水平严重降低时可能由于舌体或软腭移位而导致气道梗阻。意识不清也与保护性气道反射受损有关，会增加患者吸入胃内容物和血液的风险。此外，头部损伤还会导致呼吸暂停。其他伴随的损伤，如胸部创伤，也可能导致低氧血症。对于重度 TBI（GCS ≤ 8 分）的成人患者，有经验的医生可以通过快速序贯诱导（RSI）进行气管内插管。同时应考虑患者转运的预期时间，如果转运团队缺乏经验，食道插管、误吸或催眠药的循环影响都可能会使患者的管理复杂化，甚至危及生命[21]。若无法完成院前气管插管，则应通过培训首选替代的声门上通气设备，从而实现基本的气道管理；缺乏经验的救援人员应避免开

展院前高级气道管理，并集中精力进行球囊面罩通气。

麻醉药的选择

未禁食患者和急诊手术麻醉应通过快速序贯诱导完成。麻醉医生应依据个人经验和患者的个体情况来选择麻醉药[22]，通常在没有面罩加压通气的情况下使用麻醉诱导药物和琥珀酰胆碱（如果适用，也可选择罗库溴铵）进行快速插管[23]。因缺少推荐用药的依据，在选择麻醉药及其他辅助药物时主要基于其对脑血流（CBF）、脑代谢和脑血容量（CBV）的影响。低浓度静脉麻醉药和挥发性麻醉药可收缩血管，降低 CBF 和 ICP，减少 CBV，抑制脑代谢；而高浓度静脉麻醉药可线性降低颅内压（ICP），高浓度挥发性麻醉药可直接扩张血管，从而增加 CBF、CBV 和 ICP。地氟烷的扩血管作用最强，七氟烷最弱。如果创伤性脑损伤（TBI）患者的 ICP 增高，则应采用丙泊酚等静脉麻醉药替代挥发性麻醉药。应注意在全身麻醉期间使用血管收缩药和液体治疗来处理低血压，避免平均动脉压（MAP）下降。所有 TBI 患者都应避免使用 N_2O。应用巴比妥类药物可降低 CBF 和 ICP，减少 CBV，抑制脑代谢，但会增加感染率[24]，一般只用于其他药物治疗无效的顽固性颅内高压[6]。即使单次给药，依托咪酯也会抑制类固醇的生成，因此许多国家禁止将其用于麻醉。考虑到颅内高压的危险，氯胺酮被认为是 TBI 患者的禁忌，但在行气管插管和机械通气的患者中，氯胺酮对 ICP 没有不良影响。并且，氯胺酮可以稳定 MAP，减少升压药的用量，还可以促进肠道运动和支气管扩张，有利于 ICU 中 TBI 患者的康复。由于氯胺酮起效快、镇痛效果好、持续时间长，可作为血流动力学不稳定患者的首选药物[25]。只要维持 MAP 和 CPP 稳定，麻醉性镇痛药如舒芬太尼、芬太尼和瑞芬太尼对 ICP 没有负面影响。肌松药可用于 TBI 患者，但琥珀酰胆碱可能会增加颅内压。

循环稳定与液体管理

主要干预措施必须包括维持平均动脉压，通过充分的液体复苏保证最佳的 CPP，控制活动性出血，以及给予血管收缩药。液体管理的目标为维持正常血容量。在多发创伤性 TBI 患者中，允许性低血压和限制性液体复苏时须考虑到脑低灌注的不良后果。由于在院前无法使用血液制品，可用等渗或高渗晶体和胶体溶液来维持足够的血容量。

完整的血脑屏障（BBB）对离子不具有通透性，因此可以利用渗透压来避免脑水肿。TBI 患者由于受损 BBB 的通透性增加，使得受损的脑组织对血管内容量状态和血浆渗透压的变化更加敏感。因此，静脉输液的体积和成分必须从它们对生理紊乱的影响和对患者预后的可能影响的角度来考虑。除了对多发伤患者进行液体复苏治疗以稳定 MAP 和 CPP 外，TBI 患者还应接受渗透性液体治疗，目的是减少脑肿胀及因 CBF 减少导致氧供减少而造成的继发性脑损伤。高渗溶液对 TBI 患者的预后是否有利仍存在争议[26,27]。从理论上讲，高渗溶液通过在细胞内 / 间质和血管腔之间产生渗透梯度，对 ICP 有积极的影响。TBI 患者只需输注等渗液和高渗液。林格乳酸盐溶液有轻微的低渗性，应避免大量使用。葡萄糖溶液经代谢后也会变为低渗状态，因此只有低容量的高浓度葡萄糖溶液（如 40%）才能用于治疗低血糖。任何胶体溶液治疗对 TBI 患者都没有益处，并且已证明 4% 白蛋白用于 TBI 患者的复苏时可增加患者的死亡率（与安全试验中 0.9% 的生理盐水相比）[28]。在 BBB 完好的区域，这种浓度梯度可能会使肿胀的细胞收缩。羟乙基淀粉和右旋糖酐的应用可能会对凝血产生负面影响。

颅内压管理

将颅内压（ICP）持续大于 20mmHg 且超过 5min 定义为持续的颅内高压，会导致 TBI 患者的神经功能恶化，需及时治疗。应将 ICP 保持在 20~25mmHg 以下，因为高 ICP 是神经功能恶化的有力预测因素。在接受机械通气和 ICP 监测的 TBI 患者中，有 50% 的患者[2]至少有一次 ICP 升高超过 20mmHg，需通过维持适当的 MAP 将 CPP

保持在 60mmHg 以上。应避免一切引起或加重颅内压增高的因素。

临床上常用的颅内高压应急处理方法包括：

◆ 维持各项生理参数在正常范围内。

◆ 头位（抬高 30°），避免头部旋转。

◆ 脑灌注压（CPP）> 60mmHg（如需大量液体治疗或大剂量血管收缩药，最低可至 50mmHg）。

◆ 控制动脉二氧化碳分压（$PaCO_2$；碳酸正常：$PaCO_2$ 为 35~40mmHg；如果 ICP > 20~25mmHg，短期过度通气：$PaCO_2$ 为 30~35mmHg）。

◆ 充分镇静。

◆ 如果脑室可查，行脑脊液引流。

◆ 甘露醇或高渗盐水。

◆ 巴比妥类药物治疗（在脑电图监测下使用）。

◆ 控制发热，可考虑亚低温治疗。

◆ 去骨瓣减压术。

头 位

将头部抬高 15° ~30° 可降低颅内压，对 MAP 或 CPP 无不利影响，但头部抬高 > 40° 可降低 CPP[29]。当头部抬高时，血压和颅内压传感器必须调零在同一水平（在脑室间孔水平），以准确评估 CPP。头部应处于中线正中位置，以避免脑静脉回流受阻。

渗透性药物

应用渗透性药物降低 ICP 是指南推荐的通过药物降低颅内压的首选方案。常用的渗透压疗法（甘露醇和高渗盐水）有立即扩充血浆容积的作用，可降低血细胞比容和血液黏稠度，增加脑血流和脑氧合，这种流变效应可能是 ICP 早期下降的原因。由于血脑屏障对离子不具渗透性，这两种渗透压疗法都增加了血浆和脑室的渗透压梯度，从而使脑组织中的水分减少。

◆ 20% 甘露醇静脉注射：起始剂量为 0.5~0.75g/kg，持续 15~30min（最大量，每天 4~6 次）。甘露醇浓度大于 15% 时有结晶倾向，应使用过

滤式给药装置进行静脉给药。当血清渗透压超过 320mmol/L 时，甘露醇可通过肾内血管收缩和血管内容量耗竭诱发急性肾功能衰竭。使用甘露醇时应多次给药，避免连续给药。ICP 升高和血浆渗透压升高的患者使用甘露醇时需密切监测。

◆ 7.5%~10% 高渗盐水静脉注射：起始剂量为 3mL/kg，最大量 250mL/d。在快速复苏失血性休克患者的心血管系统中，高渗盐水可作为首选，因为小剂量的高渗盐水可实现扩容且不会产生利尿作用。高渗盐水的并发症包括严重的高钠血症、容量超负荷和渗透性脱髓鞘综合征。

多项研究表明，高渗盐水的作用在降低颅内压方面与甘露醇相当，甚至优于甘露醇[30,31]。高渗药物的风险之一是反弹效应，当血脑屏障（BBB）出现很大程度的破坏时，使用高渗药物可能会增加 ICP。由于甘露醇完全经尿液排出，使用时有急性肾小管坏死的风险，特别是当血浆渗透压超过 320mmol/L 时。因此，在使用高渗盐水治疗期间，必须监测血浆渗透压。虽然呋塞米本身对 ICP 的影响很小，但与甘露醇联合使用可增强甘露醇对血浆渗透压的影响，从而使脑组织的含水量降低更多。因此，呋塞米被推荐作为补充治疗，但其利尿作用可导致电解质紊乱、低血容量和低血压，这对创伤患者不利。

过度通气

过度通气（低 $PaCO_2$）可升高细胞外液 pH 值，收缩脑血管，降低 CBV 和 CBF，从而迅速降低 ICP，但对脑代谢无影响。在 ICP 升高的患者中，即使 CBF 可能已降至 18~20mL/（100g·min）的临界值，代谢需求仍可保持不变。过度通气会进一步降低 CBF，加重血流 - 代谢失衡，导致脑缺血。此外，因为脑细胞外间隙能迅速适应过度通气引起的 pH 值变化，所以过度通气对 ICP 的影响只是暂时的。因此，轻度过度通气（$PaCO_2$ 为 30~35mmHg）所起的唯一作用是解决 ICP 的急性升高，此时对患者进行过度通气可能会挽救生命，直到对颅内高压已有更明确的治疗方法。

巴比妥类药物

巴比妥类药物可能通过血管收缩发挥其降低颅内压的作用，继而降低 CBF 和 CBV，抑制脑代谢[32]。不利的是，每 4 例接受巴比妥类药物治疗的患者中，就有一名会出现低血压。此外，应用巴比妥类药物会导致体温下降，是 TBI 后早发性肺炎的独立危险因素[33]。在其他治疗方法失败的情况下，巴比妥类药物可以控制血流动力学稳定患者的颅内压，但没有证据表明应用巴比妥类药物可减少患者的死亡率和残疾率[34]。

低体温

亚低温可以用来控制颅内高压，似乎对 TBI 患者的预后没有影响[35]。低温可导致更严重的并发症，如多器官衰竭、凝血功能障碍或心律失常。在治疗性低温期间，患者很可能出现血流动力学受损，因此在低温期间需严格控制 CPP。低温疗法的适应证尚不清楚，目前尚不能推荐常规应用，但是显然应该避免体温过高。

脑室引流

脑室引流管可以将液体从脑室排出，降低颅压。

去骨瓣减压术

去骨瓣减压术是一种用来控制严重颅内高压和预防重型颅脑损伤或卒中后脑疝的外科手术。在 ICP 监测下，在大脑中动脉梗死患者病情恶化前行超早期介入减压术可降低死亡率，提高意识恢复率，改善神经系统预后[36]。在脑死亡风险非常高的严重颅脑损伤患者中，25% 的患者可通过去骨瓣减压术在 1 年后获得社会意义上的康复[37]。50 岁以下接受去骨瓣减压术患者的手术治疗结果更佳[38]。特别是在重型颅脑损伤的儿童中，早期去骨瓣减压术联合硬脑膜成形术有利于改善所有重型颅脑损伤患者的预后[39,40]。在成人 TBI 患者中，双侧颞顶去骨瓣减压术可降低 ICP 和在 ICU 内的住院时间，但患者的预后并未改善[41]。方法学问题已经在 DECRA 试验背景下进行了讨论，当患者存在适应证且仍然有机会改善功能结果时，去骨瓣减压术应该作为治疗的一部分[42]。去骨瓣减压术只适用于无多发创伤且年龄 < 50 岁的患者，或者存在严重颅外损伤、弥漫性轴索损伤或脑干损伤但年龄 < 30 岁的患者。如果在颅脑 CT 检查结果中可看到明显的脑肿胀或者任何原发性脑干病变或损伤，都应该排除这一术式。去骨瓣减压术应该在事故发生后 48h 内、不可逆脑干损伤或广泛脑损伤发生之前进行[43]。

神经保护干预

神经保护药物

在过去的 40 年中，超过 100 种可能有神经保护作用的药物已经在临床试验中被测试，包括抗炎药物（如皮质类固醇）、抗兴奋性物质（如 NMDA 受体抑制剂）、Ca^{2+} 拮抗剂、抗氧化剂、抗凋亡药物、黄体酮和促红细胞生成素[44-46]。遗憾的是，尽管大多数这些药物在实验研究中具有神经保护作用，但最终不能应用于临床中 TBI 患者的治疗[47]。回顾性队列研究使我们意识到生理参数确实会影响 TBI 患者的预后，因此研究者一致认为应将生理参数保持在正常范围内。

正常血糖

高血糖和低血糖会导致脑外伤后神经系统预后恶化，因此建议处于重症监护状态患者的最佳血糖浓度范围为 110~150mg/dL[48,49]。

正常血压及血容量

大量液体和血管升压药的应用可能与 ARDS 的发生风险增加 7 倍相关。因此，如果需要通过这些干预措施使 CPP 的低限保持在 60mmHg 以上时，将 CPP 降至 50mmHg 或许是可以接受的。发生 TBI 后，脑血管的自动调节功能通常会受损，脑灌注直接依赖于体循环压力和由此产生的 CPP。因此，应将 CPP 保持在 50mmHg 以上，以避免脑缺血。如果脑血管自动调节功能受损，CPP 高于 70mmHg 可能会导致充血和水肿形成。

由于很难评估脑血管自动调节的状态，并且随着时间的推移也会发生变化，因此建议将 CPP 保持在 50~70mmHg。

正常血碳酸及血氧

避免缺氧是 TBI 患者治疗的主要目标之一。因此，应将血氧饱和度（SaO_2）保持在 96% 以上。由于 $PaCO_2$ 可调节 CBV，因此应避免高碳酸血症引起的颅内压增高；出现颅内高压时可通过短时间的低碳酸血症来控制，但应尽快恢复正常。

正常体温

一些多中心临床试验未能证明低温对 TBI 患者有保护作用，但在严重颅脑损伤后体温过高与较差的神经预后之间存在关联。建议通过退热来改善大脑的新陈代谢，但并没有直接证据表明人体发热与脑损伤加重之间存在因果关系。因此，尽管缺乏证据基础，但是保持体温正常仍是 TBI 患者临床治疗中普遍接受的目标[50,51]。

抗凝治疗

TBI 患者的抗凝治疗是建立在实际决策和专家意见的基础上的。由于高度激活的凝血途径和在深度镇静下患者的制动，TBI 患者发生血栓栓塞事件的风险很高。因此，对这些患者应该在使用低分子量肝素或小剂量普通肝素的同时给予弹力袜治疗。Parkland 方案是改良的 Bernwood 方案，可用来确定开始使用肝素抗凝治疗的时间。Bernwood 标准可用于估计初始出血扩大的概率，当 Bernwood 评估结果为阳性时，不应开始抗凝治疗；如果伤后 24h 对照颅脑 CT 结果未提示患者发生进一步出血，可以开始抗凝治疗（图 12.2）；如果 24h 后病情有进展，应至少在 72h 后复查颅脑 CT，如果创伤没有进展，应重新考虑开始抗凝治疗[52]。

心房颤动、深静脉血栓（deep venous thrombosis，DVT）形成、人工心脏瓣膜、卒中和心肌梗死患者在支架植入后应常规接受抗凝治疗。这些患者在出

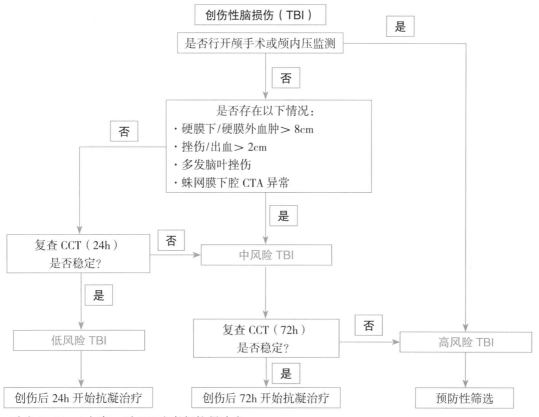

图 12.2　改良 Parkland 方案，对 TBI 患者行抗凝治疗

经允许引自 Phelan HA. Pharmacologic venous thromboembolism prophylaxis after traumatic brain injury: A critical literature review. Journal of Neurotrauma. Mary Ann Liebert, Inc, 2012, 29（10）：1821-1828.

CCT：颅脑计算机断层扫描；CTA：CT 血管造影

现 TBI 后血肿扩大的风险更高，并且与死亡率增加相关[53]，因此需停用口服抗凝剂，使用凝血酶原复合物（prothrombin complex concentrates，PCC）或新鲜冰冻血浆（fresh frozen plasma，FFP）、直接凝血酶抑制剂或凝血因子 Xa 拮抗剂来逆转抗凝效果。当患者正在服用抗血小板药物时，应输注血小板[54]。当患者病情稳定且抗凝药物的活性下降后，可以考虑开始使用肝素抗凝。恢复抗凝治疗是一项非常具有挑战性的任务，必须个体化衡量，因为最佳治疗的范围很小。新的口服抗凝剂可降低创伤后出血的发生率，因此与香豆素（例如华法林）相比，其可被推荐为更安全的选择。口服抗凝剂的最佳恢复时间一般是损伤后 7~10d，但对于血栓栓塞的高危患者，在受伤后 3d 恢复口服抗凝剂也是合理的。最常用的凝血功能监测项目为凝血酶原时间、活化部分凝血活酶时间和国际标准化比值。弹性测试，如血栓弹性成像或血栓弹性测定法（如 Rotem）易于在全血中进行，可提供有关纤维蛋白形成和纤溶步骤的附加信息（如果适用）。

神经功能监测

在 TBI 患者的治疗中，必须不断检查以下参数，并通过检查对神经系统进行初步评估：

- GCS 评分。
- 瞳孔反应（大小、对称性、光反射、调节）。
- 运动或感觉功能。

瞳孔反应对 TBI 患者的预后有一定的预测价值。单侧瞳孔放大提示存在占位病变；瞳孔异常放大和无反应与不良的神经系统转归密切相关（但在使用肾上腺素等药物后也可能出现瞳孔放大）。在患者到达急诊室之前，必须注意最初的 GCS、损伤机制和进展情况。此外，还必须立即进行全身检查，明确是否存在其他器官损伤，如急性胸腔、腹腔和盆腔内出血，这些可能导致突发性失血性休克。

发生颅脑损伤后患者的发病率、死亡率与并发症发生率密切相关，临床神经系统检查和密切监测不良事件可改善预后，包括识别引发缺氧或缺血的因素。颅内压监测可能是实现 TBI 患

者个体化治疗的最重要手段。还应该考虑到，镇静药物可能显著影响神经系统反应。脑电图（electroencephalography，EEG）、诱发电位（evoked potentials，EP）等神经电生理监测及经颅多普勒超声（transcranial Doppler sonography，TCD）或激光多普勒血流仪（laser Doppler flowmetry，LDF）监测脑灌注有助于评估脑组织的功能和血供。由于脑组织氧分压是 TBI 治疗的主要目标之一，因此使用脑实质内探头直接测量脑组织氧分压（$PtiO_2$）通常有帮助。也可以通过近红外光谱（near infrared spectroscopy，NIRS）或测量颈静脉球内的氧饱和度来评估脑组织的氧合情况。由于这两种方法各有缺点，因此不推荐作为 TBI 患者的常规监测方法。脑内微透析技术可用于测量标志物或细胞完整性、新陈代谢和氧合，但是需要高端维护，所以不经常使用。

无创神经监测

瞳孔反应

为了评估和处理 ICP，在置入 ICP 探头之前，必须在很短的时间间隔内检查瞳孔反应（大小、对称性、光反射和调节情况）。如果昏迷患者的瞳孔固定和放大不是由药物作用或局部创伤引起的，则表明扩大的颅内占位病变或弥漫性脑损伤导致了第 III 对脑神经（动眼神经）受压或损伤。众所周知，昏迷患者的瞳孔固定和放大与预后不良有关，特别是双侧瞳孔同时出现时[55]。

NIRS 是一种无创的监测局部脑组织氧饱和度的技术。该技术采用光学分光光度法原理，利用生物材料(头骨)在近红外范围内相对透明的特点，测量动脉、毛细血管和静脉间氧合血红蛋白与脱氧血红蛋白的变化，这项技术在 TBI 中的常规使用还没有得到充分的验证。

脑电图

脑电图（EEG）是对大脑自发电活动的无创、连续测量。这些信号主要代表皮质神经元的突触活动，因此可以用来监测神经元的完整性，并作为大脑代谢的替代参数。持续的脑电图监测也有助于检测癫痫发作。危重患者的癫痫发作通常是

非抽搐性的，可能加重脑损伤。

诱发电位（evoked potential，EP）是经头皮测量的电刺激诱发的脑电图反应，一般电刺激作用于正中神经或胫神经。与 EEG 相比，EP 较少受到镇静剂或低温的干扰。体感诱发电位是预测 TBI 预后的一个很好的单项指标，通常双侧 EP 缺失和不良与临床预后和转归相关。

经颅多普勒超声

经颅多普勒超声（transcranial doppler sonography，TCD）检查采用超声探头测量颅底平均动脉血流速度，将超声和多普勒原理相结合，测量大脑基底动脉的红细胞流量。TCD 的信号质量依赖于研究人员，并且正确的解读也需要训练有素者完成。TCD 有助于评估脑血管自身调节功能和估计 CPP，脑血流速度高于正常值可能提示充血或血管痉挛。一些研究表明，在 TBI 初期，脑血管自动调节功能可能受损。

有创神经监护

颅内压监测

颅内压（ICP）监测适用于存在颅内高压高风险的 TBI 患者，即 GCS < 8 分且经神经影像学检查确认存在病变的患者，包括血肿、挫伤、水肿、中线移位和基底池受压等。在入院时头部 CT 结果正常的患者中，如果年龄 > 40 岁，出现单侧或双侧运动功能异常，或收缩压（systolic blood pressure，SBP）< 90mmHg，建议进行 ICP 监测。测量 ICP 的金标准是经脑室造瘘术置入脑室内探头，因为其准确性高且可进行治疗性液体引流。使用脑实质内探头也能获得可靠的 ICP 值，但不应使用硬膜外探头[56]。许多指南建议监测 ICP，以便对 TBI 患者进行适当治疗，但没有前瞻性多中心随机对照临床试验证明测量 ICP 可以改善患者的预后。然而，从病理生理学角度来看，ICP 测量是一项检测脑疝和脑移位的有用方法，有助于制订治疗决策。监测 CPP 是保证充分脑灌注所必需的，只有在已知 ICP 的情况下才能计算出来。对于 TBI 患者，ICP 应保持在 20~25mmHg 以下，以维持 CPP 为 60~70mmHg。

脑组织氧分压

由直接插入白质的柔性微导管（极谱 Clark 型微电极或光学荧光探针）进行侵入性测量脑间质中氧分压时，应将导管放置在 CT 扫描所评估的非创伤组织内。脑组织氧分压（PtiO$_2$）< 10mmHg 超过 15min 是预后不良的独立预测因素，如果 PtiO$_2$ < 15mmHg，可通过提高 CPP、输注红细胞（伴发贫血时）及常压高氧治疗来优化脑组织氧供[57]。

总 结

严重 TBI 是导致死亡和永久残疾的主要原因，对人类健康具有重大影响。TBI 患者的主要治疗目标是预防继发性脑损伤，因此及时和充分的治疗是必要的，包括对呼吸系统、循环系统、新陈代谢和补液的管理，这对患者的长期预后至关重要。长时间的颅内高压和脑灌注减少会导致不可逆的脑损伤，需立即治疗。TBI 的管理是从院前就开始的，因此麻醉医生需关注 TBI 患者在整个围手术期的情况，包括在急诊室、手术过程和 ICU 中，这对改善患者的结局和预后具有重要作用。

（王小慧 译，聂煌 董海龙 审校）

参考文献

[1] Maas AI, Stocchetti N, Bullock R. Moderate and severe traumatic brain injury in adults. Lancet Neurology, 2008, 7(8):728–741.

[2] Olesen J, Gustavsson A, Svensson M, et al. The economic cost of brain disorders in Europe. European Journal of Neurology, 2012, 19(1):155–162.

[3] Brazinova A, Rehorcikova V, Taylor MS, et al. Epidemiology of traumatic brain injury in Europe: A living systematic review. Journal of Neurotrauma, 2015, 33:1–30.

[4] Teasdale G, Jennett B. Assessment of coma and impaired consciousness. A practical scale. Lancet, 1974, 2(7872):81–84.

[5] Brasure M, Lamberty GJ, Sayer NA, et al. Multidisciplinary postacute rehabilitation for moderate to severe traumatic brain injury in adults. AHRQ Comparative Effectiveness Reviews. Rockville, MD, 2012.

[6] Stocchetti N, Maas AI. Traumatic intracranial hypertension. The New England Journal of Medicine, 2014, 371(10):972.

[7] Gabriel EJ, Ghajar J, Jagoda A, et al. Guidelines for prehospital management of traumatic brain injury. Journal of Neurotrauma, 2002, 19(1):111–174.

[8] Mrozek S, Constantin JM, Geeraerts T. Brain-lung crosstalk: Implications for neurocritical care patients. World Journal of Critical Care Medicine, 2015, 4(3):163–178.

[9] Capatina C, Paluzzi A, Mitchell R, et al. Diabetes insipidus after traumatic brain injury. Journal of Clinical Medicine, 2015, 4(7):1448–1462.

[10] Kumar MA. Coagulopathy associated with traumatic brain injury. Current Neurology and Neuroscience Reports, 2013, 13(11):391.

[11] Carre E, Ogier M, Boret H, et al. Metabolic crisis in severely head-injured patients: Is ischemia just the tip of the iceberg? Frontiers in Neurology, 2013, 4:146.

[12] Boer C, Franschman G, Loer SA. Prehospital management of severe traumatic brain injury: concepts and ongoing controversies. Current Opinion in Anaesthesiology, 2012, 25(5):556–562.

[13] Narayan RK, Maas AI, Servadei F, et al. Progression of traumatic intracerebral hemorrhage: A prospective observational study. Journal of Neurotrauma, 2008, 25(6):629–639.

[14] Servadei F, Murray GD, Penny K, et al. The value of the 'worst' computed tomographic scan in clinical studies of moderate and severe head injury. European Brain Injury Consortium. Neurosurgery, 2000, 46(1):70–75, discussion 75–77.

[15] Bodanapally UK, Sours C, Zhuo J, et al. Imaging of traumatic brain injury. Radiologic Clinics of North America, 2015, 53(4):695–715, viii.

[16] Helmy A, Vizcaychipi M, Gupta AK. Traumatic brain injury: Intensive care management. British Journal of Anaesthesia, 2007, 99(1):32–42.

[17] Tohme S, Delhumeau C, Zuercher M, et al. Prehospital risk factors of mortality and impaired consciousness after severe traumatic brain injury: An epidemiological study. Scandinavian Journal of Trauma, Resuscitation and Emergency Medicine, 2014, 22:1.

[18] Mascia L, Zavala E, Bosma K, et al. High tidal volume is associated with the development of acute lung injury after severe brain injury: An international observational study. Critical Care Medicine, 2007, 35(8):1815–1820.

[19] Beckers SK, Brokmann JC, Rossaint R. Airway and ventilator management in trauma patients. Current Opinion in Critical Care, 2014, 20(6):626–631.

[20] McGuire G, Crossley D, Richards J, et al. Effects of varying levels of positive end-expiratory pressure on intracranial pressure and cerebral perfusion pressure. Critical Care Medicine, 1997, 25(6):1059–1062.

[21] Davis DP, Koprowicz KM, Newgard CD, et al. The relationship between out-of-hospital airway management and outcome among trauma patients with Glasgow Coma Scale Scores of 8 or less. Prehospital Emergency Care, 2011, 15(2):184–192.

[22] Brain Trauma Foundation, American Association of Neurological Surgeons, Congress of Neurological Surgeons, et al. Guidelines for the management of severe traumatic brain injury. XI: Anesthetics, analgesics, and sedatives. Journal of Neurotrauma, 2007, 24 Suppl 1:S71–76.

[23] Lockey DJ, Healey B, Crewdson K, et al. Advanced airway management is necessary in prehospital trauma patients. British Journal of Anaesthesia, 2015, 114(4):657–662.

[24] Roberts I, Sydenham E. Barbiturates for acute traumatic brain injury. Cochrane Database of Systematic Reviews, 2012, 12:CD000033.

[25] Morris C, Perris A, Klein J, et al. Anaesthesia in haemodynamically compromised emergency patients: does ketamine represent the best choice of induction agent? Anaesthesia, 2009, 64(5):532–539.

[26] Bulger EM, May S, Brasel KJ, et al. Out-of-hospital hypertonic resuscitation following severe traumatic brain injury: A randomized controlled trial. JAMA, 2010, 304(13):1455–1464.

[27] Rhind SG, Crnko NT, Baker AJ, et al. Prehospital resuscitation with hypertonic saline-dextran modulates inflammatory, coagulation and endothelial activation marker profiles in severe traumatic brain injured patients. Journal of Neuroinflammation, 2010, 7:5.

[28] SAFE Study Investigators, Australian and New Zealand Intensive Care Society Clinical Trials Group, Australian Red Cross Blood Service, et al. Saline or albumin for fluid resuscitation in patients with traumatic brain injury. The New England Journal of Medicine, 2007, 357(9):874–884.

[29] Feldman Z, Kanter MJ, Robertson CS, et al. Effect of head elevation on intracranial pressure, cerebral perfusion pressure, and cerebral blood flow in head-injured patients. Journal of Neurosurgery, 1992, 76(2):207–211.

[30] Rickard AC, Smith JE, Newell P, et al. Salt or sugar for your injured brain? A meta-analysis of randomised controlled trials of mannitol versus hypertonic sodium solutions to manage raised intracranial pressure in traumatic brain injury. Emergency Medicine Journal, 2014, 31(8):679–683.

[31] Mangat HS, Chiu YL, Gerber LM, et al. Hypertonic saline reduces cumulative and daily intracranial pressure burdens after severe traumatic brain injury. Journal of Neurosurgery, 2015, 122(1):202–210.

[32] Bullock R, Chesnut RM, Clifton GL, et al. Use of barbiturates in the control of intracranial hypertension. Journal of Neurotrauma, 2000, 17(6/7):527–530.

[33] Bronchard R, Albaladejo P, Brezac G, et al. Early onset pneumonia: Risk factors and consequences in head trauma patients. Anesthesiology, 2004, 100(2):234–239.

[34] Roberts I. Barbiturates for acute traumatic brain injury. Cochrane Database of Systematic Reviews, 2002, 12.

[35] Andrews PJ, Sinclair HL, Rodriguez A, et al. Hypothermia for intracranial hypertension after traumatic brain injury. The New England Journal of Medicine, 2015, 373: 2403–2412.

[36] Cho DY, Chen TC, Lee HC. Ultra-early decompressive craniectomy for malignant middle cerebral artery infarction. Surgical Neurology, 2003, 60:227–232.

[37] Albanese J, Leone M, Alliez JR, et al. Decompressive craniectomy for severe traumatic brain injury: Evaluation of the effects at one year. Critical Care Medicine, 2003, 31:2535–2538.

[38] Uhl E, Kreth FW, Elias B, et al. Outcome and prognostic factors of hemicraniectomy for space occupying cerebral infarction. Journal of Neurology, Neurosurgery, and Psychiatry, 2004, 75:270–274.

[39] Ruf B, Heckmann M, Schroth I, et al. Early decompressive craniectomy and duraplasty for refractory intracranial hypertension in children: Results of a pilot study. Critical Care, 2003, 7:R133–138.

[40] Figaji AA, Fieggen AG, Peter JC. Early decompressive craniotomy in children with severe traumatic brain injury. Childs Nervous System, 2003, 19:666–673.

[41] Cooper DJ, Rosenfeld JV, Murray L, et al. Decompressive craniectomy in diffuse traumatic brain injury. The New England Journal of Medicine, 2011, 364(16): 1493–1502.

[42] Sahuquillo J, Martinez-Ricarte F, Poca MA. Decompressive craniectomy in traumatic brain injury after the DECRA trial. Where do we stand. Current Opinion in Critical Care, 2013, 19(2):101–106.

[43] Meier U, Grawe A. The importance of decompressive craniectomy for the management of severe head injuries. Acta Neurochirurgica Supplementum, 2003, 86:367–371.

[44] Nichol A, French C, Little L, et al. Erythropoietin in traumatic brain injury (EPO-TBI): A double-blind randomised controlled trial. Lancet, 2015, 386(10012): 2499–2506.

[45] Wright DW, Yeatts SD, Silbergleit R, et al. Very early administration of progesterone for acute traumatic brain injury. The New England Journal of Medicine, 2014, 371(26):2457–2466.

[46] Skolnick BE, Maas AI, Narayan RK, et al. A clinical trial of progesterone for severe traumatic brain injury. The New England Journal of Medicine, 2014, 371(26):2467–2476.

[47] Maas AI, Roozenbeek B, Manley GT. Clinical trials in traumatic brain injury: Past experience and current developments. Neurotherapeutics, 2010, 7(1):115–126.

[48] NICE-SUGAR Study Investigators for the Australian and New Zealand Intensive Care Society Clinical Trials Group and the Canadian CriticalCare Trials Group, Finfer S, Chittock D, et al. Intensive versus conventional glucose control in critically ill patients with traumatic brain injury: long-term follow-up of a subgroup of patients from the NICE-SUGAR study. Intensive Care Medicine, 2015, 41(6):1037–1047.

[49] Investigators N-SS, Finfer S, Chittock DR, et al. Intensive versus conventional glucose control in critically ill patients. The New England Journal of Medicine, 2009, 360(13):1283–1297.

[50] Saxena M, Andrews PJ, Cheng A, et al. Modest cooling therapies (35°C to 37.5°C) for traumatic brain injury. Cochrane Database of Systematic Reviews, 2014, 8:CD006811.

[51] Bohman LE, Levine JM. Fever and therapeutic normothermia in severe brain injury: An update. Current Opinion in Critical Care, 2014, 20(2):182–188.

[52] Phelan HA. Pharmacologic venous thromboembolism prophylaxis after traumatic brain injury: A critical literature review. Journal of Neurotrauma, 2012, 29(10):1821–1828.

[53] Franko J, Kish KJ, O'Connell BG, et al. Advanced age and preinjury warfarin anticoagulation increase the risk of mortality after head trauma. The Journal of Trauma, 2006, 61(1):107–110.

[54] Cervera A, Amaro S, Chamorro A. Oral anticoagulant-associated intracerebral hemorrhage. Journal of Neurology, 2012, 259(2):212–224.

[55] Clusmann H, Schaller C, Schramm J. Fixed and dilated pupils after trauma, stroke, and previous intracranial surgery: Management and outcome. Journal of Neurology, Neurosurgery, and Psychiatry, 2001, 71(2):175–181.

[56] Le Roux P, Menon DK, Citerio G, et al. The International Multidisciplinary Consensus Conference on Multimodality Monitoring in Neurocritical Care: A list of recommendations and additional conclusions: A statement for healthcare professionals from the Neurocritical Care Society and the European Society of Intensive Care Medicine. Neurocritical Care, 2014, 21 Suppl 2:S282–296.

[57] Makarenko S, Griesdale DE, Gooderham P, et al. Multimodal neuromonitoring for traumatic brain injury: A shift towards individualized therapy. Journal of Clinical Neuroscience, 2016, 26:8–13.

第 13 章

幕上肿瘤开颅手术

Shaun E. Gruenbaum，*Federico Bilotta*

引 言

行幕上肿瘤开颅手术麻醉时，我们需要在充分了解麻醉药的药理学和神经病理生理学的基础上实现围手术期麻醉管理的目标：维持血流动力学平稳，保证足够的脑灌注压（CPP，＞70mmHg）和脑氧合，为提供良好的手术视野创造条件，实现术后神经功能的快速恢复，确保神经功能评估的开展，并提供良好的术后镇痛[1]。关于此类手术麻醉的随机临床试验较少，临床上主要结合已有理论和专家共识来指导麻醉管理[2]。本章将回顾分析幕上肿瘤开颅手术的麻醉要点。

流行病学

在为幕上肿瘤开颅手术制订合适的麻醉方案时，应首先了解肿瘤的解剖位置、大小和组织学类型。美国脑肿瘤中心的数据显示，2007—2011 年报告的原发性脑肿瘤和中枢神经系统肿瘤患者超过 34 万例，仅 2011 年就有 64 000 例新诊断病例[3]，并且大约 1/3 的肿瘤是恶性肿瘤。这些患者中 42% 的脑肿瘤患者为男性，其中恶性肿瘤占 55%。幕上肿瘤（发生在小脑幕上方的脑组织）占所有肿瘤的 80%，但是由于肿瘤所在解剖位置不同，有些肿瘤在体积很大时才会出现症状，因此通常是偶然发现；而侵及小脑和脑干的幕下肿瘤通常会在体积较小时就出现症状。20 岁以上成年人的原发性脑肿瘤和中枢神经系统（CNS）肿瘤的年发病率为 28/10 万，平均发病年龄为 59 岁。

最常见的脑肿瘤类型为非恶性脑膜瘤（36%），其次是恶性胶质母细胞瘤（16%）、垂体瘤（15%）和其他恶性胶质瘤（11.7%）。对于脑膜瘤和胶质母细胞瘤，老年人比年轻人更常见。总体而言，虽然胶质瘤只占所有原发性脑肿瘤和中枢神经系统肿瘤的 29%，但是占恶性脑肿瘤的大多数（80%）。脑肿瘤会导致严重的发病率和死亡率，美国每年有大约 12 000 人因此死亡。幕上肿瘤开颅手术的数量相对有限，并且需要经过专科培训的麻醉医生来完成。最近的大型观察性研究更加证实了这个观点：由于专业型医院的手术例数多于其他医院，所以术后死亡率更低[4]。

术前要点

病史和体格检查

要制订合适的麻醉方案需要充分了解患者的病史和一般情况，重点病史和体格检查可提供因幕上肿瘤接受开颅手术患者的围手术期风险的相关重要信息，因此是术前评估的重要组成部分（框表 13.1）。

除标准的术前检查（心、肺、气道等）外，还应特别注意神经系统病史和体格检查。术前评估的主要目标是评估可引起脑缺血及神经损伤的

框表 13.1　幕上开颅手术的术前评估和准备要点

◆ 制订合适的麻醉方案需要充分了解患者的病史和一般情况。

◆ 除标准术前检查（心肺、气道等）外，还应特别注意神经系统病史和体格检查。

◆ 应根据特定患者的风险和获益来考虑是否使用抗焦虑药。

◆ 在开颅手术前，应与手术医生讨论预期的出血风险。

◆ 对于术前放置中心静脉导管的患者，应考虑到静脉空气栓塞的风险，尤其是坐位开颅手术时。

颅内压（ICP），即保持颅内压和脑血流灌注在合理的范围内，以避免脑缺血和神经功能损伤[5]。应详细记录已有的神经功能损伤，并与术后进行比较，以确定是否有新发神经功能损伤。对有癫痫病史的患者，应询问癫痫发作的频率和最近一次发作的日期。长期服用抗癫痫药物（尤其是丙戊酸钠）患者的血清肝酶水平较高，因此一些专家建议术前应评估肝酶[6]。应询问清楚与癫痫发作有关的任何指征，以便在围手术期中早识别、早治疗。

脑灌注和氧合在很大程度上取决于患者的心血管和呼吸状况，手术前应仔细评估，并注意因 ICP 增高可能导致的心脏传导异常（即心动过缓和低血压）。恶性肿瘤患者常伴有凝血功能障碍，开颅术后可能需要使用低分子量肝素来预防血栓栓塞[5]。

麻醉前用药

应根据特定患者的风险和获益来考虑是否使用抗焦虑药。对于大多数患者，诱导前小剂量的咪达唑仑或芬太尼可能是有益且安全的，可有效减轻患者的焦虑，并预防应激性心动过速和高血压对脑代谢率（cerebral metabolic rate, CMR）和脑血流量（CBF）的负面影响。

ICP 增高的患者需特别谨慎处理，因镇静可能导致呼吸减慢、CO_2 分压升高、上呼吸道梗阻和低氧血症，从而导致 ICP 突然急剧增加，引起患者神经系统状况迅速恶化。此外，咪达唑仑（尤其是老年患者）可能导致术后谵妄，并影响神经系统检查的准确性。当神经系统状况发生变化时，可能难以将药物作用与病情本身的恶化区分开。因此，使用镇静药物时，须对患者进行密切监护，麻醉医生应随时准备好在需要时提供紧急气道管理。

血管内通路和监测

对所有幕上占位病变开颅手术患者都应进行标准监测，包括行心电图监测异常心率、心律或心肌缺血，根据脉搏血氧饱和度检测缺氧，根据

呼气末二氧化碳分压（$ETCO_2$）检测溶解 CO_2 分压（$PaCO_2$）的趋势和静脉空气栓塞，以及体温监测和尿量监测。对开颅手术患者应放置动脉导管以连续监测血压和动脉血气，包括 $PaCO_2$、葡萄糖和血细胞比容；可根据患者的基础状况和对诱导期的耐受程度来决定放置动脉导管的时机是全身麻醉诱导之前还是之后。

开颅手术中出血的风险很大程度上取决于占位病变的深度、体积、组织学类型和与主要血管的邻近程度。行开颅手术前，应与手术医生讨论预期的出血风险。应对所有行幕上肿瘤开颅手术的患者放置两条大口径静脉导管。意外失血致血流动力学不稳定的情况并不常见，因此很少需要放置中心静脉导管。如果怀疑存在很高的术中出血风险，或者预计将使用作用于中枢的血管升压药，则应考虑放置中心静脉导管。

对于术前放置中心静脉导管的患者，应该考虑静脉空气栓塞的风险，特别是坐位开颅手术时。应将中心静脉导管的尖端放置在上腔静脉与右心房交界处下方 2cm 处，其可以用来抽吸进入右心房的空气，多孔导管优于单孔导管。一些学者推荐首选通过颈静脉入路放置中心静脉导管，因为此入路发生意外伤害的可能性最小[5]。也有学者认为应该避免放置颈内静脉置管，因为其不仅有阻碍大脑静脉回流的潜在风险，也会限制手术体位[2]。锁骨下中心静脉导管可能比颈静脉导管带来的干扰小，但是意外伤害风险较高（如气胸），可能会增加 CO_2 浓度。因此，锁骨下入路应该作为最后的选择。

术中管理

诱　导

行幕上开颅手术的全身麻醉诱导时应平稳，心率和血压的变化应最小，避免发生高碳酸血症和低氧血症（框表 13.2）。一些麻醉医生建议，使用丙泊酚诱导时应缓慢而有控制地进行，以将其降压效果降至最小。对于年老或虚弱的患者，依托咪酯可能是丙泊酚诱导的合适替代品。芬太

框表 13.2　幕上肿瘤开颅手术的术中注意事项

◆ 行幕上肿瘤开颅手术的全身麻醉诱导时应稳定，心率和血压变化最小，避免发生高碳酸血症和低氧血症。

◆ 在幕上肿瘤开颅手术过程中，如果患者体动则非常危险，特别是当患者的头部被头钉固定时。

◆ 头部固定会导致大量儿茶酚胺释放，引起明显的高血压和心动过速，因此应提前预防并及时治疗。

◆ 幕上手术麻醉维持的目标是维持理想的脑血流动力学水平，提供神经保护，使患者快速苏醒并恢复神经功能。

◆ 前瞻性随机临床试验并未得出一致的结果——一种麻醉方法在恢复时间、拔管或术后认知功能方面优于另一种麻醉方法。

◆ 输注阿片类药物（如芬太尼或瑞芬太尼）可以显著减少开颅手术所需挥发性药物或丙泊酚的用量，缩短苏醒时间。

◆ 幕上肿瘤手术麻醉的一个重要目标是提供良好的术野，在手术过程中可采取一些方法来减轻脑水肿，减少脑血容量或脑脊液。

◆ 幕上肿瘤开颅手术患者的液体管理目标是维持正常的血容量和血压。

尼或舒芬太尼预先用药可减少麻醉诱导所需的丙泊酚用量[7]。

　　喉镜暴露和气管插管刺激可导致动脉血压（ABP）、心率和颅内压（ICP）大幅度升高。对于幕上肿瘤患者，可使用阿片类药物充分镇痛以预防喉镜暴露引起的交感反应，也可通过静脉或气管给予利多卡因。如果喉镜暴露时发生严重高血压，则应检查和评估瞳孔以排除脑疝。

肌松药

　　在幕上肿瘤开颅手术过程中，如果患者体动则非常危险，特别是头部被头钉固定时。若无禁忌证，给予非去极化肌松药可能有助于维持麻醉的稳定。琥珀酰胆碱可引起 ICP 短暂升高，只在可预知的困难气道时使用，但此类 ICP 增高的临床意义尚不清楚，并且只对之前 ICP 增高的患者有影响。罗库溴铵也可用于预期气管插管困难的情况，并且如果需要，舒更葡糖可以随时逆转其作用。

　　非去极化肌松药对脑内血流动力学的影响很小，但一般建议避免使用长效肌松药，因为神经

外科患者容易受到肌松药残留作用的影响[5]。需要注意的是，使用常规抗癫痫药物（苯妥英钠、卡马西平、苯巴比妥和丙戊酸钠）可能诱导肝药酶，导致肌松药代谢加快[2]，使得短效肌松药的持续时间可能比预期明显缩短。监测运动诱发电位或脑神经时不可使用肌松药，可采用其他方法防止患者体动，如阿片类药物，尤其是瑞芬太尼。因为这些药物的半衰期短且镇痛效果明确，在不使用肌松药的情况下输注可有效避免患者体动。

头钉的使用

　　幕上开颅手术开始前通常会使用立体定向 Mayfield 框架，以 60~80lb/in^2（per square inch，psi）的压力将 2~4 个外部头钉固定在患者的头皮上，对头部进行固定。头部固定的刺激类似于外科切口，会导致大量儿茶酚胺释放，引起明显的高血压和心动过速，因此应提前预防并及时治疗。此外，患者在头部固定期间绝对不能活动，避免造成严重的头皮撕裂或颈髓损伤。

　　头部固定是手术中一个特别关键的环节，应引起麻醉医生的注意。此时，手术医生和麻醉医生的沟通及对任何问题的讨论都是非常重要的。在理想情况下，应在放置头钉前建立有创动脉监测，以便准确地监测血压；给予头皮局部浸润麻醉[8-10]；加深麻醉，给予肌松药以保证头部不动，使用阿片类药物以减弱固定头钉引起的血流动力学反应。通常可预先用药，常用药物包括全身麻醉药（即阿片类药物，如瑞芬太尼、芬太尼或舒芬太尼[11]，或者亚麻醉药量为 0.5μg/kg 的氯胺酮[12]）。术前给予患者口服加巴喷丁 900mg，可减少术中阿片类药物的用量，减轻术后疼痛，减弱喉镜暴露和气管插管反应，以及固定头钉所致的高血压效应[13]。由于固定头钉引起的血流动力学反应通常是短暂的，因此通常不推荐使用大剂量的长效药物，避免发生固定头钉后很长一段时间内持续存在的严重低血压。

　　慢性、无法控制的高血压患者在头部固定期间发生严重高血压的风险特别高。在固定头部的

过程中，严重高血压可能导致手术部位或远离手术部位的脑出血[14,15]，并可能需要手术清除。服用抗凝剂、脑血管病变（即脑动静脉畸形或脑动脉瘤）、已知凝血障碍或血脑屏障（BBB）功能受损的患者都存在很高的出血风险。严重高血压也可能导致脑水肿，影响手术暴露。

麻醉维持

　　幕上肿瘤手术麻醉维持的目标是维持理想的脑血流动力学，提供神经保护，使患者快速苏醒并恢复神经功能，但最佳麻醉维持方案在文献中一直备受争议[16]。有些研究者认为，全凭静脉麻醉（total intravenous anaesthetic, TIVA）对电生理监测的干扰最小，并在降低脑代谢率（CMR）和脑血容量（CBV）方面具有优势。在颅内肿瘤开颅手术中，丙泊酚麻醉比七氟烷或异氟烷麻醉时患者的 ICP 更低，CPP 更高，提示 TIVA 可提供更好的手术条件[17]。

　　在等效剂量下，吸入麻醉药对大脑新陈代谢的降低程度与静脉给药相同。当吸入麻醉药浓度较低时，CMR 减少会导致脑血管收缩，随着浓度的增加，挥发性药物具有剂量依赖性的直接血管舒张作用，导致 CBF 增加，CBF 和 CMR 相互不匹配。因此，较高浓度吸入麻醉药可能导致 ICP 增高，术野暴露不充分，并损害脑血管对平均动脉压下降的自我调节能力。在吸入麻醉药中，地氟烷的扩血管作用最强，七氟烷的扩血管作用最弱，当浓度低于 1.0MAC 时，七氟烷不会增加 CBV 或 ICP，并可维持大脑自动调节功能。因此，七氟烷可能是最合适的吸入麻醉药。

　　也有学者认为，使用吸入麻醉药会使术后恢复时间缩短，此有利于尽早进行术后神经行为学评估，但是大量前瞻性随机临床试验均未能获得一致的结果——一种麻醉方法在恢复时间、拔管或术后认知功能方面优于另一种麻醉方法[18-20]。还有研究表明，两种麻醉方法存在相似的术中和术后血流动力学特征、术后转归、总住院时间和总花费[21,22]。因此，多种麻醉药物可安全地用于幕上肿瘤开颅手术，目前最常用的是七氟烷 – 阿

片类或丙泊酚 – 阿片类。一些学者建议，具有可预测性和可控性的挥发性麻醉药可作为简单神经外科手术麻醉的首选，TIVA 更适用于较复杂的 ICP 增高患者[5]。

　　近年来，α_2 肾上腺素能受体激动剂右美托咪啶因其抗交感特性和可能的神经保护作用在神经外科手术中越来越受欢迎[23,24]。已证明在开颅手术中输注右美托咪啶可稳定血流动力学，并且不会增加心动过缓或低血压的发生率[25-27]；此外还可以减少七氟烷、芬太尼和止吐药的用量，降低 ICP，改善预后[28]；较早开始输注还可减轻气管插管[27,29]、头钉固定[30] 时的血流动力学反应。因此，右美托咪啶可能是幕上开颅手术和其他神经外科手术麻醉中很有效的辅助药物。

　　开颅手术麻醉维持的一个主要目标是手术结束后患者尽早苏醒。地氟烷的溶解度低，恢复快，具有潜在的优势，但是在临床使用中却一直存在争议。虽然有动物和人体研究证明，地氟烷可用于幕上肿瘤开颅手术，并且有一项前瞻性随机临床试验显示，使用地氟烷可以缩短拔管和恢复时间[31]，但是并不能证明其在术后转归方面具有优势。在所有吸入麻醉药中，地氟烷对脑血管的扩张作用最强，这可能会引起 ICP 增高，进而影响手术视野。

　　输注阿片类药物（如芬太尼或瑞芬太尼）可以显著减少开颅手术中挥发性药物或丙泊酚的用量[32,33]，缩短苏醒时间[34,35]，预防开颅术后苏醒时常见的术后高血压[34]。

　　与其他阿片类药物相比，瑞芬太尼的使用与最快的苏醒和最早的认知功能恢复有关[35-37]，尽管可能需要更多的降压药物才能将平均动脉压控制在基线 20% 以内[35]。与之相似，使用右美托咪啶可以减少麻醉药和镇痛药的用量，促进患者快速苏醒[38]。与七氟烷和异氟烷[39,40] 相比，地氟烷在纠正术后高碳酸血症和恢复认知功能方面更具优势[39,40]，这种优势尤其体现在肥胖患者中，因为他们易于发生气体交换功能受损和高碳酸血症[39]，这两种情况均会影响快速苏醒。

手术前，麻醉医生应与手术医生讨论是否使用术中神经电生理监测，从而选择合适的麻醉药。已知当挥发性麻醉药吸入浓度超过 0.5MAC 时，可降低体感诱发电位（SSEP）的波幅并延长潜伏期，呈剂量依赖性。当 CBF 降至 $20mL/(100g \cdot min)$ 以下时 SSEP 会发生改变，而 CBF 在 $15\sim18mL/(100g \cdot min)$ 时 SSEP 会消失；如果在 0.5MAC 以下时 SSEP 的波形已经发生改变，则应使用丙泊酚等替代。

神经电生理监测诱发电位波幅的急剧降低或潜伏期的延长可能预示着特定神经或大脑区域周围的直接创伤、缺血、压迫或血肿。此时必须通知外科医生，明确引起信号变化的原因，将血压恢复到正常或高出正常 20%，并通过动脉血气分析来确定和纠正代谢紊乱。

术野的优化

幕上肿瘤手术麻醉的一个重要目标是对手术视野的优化。脑容量是影响术野的最重要因素，在手术过程中可采取一些方法来减轻脑水肿，减少脑血容量或脑脊液。适当的患者体位可以保证充分的大脑静脉回流，有助于改善手术暴露。

渗透性利尿剂甘露醇（$0.5\sim1g/kg$，静脉注射）是最常用的高渗疗法用药[41]。在血脑屏障完好的区域，甘露醇将水从脑细胞转移到血液后进入循环系统，从而降低 ICP，改善术野。静脉输注甘露醇的起效时间为 15min，1h 达峰值，持续时间为 $3\sim6h$，建议输注时间为 $30min\sim1h$，避免快速输注引起 CBV 增加所致的 ICP 急剧升高、肺水肿以及组胺效应导致的低血压，并且应在手术开始时使用，以取得最佳的脱水效果。甘露醇使用无效或有禁忌者可使用高渗盐水（3%、7.5% 或 23.4%），其能有效降低 ICP 和改善 CPP[41]。虽然有研究表明，与甘露醇相比，高渗盐水具有扩容和改善大脑及全身血流动力学的优点，但是最近的前瞻性数据未能建立明确的使用指南[42]；并且使用高渗盐水具有重大的潜在风险，包括脑桥中央髓鞘溶解症，因此只在需要多种药物联用或其他治疗失败时才考虑。

CO_2 是一种强效脑血管扩张剂，$PaCO_2$ 每增加 1mmHg，CBF 增加 $1mL/(100g \cdot min)$。慢性过度通气虽已不再用于神经外科手术，但是在肿瘤手术中需要快速减少 CBF 并改善术野时可以使用，因为低碳酸血症使自动调节曲线的平台下移，从而减少 CBF[43]。通常维持 $PaCO_2$ 在 $35\sim40mmHg$，但是应避免不必要的低碳酸血症，以降低脑缺血的风险。在重症和急性期需降低 ICP 时可通过过度通气将 $PaCO_2$ 降至 $25\sim30mmHg$，其可作为其他措施有效之前的暂时性抢救措施。当 $PaCO_2$ 降低至低于 25mmHg 时，会导致脑血管收缩和氧供减少。$ETCO_2$ 和 $PaCO_2$ 的相关性较差，不应将 $ETCO_2$ 作为动脉血气分析和 $PaCO_2$ 监测的替代指标[5]。更重要的是，在低碳酸血症期间须维持足够的 ABP，增加脑灌注压以降低缺血风险[43]，并避免同时使用其他脑血管收缩药。

将床头抬高 $15°\sim30°$ 可迅速促进大脑静脉回流，降低颈静脉压，是降低 CBV 和 ICP、改善手术暴露最快速的方法之一。在考虑抬高床头时，应与外科医生密切沟通。重要的是，应注意抬高床头不会降低平均动脉压，并且任何有益的影响都会被 CPP 的整体下降所抵消。术中常规使用地塞米松（$10\sim20mg$，静脉注射）可减轻术后脑水肿和降低 ICP，但是对改善手术视野暴露效果甚微。

在对脑肿瘤患者进行麻醉管理时需要注意麻醉药对 $CMRO_2$ 和 CBF 的影响，通常选择可同时降低 $CMRO_2$ 和 CBF 的麻醉药以降低 ICP 和优化手术视野暴露（表 13.1）。众所周知，挥发性药

表 13.1　麻醉药对体感诱发电位（SSEP）波幅和潜伏期的影响

药物	波幅	潜伏期
挥发性药物	↓（剂量依赖性）	↑（剂量依赖性）
N_2O	↓	无效
依托咪酯	↑	↑
咪达唑仑	↓	无效
阿片类	临床效应小	临床效应小
氯胺酮	↑	无效
丙泊酚	↓（大剂量）	↑（大剂量）

物可以降低 CMRO$_2$，但超过 0.6MAC 时则会增加 CBF。如前所述，七氟烷的血管舒张作用最小，地氟烷的血管舒张作用最大。然而，在接受幕上肿瘤切除术而未发生中线移位的患者中，1MAC 的异氟烷或地氟烷没有引起 ICP 的改变，但是 MAP 和 CPP 显著降低[44]。大多数静脉使用药物都能降低 CBF 和 CMRO$_2$，但是氯胺酮会增加 CBF 和 CMRO$_2$，通常在开颅手术中避免使用。N$_2$O 可降低 CMRO$_2$，但其对脑血流量的影响尚不清楚。

液体管理

一直以来，在神经外科手术中都会限制补液以避免脑水肿[45]，因其也会增加低血压和低 CPP 的风险，因此幕上开颅手术患者的液体管理目标是维持正常的血容量和血压，这不仅给麻醉医生带来挑战，而且目前缺乏实证数据来指导最理想的液体管理[46]。在幕上肿瘤开颅手术中甘露醇和其他利尿剂的使用会很大程度地导致液体丢失和低血压，因此患者术中可能需要大量补液来维持足够的血管内张力，纠正脱水，从而维持血流动力学稳定。

长期以来，有学者一直认为低渗溶液如乳酸林格液（渗透压为 273mmol/L）会促进脑水肿，应避免在神经外科手术中使用，同时将生理盐水（渗透压为 308mmol/L）作为首选晶体溶液。但由于生理盐水具有导致明显高氯酸中毒的趋势，近年来其在这些患者中的使用也受到限制。因此，许多人质疑生理盐水是否确实在神经外科手术的液体管理中发挥作用[47]。不含乳酸的林格液或等渗的 PlasmaLyte 溶液可能是最佳的晶体溶液选择。输注红细胞时，避免同时使用可能与柠檬酸盐发生凝固的含钙溶液，有学者推荐使用不含钙的平衡液 PlasmaLyte[47] 或不含乳酸的林格液。含糖溶液中葡萄糖代谢后的低渗游离水分可致脑水肿，并且高血糖可能使脑缺血后的预后恶化，因此不推荐使用[5]，必要时可使用低容量、高浓度的葡萄糖（40%）。注意使用时应对常温液体进行加热。

胶体渗透压在脑水肿中的作用尚不清楚，

并且目前关于胶体溶液的使用时机和优势尚未达成共识[48]。研究表明，与合用林格乳酸溶液相比，使用甘露醇时合用羟乙基淀粉更有可能导致血凝块的生成和强度受损[49]，因此当怀疑凝血功能受损时应避免使用羟乙基淀粉。

输　血

贫血是神经外科手术中最常见的并发症之一，在接受脑肿瘤开颅手术的患者中，约 1.4% 接受围手术期输血[50]。大脑对低灌注相当敏感，这将增加继发性脑损伤的风险，但是目前还没有明确的关于择期幕上肿瘤手术的理想输血阈值[51]。最近一项纳入 6 500 多例患者的大规模研究分析了术前贫血对择期颅脑手术后患者早期预后的影响[52]，结果表明任何程度的术前贫血均与住院时间增加有关，但是与术后 30d 的发病率或死亡率增加无关。另外一项对 8 000 多例患者进行的观察性研究结果显示，与非贫血患者相比，术前血红蛋白（Hb）浓度低于 11g/dL 与术后 30d 的发病率和死亡率增加相关[53]。在没有心脏病的情况下，早期积极的输血方案是否会改善这些患者的术后转归尚不清楚。此外，不应低估不必要输血带来的相关风险。

控制血糖

在神经外科患者中，围手术期的低血糖和高血糖均与不良事件风险增加相关[54,55]。在幕上肿瘤手术的围手术期中高血糖在糖尿病和非糖尿病患者中都很常见，可能与手术应激和应用糖皮质激素[56] 等因素有关。虽然高血糖对脑代谢和脑缺血的影响尚不明确，但当发生颅内出血（intracerebral hemorrhage，ICH）和创伤性脑损伤[57-60] 时，血糖浓度 > 150mg/dL 与不良的神经系统预后和死亡率增加相关[57-60]，而择期幕上肿瘤手术患者可能存在的风险尚不清楚[54]。一项研究表明，门诊患者的持续性高血糖是恶性胶质瘤切除术患者死亡率增加的独立危险因素，目前尚没有前瞻性临床试验研究血糖浓度对幕上肿瘤手术的影响。

通常不推荐严格控制血糖（目标范围 80~110mg/dL），因为这会显著增加低血糖和相关死亡[61-64]的风险。虽然尚未确定最佳的血糖浓度范围[55]，但是有人建议将血糖维持在 110~140mg/dL[65-67]，并且采用胰岛素输注的方式控制血糖，避免因直接静脉推注胰岛素导致血糖快速波动[66,68,69]，当血糖浓度超过 150mg/dL 时应给予治疗，但是应避免使用含糖溶液。目前正在研究连续血糖监测设备、自动葡萄糖和胰岛素输注泵的使用，以期使此类患者在未来受益[68,70]。

术中并发症

静脉空气栓塞

在手术过程中任何部位只要存在开放的静脉且与右心房压存在至少 5cm 的压力梯度就有可能发生静脉空气栓塞（venous air embolism, VAE），这是神经外科手术中一种潜在的致命性并发症。空气进入血液循环的速度和量取决于压力梯度，而压力梯度的大小取决于肿瘤位置及手术体位。行幕上肿瘤开颅手术时患者通常采取仰卧位，但是也经常会使用头高脚低位来降低 ICP，促进脑脊液和静脉引流，改善手术视野的暴露。坐位开颅手术发生 VAE 的风险最高，俯卧位或侧卧位时如果术区静脉压低于大气压，患者也可能发生 VAE，可通过精细的手术操作及大量使用骨蜡和生理盐水冲洗将风险降至最低。

VAE 通常通过 $ETCO_2$、胸前区多普勒超声或经食管超声心动图（transoesophageal echocardiogram, TEE）来检测，并且无单一的监测方式来准确预测所有 VAE 的发生[71]。通常认为 3~5mL/kg（200~300mL）空气进入脑血管系统是致命的。TEE 可识别低至 0.02mL 的空气，是检测 VAE 最敏感的工具。发生 VAE 后，肺泡无效腔增加可迅速导致低氧血症，右心压力增加可诱发心脏缺血、低血压和心搏骤停。血小板减少症经常伴随 VAE，会增加患者的出血风险[72]。

反常性动脉栓塞是 VAE 的一个主要危险因素，因此许多医生建议对患者常规进行术前 TEE 以筛查是否存在卵圆孔未闭（patent foramen ovale, PFO）。近年来，经颅多普勒超声检查也已成为评估 PFO 的一种经济、非侵入性和简便易行的替代方法[73]。建议对于 VAE 风险增加的患者，尤其是坐位开颅手术者，在开颅手术前先行 PFO 闭合术[74]。

急性颅内压增高

颅内容物包括脑组织（85%~90%）、血液（约 5%）和 CSF（5%~10%）。因为颅腔是一个固定、不可压缩的空间，三者中任何一部分增加必然会导致另一部分减少。开颅手术期间急性 ICP 增高可能对以下几个方面产生不利影响：首先，当 ICP 上升并接近 MAP 时，CBF 可能显著、迅速地减少；其次，急性 ICP 增高可能导致危及生命的脑疝和脑干压迫。

术中应迅速鉴别和治疗急性 ICP 增高，并且消除引起 ICP 增高的因素。通过过度通气、静脉麻醉药、甘露醇或低体温联合治疗可以迅速降低 CBV[41]。如果已放置脑室外引流，可通过引流脑脊液直接降低 CBV。

应避免急性高血压发作，因为当 MAP > 150mmHg 时，大脑的自动调节作用消失。此外，须保持足够的全身氧合，因为当 PaO_2 降至 50mmHg 以下时，CBF 呈指数增加。癫痫发作会导致 $CMRO_2$ 和 CBF 增加，如果在术中怀疑癫痫发作，应立即使用苯二氮䓬类药物、抗癫痫药和丙泊酚进行治疗。最后，应避免体温过高导致的 $CMRO_2$ 和 CBF 增加。

术后管理

苏 醒

幕上肿瘤开颅手术结束后，麻醉、拔管和术后处理仍然是手术的关键阶段（框表 13.3），即使手术过程顺利，这一时期仍可能会出现严重的并发症[75]。由于颅骨对颅内容积急剧增加的顺应性和代偿性有限，术后 ICH 可能会引起 ICP 突然增高，甚至导致更严重的并发症，包括永久性神经功能损伤和死亡。约 50% 的术后 ICH 发生在开颅手术后的前 20h 内（图 13.1），其中又有 50%（总量的 25%）发生前 4h 内，因此需在重症监护病房（ICU）对幕上肿瘤开颅术后患者进行严密的临床监测[75]。

开颅手术后的前 24h 内对患者的密切监测至关重要[76]，如果患者没有迅速恢复意识或出现局

框表 13.3　幕上肿瘤开颅手术的术后管理要点

◆ 幕上肿瘤开颅手术结束后，麻醉、拔管和术后处理仍是手术的关键阶段。

◆ 约 50% 的术后颅内出血（ICH）发生在开颅手术后的前 20h 内，其中 50%（总量的 25%）发生前 4h 内。

◆ 如果条件允许，应尽早苏醒和拔管，以对患者进行全面的临床和神经系统功能评估，并在发生 ICH 的情况下尽早发现新的术后神经功能损伤。

◆ 早期苏醒和拔管须在最小的血流动力学波动和呼吸紊乱的情况下完成。

◆ 颅内肿瘤开颅手术后对患者进行临床管理时需要密切监测几个特别重要的指标，包括一系列神经科检查和对患者神经认知状态的评估。

◆ 开颅手术后疼痛比较常见，会增加术后并发症的风险，包括高血压和术后出血。

◆ 开颅手术后患者发生恶心、呕吐（PONV）的风险很高，可能是由于化学感受器触发区和大脑延髓最后区（一种控制呕吐的髓质结构）的刺激所致。

◆ 在幕上肿瘤开颅术后，尤其是四肢无力的患者，即使使用药物进行预防，深静脉血栓（DVT）的发生率也非常高。

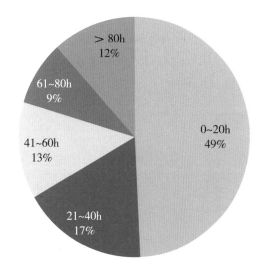

图 13.1　开颅手术后颅内出血（ICH）的时间分布百分比
约 50% 的术后 ICH 发生在开颅手术后的前 20h 内，其中 50%（总量的 25%）发生在前 4h 内（图中未显示）

灶性神经功能障碍，应立即行颅脑 CT 扫描，以评估神经外科手术并发症。检测开颅手术后新的神经功能损伤的最佳方法是患者完全清醒可配合，因此，需确保患者在手术结束后迅速苏醒，以进行充分的神经功能检查，并适时尽早拔管。虽然临床监测应从术后即刻开始至术后一段时间，但只要对患者进行充分监测，没有证据表明术后必须进入 ICU 或逐步过渡到普通病房。

如果条件允许，应使患者尽早苏醒和拔管，以进行全面的临床和神经功能评估，并在发生 ICH 的情况下及早发现新的术后神经功能损伤[77,78]。此外，早期拔管是可取的，因为延迟拔管与全身不良反应相关，包括氧耗增加和儿茶酚胺释放[79]。在制订苏醒期诊疗方案时，应考虑几个因素，包括苏醒 / 恢复的时机、拔管决策、神经认知状态、血流动力学和呼吸状况，以及对术后疼痛、术后恶心呕吐（postoperative nausea and vomiting，PONV）以及深静脉血栓（DVT）的风险预期。

早期苏醒和拔管须在血流动力学波动和呼吸紊乱最小的情况下完成，更多大规模的临床研究（大型学术中心）结果强调，苏醒期的最佳管理与较低的术后死亡率相关[4]。

颅内肿瘤开颅术后对患者进行临床管理时需要密切监测几个特别重要的指标，包括一系列神经科检查和对患者神经认知状态的评估[78]。高血压经常发生在苏醒期，并且是术后 ICH 的强烈预测因子[75]，应积极使用不增加 CBV 的药物来预防高血压，如拉贝洛尔、艾司洛尔和尼卡地平[80]。此外，术后早期新发心房颤动是预测神经状况恶化和死亡率增加的重要因子[81]。

可通过一系列神经科检查及时发现和诊断手术区域所发生的局灶性 ICH，如果出现新的神经功能损伤，应立即行颅脑 CT 扫描[76]。对于此类患者，用格拉斯哥昏迷量表（GCS）衡量的神经状态是成功拔管的最佳预测因子，而对于其他大多数 ICU 患者，氧合指数（FiO_2/PaO_2）、呼吸频率和其他指标是成功拔管的主要影响因素[82]。Namen 等对 100 例神经外科患者进行的前瞻性研

究表明，神经外科患者实施"传统"撤机方案具有很大的局限性，原因是担心患者发生神经损伤，并观察到 GCS ≥ 8 分的患者中 75% 可成功拔管，而 GCS < 8 分的患者中仅 33% 成功拔管[82]。因此可认为认知功能恢复与 $PaCO_2$ 一样，也是预测气体交换是否充足的因素[39]。

术后行液体治疗时最好使用等渗溶液，一般避免使用含糖溶液，只有在出现高钠血症时才可使用[46,83]。应尽量减少胶体液的使用，其对凝血因子的稀释效应可能会增加术后 ICH 的风险[49]。

延迟拔管

尽管只要可行，应实现早期苏醒和拔管，但有些情况可能导致拔管延迟。一些研究表明，结合呼吸参数和神经功能评估的脱机方案可能有助于确定哪些患者可以成功拔管，但是尚缺乏前瞻性研究[82]。在考虑拔管之前，患者的血流动力学水平和呼吸状态应该是稳定的，特别是在高血压、缺氧或高碳酸血症的情况下，这些会影响 CBF[43]。术后体温过低尤其有害，应从手术开始时就积极预防[84]。应对有严重脑水肿及接受过脑干或脑神经手术的患者（特别是涉及呕吐反射的脑神经，如Ⅸ ~ Ⅻ）制订一个镇静计划，实现最佳的机械通气模式和 ICP，并且进行及时的神经学功能评估，对此类患者建议使用短效麻醉药和在气管插管时使用局部麻醉药[85]。

疼 痛

开颅术后疼痛比较常见，会增加术后并发症的风险，包括高血压和出血[86]，因此应积极给予预防性干预措施[87,88]。目前还没有既定的指南来指导此类患者的疼痛管理，对于最佳治疗方案也存在争议。因为非甾体抗炎药对血小板聚集具有潜在影响，所以通常在患者术后使用，应避免应用于神经外科患者[89]。

有趣的是，最近一项对现有临床证据的系统回顾和荟萃分析表明，手术前或手术结束时使用选择性头皮神经阻滞和局部麻醉药可有效预防术后疼痛[4]。术中使用右美托咪啶可有效减少患者对镇痛药的需求，并改善术后疼痛评分[90]。但静脉注射环氧合酶 -2（COX-2）抑制剂，如帕瑞昔布，并不能有效减少开颅术后阿片类药物的消耗[91]。有研究表明，在传统疼痛管理方法的基础上，应强调改进、多模式和个体化的疼痛管理方法[86,92]。

术后恶心呕吐

开颅术后患者发生术后恶心呕吐（PONV）的风险很高，可能是由于化学感受器触发区和大脑延髓最后区（一种控制呕吐的髓质结构）的刺激所致。有研究表明，超过一半的患者在开颅手术后会发生 PONV[93]，对此应积极采用药物预防 PONV。选择性 5- 羟色胺受体（5-HT_3）拮抗剂，包括昂丹司琼和托烷司琼[94]，可有效治疗幕上肿瘤开颅术后的 PONV。右美托咪啶作为全身麻醉维持的辅助用药，已被证明可减少七氟烷、芬太尼和术后前 2h 内止吐药的用量[28,90]。此外，应慎用增加 PONV 风险的药物，包括挥发性麻醉药和长效阿片类药物[95]。

深静脉血栓

幕上肿瘤开颅术后，即使在药物预防的情况下，深静脉血栓（DVT）的发生率也非常高，尤其是四肢无力的患者。有趣的是，一项对 4 293 例接受开颅手术患者的观察性研究发现，126 例患者（3%）发生了深静脉血栓，其中 86% 曾使用普通低分子量肝素[96]。此研究中，功能状态差、年龄大、运动障碍、高级别脑胶质瘤和慢性高血压是深静脉血栓的最强预测因素。最近的证据表明，开颅术后 12h 给予肝素是相对安全的，继发性出血的风险很低，还有学者建议可给予更积极的抗凝方案[97]。然而，对于幕上开颅术后何时开始抗凝治疗，目前尚未形成专家共识。

其他注意事项

术后，与头钉取出相关的潜在并发症也必须得到重视，较常见的是出血，可用纱布加压止血或缝合止血。头钉移位也可能增加静脉空气栓塞（VAE）的风险[98]。若 VAE 风险较高，如坐位开颅手术，建议在头钉位置涂抹抗生素软膏，以将VAE 的风险降至最低[8]。

总　结

行幕上肿瘤开颅手术时麻醉医生应对麻醉药理学和神经病理生理学原理有着深入的了解，并在此基础上实现围手术期管理目标：血流动力学稳定，全身麻醉诱导，以及维持平稳、足够的CPP（＞ 70mmHg）和氧合。充分的手术视野暴露也是麻醉医生的目标，应采用相关措施实现。术后早期应使患者快速苏醒以立即进行神经功能评估，并给予充分镇痛以控制术后疼痛。我们仍需要更多的随机临床试验来更好地指导临床决策，完善此类患者的围手术期管理。

（王小慧　译，聂　煌　董海龙　审校）

参考文献

[1] Bilotta F, Guerra C, Rosa G. Update on anesthesia for craniotomy. Current Opinion in Anaesthesiology, 2013, 26(5):517–522.

[2] Rampil IJ, Probst S. Intracranial tumors//Ruskin KJ, Rosenbaum SH, Rampil IJ.Fundamentals of neuroanesthesia: A physiologic approach to clinical practice. New York: Oxford University Press, 2014：151–161.

[3] Ostrom QT, Gittleman H, Liao P, et al. CBTRUS statistical report: Primary brain and central nervous system tumors diagnosed in the United States in 2007–2011. Neuro-Oncology, 2014, 16 Suppl 4:iv1–63.

[4] Momin EN, Adams H, Shinohara RT, et al. Postoperative mortality after surgery for brain tumors by patient insurance status in the United States. Archives of Surgery, 2012, 147(11):1017–1024.

[5] Bruder N, Ravussin P. Supratentorial masses: Anesthetic considerations. 5th ed. Philadelphia, PA: Elsevier, 2010.

[6] Hussein RRS, Soliman RH, Abdelhaleem Ali AM, et al. Effect of antiepileptic drugs on liver enzymes. BeniSuef University Journal of Basic and Applied Sciences, 2013, 2:14–19.

[7] Bansal S, Ramesh VJ, Umamaheswara Rao GS. Fentanyl coadministration decreases the induction dose requirement of propofol in patients with supratentorial tumors and not in patients with spinal lesions. Journal of Neurosurgical Anesthesiology, 2012, 24(4):345–349.

[8] Rozet I, Vavilala MS. Risks and benefits of patient positioning during neurosurgical care. Anesthesiology Clinics, 2007, 25(3):631–53, x.

[9] Geze S, Yilmaz AA, Tuzuner F. The effect of scalp block and local infiltration on the haemodynamic and stress response to skull-pin placement for craniotomy. European Journal of Anaesthesiology, 2009 Apr, 26(4):298–303.

[10] Yildiz K, Madenoglu H, Dogru K, et al. The effects of intravenous fentanyl and intravenous fentanyl combined with bupivacaine infiltration on the hemodynamic response to skull pin insertion. Journal of Neurosurgical Anesthesiology, 2005, 17(1):9–12.

[11] Jamali S, Archer D, Ravussin P, et al. The effect of skull-pin insertion on cerebrospinal fluid pressure and cerebral perfusion pressure: influence of sufentanil and fentanyl. Anesthesia & Analgesia, 1997, 84(6):1292–1296.

[12] Agarwal A, Sinha PK, Pandey CM, et al. Effect of a subanesthetic dose of intravenous ketamine and/or local anesthetic infiltration on hemodynamic responses to skull-pin placement: a prospective, placebo-controlled, randomized, doubleblind study. Journal of Neurosurgical Anesthesiology, 2001, 13(3):189–194.

[13] Misra S, Koshy T, Unnikrishnan KP, et al. Gabapentin premedication decreases the hemodynamic response to skull pin insertion in patients undergoing craniotomy. Journal of Neurosurgical Anesthesiology, 2011, 23(2):110–117.

[14] Brisman MH, Bederson JB, Sen CN, et al. Intracerebral hemorrhage occurring remote from the craniotomy site. Neurosurgery, 1996, 39(6):1114–1121, discussion 1121–1122.

[15] Koller M, Ortler M, Langmayr J, et al. Posterior-fossa haemorrhage after supratentorial surgery—report of three cases and review of the literature. Acta Neurochirurgica (Wien), 1999, 141(6):587–592.

[16] Gruenbaum SE, Bilotta F. Propofol versus thiopental use in patients undergoing craniotomy. Minerva Anestesiologica, 2014, 80(7):753–755.

[17] Petersen KD, Landsfeldt U, Cold GE, et al. Intracranial pressure and cerebral hemodynamic in patients with cerebral tumors: a randomized prospective study of patients subjected to craniotomy in propofol-fentanyl, isoflurane-fentanyl, or sevofluranefentanyl anesthesia. Anesthesiology, 2003, 98(2):329–336.

[18] Lauta E, Abbinante C, Del Gaudio A, et al. Emergence times are similar with sevoflurane and total intravenous anesthesia: results of a multicenter RCT of patients scheduled for elective supratentorial craniotomy. Journal of Neurosurgical Anesthesiology, 2010, 22(2):110–118.

[19] Magni G, Baisi F, La Rosa I, et al. No difference in emergence time and early cognitive function between

sevoflurane-fentanyl and propofol-remifentanil in patients undergoing craniotomy for supratentorial intracranial surgery. Journal of Neurosurgical Anesthesiology, 2005, 17(3):134–138.

[20] Necib S, Tubach F, Peuch C, et al. Recovery from anesthesia after craniotomy for supratentorial tumors: comparison of propofol-remifentanil and sevofluranesufentanil (the PROMIFLUNIL trial). Journal of Neurosurgical Anesthesiology, 2014, 26(1):37–44.

[21] Talke P, Caldwell JE, Brown R, et al. A comparison of three anesthetic techniques in patients undergoingcraniotomy for supratentorial intracranial surgery. Anesthesia & Analgesia, 2002, 95(2):430–435, table of contents.

[22] Todd MM, Warner DS, Sokoll MD, et al. A prospective, comparative trial of three anesthetics for elective supratentorial craniotomy. Propofol/fentanyl, isoflurane/nitrous oxide, and fentanyl/nitrous oxide. Anesthesiology, 1993, 78(6):1005–1020.

[23] Hoffman WE, Kochs E, Werner C, et al. Dexmedetomidine improves neurologic outcome from incomplete ischemia in the rat. Reversal by the alpha 2-adrenergic antagonist atipamezole. Anesthesiology, 1991, 75(2):328–332.

[24] Maier C, Steinberg GK, Sun GH, et al. Neuroprotection by the alpha 2-adrenoreceptor agonist dexmedetomidine in a focal model of cerebral ischemia. Anesthesiology, 1993, 79(2):306–312.

[25] Bekker A, Sturaitis M, Bloom M, et al. The effect of dexmedetomidine on perioperative hemodynamics in patients undergoing craniotomy. Anesthesia & Analgesia, 2008, 107(4):1340–1347.

[26] Soliman RN, Hassan AR, Rashwan AM, et al. Prospective, randomized controlled study to assess the role of dexmedetomidine in patients with supratentorial tumors undergoing craniotomy under general anesthesia. Middle Eastern Journal of Anaesthesiology, 2011, 21(1):23–33.

[27] Yildiz M, Tavlan A, Tuncer S, et al. Effect of dexmedetomidine on haemodynamic responses to laryngoscopy and intubation: Perioperative haemodynamics and anaesthetic requirements. Drugs in R & D, 2006, 7(1):43–52.

[28] Soliman RN, Hassan AR, Rashwan AM, et al. Prospective, randomized study to assess the role of dexmedetomidine in patients with supratentorial tumors undergoing craniotomy under general anaesthesia. Middle East Journal of Anaesthesiology, 2011, 21(3):325–334.

[29] Tanskanen PE, Kytta JV, Randell TT, et al. Dexmedetomidine as an anaesthetic adjuvant in patients undergoing intracranial tumour surgery: a double-blind, randomized and placebo-controlled study. British Journal of Anaesthesia, 2006, 97(5):658–665.

[30] Uyar AS, Yagmurdur H, Fidan Y, et al. Dexmedetomidine attenuates the hemodynamic and neuroendocrinal responses to skull-pin head-holder application during craniotomy. Journal of Neurosurgical Anesthesiology, 2008, 20(3):174–179.

[31] Magni G, Rosa IL, Melillo G, et al. A comparison between sevoflurane and desflurane anesthesia in patients undergoing craniotomy for supratentorial intracranial surgery. Anesthesia & Analgesia, 2009, 109(2):567–571.

[32] Del Gaudio A, Ciritella P, Perrotta F, et al. Remifentanil vs fentanyl with a target controlled propofol infusion in patients undergoing craniotomy for supratentorial lesions. Minerva Anestesiologica, 2006, 72(5):309–319.

[33] Guy J, Hindman BJ, Baker KZ, et al. Comparison of remifentanil and fentanyl in patients undergoing craniotomy for supratentorial space-occupying lesions. Anesthesiology, 1997, 86(3):514–524.

[34] Bhagat H, Dash HH, Bithal PK, et al. Planning for early emergence in neurosurgical patients: a randomized prospective trial of low-dose anesthetics. Anesthesia & Analgesia, 2008, 107(4):1348–1355.

[35] Bilotta F, Caramia R, Paoloni FP, et al. Early postoperative cognitive recovery after remifentanilpropofol or sufentanil-propofol anaesthesia for supratentorial craniotomy: a randomized trial. European Journal of Anaesthesiology, 2007, 24(2):122–127.

[36] Gelb AW, Salevsky F, Chung F, et al. Remifentanil with morphine transitional analgesia shortens neurological recovery compared to fentanyl for supratentorial craniotomy. Canadian Journal of Anaesthesia, 2003, 50(9):946–952.

[37] Hernandez-Palazon J, Domenech-Asensi P, Burguillos-Lopez S, et al. Comparison of anesthetic maintenance and recovery with propofol versus sevoflurane combined with remifentanil in craniotomy for supratentorial neoplasm. Revista Espanola de Anestesiologia y Reanimacion, 2006, 53(2):88–94.

[38] Turgut N, Turkmen A, Ali A, et al. Remifentanil-propofol vs dexmedetomidine-propofol—anesthesia for supratentorial craniotomy. Middle East Journal of Anaesthesiology, 2009, 20(1):63–70.

[39] Bilotta F, Doronzio A, Cuzzone V, et al. Early postoperative cognitive recovery and gas exchange patterns after balanced anesthesia with sevoflurane or desflurane in overweight and obese patients undergoing craniotomy: a prospective randomized trial. Journal of Neurosurgical Anesthesiology, 2009, 21(3):207–213.

[40] Yildiz K, Bicer C, Aksu R, et al. A comparison of 1 minimum alveolar concentration desflurane and 1 minimum alveolar concentration isoflurane anesthesia in patients undergoing craniotomy for supratentorial lesions. Current Therapeutic Research, Clinical and Experimental, 2011, 72(2):49–59.

[41] Lang SS, Kofke WA, Stiefel MF. Monitoring and intraoperative management of elevated intracranial pressure and decompressive craniectomy. Anesthesiology Clinics, 2012, 30(2):289–310.

[42] Thongrong C, Kong N, Govindarajan B, et al. Current purpose and practice of hypertonic saline in neurosurgery: a review of the literature. World Neurosurgery, 2014, 82(6):1307–1318.

[43] Meng L, Gelb AW. Regulation of cerebral autoregulation by carbon dioxide. Anesthesiology, 2015, 122(1):196–205.

[44] Fraga M, Rama-Maceiras P, Rodino S, et al. The effects of isoflurane and desflurane on intracranial pressure, cerebral perfusion pressure, and cerebral arteriovenous oxygen content difference in normocapnic patients with supratentorial brain tumors. Anesthesiology, 2003, 98(5):1085–1090.

[45] Shenkin HA, Bezier HS, Bouzarth WF. Restricted fluid intake. Rational management of the neurosurgical patient. Journal of Neurosurgery, 1976, 45(4):432–436.

[46] Tommasino C. Fluids and the neurosurgical patient. Anesthesiology Clinics of North America, 2002, 20(2):329–346, vi.

[47] Hahn RG. Should anaesthetists stop infusing isotonic saline? British Journal of Anaesthesia, 2014, 112(1):4–6.

[48] Varney KL, Young B, Hatton J. Albumin use in neurosurgical critical care. Pharmacotherapy, 2003, 23(1):88–92.

[49] Lindroos AC, Schramko A, Tanskanen P, et al. Effect of the combination of mannitol and ringer acetate or hydroxyethyl starch on whole blood coagulation in vitro. Journal of Neurosurgical Anesthesiology, 2010, 22(1):16–20.

[50] Linsler S, Ketter R, Eichler H, et al. Red blood cell transfusion in neurosurgery. Acta Neurochirurgica (Wien), 2012, 154(7):1303–1308.

[51] Gruenbaum SE, Ruskin KJ. Red blood cell transfusion in neurosurgical patients. Current Opinion in Anaesthesiology, 2014, 27(5):470–473.

[52] Alan N, Seicean A, Seicean S, et al. Impact of preoperative anemia on outcomes in patients undergoing elective cranial surgery. Journal of Neurosurgery, 2014, 120(3):764–772.

[53] Bydon M, Abt NB, Macki M, et al. Preoperative anemia increases postoperative morbidity in elective cranial neurosurgery. Surgical Neurology International, 2014, 5:156.

[54] Bilotta F, Rosa G. Glucose management in the neurosurgical patient: are we yet any closer? Current Opinion in Anaesthesiology, 2010, 23(5):539–543.

[55] Godoy DA, Di Napoli M, Biestro A, et al. Perioperative glucose control in neurosurgical patients. Anesthesiology Research and Practice, 2012, 2012: 690362.

[56] Lukins MB, Manninen PH. Hyperglycemia in patients administered dexamethasone for craniotomy. Anesthesia & Analgesia, 2005, 100(4):1129–1133.

[57] Schlenk F, Vajkoczy P, Sarrafzadeh A. Inpatient hyperglycemia following aneurysmal subarachnoid hemorrhage: relation to cerebral metabolism and outcome. Neurocritical Care, 2009, 11(1):56–63.

[58] Mowery NT, Gunter OL, Guillamondegui O, et al. Stress insulin resistance is a marker for mortality in traumatic brain injury. Journal of Trauma, 2009, 66(1):145–151, discussion 151–153.

[59] Griesdale DE, Tremblay MH, McEwen J, et al. Glucose control and mortality in patients with severe traumatic brain injury. Neurocritical Care, 2009, 11(3):311–316.

[60] McGirt MJ, Chaichana KL, Gathinji M, et al. Persistent outpatient hyperglycemia is independently associated with decreased survival after primary resection of malignant brain astrocytomas. Neurosurgery, 2008, 63(2):286–291, discussion 291.

[61] Kreisel SH, Berschin UM, Hammes HP, et al. Pragmatic management of hyperglycaemia in acute ischaemic stroke: safety and feasibility of intensive intravenous insulin treatment. Cerebrovascular Disease, 2009, 27(2):167–175.

[62] Coester A, Neumann CR, Schmidt MI. Intensive insulin therapy in severe traumatic brain injury: a randomized trial. Journal of Trauma, 2010, 68(4):904–911.

[63] Russo N. Perioperative glycemic control. Anesthesiology Clinics, 2012 Sep, 30(3):445–466.

[64] Atkins JH, Smith DS. A review of perioperative glucose control in the neurosurgical population. Journal of Diabetes Science and Technology, 2009, 3(6):1352–1364.

[65] Kramer AH, Roberts DJ, Zygun DA. Optimal glycemic control in neurocritical care patients: a systematic review and meta-analysis. Critical Care, 2012, 16(5):R203.

[66] Bilotta F, Rosa G. Optimal glycemic control in neurocritical care patients. Critical Care, 2012, 16(5):163.

[67] Evans CH, Lee J, Ruhlman MK. Optimal glucose management in the perioperative period. Surgical Clinics of North America, 2015, 95(2):337–354.

[68] Bilotta F, Rosa G. Glycemia management in critical care patients. World Journal of Diabetes, 2012, 15, 3(7):130–134.

[69] Jacobi J, Bircher N, Krinsley J, et al. Guidelines for the use of an insulin infusion for the management of hyperglycemia in critically ill patients. Critical Care Medicine, 2012, 40(12):3251–3276.

[70] Gruenbaum SE, Bilotta F. Use of continuous glucose monitoring in the ICU: a review. International Journal of Intensive Care, 2014, 21:25–29.

[71] Lindroos AC, Niiya T, Randell T, et al. Sitting position for removal of pineal region lesions: The Helsinki experience. World Neurosurgery, 2010, 74(4-5):505–513.

[72] Schafer ST, Sandalcioglu IE, Stegen B, et al. Venous air embolism during semi-sitting craniotomy evokes thrombocytopenia. Anaesthesia, 2011, 66(1):25–30.

[73] Stendel R, Gramm HJ, Schroder K, et al. Transcranial Doppler ultrasonography as a screening technique for detection of a patent foramen ovale before surgery in the sitting position. Anesthesiology, 2000, 93(4):971–975.

[74] Fathi AR, Eshtehardi P, Meier B. Patent foramen ovale and neurosurgery in sitting position: a systematic review. British Journal of Anaesthesia, 2009, 102(5):588–596.

[75] Basali A, Mascha EJ, Kalfas I, et al. Relation between perioperative hypertension and intracranial hemorrhage after craniotomy. Anesthesiology, 2000, 93(1):48–54.

[76] Fabregas N, Bruder N. Recovery and neurological evaluation. Best Practice & Research: Clinical Anaesthesiology, 2007, 21(4):431–447.

[77] Bruder N, Ravussin P. Recovery from anesthesia and postoperative extubation of neurosurgical patients: a review. Journal of Neurosurgical Anesthesiology, 1999, 11(4):282–293.

[78] Bruder NJ. Awakening management after neurosurgery for intracranial tumours. Current Opinion in Anaesthesiology, 2002, 15(5):477–482.

[79] Bruder N, Stordeur JM, Ravussin P, et al. Metabolic and hemodynamic changes during recovery and tracheal extubation in neurosurgical patients: immediate versus delayed recovery. Anesthesia & Analgesia, 1999, 89(3):674–678.

[80] Bebawy JF, Houston CC, Kosky JL, et al. Nicardipine is superior to esmolol for the management of postcraniotomy emergence hypertension: a randomized open-label study. Anesthesia & Analgesia, 2015, 120(1):186–192.

[81] Bilotta F, Pizzichetta F, Fiorani L, et al. Risk index for peri-operative atrial fibrillation in patients undergoing open intracranial neurosurgical procedures. Anaesthesia, 2009, 64(5):503–507.

[82] Namen AM, Ely EW, Tatter SB, et al. Predictors of successful extubation in neurosurgical patients. American Journal of Respiratory and Critical Care Medicine, 2001, 163(3 Pt 1):658–664.

[83] Tommasino C, Picozzi V, Bilotta F. Fluid and electrolyte management// Newfield P, Cottrell JE (eds) Handbook of Neuroanesthesia. Philadelphia, PA: Lippincott Williams & Wilkins, 2012.

[84] Bilotta F, Pietropaoli P, La Rosa I, et al. Effects of shivering prevention on haemodynamic and metabolic demands in hypothermic postoperative neurosurgical patients. Anaesthesia, 2001, 56(6):514–519.

[85] Bilotta F, Branca G, Lam A, et al. Endotracheal lidocaine in preventing endotracheal suctioning-induced changes in cerebral hemodynamics in patients with severe head trauma. Neurocritical Care, 2008, 8(2):241–246.

[86] Mordhorst C, Latz B, Kerz T, et al. Prospective assessment of postoperative pain after craniotomy. Journal of Neurosurgical Anesthesiology, 2010, 22(3):202–206.

[87] Talke PO, Gelb AW. Postcraniotomy pain remains a real headache! European Journal of Anaesthesiology, 2005, 22(5):325–327.

[88] Hansen MS, Brennum J, Moltke FB, et al. Pain treatment after craniotomy: where is the (procedure-specific) evidence? A qualitative systematic review. European Journal of Anaesthesiology, 2011, 28(12):821–829.

[89] Magni G, La Rosa I, Melillo G, et al. Intracranial hemorrhage requiring surgery in neurosurgical patients given ketorolac: a case-control study within a cohort (2001-2010). Anesthesia & Analgesia, 2013, 116(2):443–447.

[90] Peng K, Jin XH, Liu SL, et al. Effect of Intraoperative Dexmedetomidine on Post-Craniotomy Pain. Clinical Therapeutics, 2015 1, 37(5):1114–21.e1.

[91] Williams DL, Pemberton E, Leslie K. Effect of intravenous parecoxib on post-craniotomy pain. British Journal of Anaesthesia, 2011, 107(3):398–403.

[92] Puntis M, Garner A. Management of pain following craniotomy. British Journal of Nursing, 2015, 23, 24(14):740–744.

[93] Fabling JM, Gan TJ, Guy J, et al. Postoperative nausea and vomiting. A retrospective analysis in patients undergoing elective craniotomy. Journal of Neurosurgical Anesthesiology, 1997, 9(4):308–312.

[94] Madenoglu H, Yildiz K, Dogru K, et al. Randomized, double-blinded comparison of tropisetron and placebo for prevention of postoperative nausea and vomiting after supratentorial craniotomy. Journal of Neurosurgical Anesthesiology, 2003, 15(2):82–86.

[95] Tan C, Ries CR, Mayson K, et al. Indication for surgery and the risk of postoperative nausea and vomiting after craniotomy: a case-control study. Journal of Neurosurgical Anesthesiology, 2012, 24(4):325–330.

[96] Chaichana KL, Pendleton C, Jackson C, et al. Deep venous thrombosis and pulmonary embolisms in adult patients undergoing craniotomy for brain tumors. Neurological Research, 2013, 35(2):206–211.

[97] Scheller C, Rachinger J, Strauss C, et al. Therapeutic anticoagulation after craniotomies: is the risk for secondary hemorrhage overestimated? Journal of Neurological Surgery Part A: Central European Neurosurgery, 2014, 75(1):2–6.

[98] El-Zenati H, Faraj J, Al-Rumaihi GI. Air embolism related to removal of Mayfield head pins. Asian Journal of Neurosurgery, 2012, 7(4):227–228.

第 14 章

颅后窝手术

Tasha L. Welch, Jeffrey J. Pasternak

引 言

颅后窝包含维持生命的关键结构——脑干和小脑。颅后窝疾病的病理生理学特点为颅后窝手术带来了不同于幕上手术的挑战。本章将讨论颅后窝手术麻醉的特别之处。

解 剖

颅底分为三个窝，即颅前窝、颅中窝和颅后窝。颅后窝的前壁、后壁和侧壁由颅骨组成，而小脑幕（硬脑膜隔）和枕骨大孔分别是上、下边界的标志。图 14.1 显示脑干和小脑的解剖位置，两者是颅后窝内主要的神经结构。

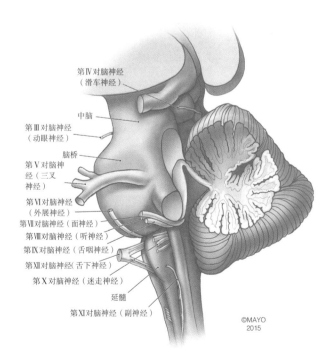

图 14.1 颅后窝的神经组成。经梅奥医学教育与研究基金会许可使用，版权所有

脑干仅占整个大脑重量的 4%，可分为三个主要区域，即中脑、脑桥和延髓，有学者也将间脑作为脑干的组成部分。脑干不仅在调节第Ⅲ、Ⅷ对脑神经功能中起关键作用，而且还具有其他多种功能。脑干是连接脊髓和高级中枢的传入及传出管道，也是小脑流入和流出的中转站与整合点。此外，脑干在调节心血管系统、控制呼吸、调节疼痛和意识水平方面也起着关键作用。

小脑位于脑干的后部、脑桥和延髓的水平。小脑大致由侧面的两个半球和一个称为蚓部的中线区域组成。小脑的主要作用是启动、协调和执行运动任务及保持姿势平衡。小脑在协调复杂的运动任务方面也起着关键作用，这些任务根据过去的任务完成情况可进行调整，也被称为"运动学习"。

颅后窝中的神经结构接受椎 – 基底动脉系统的供血，如图 14.2A 所示。小脑由 3 条成对的动脉供血，脑干由椎动脉和基底动脉及其分支的小穿支血管供血。图 14.2B 显示颅后窝结构的静脉回流模式。静脉回流的主要途径是经 Galen 静脉、直窦和横窦的支流，最终流入颈静脉。静脉回流的次要途径是通过穿过枕骨大孔的小静脉进入颈髓静脉丛，对于低位的脑干和小脑下部尤其如此。

脑室内脑脊液（CSF）的主要流出道也位于颅后窝内。脑脊液从侧脑室流出，进入第三脑室。在脑干上部，脑脊液进入中脑导水管后流入位于脑桥和延髓后、小脑前的第四脑室。然后，脑脊液从第四脑室通过正中孔或侧孔（又分别称 Magendie 孔或 Luschka 孔）进入蛛网膜下腔。此外，第四脑室尾侧与脊髓中央管相通。

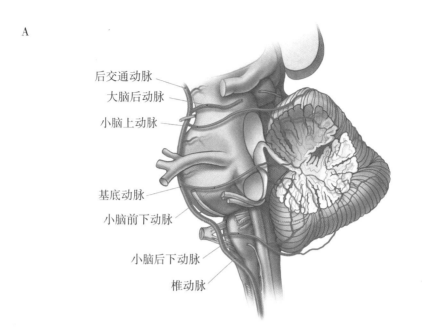

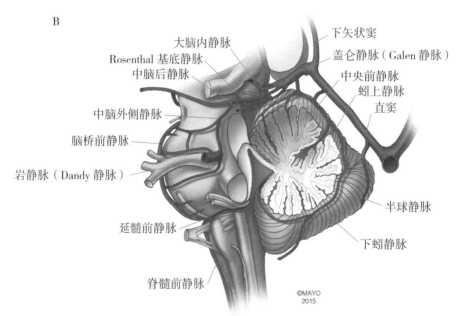

图 14.2　接受椎基底动脉系统供血的颅后窝脑组织。A. 颅后窝脑组织的动脉供应。颅后窝脑组织主要由椎基底系统的动脉供血。血液通过成对的椎动脉进入颅后窝，这些动脉在脑桥 – 延髓交界处汇合，形成单一的基底动脉。在中脑和脑桥的交界处，基底动脉分成双侧大脑后动脉和后交通动脉。脑干结构由直接来自椎基底系统的穿支动脉供血。小脑由椎基底系统发出的 3 对大的动脉供血。B. 颅后窝组织的静脉回流。经梅奥医学教育与研究基金会许可使用，版权所有

颅后窝手术的适应证

　　许多累及颅后窝的疾病需要手术治疗。这些疾病大致可分为肿瘤、血管和结构异常。本章回顾了一些最常见的需要在颅后窝进行开颅手术的疾病类型，但读者应该知道还有其他一些不太常见的颅后窝手术存在。

肿　瘤

　　肿瘤是最常见的颅后窝手术类型。事实上，

颅后窝是儿童脑肿瘤最常见的部位，成人也可发生颅后窝肿瘤。表 14.1 概述了儿童和成人颅后窝肿瘤的一些关键特征。最常见的儿童颅后窝肿瘤是小脑星形胶质细胞瘤、脑干胶质瘤、髓母细胞瘤和室管膜瘤。小脑转移瘤是成人最常见的颅后窝肿瘤，而血管母细胞瘤是最常见的原发性颅后窝肿瘤。虽然松果体肿瘤不位于颅后窝内，但是对这些肿瘤进行手术时通常需要进入颅后窝。

血管异常

颅后窝可发生各种血管病变，包括动脉瘤、动静脉畸形、出血和脑神经血管压迫。虽然大多数脑动脉瘤发生在幕上区，但约 10% 的动脉瘤发生在颅后窝，其中基底动脉尖段［即基底尖（basilar tip）］和小脑后下动脉是最常见的部位[1]。在大多数情况下，我们采用介入方法处理颅后窝动脉瘤，以避免手术打开颅后窝。此外，如果条件允许，也可通过介入放射治疗或放射治疗来治疗颅后窝动静脉畸形和动静脉瘘[2]。然而，在某些情况下，必须通过开放手术进入颅后窝来治疗病变。

10% 的脑实质内出血发生在颅后窝，其中大部分发生在小脑[3]。此时患者经常会出现头痛、共济失调或意识改变，可能需要行手术引流。另一种主要的小脑出血类型是在小脑以外的神经外科手术后发生的出血[4]。据报道，这些"远程"小脑出血一般发生在幕上和脊柱手术后，可归因于急性脑脊液低容量症（acute CSF hypovolaemia）或机械牵拉大脑深部结构，阻碍了小脑静脉的回流。

脑神经压迫综合征（cranial nerve compression syndrome）的病因可能是血管源性的，其最常影响三叉神经（Ⅴ），较少影响面神经（Ⅶ）和舌咽神经（Ⅸ），通常表现为神经分布部位的疼痛（即三叉神经痛或舌咽神经痛）或由该神经支配的肌肉痉挛（即面神经受压所致的半侧面肌痉挛）。虽然脑神经压迫综合征与多发性硬化症有关，但在某些情况下，可能由血管引起。小脑的一条动脉（最常见的是小脑上动脉）离开脑干时可能会压迫神经，引起刺激。通常对此可以尝试保守治疗，包括给予患者口服止痛药，行神经根切断术，如果患者合适，还可以尝试射频消融术。对于保守治疗无效的患者，可采用颅后窝入路微血管减压术。

结构异常

多种颅后窝结构异常都需要手术治疗。最常见的适应证是 Chiari 畸形，而 Dandy Walker 畸形是一种不太常见的手术适应证。

Chiari 畸形表现为四种类型的后脑畸形。Ⅰ型 Chiari 畸形的特点是小脑扁桃体疝穿过枕骨大孔。患者通常在 30 岁或 40 岁时出现头痛［可因伸颈或 Valsalva 动作（Valsalva maneuver）而加重］、共济失调，伴或不伴四肢无力和麻木。手术治疗方法一般包括枕下开颅减压术和上部颈椎椎板切除术。Ⅱ型 Chiari 畸形常见于婴儿，伴有低位脑神经功能障碍、脑积水和呼吸暂停。除了小脑扁桃体向尾端移位外，小脑会出现发育不良，并且小脑蚓部、脑干和第四脑室向尾部移位。梗阻性脑积水、脊髓脊膜膨出和先天性颈椎融合（Klippel-Feil 畸形）也可经常出现。手术治疗方法包括枕下开颅和上部颈椎椎板切除术（减压）。Ⅲ型 Chiari 畸形最为严重，其特征是至少有小脑、脑干和第四脑室通过枕骨大孔疝入颅腔，患者的死亡率极高。Ⅳ型 Chiari 畸形是误称，因为其表现为小脑发育不良，未发生枕骨大孔疝。

另一个可能需要行颅后窝手术的结构异常是 Dandy Walker 畸形，这是一种常见的影响小脑的先天性畸形[5]，其特点是第四脑室呈囊性扩张，小脑蚓部消失。梗阻性脑积水由于大脑导水管狭窄以及 Luschka 孔和 Magendie 孔不通畅可出现 Dandy Walker 畸形[6]。患者可能需要放置分流管以减轻颅后窝囊肿的压力，如果同时存在导水管狭窄，也可进行侧脑室分流。

颅后窝疾病的临床表现和症状

颅后窝的病理表现取决于多种因素，包括病变的位置，病变的生长或发展速度，以及病变对脑脊液流动和整体颅内压（ICP）的影响。

表 14.1 颅后窝肿瘤的特点

儿童

	流行病	病理特征	关系	位置	影像学表现	治疗和预后
星形细胞瘤 儿童星形细胞瘤	儿童最常见的脑肿瘤，通常在20岁之前发生	来源于星形胶质细胞的低分化肿瘤	I型神经纤维瘤	小脑（60%）和视神经（25%~30%）	通常含有一种细胞成分，呈对比增强	通常完全切除后即可治愈。5年生存率＞90%
脑干胶质瘤	常见于7~9岁儿童	发生于脑干，分为四种类型，即弥漫型、局部型、外生型和颈髓型	I型神经纤维瘤	脑桥（最常见的部位），中脑和延髓（最不常见的部位）	脑干肿瘤有多种表现，取决于具体类型	弥漫型患者的2年生存率＜10%，术后长期生存率较高
髓母细胞瘤	儿童第二大常见的脑肿瘤，男性更常见，平均确诊年龄为9岁	原始神经外胚层肿瘤，细胞未分化	Coffin-Siris, Cowden, Gardner, Gorlin, Li-Fraumeni 和 Turcot 综合征	儿童大多数起源于小脑蚓部，突入第四脑室和脑干，成人通常发生于大脑半球	偶有细胞成分的高密度肿瘤，几乎所有肿瘤均呈对比增强，可以通过脑脊液转移至中枢神经系统	无转移，完全切除，CerbB-2阴性：2~5年生存率为100%；无转移，完全切除，CerbB-2阳性：2~5年生存率为54%；有转移：5年生存率为20%
室管膜细胞瘤	占儿童脑肿瘤的10%，发生在颅后窝的平均年龄是6岁，发生幕上肿瘤的年龄通常在30岁	室管膜分化的神经胶质肿瘤，起源于神经胶质干细胞	神经纤维瘤 II 型	儿童大多数起源于第四脑室底；成人多数是幕上型	表现多样化，非均质的对比增强，与钙化和囊肿有关	手术联合或不联合放疗。儿童5年生存率为50%~70%，一旦发生，预后很差（死亡率高达90%）
松果体区肿瘤	总体来说很少见，发病年龄通常为20岁，也可发生于年龄更大的成年人	未确定	未确定	松果体区；周围结构包括第三脑室、胼胝体和丘脑；接近大脑深部静脉，手术切除风险大	多种多样	具有争议。有些人对放疗敏感（有些人则耐受）。因肿瘤所处位置的原因，手术可能很有挑战性，并发症发生率较高

表14.1（续）

成人

	流行病	病理特征	关系	位置	影像学表现	治疗和预后
前庭神经鞘瘤	发病年龄为40~70岁。听神经瘤是一个错误的命名，因为此肿瘤常起源于第Ⅷ对脑神经的前庭支（而不是听支），且起源于施万细胞而非神经元	良性，起源于施万细胞，细胞结构致密，有丝分裂少见	神经纤维瘤Ⅱ型	内耳道及桥小脑角	内耳道及桥小脑角包绕良好，且部分有对比增强	根据症状和合并症，治疗方法包括观察，切除或放疗，预后较好
转移瘤	大部分来自肺癌、乳腺癌、肾细胞癌、黑色素瘤和胃肠道腺癌。50%是单独的中枢神经系统（CNS）肿瘤也可向脑部转移	界限清楚且水肿严重（黑色素瘤除外）	原发性非CNS肿瘤	多数为幕上转移，但15%的转移瘤发生于小脑	表现多样。通常有严重的癌周水肿，有环形强化或出血的证据	放疗、手术切除和化疗均是姑息性治疗方法，可短期内减轻症状。治疗后1年生存率是50%
血管母细胞瘤	男性较多发。发病年龄通常在40~70岁，但von Hippel Lindau综合征患者发病年龄较早	虽然其英文名称的后缀'-blastoma'的意思是"胚细胞瘤"，但其属于血管低分化肿瘤	von Hippel-Lindau病，嗜铬细胞瘤	95%发生于小脑（特别是小脑半球）	肿瘤界限清楚，质地均一，常由高血流灌注的囊肿组成	切除后常可治愈。术前部分栓塞对大的病变有益

脑干病变常表现为与脑干功能相关的局灶性缺损，可包括脑神经功能障碍、呼吸调节障碍、感觉运动障碍（由大脑吻侧或更靠近吻侧区域的传入或传出束受到压迫所致）或意识水平的改变。此外，脑干病变会影响脑脊液流动，导致梗阻性脑积水，患者可出现头痛、恶心、呕吐、视神经乳头水肿或意识水平改变等症状。

影响小脑的病变通常可导致运动协调困难，但没有明显的运动无力。临床症状可能包括姿势不稳，启动、协调或终止动作困难，动作不流畅，或者运动学习障碍。小脑内侧病变可导致轴向肌肉协调困难，常引起姿势不稳。侧方病变可导致同侧附属肌肉运动功能改变，包括不能进行快速交替运动（轮替运动障碍），不能用手指瞄准物体（辨距不良），或者将复杂的动作分解成特定的动作。

第四脑室内或邻近第四脑室的病变可表现为脑脊液流动受阻，也可能伴有脑干或小脑的邻近组织受压。如前所述，脑脊液流动受阻会引起侧脑室和第三脑室扩张及颅内压升高等症状。第四脑室底部由脑桥和延髓上部的背侧结构组成，包括各种脑神经束和核（特别是第Ⅶ、Ⅸ和Ⅹ对脑神经），以及进出吻侧脑组织的传入束和传出束。此外，负责调节通气的区域（如孤束核），位于第四脑室底部附近，容易使通气模式发生改变。

对颅后窝病变的诊断取决于患者的症状和体征，以及相关影像学检查，如 CT 或 MRI。如果发生血管异常，如动脉瘤或动静脉畸形，可能需要行脑血管造影来进一步显示解剖结构并据此设计恰当的治疗方法。

手术入路

颅后窝手术通常包括两种经典入路，即枕下中线入路和枕下外侧入路。应该注意的是，在某些情况下，例如肿瘤较大或肿瘤切口需要向上延伸（例如松果体区肿瘤）时，可以延长或改良开颅手术部位。

颅后窝枕下中线入路如图 14.3A 所示，常用于如 Chiari 畸形减压术、髓母细胞瘤或室管膜瘤切除术或经小脑上入路切除松果体区肿瘤等中线病变。采用正中入路的患者最常见的体位是俯卧位或坐位。体位选择的决定因素包括外科医生的偏好和增加颈部屈曲的需要。然而，对于松果体区肿瘤，许多外科医生更倾向于坐位，因为此体位时可借助重力向下牵引小脑，增加进入此深部区域的可用空间 [7]。

枕下外侧入路（图 14.3B）是切除前庭神经鞘瘤和桥小脑角脑膜瘤以及脑神经微血管减压术的最佳入路。通过枕下外侧入路也可以很容易地进入小脑外侧，还可以进入脑桥并切除椎基底动脉交界附近的肿瘤或动脉瘤，如涉及小脑后下动脉的动脉瘤。除了俯卧位和坐位外，枕下外侧入路也可以在患者处于侧俯卧位（又称公园长椅位，park bench position）、直立侧位，甚至是仰卧位转头的情况下进行。

切除颅后窝内或附近的其他动脉瘤时可能通过其他途径更有效地进入。例如，切除基底动脉尖端或大脑后动脉的动脉瘤时可以通过颞叶入路进入（图 14.3C）[8,9]。

术前评估和管理

术前评估应侧重于每个患者的需求，同时也要考虑颅后窝手术的特殊性。重要的是，要获取并记录神经系统的基本病史，并有侧重地进行神经病学检查。了解术前已有的神经生理状态有助于在麻醉苏醒时对既往存在或新出现的神经功能缺损进行鉴别，也有助于指导术后护理。术前回顾已有的影像学资料，例如颅内高压时可能表现为密度改变或中线偏移，可以帮助评估术中出血风险（如手术涉及或靠近大的血管），并有助于预测术后新的神经功能缺损风险。

除了气道评估外，详细地评估患者的心血管和肺部状况对于确定患者能否耐受颅后窝手术所需的生理压力和体位（如坐位）非常重要。对于那些可能因高血压、脑血管病或心血管疾病导致脑部自我调节功能改变的患者，这一点尤

A

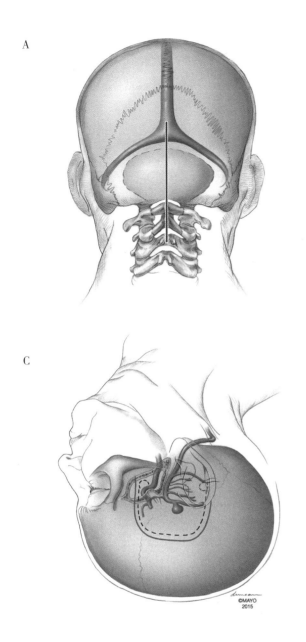

B

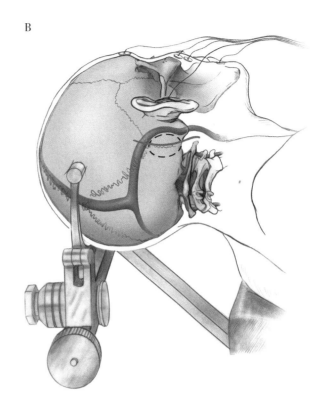

C

图 14.3　颅后窝手术入路。A. 枕下正中入路。B. 枕下外侧入路。C. 颞骨开颅手术，通过此入路可以进入椎基底系统的大动脉，并可进行动脉瘤夹闭，例如涉及大脑后动脉（如图所示）、小脑上动脉或基底动脉的动脉瘤夹闭。经梅奥医学教育与研究基金会许可使用，版权所有

为重要，对此类患者可能需要特别考虑体位和动脉血压目标，以维持足够的脑灌注。此外，在计划行坐位手术的患者中，应该回顾之前所有的超声心动图报告结果以确定是否存在心内分流，例如卵圆孔未闭（PFO）。未做过超声心动图检查的患者在取坐位前必须筛查是否存在心内分流。如果出现静脉空气栓塞（VAE），则发生反常空气栓塞的风险可能会增加，这类患者可能更适合卧位而不是坐位手术。

　　脑神经损伤会导致吞咽困难、呕吐反射消失和喉神经功能障碍，这类患者可能在术前已有经口摄入量减少的表现，容易发生低血容量和电解质异常。对于呕吐反射减弱和喉神经功能障碍的患者，术后可能需要持续带管。

　　接受神经外科手术的患者经常会有术前焦虑，但是并不需要因此常规术前给药[10]。对于清醒的成人患者，小剂量的苯二氮䓬类药物可能有助于缓解焦虑，但不会明显影响通气。颅内病变的患者可能对阿片类药物和镇静剂的呼吸抑制作用特别敏感。由于动脉二氧化碳分压的增加，药物引起的呼吸抑制可能会导致颅内压进一步增加。应该谨慎使用镇静剂，因为它可以掩盖伴随颅内病变和颅内高压的意识水平变化。

麻醉诱导

颅后窝病变患者的麻醉诱导目标包括维持脑灌注压（CPP）、稳定血流动力学水平，避免 ICP 升高。血压（BP）的突然、持续升高可能伴随着脑血流量（CBF）和脑血容量（CBV）增加以及 ICP 增高，从而导致脑水肿和脑灌注减少。应避免长时间处于低血压状态以预防脑缺血。虽然并不总是需要，但在麻醉诱导之前放置动脉导管可以在血流动力学水平极限时（如麻醉诱导、喉镜检查或其他有害事件）更严格和更精确地控制血压。

麻醉诱导时通常使用异丙酚、依托咪酯或巴比妥酸盐等药物。这些药物可以在不增加颅内压的情况下产生可靠的麻醉效果。早期数据表明，氯胺酮可以增加 CBF 和 ICP，促进代谢。然而，最近的几项研究表明，氯胺酮并不会显著增加 ICP，并可能通过提供稳定的血流动力学水平和维持 CPP 而产生益处[11]。

为了便于气管插管，可以使用非去极化肌松药。尽管琥珀酰胆碱并非绝对禁忌，但其可能会轻度地暂时增加 ICP，应该谨慎使用。琥珀酰胆碱应谨慎用于任何因担心高钾血症而有运动障碍的患者（如果存在）。喉镜检查过程中诱发的有害刺激可通过追加静脉麻醉药以及静脉给予利多卡因、艾司洛尔或短效阿片类药物进行阻断。一旦确定气管插管的位置，就应该开始通气以维持血 CO_2 正常。对于 ICP 升高的患者，可能需要一个较低目标的 $PaCO_2$。

麻醉诱导后应建立大静脉通路。常规放置中心静脉导管，特别是在患者取坐位的情况下，或者可能对在水平体位下进行颅后窝手术的患者有益时。应将中心静脉导管的尖端放在右心房，以便在静脉空气栓塞的情况下抽出空气。麻醉诱导后也应常规放置导尿管和胃管。

麻醉维持

对颅后窝开颅手术患者行麻醉维持时可以使用多种麻醉方案，包括吸入麻醉药和静脉麻醉药。主要目标包括维持稳定的血流动力学和 CPP，并保证患者术后快速苏醒。维持期麻醉药的选择取决于手术的特殊需要（即神经电生理监测、脑松弛）。吸入麻醉药可以快速起效并使患者快速苏醒，以便进行神经学检查，但对于需要脑松弛的患者，吸入麻醉剂可能不是理想的选择，因为其可引起脑血管扩张。全凭静脉麻醉（TIVA）是需要神经监测和脑松弛手术的理想选择。在颅后窝手术中，滴定的短效阿片类药物（如芬太尼、舒芬太尼、瑞芬太尼）通常是首选，因使用其麻醉时患者苏醒迅速。长效阿片类药物（如吗啡、氢吗啡酮、羟吗啡酮或过量芬太尼）可能导致苏醒延迟或术后通气不足，应谨慎使用。

在颅脑手术中使用一氧化二氮（N_2O）是有争议的。N_2O 在大多数情况下可以安全使用，但是其会导致脑血管扩张，并有可能增加 CBV 和 ICP，在有占位性病变或已知 ICP 升高的患者中应谨慎使用。此外，对于可能存在颅内空气的患者，即那些在 8 周内接受过开颅手术或脊柱手术并伴有硬脑膜膨出的患者，应避免使用 N_2O。行坐位手术的患者也应谨慎使用 N_2O。虽然坐位静脉空气栓塞（VAE）的发生率不受使用 N_2O 的影响[12]，但是考虑到 N_2O 可导致气栓体积增大并加重后遗症，因此一旦发生 VAE，应立即停止使用 N_2O。

在整个手术过程中应保持骨骼肌松弛，因为颅后窝手术过程中患者出现体动可能致命。通常可使用非去极化神经肌肉阻滞剂来实现骨骼肌松弛。

应使用药物减轻刺激事件（如喉镜检查、体位摆放和手术切皮）带来的血流动力学反应，因为严重的高血压可能导致 CBF 增加，加重颅内高压，增加颅内出血的风险。使用额外的静脉或吸入麻醉药、静脉注射利多卡因、口服短效阿片类药物或短效 β 肾上腺素能受体拮抗剂，如艾司洛尔，均可减轻血压升高。

维持期应静脉给予等渗液体，因为适量使用这种液体可避免脑水肿形成。由于离子不能快速经血脑屏障传递，溶液的渗透压决定了液体在血管内和细胞外的分布，因此应避免使用低渗溶液（如 0.45% 氯化钠），以防止游离水转移到脑组织，导致脑水肿。应静脉滴注液体以维持血容量正常，同时应避免使用葡萄糖液，因为脑缺血时高血糖会加重神经元损伤并恶化预后[13]。

体 位

颅后窝手术可以采用以下几种体位，包括坐位、俯卧位、侧卧位、侧俯卧位，甚至仰卧位。患者的体位由手术因素决定，如神经外科医生的偏好和手术的最佳暴露需要。在确定体位时也需要考虑患者因素。术前应评估患者的合并症、肌肉和骨骼的柔韧性以及患者对预期手术体位的耐受性，以确保患者在麻醉后能够安全地摆放该体位。表 14.2 概述了颅后窝手术坐位与水平位的优缺点。

坐 位

进行颅后窝手术时采用坐位有许多优势，包括改善手术视野，增强脑静脉和脑脊液的引流，以及最大限度地减少出血量。坐位时重力引起的小脑尾部下移使得手术时更易进入松果体[7]。对于麻醉师来说，坐位的优点包括气道通畅，机械通气时气道压力较低，眼部没有大的外部压力，可以接近胸部和四肢进行监测，以及可以安全放置静脉通道。然而，坐位有发生 VAE 的风险，因为手术部位高于心脏水平，导致手术部位的静脉压处于大气压以下，因此需要额外的监测。由

于对该体位下特有并发症的担心且需要额外监测 VAE，坐位的使用频率一直在下降[14]。使用坐位的禁忌证包括但不限于 PFO 或存在其他潜在的心内分流，因为有可能出现反常空气栓塞。有房室分流的患者，因神经外科手术时有空气通过分流口的风险，如果条件允许，最好在水平位进行手术。此外，有直立性低血压或肌肉骨骼受限症状的患者可能不能耐受坐位。

当患者的体位从仰卧位改为坐位时，静脉血堆积在下半身会导致心脏前负荷降低。改变为坐位时这种变化也与心脏收缩功能降低和全身后负荷降低有关[15]。综上所述，这些心血管生理反应可导致全身低血压，进而降低脑灌注。

测定坐位患者的 CPP 是一项具有挑战性的工作。坐位时，主动脉根部与 Willis 环之间存在静水压力梯度。CPP 应该能够最佳地反映校正过的心脏和大脑之间的静水压力差[16]，这通常是通过动脉内导管测量血压并将压力传感器参考外耳道的垂直高度来实现的，外耳道的垂直高度近似于 Willis 环的位置。缺乏对静水压力的纠正可能会使患者处于脑灌注不足的危险中[17]。然而，影响脑灌注的因素目前还不十分清楚。一些学者认为，在闭路循环系统中静脉虹吸原理可能对大脑灌注有重要贡献[18]，因此，可能没有必要校正动脉循环中的静水压力梯度。考虑到这一争议，最保守的策略是通过将动脉换能器放置在外耳道水平来校正

表 14.2 颅后窝手术坐位与水平位的优缺点比较

体位	优点	缺点
坐位	◆ 改善手术视野 ◆ 增加大脑静脉和脑脊液的引流 ◆ 改善气道 ◆ 增加胸壁的顺应性 ◆ 更接近胸部和四肢，便于安放静脉通道和监护设备	◆ 静脉空气栓塞（VAE）风险增加 ◆ 低血压和脑灌注压降低 ◆ 颈部过度屈曲可能会导致气道水肿和脊髓牵拉 ◆ 由于存在 VAE 的风险，可能需要额外的静脉通道和监护设备
水平位（侧位、俯卧位、侧俯卧位）	◆ 优化特定脑区的手术视野 ◆ 减少血流动力学损害	◆ 颈部活动范围受限的患者可能无法忍受某些体位所需的颈部旋转 ◆ 侧卧位和侧俯卧位时可能发生臂丛神经损伤 ◆ 可能出现通气困难 ◆ 气道水肿 ◆ 脑神经损伤的风险增加

静水压力梯度。应鼓励医生积极地避免通过换能器测量较低的压力，这可能会改善大脑灌注。

与水平位相比，坐位时机械通气可增加功能残气量，使膈肌移动更大。吸气时胸壁限制较少，可导致机械通气时气道峰压和平台压较低[15]。这些呼吸动力学的变化对肥胖患者尤其有益，因为他们可能在俯卧位或侧卧位时出现通气困难。

将患者置于坐位时，麻醉诱导、气道管理、开放动静脉通路和监护均在患者仰卧位时进行。图 14.4A 为患者正确的坐位示意图。将头部固定在拱架上，将拱架固定在床上，重要的是不能改变躯干和大腿所在的床的屈曲度，因为这可能会导致颈椎受伤。如果需要改变头部的高度和位置，只能通过改变床的整体垂直高度或改变 Trendelenburg 位和反向 Trendelenburg 位的角度来进行。

还应考虑摆放时具体的细节。患者的后背应该靠在床上休息。如果患者的腰部和床垫之间有很大的空间，患者的大部分重量在坐骨结节上，则可能会增加与压力相关的损伤风险。应将手放在患者的腹部或适当地固定在有软垫的扶手上。应在肘下放置毯子或其他支撑物，以减少上臂向下移位和臂丛神经牵拉的风险。最后，应该注意下巴和头柄之间至少有两指宽的距离，因为过度屈颈可能会阻碍颈静脉回流或引起脊髓过度牵拉，这会限制血流灌注，并且增加颈髓损伤的风险[19]。

并发症及其监测

如前所述，虽然坐位手术有很多优点，但也会产生一些特殊的并发症，包括 VAE、反常空气栓塞、颅腔积气、巨舌症、颈髓损伤和周围神经损伤。

静脉空气栓塞和反常空气栓塞

VAE 可能是由坐位手术引起的最常见的并发症。值得注意的是，任何高于心脏水平的手术部位都有潜在的 VAE 风险，包括坐位时行肩部手术，斜颈时行颈肌去神经手术，或过度使用头低足高位的仰卧位手术。于坐位行开颅手术时 VAE 的风

险尤其高，因为手术部位高于心脏水平，且颅骨上的静脉因附着在骨或硬脑膜上可能无法收缩。

神经外科手术期间 VAE 的发生率很难确定。总体而言，文献中报道的比例范围较大（1.6%~93%）[20]。比例范围较大可归因于多种因素，例如许多研究是回顾性的，或者研究中用于检测 VAE 的监测仪不同。最近的回顾性研究显示，坐位时行神经外科手术的平均 VAE 发生率为 5.5%，其中坐位开颅手术、脑深部刺激器导线植入术和颈椎手术的 VAE 发生率分别为 11%、4.7% 和 3.3%[21]，可能是因为这些手术中出现的较为轻微的 VAE 并未被报道。

VAE 的严重程度差异很大。根据临床体征或经食管超声心动图（TEE）结果，有多种分级标准可用于描述 VAE 的严重程度[22-24]，大致分类为轻度、中度或重度[21]，定义如下。

◆ 轻度：胸前多普勒超声或 TEE 有 VAE 的证据，呼气末 CO_2 分压或血流动力学水平无改变。

◆ 中度：胸前多普勒超声或 TEE 有 VAE 的证据，并有血流动力学改变或呼气末 CO_2 分压降低的证据。

◆ 重度：胸前多普勒超声或 TEE 有 VAE 的证据，有血流动力学改变，需要恢复仰卧位进行复苏。

在没有右向左分流（例如 PFO）的患者中，吸入到静脉系统的空气通过右心进入肺循环。气泡可阻止血液通过肺循环向前流动，导致无效腔通气增加、肺动脉高压和右心室中心输出量减少。局部低氧血症可引起反射性肺血管收缩，加重肺动脉高压。此外，空气可诱导血管内皮细胞炎症反应[25-27]。这种级联反应不仅会导致肺微血管损伤，还会加重全身低血压。在快速输入大量空气的情况下，肺血管收缩会导致右心室的后负荷增加，进而发生右心室衰竭。

目前，有多种监测 VAE 的方法。一般来说，最敏感的技术是 TEE 和胸前多普勒超声。TEE 的优势在于可提供对 VAE 程度的定量评估，而胸前多普勒超声只能提示心脏中是否存在空气。此外，

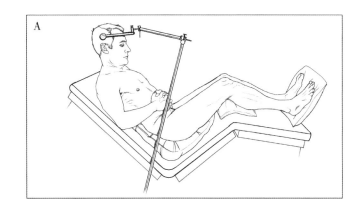

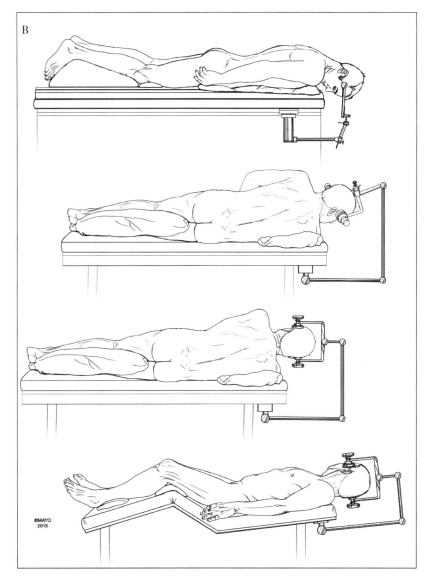

图 14.4　颅后窝手术患者正确的坐位和水平位图示

A. 坐位颅后窝手术。将 Mayfield 头架放在患者头上，并用拱形框架固定在手术台上。床呈"弯曲"状态，躯干和大腿之间的角度呈随意的坐位角度；降低床尾可减小膝部的角度，减少对腿部肌腱的伸展；优化脚板以支撑脚；将上臂放在床上休息或用毯子支撑以减少臂丛的牵拉，将双手放在腹部或臂板上；最后在下巴和头柄之间留存适当空间。

B. 水平位颅后窝手术。图中由上向下依次为：俯卧位、公园长椅位、侧卧位和仰卧位。经梅奥医学教育与研究基金会许可使用，版权所有

TEE 可用于评估潜在的右向左分流。其他不太敏感或监测 VAE 的特定技术包括经颅多普勒超声（监测空气进入全身后脑循环中是否有空气），呼气末氮气压增加，呼气末 CO_2 分压降低，心脏听诊时出现新的杂音，或存在低血压或血氧饱和度下降。

　　一般人群的 PFO 发病率为 27%[28]。通过 TEE 可检测是否存在 PFO，应该使用超声达到两个心房可视化，最常用的是四腔心切面（图 14.5）。给予约 30mmH₂O 的呼气末正压（positive end-expiratory pressure, PEEP）以限制静脉回流到右心。然后将含有少量空气的生理盐水注入静脉。当在右心房见到空气时，解除 PEEP，以使右心静脉回流突然增加，并暂时增加右心房压力。如果 PEEP 解除后右心房压力大于左心房压力，并且存在 PFO，则可以在左心房看到空气（图 14.5）。需注意的是，该技术有几个局限性。首先，将 PEEP 解除后立即在左心房出现空气提示存在 PFO，但在大约 10 个心动周期后左心房出现的极少量空气可能仅仅是通过肺循环的空气；其次，用这项技术检测 PFO 依赖于右心房压力的增加，其压力大于左心房压力从而使空气进入左心房。这种从右向左的压力梯度可能不会出现在那些左心房压力

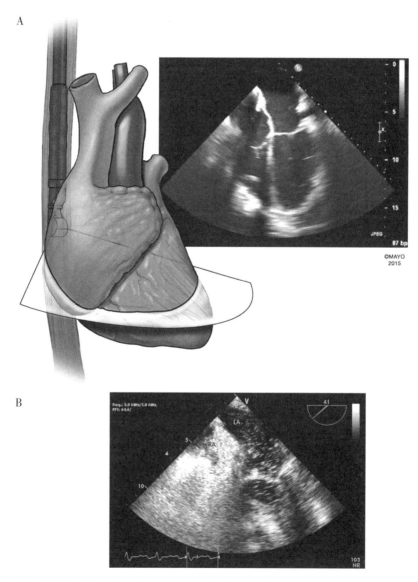

图 14.5　经食管超声心动图展示的四腔心切面。A. 四腔心切面示意图。B. 心内空气。经食管超声心动图中四腔心切面显示右心房（right atrium, RA）有空气影，但在卵圆孔未闭的患者中左心房（left atrium, LA）也有气泡。经梅奥医学教育与研究基金会许可使用，版权所有

长期升高的患者中，例如患有高血压性心脏病或左心瓣膜狭窄的患者。此外，对于有绝对或相对低血容量的患者（如刚坐下时，血积聚于下半身降低了右心室前负荷），可能很难通过解除 PEEP 来增加右心房压力。因此这个测试应在患者仰卧位时进行。

胸前多普勒超声是监测 VAE 最敏感的无创方法。将探头放置在胸骨旁线，上下移动，直至听到心音。根据我们的经验，可在双侧胸骨旁多点扫描，从而获得最理想的心音。此外，通过静脉注入含少量空气的生理盐水，可以确认多普勒声音发生了变化。如果没有出现这种情况，则选择一个新的位置，并再次注射生理盐水并确认。

对于 VAE 高危病例，如颅后窝开颅手术，应考虑建立中心静脉通路，可以通过锁骨下入路（因为颈内静脉通路可能会阻碍手术部位）或肘前静脉放置标准中心静脉导管来实现。心电图电极或 TEE 可用于将前臂前侧中心静脉导管定位在右心房和上腔静脉交界处。值得注意的是，即使在出现大量 VAE 的情况下，通常也只能回抽出很少量的空气。因此，建立中心静脉通路和回抽出空气并不会显著改善血流动力学稳定性或改变结局[21,26,29]。

在发生紧急 VAE 情况下，临床医生应立即通知外科医生并停止使用 N$_2$O，以防止气泡膨胀。重要的是，要清楚 VAE 的医源性来源，例如静脉注射药物后看到少量空气。确定出现 VAE 后，外科医生可能会向术野注入大量生理盐水，有时很难在患者坐位时有效地实施这一操作。如果已确定吸入空气的位置，应封闭此位置。持续或大量吸入空气时，对双侧颈静脉加压可以减少进一步的回吸，并帮助外科医生识别空气来源[30]。应尝试从中心静脉回抽空气。如果持续有大量空气吸入，恢复仰卧位不仅可以增加手术部位的静脉压（减少进一步回吸），而且可以改善全身血流动力学，便于在需要时进行有效的心肺复苏（框表 14.1）。

如有必要，应对患者进行血流动力学支持。去氧肾上腺素可以改善右冠状动脉灌注，去甲肾上

框表 14.1　静脉空气栓塞时的操作步骤
1. 通知外科医生，并尽可能地用水冲洗术野。
2. 如果正在使用 N$_2$O，请停止使用，并开始用 100% 氧气。
3. 从中心静脉抽气（如有）。
4. 尽可能保证血流动力学稳定。
5. 颈静脉压迫。
6. 将患者重新摆放至仰卧位。
7. 考虑高压氧治疗。

腺素可以增加全身血压而不会进一步增加右心室后负荷[27]。此外，磷酸二酯酶抑制剂（如米力农）可能有利于减轻肺动脉收缩并增加右心输出量[31,32]。

当空气进入体循环时，会出现严重的空气吸入并发症。当大量空气通过肺循环时，就会出现反常空气栓塞，这种情况大多会出现在 PFO 患者中。体循环中空气可以进入重要器官的毛细血管网进而限制血液灌注。大脑、冠状动脉循环或肾动脉中的空气分别容易引起卒中、心肌梗死和肾梗死。

其他与坐位相关的并发症

颅内手术后多数患者会发生一定程度的颅腔积气。而患者处于坐位时，打开硬脑膜后，位于蛛网膜下腔、手术切口水平以上的脑脊液有向外排出的趋势。在手术过程中，这些脑脊液可以部分被空气取代。在大多数情况下，这些空气不会造成不良影响，通常会在手术后几周内被吸收。在某些情况下，一定量的空气会通过增加 ICP 来阻碍大脑灌注。这种张力性颅内积气通常表现为麻醉后苏醒延迟，可能与血流动力学异常有关，也可能无关。如果考虑患者有张力性颅内积气，可以通过颅脑 CT 平扫进行诊断。治疗方案包括紧急手术排气。N$_2$O 的使用被认为是张力性颅内积气的危险因素，但是并没有其他证据支持这种关联性。在任何颅内手术中，硬脑膜闭合后使用 N$_2$O 都会增加颅内容积和张力性颅内积气的风险。如果在手术过程中使用了 N$_2$O，颅内积气引起颅内高压的风险应该非常低[33]。

颈部过度屈曲或 TEE 探头的存在会引起颈静脉受压和舌部静脉回流障碍，导致巨舌症。巨舌

症患者拔管后可能会发生急性气道阻塞，且行普通喉镜检查较困难。对于发生了巨舌症的患者，应取出 TEE 探头，并使患者持续带气管导管直到巨舌症缓解。

颈部过度屈曲也会导致脊髓牵拉。理论上讲，先前存在颈髓受压或受损的患者所面临的此风险更高，术后可能会出现四肢瘫痪，也会出现周围神经病变。手臂支撑不够会导致臂丛神经牵拉，易患臂丛神经病变，此外还可能发生坐骨神经或腓神经损伤。因此，放置适当的垫子和注意患者体位摆放等细节可能会降低这些损伤的风险。

水平位

坐位的替代方法包括保持患者相对水平位置的各种体位，这些体位包括俯卧位、侧俯卧位、侧卧位，甚至头偏仰卧位（图 14.4B）。具体体位的选择取决于病变部位、手术入路、外科医生的偏好、肌肉骨骼的限制和合并症。例如，发生中线病变时患者可以采用俯卧位或公园长椅位入路，而发生侧位病变时患者最好采用侧位、侧俯卧位或仰卧位。颈部活动受限的患者可能不能耐受需要大幅度颈部旋转的体位。此外，肩关节活动度受限的患者可能不能耐受肩膀受压，也不能耐受侧卧位或侧俯卧位时肩部屈曲的程度。任何体位下都应注意肌肉骨骼的柔韧性，并在相应的受压点放置垫子。病态肥胖症患者取俯卧位时可能存在通气困难。

侧卧位和侧俯卧位均与臂丛神经损伤风险增加有关。应将腋垫放在肩部下方并靠近上胸部，以减少对臂丛神经的牵拉。俯卧位与气道水肿的发生有关。虽然在其他手术中采用俯卧位会有眼部受压的风险，但在使用 Mayfield 头架或其他类型固定架的患者中，这种风险非常低。如果 Trendelenburg 位时角度较大，患者可能会有 VAE 的风险，任何时候出现原因不明的低血压和呼气末 CO_2 降低均应怀疑 VAE。

监 测

颅后窝手术中行术中监测的目的是维持心肺功能稳定和足够的 CPP，并检测 VAE。颅后窝手术的常规监测项目包括五导联心电图、血压、体温、脉搏、血氧饱和度和二氧化碳波形。动脉内测压便于持续监测外周血压和脑灌注，并且可在需要时采血。二氧化碳波形监测便于持续评估呼气末 CO_2 分压，并且帮助进行通气调节以管理动脉血 CO_2 分压。体温监测时可用鼻咽或食管温度探头，以防止体温过高或过低。放置导尿管有助于评估围手术期液体平衡，并可防止给予利尿剂期间或长时间手术过程中出现膀胱膨胀。如果在手术过程中使用神经肌肉阻滞剂，应使用神经刺激仪来评估骨骼肌的松弛程度。

在全身麻醉诱导前应建立静脉通道。如有出血，则可能需要输血，或者预计应快速输液时须建立大静脉导管通路。对于外周血管通路较差、需要建立中心静脉通道或预计有大量失血或明显的 VAE 风险的患者，应考虑使用中心静脉导管。

颅后窝手术期间患者可能出现心动过缓，病因可能是直接压迫脑干或牵引脑神经（最常见的是第 V、IX 和 X 对脑神经）导致传入神经活性增加。在这种情况下，迷走神经传出增加可引起心脏副交感神经刺激增强，进而导致心动过缓。这种心动过缓通常起病突然，可能较为严重，偶尔表现为心脏停搏。幸运的是，只要减轻压迫，停止牵拉，心率通常很快恢复正常。如果这样做还不能终止心动过缓，可能需要经皮起搏或静脉给予阿托品或肾上腺素，并配合胸外按压以促进药物循环。很少证据表明，预防性给予抗胆碱能药物（如阿托品或格隆溴铵）在降低心动过缓发作风险或严重程度方面有任何益处。

其他可以考虑的监护措施包括胸前多普勒超声探头和 TEE。这些监测措施适用于检测 VAE，这在之前已经讨论过。

行颅后窝手术时，可使用电生理监测以帮助确定各种神经通路的完整性。这些特殊的监测技术通常由在操作和判读方面受过专业培训的电生理专家实施。是否需要监测和具体选择的监测类型通常取决于病变的性质、位置以及外科医生的偏好。监测项目包括脑干听觉诱发反应（brainstem auditory evoked responses，BAERs）、肌电图（EMG）、体感诱发电位（SSEP）或运动诱发电位（MEP），这些监测项目的具体麻醉意义将在第 12 章中讨论。

苏　醒

麻醉苏醒的目标包括尽早苏醒，防止血压突然升高，最大限度地减少咳嗽和牵拉。及早从麻醉中苏醒可便于监测神经功能，以发现所有可能与手术相关的不良事件。全身麻醉的镇静作用可能使先前存在的神经缺损恶化[34]。应将新的或持续性神经功能缺损告知外科医生并及时调查原因。苏醒期、拔管和术后早期应避免患者发生高血压、咳嗽或牵拉，这些可能导致术后脑水肿并会增加颅内出血的风险。应在高血压发作期间立即给予快速起效的降压药，如拉贝洛尔和艾司洛尔。对于术前高血压控制良好的患者，开颅手术后收缩压持续大于 160mmHg 可能与颅内出血和手术部位出血的风险增加密切相关[35]。

对于接受颅后窝手术的患者，在手术结束后决定拔除气管导管时必须考虑几个因素。除了遵守标准的拔管准则外，还必须考虑手术的性质和范围及患者的体位。颅后窝手术可能包括脑神经和脑干的术中操作[36]，这些部位的创伤和水肿会引起患者的气道反射减弱，进而损害患者保护气道的能力，以及维持足够氧合和通气的能力[37]。所有颅后窝手术后患者都可能发生气道和舌水肿，患者应持续插管直至完全清醒，能够听从指令并表现出气道保护性反射已恢复。当延迟拔管时，头高位可便于静脉引流，有助于减轻气道水肿，缩短拔管时间。如果担心患者可能无法保护气道或可能存在声门水肿，可以考虑使用气道交换导管。

与颅后窝手术相关的其他并发症

与其他外科手术一样，行颅后窝开颅手术时患者也会出现并发症，其中一些并发症与手术的性质、位置和麻醉相关。许多与幕上手术相关的

并发症，如出血和卒中，也可能发生在颅后窝手术中。本节回顾了颅后窝手术最常见的并发症。

颅后窝手术后特有的神经损害

鉴于第 Ⅲ ~ Ⅻ 脑神经起源并穿过颅后窝，在颅后窝进行手术操作时患者有脑神经损伤的风险。此外，颅后窝病变可能会影响脑神经功能，因此患者可能因脑神经病变而接受手术。外科医生和麻醉医生可以在术中选择使用电生理技术监测脑神经功能。

任何脑神经功能障碍都会对患者的生活质量产生重大影响，根据神经损伤的程度不同，可表现为复视、面肌麻痹、耳聋或吞咽困难。第 Ⅸ 和 Ⅹ 对脑神经损伤可能会增加患者误吸的风险，或导致声音嘶哑、气道明显受损。对于接受颅后窝手术但没有完整呕吐反射的患者，临床医生在术后拔除气管导管时应谨慎，因为这表明患者无法预防误吸，更为严重的是，患者可能无法保护气道。在这种情况下，应持续带气管导管直到耳鼻喉科医生对患者进行评估并证实脑神经功能完整。

除脑神经功能受损外，颅后窝手术后患者也可能发生其他损伤。这些包括但不限于：由于脊髓传入束和传出束损伤而导致的明显感觉和运动障碍，共济失调或其他小脑功能障碍，脑干损伤，例如，意识水平低下、瞳孔异常或呼吸模式异常。

颅后窝综合征

颅后窝综合征是颅后窝手术的一种并发症，在所有接受颅后窝手术的儿童中占 11%~29%[38]，髓母细胞瘤切除术后尤其常见[39]。患者典型的临床表现是缄默或构音障碍，并伴有其他症状，如共济失调、神经功能障碍、肌张力减退、吞咽困难、辨距不良以及认知或行为改变。这些症状和体征可在手术后立即出现，或可延迟至手术后 1 周起病。最新数据表明，小脑传入神经束，特别是齿状核和小脑 - 大脑束的损伤或肿瘤受累可能是更具体的原因[40]。患有颅后窝综合征的儿童的大脑皮质灌注减少，这可能是由小脑传入神经束丢失引起，也解释了大脑和小脑来源的弥漫性症状[40]。

治疗方法包括药物（如使用抗抑郁药物）治疗以控制特定症状，总体而言，一些患者可完全康复。但是也有许多患者会遗留并发症，包括共济失调、构音障碍以及认知和行为问题。

术后出血

总体而言，颅内手术后脑出血的发生率为 0.8%~50%[41,42]。此数据范围较广的原因可能包括定义脑出血的具体诊断标准不同，是否包括隐匿性出血，以及研究人群中出血危险因素的发生率差异。目前，描述颅后窝手术后脑出血率的数据尚不充分。不过，一项包含 1 074 例行颅内手术患者的研究中，作者共发现 116 例术后脑出血患者，其中 9 例发生在颅后窝，7 例发生在小脑，1 例发生在桥小脑角，1 例发生在松果体区[43]。值得注意的是，术后脑出血通常分为手术部位出血（发生在手术部位）或远端出血（发生在远离手术部位）。由于手术部位出血和远端脑出血的危险因素和病理生理特点完全不同，因此区分出血部位非常重要。

影响手术部位出血的危险因素包括手术时止血不足、凝血功能障碍和术后高血压[35,44-46]。远端颅内出血的病因和危险因素尚不清楚。远端颅内出血可发生在颅内手术后（如幕上手术后的小脑出血）或其他外科手术后（如脊柱手术）[47-49]。小脑是颅后窝远端出血的常见部位。虽然病因尚不清楚，但机械牵引或急性脑脊液丢失导致的"小脑下垂（cerebellar sag）"可能会牵拉深静脉系统，损害小脑静脉的引流，进而导致出血[4]。治疗时可对无明显症状的少量出血进行观察，但许多患者会因严重出血而需要行去骨瓣减压术。虽然患者的预后取决于出血的严重程度和具体的合并症，但高达 67% 的小脑术后远端出血患者的预后良好[47]。

总结和结论

由于颅后窝结构的复杂性和重要性，接受颅后窝手术的患者对麻醉师提出了很大的挑战。体位及颅后窝手术相关的并发症（如 VAE）会增加挑战难度。严密的血流动力学监测，对血流动力学改变的快速反应，及早发现潜在的并发症，这些均有助于实现血流动力学稳定和维持脑灌注压（CPP）的目标。

（范倩倩 张芸芸 译，侯武刚 杨谦梓 审校）

参考文献

[1] Rinkel GJ, Djibuti M, Algra A, et al. Prevalence and risk of rupture of intracranial aneurysms: a systematic review. Stroke, 1998, 29:251–256.

[2] Arnaout OM, Gross BA, Eddleman CS, et al. Posterior fossa arteriovenous malformations. Neurosurgical Focus, 2009, 26:E12.

[3] Sacco S, Marini C, Toni D, et al. Incidence and 10-year survival of intracerebral hemorrhage in a population-based registry. Stroke, 2009, 40:394–399.

[4] Brockmann MA, Groden C. Remote cerebellar hemorrhage: A review. Cerebellum, 2006, 5:64–68.

[5] Bosemani T, Orman G, Boltshauser E, et al. Congenital abnormalities of the posterior fossa. Radiographics, 2015, 35:200–220.

[6] Hart MN, Malamud N, Ellis WG. The Dandy-Walker syndrome. A clinicopathological study based on 28 cases. Neurology, 1972, 22:771–780.

[7] Lindroos AC, Niiya T, Randell T, et al. Sitting position for removal of pineal region lesions: The Helsinki experience. World Neurosurgery, 2010, 74:505–513.

[8] Meyer FB. The temporal approach. In Atlas of neurosurgery—basic approaches to cranial and vascular procedures. Philadelphia, PA: Churchill Livingstone, 1999:197–218.

[9] Meyer FB. Modified pterional approach. Atlas of neurosurgery—basic approaches to cranial and vascular procedures. Philadelphia, PA: Churchill Livingstone, 1999:185–195.

[10] Perks A, Chakravarti S, Manninen P. Preoperative anxiety in neurosurgical patients. Journal of Neurosurgical Anesthesiology, 2009, 21:127–130.

[11] Wang X, Ding X, Tong Y, et al. Ketamine does not increase intracranial pressure compared with opioids: Metaanalysis of randomized controlled trials. Journal of Anesthesia, 2014, 28:821–827.

[12] Losasso TJ, Muzzi DA, Dietz NM, et al. Fifty percent nitrous oxide does not increase the risk of venous air embolism in neurosurgical patients operated upon in the sitting position. Anesthesiology, 1992, 77:21–30.

[13] Wass CT, Lanier WL. Glucose modulation of ischemic brain injury: Review and clinical recommendations. Mayo Clinic Proceedings, 1996, 71:801–812.

[14] Gale T, Leslie K. Anaesthesia for neurosurgery in the sitting position. Journal of Clinical Neuroscience, 2004, 11:693–696.

[15] Porter JM, Pidgeon C, Cunningham AJ. The sitting position in neurosurgery: a critical appraisal. British Journal of Anaesthesia, 1999, 82:117–128.

[16] Lanier WL. Cerebral perfusion: Err on the side of caution. APSF Newsletter, 2009, 24:1–4.

[17] Drummond JC, Hargens AR, Patel PM. Hydrostatic gradient is important—blood pressure should be corrected. APSF Newsletter, 2009, 24:6.

[18] Munis JR, Lozada LJ. Giraffes, siphons, and starling resistors. Cerebral perfusion pressure revisited. Journal of Neurosurgical Anesthesiology, 2000, 12:290–296.

[19] Morandi X, Riffaud L, Amlashi SF, et al. Extensive spinal cord infarction after posterior fossa surgery in the sitting position: Case report. Neurosurgery, 2004, 54:1512–1515.

[20] Symons NL, Leaver HK. Air embolism during craniotomy in the seated position: A comparison of methods for detection. Canadian Journal of Anesthesia, 1985, 32:174–177.

[21] Abcejo AS, Pasternak JJ, Perkins WJ. Utility of long arm central venous line in neurosurgical procedures with venous air embolism (VAE). Anesthesia & Analgesia, 2015, 120:S485.

[22] Girard F, Ruel M, McKenty S, et al. Incidences of venous air embolism and patent foramen ovale among patients undergoing selective peripheral denervation in the sitting position. Neurosurgery, 2003, 53:316–319.

[23] Matjasko J, Petrozza P, Cohen M, et al. Anesthesia and surgery in the seated position: Analysis of 554 cases. Neurosurgery, 1985, 17:695–702.

[24] Schmandra TC, Mierdl S, Bauer H, et al. Transoesophageal echocardiography shows high risk of gas embolism during laparoscopic hepatic resection under carbon dioxide pneumoperitoneum. British Journal of Surgery, 2002, 89:870–876.

[25] Lam KK, Hutchinson RC, Gin T. Severe pulmonary oedema after venous air embolism. Canadian Journal of Anesthesia, 1993, 40:964–967.

[26] Orebaugh SL. Venous air embolism: clinical and experimental considerations. Critical Care Medicine, 1992, 20:1169–1177.

[27] Stratmann G, Gregory GA. Neurogenic and humoral vasoconstriction in acute pulmonary thromboembolism. Anesthesia & Analgesia, 2003, 97:341–354.

[28] Hagen PT, Scholz DG, Edwards WD. Incidence and size of patent foramen ovale during the first 10 decades of life: an autopsy study of 965 normal hearts. Mayo Clinic Proceedings, 1984, 59:17–20.

[29] Bedford RF, Marshall WK, Butler A, et al. Cardiac catheters for diagnosis and treatment of venous air embolism: a prospective study in man. Journal of Neurosurgery, 1981, 55:610–614.

[30] Grady MS, Bedford RF, Park TS. Changes in superior sagittal sinus pressure in children with head elevation, jugular venous compression, and PEEP. Journal of Neurosurgery, 1986, 65:199–202.

[31] Jardin F, Genevray B, Brun-Ney D, et al. Dobutamine: A hemodynamic evaluation in pulmonary embolism shock. Critical Care Medicine, 1985, 13:1009–1012.

[32] Monrad ES, Baim DS, Smith HS, et al. Milrinone, dobutamine, and nitroprusside: Comparative effects on hemodynamics and myocardial energetics in patients with severe congestive heart failure. Circulation, 1986, 73:168–174.

[33] Domino KB, Hemstad JR, Lam AM, et al. Effect of nitrous oxide on intracranial pressure after cranial-dural closure in patients undergoing craniotomy. Anesthesiology, 1992, 77:421–425.

[34] Cucchiara RF. Differential awakening. Anesthesia & Analgesia, 1992, 75:467.

[35] Jian M, Li X, Wang A, et al. Flurbiprofen and hypertension but not hydroxyethyl starch are associated with postcraniotomy intracranial haematoma requiring surgery. British Journal of Anaesthesia, 2014, 113:832–839.

[36] Cai YH, Zeng HY, Shi ZH, et al. Factors influencing delayed extubation after infratentorial craniotomy for tumour resection: A prospective cohort study of 800 patients in a Chinese neurosurgical centre. Journal of International Medical Research, 2013, 41:208–217.

[37] Flexman AM, Merriman B, Griesdale DE, et al. Infratentorial neurosurgery is an independent risk factor for respiratory failure and death in patients undergoing intracranial tumor resection. Journal of Neurosurgical Anesthesiology, 2014, 26:198–204.

[38] Gudrunardottir T, Sehested A, Juhler M, et al. Cerebellar mutism: Review of the literature. Childs Nervous System, 2011, 27:355–363.

[39] Catsman-Berrevoets CE, Aarsen FK. The spectrum of neurobehavioural deficits in the Posterior Fossa Syndrome in children after cerebellar tumour surgery. Cortex, 2010, 46:933–946.

[40] Miller NG, Reddick WE, Kocak M, et al. Cerebellocerebral diaschisis is the likely mechanism of postsurgical posterior fossa syndrome in pediatric patients with midline cerebellar tumors. American Journal of Neuroradiology, 2010, 31:288–294.

[41] Kalfas IH, Little JR. Postoperative hemorrhage: A survey of 4992 intracranial procedures. Neurosurgery, 1988, 23:343–347.

[42] Touho H, Hirakawa K, Hino A, et al. Relationship between abnormalities of coagulation and fibrinolysis and postoperative intracranial hemorrhage in head injury. Neurosurgery, 1986, 19:523–531.

[43] Fukamachi A, Koizumi H, Nukui H. Postoperative intracerebral hemorrhages: a survey of computed tomographic findings after 1074 intracranial operations. Surgical Neurology, 1985, 23:575–580.

[44] Day AL, Friedman WA, Sypert GW, et al. Successful treatment of the normal perfusion pressure breakthrough syndrome. Neurosurgery, 1982, 11:625–630.

[45] Palmer JD, Sparrow OC, Iannotti F. Postoperative hematoma: A 5-year survey and identification of avoidable risk factors. Neurosurgery, 1994, 35:1061–1064.

[46] Seifman MA, Lewis PM, Rosenfeld JV, et al. Postoperative intracranial haemorrhage: A review. Neurosurgical Review, 2011, 34:393–407.

[47] Friedman JA, Piepgras DG, Duke DA, et al. Remote cerebellar hemorrhage after supratentorial surgery. Neurosurgery, 2001, 49:1327–1340.

[48] Khalatbari MR, Khalatbari I, Moharamzad Y. Intracranial hemorrhage following lumbar spine surgery. European Spine Journal, 2012, 21:2091–2096.

[49] Marquardt G, Setzer M, Schick U, et al. Cerebellar hemorrhage after supratentorial craniotomy. Surgical Neurology, 2002, 57:241–245.

第15章

脑血管手术

Deepak Sharma，David R. Wright

引言

越来越多的脑血管疾病采用血管内途径治疗。然而，随着显微外科技术和围手术期医学水平的进步，对复杂脑血管疾病实施脑血管开颅手术（cerebrovascular surgery，CBVS）的热情也日益高涨。本章重点介绍 CBVS 的麻醉和围手术期管理，这些原则涉及的基础知识在本书的第一章中已做详细介绍。虽然未考虑到 CBVS 可能相关的所有情况，但本章介绍的指导原则在大多数情况下都适用。

麻醉前评估与管理

围手术期管理从麻醉前评估开始，目的是评估和优化患者的身体状况，并制订合适的麻醉方案。了解潜在的病理生理过程和患者症状有利于确定各项干预措施是否合适。CBVS 的适应证可以大致分为：有颅内出血（ICH）风险或已经出血（脑动脉瘤和血管畸形）、闭塞性病变（烟雾病和动脉粥样硬化）以及血管压迫综合征患者。显然，术前评估和术前优化的可能性取决于临床表现的严重程度。出现急性脑出血和脑疝症状或库欣三联征（高血压、心动过缓和呼吸不规律）的患者通常需要迅速降颅压，可能没有足够的机会对其进行详细的麻醉前评估。但在其他大多数情况下，仍有足够的时间进行充分的评估和必要的优化。

应仔细记录患者出现的症状。动脉瘤患者通常会出现"一生中最严重的头痛"，并可能伴有相关的神经功能缺损，尽管有的动脉瘤可能是偶然被诊断出来的。脑动静脉畸形（AVM）患者可能出现急性脑出血、癫痫发作、头痛或神经

功能缺损。患有 Galen 静脉畸形或大的脑动静脉畸形儿童的唯一临床症状可能是无神经症状的高输出量心力衰竭。烟雾病和动脉粥样硬化症患者通常患有短暂性脑缺血发作（transient ischaemic attack，TIA），也可能伴有局部神经功能障碍或脑出血。血管压迫综合征与受影响脑神经分布部位的疼痛或痉挛有关。

麻醉前评估的一般原则也适用于脑血管病患者，应特别注意神经系统疾病以及由此导致的非神经系统后遗症（如动脉瘤破裂引起的应激性心肌病），以及已知与特定脑血管疾病有关的情况（如 Ehler-Danlos 综合征和与动脉瘤相关的主动脉缩窄），美国麻醉医师协会（ASA）健康状况分级（ASA PS）有助于对患者术前的健康状况进行评估。ASA 3~5 级可独立预测实施颅内手术患者的围手术期心血管并发症和死亡率[1]。检查术前药物使用情况至关重要，因为其可显著影响麻醉过程。例如，抗惊厥治疗可能增强患者对非去极化肌松药的抵抗[2]，即便如此，围手术期也应预防性用药。类固醇药物可能与肾上腺抑制和术中高血糖有关[3]。β受体阻滞剂治疗应贯穿整个围手术期[4]。通常在大的开颅手术当天早上应避免使用血管紧张素转换酶抑制剂（angiotensin converting enzyme inhibitor，ACEI），以避免术中出现低血压。动脉瘤性蛛网膜下腔出血（SAH）的患者可使用尼莫地平预防迟发性缺血性神经功能障碍（delayed ischaemic neurological deficits，DINDs）。虽然应该在围手术期继续使用尼莫地平，但是应提醒麻醉医生注意术中可能出现低血压[5]。

有重点地进行体格检查对麻醉规划至关重

要。术前对意识水平的评估结果可作为与术后对比的基础值，用于指导麻醉用药，并有助于决定术后是否拔管或选择性通气。神经学评估内容应包括瞳孔大小和反应、脑神经以及对运动和感觉功能的重点评估。应记录局部神经功能缺损，以便于将术中诱发电位监测和术后做比较。如有监测，应记录术前颅内压（ICP），同时评估其他器官系统，特别是心血管系统和呼吸系统。记录术前生命体征可为指导血流动力学管理提供基线值。术前纠正因液体摄入量减少、呕吐或使用利尿剂和造影剂引起的脱水可以预防麻醉诱导后的低血压。必须仔细进行气道评估以确保患者麻醉后能够进行充分氧合和通气。最后，回顾实验室检查和神经影像学资料，预估是否需要输血，并预约血制品。此外，关于各种脑血管疾病的具体考虑因素见下文。

脑动脉瘤

对脑动脉瘤患者的评估应结合 SAH 的临床分级，通常使用改良的 Hunt-Hess 分级系统[6]或世界神经外科学会联合会（World Federation of Neurological Surgeons，WFNS）分级系统[7]。这些分级系统不仅可以评估围手术期的发病率，方便医生之间的沟通，而且还可以提示颅内病变的严重程度和蛛网膜下腔出血（SAH）引起的颅外后遗症。神经状况较差和 SAH 分级较高的患者更有可能出现 ICP 升高、大脑自我调节能力受损和脑血管对二氧化碳的反应性减低[8-10]。这意味着脑缺血的风险更高，因此需要严格的血流动力学控制。此外，较高的 SAH 分级还会增加发生应激性心肌病和心律失常[11,12]、高血糖[13]、低钠血症和低血容量[14]的风险。然而，对于动脉瘤破裂的患者，不能推迟手术，麻醉医生应在麻醉开始时纠正水电解质和血糖的紊乱。对于行脑室造瘘[脑室外引流（EVD）]的患者，应继续监测和纠正颅内压。应避免突然引流大量的脑脊液（CSF）导致破裂动脉瘤再出血。重度 SAH 患者可能会出现由交感神经过度兴奋或炎症反应引起的神经源性肺水肿，特别是那些涉及后循环的患者[15]，需要升高氧气

浓度，调整呼吸机参数[16]。某些遗传综合征，如常染色体显性遗传性多囊肾病和IV型 Ehler-Danlos 综合征可能与动脉瘤性 SAH 有关。

动脉瘤性蛛网膜下腔出血改良 Hunt-Hess 分级系统[6]：

◆ 0 级，动脉瘤未破裂。

◆ 1 级，无症状或轻度头痛，轻度颈部僵硬。

◆ 2 级，头痛严重，颈项强直，除脑神经麻痹外无其他神经功能异常。

◆ 3 级，嗜睡或神志不清，轻度神经功能障碍。

◆ 4 级，眩晕，中度或重度偏瘫。

◆ 5 级，昏迷，去大脑状态。

WFNS 脑动脉瘤分级系统：

◆ I 级，GCS 评分 15 分，运动缺陷"–"。

◆ II 级，GCS 评分 13~14 分，运动缺陷"–"。

◆ III 级，GCS 评分 13~14 分，运动缺陷"+"。

◆ IV 级，GCS 评分 7~12 分，运动缺陷"+/–"。

◆ V 级，GCS 评分 3~6 分，运动缺陷"+/–"。

重度 SAH 患者可能会出现交感神经亢进，引起的心肌功能障碍。SAH 后常出现各种心电图（ECG）异常，如窦性心动过缓、窦性心动过速、ST 段压低、T 波倒置、U 波和 QT 间期延长[17]。在多数情况下，ECG 异常是神经源性的，而非心源性的。虽然 SAH 后 ECG 异常很常见，但伴有局部室壁运动异常的心肌功能障碍和 Takotsubo 心肌病（左室心尖运动异常的一过性心脏综合征，类似于急性冠脉综合征）却相对较少[18]。事实上，SAH 患者的 ECG 异常通常与左心室功能不全无关[19]。然而，心肌功能障碍可能会有循环心肌肌钙蛋白 I 水平升高的表现[20]。通常，患者有 ECG 改变时不需要进一步检查，也不应该延误急诊手术，特别是血流动力学稳定的患者。然而，对于有可疑心肌缺血的 ECG 改变的患者，如 Q 波、ST 段抬高，特别是有低血压或需要升压药/正性肌力药支持的患者，最好连续监测肌钙蛋白 I 水平，这有利于更严密地指导术中血流动力学监测，如心输出量监测，以确定液体和升压药/正性肌力药的选择。通常不建议推迟手术，因为不稳定的

动脉瘤仍有再次出血的风险。在极少数情况下，严重心功能不全的患者并不适合开颅手术，可接受血管内介入治疗，用弹簧圈栓塞动脉瘤。

计算机断层扫描（CT）的 Fisher 分级系统通常用于评估动脉瘤性 SAH 后脑血管痉挛的风险[21]。应复查 CT（图 15.1）以获得更多信息，如血肿体积和脑积水，这些信息可以提示术中脑水肿的程度。脑血管痉挛通常发生在 SAH 72h 后，大多数患者在此之前都已进行了手术。尽管如此，对脑血管造影的回顾除了有助于检查动脉瘤本身外，还有助于评估脑侧支循环。

动脉瘤性蛛网膜下腔出血 Fisher 分级系统：

◆ 1 级：未见出血。

◆ 2 级：弥漫性沉积或垂直层（纵裂、岛叶池、环池）较薄血肿。

◆ 3 级：局部血凝块或垂直层血肿厚度＞ 1mm。

◆ 4 级：广泛或无蛛网膜下腔出血伴脑内和脑室内血凝块。

脑动静脉畸形

脑动静脉畸形（AVM）通常是先天性的，但通常在青年期和妊娠期出现急性脑出血。在其他情况下，其可表现为癫痫发作、局灶性神经功能缺损、头痛或脑积水。如果存在颅内多发性动静脉畸形，应怀疑遗传性出血性毛细血管扩张症（hereditary haemorrhagic telangiectasia，HHT），也称为 Osler-Weber-Rendu 综合征。HHT 患者可能伴有肺、肝和脊髓 AVM，口唇、口腔黏膜和指尖毛细血管扩张，常有鼻出血、消化道出血和缺铁性贫血。应排除由大的分流引起的充血性心力衰竭，尤其是年幼的儿童。

AVM 采用 Spetzler-Martin 系统，根据静脉引流模式、大小和邻近大脑的神经功能进行分级[22]。Ⅰ级畸形小而浅，位于非功能皮质；Ⅴ级畸形大而深，位于大脑关键区域；Ⅵ级畸形基本上不能行手术治疗[22]。永久性神经缺损在Ⅰ~Ⅲ畸形级中不常见，但在Ⅳ~Ⅴ级畸形[22]中约有 20% 患者可发生。图 15.2 显示了Ⅳ级 AVM。高血压合并出血的风险可能很高，特别是小 AVM，因为小 AVM 内的灌注压较高[23]。虽然大多数患者术前都要进行血管内栓塞以减少 AVM 的血运，但麻醉师应该做好术中出血时需要输血的准备。另一个主要的关注点是，在动静脉畸形切除后充血性并发症具有导致出血和水肿的风险。正常灌注压突破（normal perfusion pressure breakthrough，NPPB）

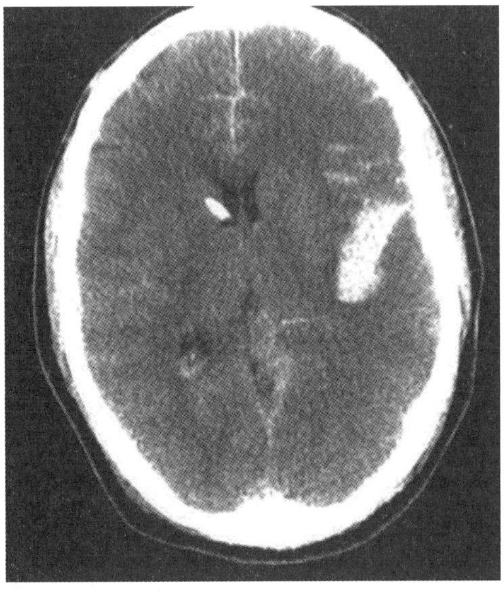

图 15.1 左侧大脑中动脉瘤破裂伴 Fisher 3 级蛛网膜下腔出血。图像显示最大的汇合区扩大了左侧的大脑侧裂。右侧脑室已行脑室造瘘术

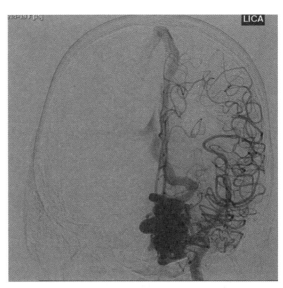

图 15.2 左侧额部大的动静脉畸形，Spetzler-Martin 分级Ⅳ级。动脉供血来自左侧大脑前动脉的眶支。静脉引流既包括上矢状窦，也包括进入直窦的大脑深静脉

和（或）闭塞性充血可能是其机制[24]。AVM 的手术通常是分期进行，以降低出血并发症[24]。重要的是，即使在栓塞后，充血性并发症的风险也仍然存在[24]。因此，严格控制血压（BP）至关重要。

脑动静脉畸形（AVM）的 Spetzler-Martin 分级评分（注意，将每个特征的分数相加，总分为 1~6 分，得分为 6 分的 AVM 无法进行手术）[22]：

◆ 大小：<3cm，1分；3~6cm，2分；>6cm，3分。

◆ 位置：非功能区，0分；功能区，1分。

◆ 静脉引流模式：只有表皮静脉引流，0分；有深部静脉引流，1分。

烟雾病

烟雾病（moyamoya disease）是一种以 Willis 环周围动脉狭窄或闭塞为特征的慢性进行性脑血管疾病，具有明显的动脉侧支循环。"Moyamoya"是一个日语单词，意思是"烟雾弥漫（puff of smoke）"，它描述了该病患者的血管侧支网络的血管造影表现（图 15.3）。避免围手术期脱水和低血压是避免烟雾病患者发生脑缺血的关键。术前可使用 CT 灌注成像、MRI 灌注加权成像、正电子发射断层扫描（PET）、单光子发射 CT（single-photon emission CT，SPECT）或经颅多普勒超声（TCD）结合乙酰唑胺激发来评估脑血流（CBF）储备。

颈动脉粥样硬化

颈动脉粥样硬化患者通常伴有周围血管疾病和冠状动脉疾病，以及其他需要术前评估和优化的并发症，如糖尿病和肾功能不全。运动负荷试验、多巴酚丁胺超声心动图或双嘧达莫负荷显像可能适用于高度怀疑心肌缺血的患者。大多数指南建议接受颈动脉内膜切除术（carotid endarterectomy，CEA）的患者无论有无症状均服用阿司匹林[25,26]。颈动脉内膜切除术可以在局部 / 区域或全身麻醉下进行[27,28]。然而，术前评估时应确定适合不同患者的最佳麻醉方案。对于有明

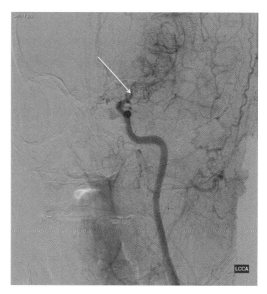

图 15.3　烟雾病合并左侧大脑中动脉狭窄（箭头示）。有侧支血管发育，在闭塞远端有"烟雾弥漫"特征

显焦虑、不能合作或沟通、神经认知功能障碍或手术期间不能舒适仰卧的患者，可能更适采用全身麻醉。

三叉神经痛 / 面肌痉挛

三叉神经痛的特征是由轻微刺激引发的三叉神经支配的一个或多个分支分布区域的阵发性疼痛。最常见的原因是动静脉畸形环压迫神经。其他原因包括前庭神经鞘瘤、脑膜瘤、表皮样瘤或其他囊肿。面肌痉挛是指由于血管组织或脑干病变压迫神经而导致的面神经支配区域的节段性肌肉阵挛。微血管减压术包括开颅手术和将受压的神经从血管组织中分离出来。三叉神经痛患者通常服用卡马西平，卡马西平可拮抗非去极化肌松药的作用，因此用药期间应密切监测神经肌肉阻滞。卡马西平也会引起低钠血症，因此术中需要监测血清钠离子水平。

麻醉管理的目标

术中管理的总体目标是使患者失去意识以便于手术，提供足够的镇痛效果，并维持内环境平衡和生命功能。框表 15.1 列出了针对脑血管开颅手术的麻醉目标。这些目标可通过选择合适的药物，并仔细调节血流动力学和通气参数来实现。

框表 15.1　脑血管手术的麻醉目标

1. 提供足够的镇静、镇痛和肌松效应。
2. 优化脑血流和氧合。
3. 根据脑血管病变优化血流动力学参数：
   ◆ 夹闭动脉瘤前避免高血压以预防再出血，夹闭后血压可恢复正常。
   ◆ 切除脑动静脉畸形前避免高血压；考虑在切除后将血压降至基线以下以预防充血。
   ◆ 对闭塞性脑血管病变行血运重建前应避免低血压以预防脑缺血；血运重建后应避免高血压以预防充血。
4. 控制颅内压，提供最佳的脑组织松弛。
5. 避免以下方式引起的二次生理损害：
   ◆ 动脉高 / 低血压。
   ◆ 缺氧。
   ◆ 高 / 低血糖。
   ◆ 高 / 过度低碳酸血症。
   ◆ 高温。
   ◆ 抽搐。
6. 积极进行术中神经电生理监测（IONM）。
7. 提供术中神经保护。
8. 避免与体位相关的并发症。
9. 术后早期苏醒，便于进行神经学评估。
10. 预防术后疼痛、恶心、呕吐及呼吸道并发症。

麻醉诱导

应该仔细对患者进行麻醉诱导，以确保气道安全，避免缺氧、高碳酸血症和血流动力学波动。喉镜检查和插管过程中的高血压会导致动脉瘤壁上的跨壁压力增加，引发再出血，也可能导致AVM 出血，尽管这种风险较低。喉镜检查和插管过程中的高血压可以通过使用以下一种或多种药物来减轻：阿片类药物、利多卡因、β 受体阻滞剂、钙通道阻滞剂或追加异丙酚。麻醉诱导前放置动脉导管可密切监测血压，并可在需要时快速指导治疗。

对于可能处于饱食状态的急诊开颅手术患者，以及颅内压急剧升高的患者，胃排空状态可能会改变，此可能增加插管期间误吸的风险。在这种情况下，应选用快速序贯插管（rapid sequence intubation）。琥珀酰胆碱对颅内压的影响常有争议，但是已有研究证明其对颅内压没有不良影响 [29]，如果预计会出现困难气道，麻醉医生应毫不犹豫地使用。最后，正如高血压对不稳定的动脉瘤和动脉畸形患者有害一样，对于闭塞性脑血管病患者来说，低血压也是不可取的，应该避免。

麻醉剂的选择

脑血管外科（CBVS）中使用的理想麻醉剂应降低大脑代谢率（cerebral metabolic rate, CMR），避免颅内高压，维持充足的 CBF，血流动力学稳定，提供神经保护，便于神经电生理监测的使用，并易于微调到所需的麻醉深度，以便迅速苏醒和评估患者的神经状况。显然，这样的药物并不存在。静脉麻醉剂和吸入麻醉剂在药效学和药代动力学特性上有很大的不同，选择哪种药物应基于患者的神经状况、手术类型、并存疾病和计划的神经电生理监测手段。静脉麻醉剂和吸入麻醉剂均可安全用于 CBVS。麻醉剂通常与强效阿片类药物（瑞芬太尼、芬太尼、舒芬太尼、吗啡或氢吗啡酮）联合使用以起到镇痛作用，有时还与神经肌肉阻滞剂联合使用以保证无体动。

大多数麻醉剂都可降低 CMR。异丙酚可降低 CBF，维持 CMR 与 CBF 的平衡，吸入麻醉剂对 CBF 的影响呈剂量依赖性 [30]。在特殊情况下，吸入麻醉剂在 < 1.0MAC 剂量时可降低 CBF，但在较高浓度时倾向于引起脑血管扩张，从而导致脑血流量与代谢之间不平衡 [30]。对于颅内顺应性降低的患者，这种"过多的灌注"会导致 ICP 增高和脑肿胀进一步加重 [31]。此外，异氟醚和地氟醚比同等浓度的七氟醚的脑血管扩张作用更强 [32]。过度通气可避免吸入麻醉剂的脑血管扩张作用，但会降低二氧化碳分压（$PaCO_2$）。另一方面，异丙酚麻醉下患者的低碳酸血症可能会导致过度的脑血管收缩和脑缺血 [33]。在幕上肿瘤患者中，与七氟醚或异氟醚的麻醉效果相比，接受异丙酚的患者的颅内压较低，脑灌注压（CPP）较高 [31]。虽然目前尚无接受 CBVS 患者的研究数据，但这些发现表明使用异丙酚麻醉有潜在的益处。小剂量吸入麻醉剂作为平衡麻醉的一部分，可以有效地

提供最佳的手术条件，特别是对于术前没有颅内压升高的患者。

一般认为，烟雾病患者可发生颅内窃血，表现为全脑充血 [以颈静脉血氧饱和度（jugular venous oxygen saturation，SjvO$_2$）高于正常为特征] 而局部脑血流量（由激光多普勒血流仪测量）下降 [34]。尽管颅内窃血导致 SjvO$_2$ 增加，但是吸入性麻醉剂可以降低烟雾病患者的局部 CBF 水平，这是在静脉麻醉中没有观察到的现象 [35]。此外，与异丙酚相比，异氟醚麻醉中二氧化碳的最佳范围受到更多的限制，因为异氟醚本身会导致充血 [34]。事实上，异丙酚静脉麻醉有保存额叶 CBF 的潜力 [36]。

选择麻醉剂时还应考虑其他因素，如对诱发电位信号质量的影响。虽然吸入麻醉剂可呈剂量依赖性地引起体感诱发电位（SSEP）的潜伏期延长和振幅降低，但低于 1.0MAC 可引出皮质 SSEP，尽管异丙酚麻醉并不影响 SSEP [37]。虽然地氟醚 < 0.5MAC 也可引出运动诱发电位（MEP），但如果预计使用 MEP 监测，异丙酚麻醉可能是首选，特别是既往有神经功能缺损的患者 [38]。监测 MEP 时也不能使用神经肌肉阻滞剂。另一方面，脑干诱发电位对麻醉剂的效果最具抵抗力。

通常应避免使用 N$_2$O，因为它不仅会增加 CMR 和 CBF，而且会对心肺造成不良后果。右美托咪啶是一种 α$_2$ 肾上腺素能受体激动剂，适用于开颅手术，其潜在的优势包括镇静、镇痛（没有呼吸抑制），减弱神经内分泌和血流动力学反应，减少麻醉剂和阿片类药物需求及其药代动力学优势，即可在终止输液后迅速代谢。

颈动脉内膜切除术的麻醉技术

颈动脉内膜切除术（CEA）可以在局部 / 区域或全身麻醉下安全、有效地进行，其脑卒中、心肌梗死或死亡率没有差异 [27,28]。虽然使用局部麻醉剂可以对清醒患者进行神经监测，但一些患者在全身麻醉下可能会感觉更舒适。麻醉剂的脑血管效应可能是选择药物的重要依据。因吸入麻醉剂的脑血管舒张作用所引起的脑水肿对 CEA 的影响较小。然而，异丙酚维持 CBF 和 CMR 的关联以及保护脑自动调节能力的作用更佳 [39]。此外，据报道，在颈动脉夹闭期间，异丙酚麻醉时 MAP 与颈内动脉压（残端压）之间的梯度比七氟醚麻醉时低，这表明异丙酚能更好地维持脑灌注压，七氟醚可导致 CEA 期间颅内窃血 [40]。异丙酚似乎也能改善 CEA 后的短期认知表现 [41]。

可采用颈浅丛阻滞或联合颈深和颈浅丛阻滞进行 CEA 的区域麻醉。与颈深丛神经阻滞相关的风险包括将麻醉药注入脑脊液导致脑干麻醉、动脉内注射和膈神经麻痹。另一种选择是对愿意配合的患者采用全身麻醉，此时用静脉麻醉技术对患者进行麻醉，在颈动脉夹闭期间减轻麻醉剂量并仅用瑞芬太尼维持，这样使得患者能够对口头命令作出反应并参与神经监测 [42]。

术中监测

术中监测应根据脑血管疾病的严重程度和拟行手术的复杂性进行个体化应用。所有患者术中都应该进行标准的 ASA 监护——心电图、血压、脉搏血氧饱和度、二氧化碳描记图、体温和吸入麻醉剂浓度等监测措施。应使用动脉导管进行持续的血压监测，此有利于采样 PaCO$_2$、血糖水平、电解质，以及测量脉压变异性以指导液体输注。可放置一条中心静脉导管以增加血管通路，有利于全凭静脉麻醉剂和高渗盐水、苯妥英钠等药物的输注。对于 Takatsubo 心肌病或既往存在心肌功能障碍的患者，给予升压药和正性肌力药时可能有用。动脉瘤破裂患者常行脑室造瘘术，可用于监测 ICP 和 CPP。

麻醉可控的生理变量都会影响 CBF 和氧合，如 PaCO$_2$、BP、ICP、CPP、麻醉剂浓度及手术技术。虽然短暂夹闭和颈动脉交叉夹闭会导致脑缺血，但大的动静脉畸形的切除和血运重建会导致充血。将 SjvO$_2$ 维持在 55%~70% 是大脑供氧和代谢需求之间充分平衡的替代指标。颈静脉血氧饱和度测定有助于指导确定应该维持的血压最低值，以避免全脑低灌注[43]，还有助于通过在安全范围内微调整过度换气来实现脑松弛[44,45]。通过测量颈静脉血氧饱和度，可在不干扰手术范围的情况下监测全脑氧合，并使生理参数个体化[44,45]。

在临时夹闭期间监测脑电图（EEG）以微调麻醉剂量可诱导爆发性抑制。监测 SSEP 和 MEP 可指导手术，如在长时间临时夹闭期间对大脑进行再灌注，或通过观察信号振幅的降低或潜伏期的延长来重新定位永久性动脉瘤夹。脑干听觉诱发电位和脑神经的监测在微血管减压术中至关重要。此外，当怀疑发生静脉空气栓塞时，应计划使用经食管超声心动图或经胸多普勒检查进行适当的监测。

CEA 期间发生的主要神经系统并发症是颈动脉夹闭和动脉粥样硬化引起的脑缺血。患者全身麻醉下行 CEA 期间的神经监测旨在早期发现这些并发症，以指导适当的干预策略（如升高血压、插入颈动脉分流管）。可以使用以下一种或多种方法来进行神经监测，例如，EEG，诱发电位，近红外光谱（NIRS，测定脑氧饱和度），残端压，以及 TCD[46]。TCD 中 CBF 速度的百分比变化、NIRS 中局部脑氧饱和度（rSO$_2$）和残端压力测量都可为颈动脉手术提供高准确度的脑缺血监测[46]。TCD 中 CBF 速度下降 40%~50%，交叉阻断后 rSO$_2$ 下降 12%~13%，提示在全身麻醉下进行 CEA 的患者存在脑缺血，需要行颈动脉分流[46,47]。此外，TCD 是唯一能够检测脑栓塞、术后血栓形成和过度灌注的方法，但该方法的难度很高。术中 SSEP 常用于决定是否需要分流。SSEP 在预测 CEA 后神经结局方面具有很高的特异性。围手术期发生神经功能缺损的患者在手术过程中 SSEP 发生变化的可能性是无神经功能缺损患者的 14 倍，但是这种方式的敏感度较弱[48]。

颅内压管理与脑松弛

行颅内手术时要求脑组织松弛，以便于暴露待治疗的病变，并将与施加于脑表面的牵拉压相关的脑损伤风险降至最低。框表 15.2 列出了

框表 15.2　脑血管开颅手术中脑松弛和颅内压控制策略

1. 保持足够的麻醉和镇痛深度。
2. 选择合适的麻醉剂和剂量（吸入麻醉剂 < 1.0MAC，预计有脑肿胀的患者可使用静脉麻醉剂）。
3. 最佳体位（头部轻微抬高，避免颈部过度屈曲或旋转）。
4. 优化血流动力学参数（避免充血）。
5. 控制通气，维持血 CO$_2$ 正常或适度降低（PaCO$_2$ 30~35mmHg）*。
6. 甘露醇。
7. 高渗盐水。
8. 脑脊液引流。
9. 类固醇治疗血管源性水肿。
10. 异丙酚／硫喷妥钠推注诱导爆发性抑制。

*仅在紧急情况下或其他降低颅内压的方法失败时使用暂时性低 PaCO$_2$（< 30mmHg）。对闭塞性疾病严格保持血 CO$_2$ 值正常

控制颅内压和脑松弛的策略。重要的是，对于患有烟雾病和颈动脉粥样硬化的患者应该避免过度通气，因为这可能会加重脑缺血。高碳酸血症对这些患者有害，其可能产生颅内窃血，因此应保持血碳酸值在正常范围内。对于动脉瘤破裂的患者，在硬膜开窗前不应积极地进行过度通气，因为由此引起的跨壁压力降低可能导致再出血。给予 3% 的高渗盐水可产生与甘露醇相似的脑松弛和动静脉氧与乳酸差异[49]。烟雾病患者通常不需要用甘露醇，如果使用，应与外科医生商量。最后，脑脊液引流是有效、快速地降低颅内压的方法，但应慎重考虑其潜在的动脉瘤再出血风险。

血流动力学管理

对于脑血管开颅手术（CBVS），严格控制血压至关重要，应记录患者术前的基础血流动力学参数；同时应避免伤害性刺激（如喉镜和插管）、应用梅菲尔德针（Mayfield pins）和手术本身所引起的高血压反应，以防止不稳定的动脉瘤或动静脉畸形诱发出血。除了保证足够的麻醉深度和镇痛效果外，可能还需要降压药物。相反，存在脑出血和闭塞性脑血管病的患者应避免出现低血压。对于进行颅内压监测的患者，如果需要，应使用血管升压剂和（或）正性肌力药维持 CPP 至少为

50~70mmHg。必须保证可随时推注和输注血管升压剂、正性肌力药和短效降压药（如尼卡地平和艾司洛尔）。

CBVS手术的具体血流动力学目标各不相同，已在框表15.1中简要列出，但重要的是，还应考虑到患者的并存疾病。简而言之，在动脉瘤夹闭之前，血压不可过高，因为这会导致再出血。一旦将动脉瘤切除，就可与外科医生沟通将血压调至正常。此外，动静脉畸形破裂患者的血压不可过高。重要的是，与动脉瘤不同，动静脉畸形患者的血压需要积极保持在术前基线以下，即使在大的动静脉畸形切除后也是如此，这是为了防止由NPPB或闭塞性充血引起的术后充血并发症（出血和水肿）[50,51]。动静脉畸形周围的实质呈慢性低灌注状态，因此其自身调节能力受到损害，缺乏对增加的血流量做出反应的血管收缩能力。将动静脉畸形切除后，"正常"实质内的毛细血管床和小动脉即使在正常灌注压下也容易充血[50]。另一种解释是，由于血流阻力增加和内皮异常，再加上周围实质的静脉流出阻塞，既往供给动静脉畸形的动脉血流停滞[51]。无论机制如何，在需要时使用药物降低血压至关重要。

对于患有烟雾病和颈动脉粥样硬化的患者，在血运重建前必须避免低血压，以免加重之前存在的脑缺血。这些患者的慢性脑缺血会引起代偿性的侧支血管发育。这些新血管的脑血管自主调节能力和反应性较差，无法控制血运重建后增加的脑血流量，这可能导致脑过度灌注综合征[52]。许多因素在CEA后脑过度灌注综合征的病理生理机制中发挥作用，包括脑自我调节受损、缺血再灌注损伤、氧自由基和压力感受器功能障碍[53]。闭塞性脑血管病患者在血运重建后应慎重控制血压，以预防脑充血。

临时夹闭动脉瘤

复杂动脉瘤的治疗可能涉及放置临时血管夹以闭塞动脉瘤近端的载瘤血管。临时血管夹减少了通过动脉瘤的血流量，便于绕着动脉瘤的根部

切开和准确放置永久性血管夹。虽然这项技术降低了术中破裂的风险，但同时增加了动脉瘤下游脑组织的缺血风险。临时血管夹应用超过10min不会使大脑中动脉区域产生缺血[54]，有时会先放开血管夹进行再灌注，如果需要更多的时间，几分钟后可再使用。很重要的一点是，在临时夹闭过程中必须避免低血压。通常，临时夹闭时应当将血压调整至较基线值升高10%~20%，以汇集侧支血流到有缺血风险的区域。在脑血流量减少的情况下，避免脑损伤的另一种策略是通过增加麻醉深度来减少CMR，如监测EEG上出现爆发性抑制[54-56]。硫喷妥钠、异丙酚或依托咪酯推注均可诱导爆发性抑制，这为完全剥离动脉瘤根部以及识别和保护周围血管解剖提供了时间。尽管目前尚缺乏使用辅助保护性药物诱导爆发性抑制在改善接受临时夹闭患者神经预后方面的有效数据，但这是一种常见的做法，主要是因为只要能够避免推注药物引起的低血压，这种做法似乎不会造成太多不良影响[56]。诱导低温以降低临时夹闭期间的脑代谢需求也被认为是一种神经保护策略。然而，一项对1 001例WFNS Ⅰ~Ⅲ级患者的大型研究发现，术中低温（使用表面冷却技术，目标温度为33℃）较常温（目标温度，36.5℃）在改善神经预后方面没有优势[57]。事实上，术后菌血症在体温过低的患者中更为常见[57]。因此，并不推荐将术中低温作为SAH分级良好患者的神经保护措施。当然，体温过高也是有害的，必须避免。

腺苷诱导的暂时性血流停止

当动脉瘤的位置（如床突旁颈内动脉或基底动脉）、大小（如巨大的动脉瘤干扰了近端动脉的显露）或近端动脉粥样硬化严重时，可能并不适合行临时夹闭。在这种情况下，使用腺苷进行短暂心脏停搏是动脉瘤减压的一种选择，可帮助更好地定位永久性血管夹[58,59]。此外，在术中动脉瘤不慎破裂的情况下，其有助于保持手术视野清晰。腺苷是一种变力和变时的药物，可以引起高度的房

室传导阻滞，在几秒钟内减慢心率，然后导致短暂的心脏停搏。腺苷诱导的停搏持续时间与剂量有关，但差异很大[58,59]。动脉瘤减压术应在心脏停搏时立即进行，术中维持深度-中度低血压。在停搏和低血压期间，通常在引起心脏停顿之前诱导爆发性抑制以降低CMR。剂量为0.29~0.44mg/kg的腺苷可导致约57s（范围26~105s）的中度低血压[58,59]。在循环恢复到基线后，如果需要，可以给予额外剂量的腺苷。已有报道称，该药物可快速出现耐受性，需要增加剂量。腺苷不适用于气道高反应性疾病、心脏传导疾病和冠心病患者，对安装起搏器的患者无效。心律恢复过程中患者可能会发生心律失常，如一过性心房颤动、室性心动过速或心房扑动，偶尔会出现ST段压低。对于有经验的医生，腺苷诱导的一过性停搏是一种有效且安全的辅助动脉瘤夹闭方法。

另外，也有学者提出在脑血管手术期间用快速心室起搏（rapid ventricular pacing，RVP）暂停血流，以可控和可逆的方式安全地降低动脉血压[60]。在12例患者中，40s的RVP可使每例患者的血压立即显著降低[60]。在RVP开始后3.2±0.7s患者出现的降压幅度最大，终止RVP时迅速恢复正常窦性心律，同时血流动力学功能指标恢复正常[60]。降低血压有利于切开血管，并且在夹闭过程中动脉瘤囊感觉更柔软，更容易操作，没有发生与RVP相关的并发症[60]。然而，这项技术需要预先计划和使用额外的设备，并且发生突发性动脉瘤样出血时一般不选择此方法。

液体、电解质、输血和血糖管理

对于接受CBVS的患者，应给予温热的不含葡萄糖的等张静脉液体，并且避免使用像乳酸林格液这样的低渗溶液，因其会加重脑水肿和脑肿胀。尽管使用利尿剂可促进脑松弛，但最终可在CBVS期间保持正常血容量。由于脑部盐耗、尿崩症、低钾血症和低钙血症常与动脉瘤性SAH相关，因此应在麻醉时定期监测电解质，并及时纠正。手术时有时会出现大量出血并需要输血，

特别是在动静脉畸切除、术中动脉瘤破裂或有意外血管损伤的情况下。通常认为，10g/dL血红蛋白水平可实现最佳的携氧能力和血液流变学的平衡，以促进脑微血管的灌注。最近，有学者认为，较高的血红蛋白水平不仅与SAH患者不良结局的发生率降低有关[61]，也与较低的脑梗死风险相关[61]。相反，对于接受动脉瘤手术的患者，术前贫血与住院时间延长、围手术期并发症和再次手术相关，但具有讽刺意味的是，输血也与围手术期并发症有关[62]。决定术中是否输血通常应该基于总的液体和血流动力学状态，以及血红蛋白值和失血速度，并考虑患者的心脏合并症和神经功能异常。在大量失血的手术中，应考虑使用自体血回收机。

鉴于神经外科患者低血糖和高血糖均与不良预后相关，因此麻醉管理的目标是维持正常血糖。对于有缺血性脑损伤风险的患者，术中高血糖与认知和明显的神经功能长期变化有关。高血糖的定义和胰岛素治疗的阈值存在争议。在一项动脉瘤术中低温试验（IHAST）中，术后3个月时血糖浓度为129mg/dL或更高的患者更有可能出现认知功能障碍，而血糖≥152mg/dL的患者更有可能出现明显的神经功能异常[63]。在接受CEA的患者中，手术日血糖＞200mg/dL的患者在围手术期发生卒中、TIA、心肌梗死和死亡的风险增加[64]。然而，目前并没有明确证实神经外科患者严格控制血糖的益处，并且在麻醉下患者的血糖水平可能会发生很大的波动。因此建议定期监测患者的血糖，并将血糖水平维持在80~150mg/dL。

全麻苏醒

苏醒期的目标是使患者清醒以便进行神经科检查。术前插管的患者、神经状况不佳的患者，以及接受脑干周围长时间手术的患者可能会持续带管。麻醉苏醒前需要进行严格的规划，建议以最小的血流动力学干扰和最轻柔地拔除气管导管来实现及时、平稳的苏醒。在做拔管实验之前应逐步撤除麻醉药物，以确定患者是否有足够的呼

吸驱动力和每分通气量。与苏醒期相关的肾上腺素能激增可以用短效阿片类药物或降压药（如艾司洛尔或尼卡地平）治疗。苏醒时咳嗽和气管刺激可以通过利多卡因或合理使用瑞芬太尼来预防。右美托咪啶具有镇静、镇痛作用，不会引起呼吸抑制，并且有助于患者及时、平稳地苏醒。另外，一些专家更喜欢使用可乐定以便平稳苏醒，需仔细调整此药的使用时机和剂量。对于未预料到的突发苏醒延迟，在进行影像检查排除颅内原因之前，必须排除潜在的混杂因素，如药物过量、低体温和低血糖。

术后即刻管理

术后即刻应密切监测患者的氧合和通气的充分性，血流动力学稳定性，以及镇痛和神经恢复情况。CEA 术后恢复期间应继续进行 TCD 监测，以早期发现和治疗过度灌注综合征。CBF 速度增加 1 倍提示发生过度灌注综合征，应迅速治疗。

术后镇痛管理时应合理使用芬太尼、吗啡、氢吗啡、吡硝胺等阿片类药物，包括患者自控镇痛（patient-controlled analgesia，PCA），避免药物过量使用引起的呼吸抑制、二氧化碳潴留、CBF和颅内压增高等不良反应。其他选择包括术中局部麻醉剂头皮浸润和静脉注射对乙酰氨基酚。术前口服加巴喷丁可降低术后疼痛评分和吗啡总用量。选择性 5- 羟色胺（5-HT$_3$）受体拮抗剂因其良好的安全性成为预防术后恶心呕吐（PONV）的首选药物。避免 PONV 很重要，因为恶心会使颅内压增高。关闭硬脑膜时应用昂丹司琼或格拉司琼对预防择期开颅手术后呕吐安全、有效。可使用过氧氯普胺、氟哌利多或东莨菪碱治疗PONV。

总　结

进行脑血管开颅手术（CBVS）患者的围手术期管理时需要充分了解疾病的病理生理、拟进行的手术操作和麻醉神经药理学。最佳的麻醉管理措施包括选择合适的药物、合适的神经监测方法、

维持生理参数和准备好处理可能的并发症，这是取得理想预后的关键。

（范倩倩　张芸芸　译，侯武刚　杨谦梓　审校）

参考文献

[1] Akavipat P, Ittichaikulthol W, Tuchinda L, et al. The Thai Anesthesia Incidents (THAI Study) of anesthetic risk factors related to perioperative death and perioperative cardiovascular complications in intracranial surgery. Journal of the Medical Association of Thailand, 2007, 90(8):1565–1572.

[2] Wright PM, McCarthy G, Szenohradszky J, et al. Influence of chronic phenytoin administration on the pharmacokinetics and pharmacodynamics of vecuronium. Anesthesiology, 2004, 100(3):626–633.

[3] Pasternak JJ, McGregor DG, Lanier WL. Effect of single-dose dexamethasone on blood glucose concentration in patients undergoing craniotomy. Journal of Neurosurgical Anesthesiology, 2004, 16(2): 122–125.

[4] Fleisher LA, Beckman JA, Brown KA, et al, 2009 ACCF/AHA focused update on perioperative beta blockade incorporated into the ACC/AHA 2007 guidelines on perioperative cardiovascular evaluation and care fornoncardiac surgery: A report of the American college of cardiology foundation/American heart association task force on practice guidelines. Circulation, 2009, 120(21):e169–276.

[5] Stullken EH Jr, Johnston WE Jr, Prough DS, et al. Implications of nimodipine prophylaxis of cerebral vasospasm on anesthetic management during intracranial aneurysm clipping. Journal of Neurosurgery, 1985, 62(2):200–205.

[6] Hunt WE, Hess RM. Surgical risk as related to time of intervention in the repair of intracranial aneurysms. Journal of Neurosurgery, 1968, 28(1):14–20.

[7] Report of World Federation of Neurological Surgeons Committee on a Universal Subarachnoid Hemorrhage Grading Scale. Journal of Neurosurgery, 1988, 68(6):985–986.

[8] Zoerle T, Lombardo A, Colombo A, et al. Intracranial pressure after subarachnoid hemorrhage. Critical Care Medicine, 2015, 43(1):168–176.

[9] Dernbach PD, Little JR, Jones SC, et al. Altered cerebral autoregulation and CO_2 reactivity after aneurysmal subarachnoid hemorrhage. Neurosurgery, 1988, 22(5):822–826.

[10] Carrera E, Kurtz P, Badjatia N, et al. Cerebrovascular carbon dioxide reactivity and delayed cerebral ischemia after subarachnoid hemorrhage. Archives of Neurology, 2010, 67(4):434–439.

[11] Davies KR, Gelb AW, Manninen PH, et al. Cardiac

function in aneurysmal subarachnoid haemorrhage: a study of electrocardiographic and echocardiographic abnormalities. British Journal of Anaesthesia, 1991, 67(1):58–63.

[12] Tung P, Kopelnik A, Banki N, et al. Predictors of neurocardiogenic injury after subarachnoid hemorrhage. Stroke, 2004, 35(2):548–551.

[13] Alberti O, Becker R, Benes L, et al. Initial hyperglycemia as an indicator of severity of the ictus in poor-grade patients with spontaneous subarachnoid hemorrhage. Clinical Neurology and Neurosurgery, 2000, 102(2):78–83.

[14] Diringer MN, Lim JS, Kirsch JR, et al. Suprasellar and intraventricular blood predict elevated plasma atrial natriuretic factor in subarachnoid hemorrhage. Stroke, 1991, 22(5):577–581.

[15] Muroi C, Keller M, Pangalu A, et al. Neurogenic pulmonary edema in patients with subarachnoid hemorrhage. Journal of Neurosurgical Anesthesiology, 2008, 20(3):188–192.

[16] Tagami T, Kuwamoto K, Watanabe A, et al. SAH PiCCO Study Group. Optimal range of global end-diastolic volume for fluid management after aneurysmal subarachnoid hemorrhage: a multicenter prospective cohort study. Critical Care Medicine, 2014, 42(6):1348–1356.

[17] Manninen PH, Ayra B, Gelb AW, et al. Association between electrocardiographic abnormalities and intracranial blood in patients following acute subarachnoid hemorrhage. Journal of Neurosurgical Anesthesiology, 1995, 7(1):12–16.

[18] Abd TT, Hayek S, Cheng JW, et al. Incidence and clinical characteristics of takotsubo cardiomyopathy post-aneurysmal subarachnoid hemorrhage. International Journal of Cardiology, 2014, 176(3):1362–1364.

[19] Jung JH, Min PK, Rim SJ, et al. Are electrocardiographic changes in patients with acute subarachnoid hemorrhage associated with Takotsubo cardiomyopathy. Cardiology, 2010, 115(2):98–106.

[20] Naidech AM, Kreiter KT, Janjua N, et al. Cardiac troponin elevation, cardiovascular morbidity, and outcome after subarachnoid hemorrhage. Circulation, 2005 Nov 1, 112(18):2851–2856.

[21] Fisher CM, Kistler JP, Davis JM. Relation of cerebral vasospasm to subarachnoid hemorrhage visualized by CT scanning. Neurosurgery, 1980, 6(1):1–9.

[22] Spetzler RF, Martin NA. A proposed grading system for arteriovenous malformations. Journal of Neurosurgery, 1986, 65:476–483.

[23] Langer DJ, Lasner TM, Hurst RW, et al. Hypertension, small size and deep venous drainage are associated with risk of hemorrhagic presentation of cerebral arteriovenous malformations. Neurosurgery, 1998, 42:481–486.

[24] Andrews BT, Wilson CB. Staged treatment of arteriovenous malformations of the brain. Neurosurgery, 1987, 21(3):314–323.

[25] Chaturvedi S, Bruno A, Feasby T, et al. Carotid endarterectomy--An evidence-based review: Report of the Therapeutics and Technology Assessment Subcommittee of the American Academy of Neurology. Neurology, 2005, 65:794.

[26] Alonso-Coello P, Bellmunt S, McGorrian C, et al. Antithrombotic therapy in peripheral artery disease: Antithrombotic Therapy and Prevention of Thrombosis, 9th ed. American College of Chest Physicians Evidence-Based Clinical Practice Guidelines. Chest, 2012, 141:e669S.

[27] GALA Trial Collaborative Group, Lewis SC, Warlow CP, et al. General anaesthesia versus local anaesthesia for carotid surgery (GALA): A multicentre, randomised controlled trial. Lancet, 2008, 372(9656):2132–2142.

[28] Vaniyapong T, Chongruksut W, Rerkasem K. Local versus general anaesthesia for carotid endarterectomy. Cochrane Database of Systematic Reviews, 2013, 12:CD000126.

[29] Brown MM, Parr MJ, Manara AR. The effect of suxamethonium on intracranial pressure and cerebral perfusion pressure in patients with severe head injuries following blunt trauma. European Journal of Anaesthesiology, 1996 Sep, 13(5):474–477.

[30] Kaisti KK, Metsähonkala L, Teräs M, et al. Effects of surgical levels of propofol and sevoflurane anesthesia on cerebral blood flow in healthy subjects studied with positron emission tomography. Anesthesiology, 2002, 96(6):1358–1370.

[31] Petersen KD, Landsfeldt U, Cold GE, et al. Intracranial pressure and cerebral hemodynamic in patients with cerebral tumors: a randomized prospective study of patients subjected to craniotomy in propofol-fentanyl, isoflurane-fentanyl, or sevoflurane-fentanyl anesthesia. Anesthesiology, 2003, 98(2):329–336.

[32] Matta BF, Heath KJ, Tipping K, et al. Direct cerebral vasodilatory effects of sevoflurane and isoflurane. Anesthesiology, 1999, 91(3):677–680.

[33] Kawano Y, Kawaguchi M, Inoue S, et al. Jugular bulb oxygen saturation under propofol or sevoflurane/nitrous oxide anesthesia during deliberate mild hypothermia in neurosurgical patients. Journal of Neurosurgical Anesthesiology, 2004, 16(1):6–10.

[34] Oshima H, Katayama Y, Hirayama T. Intracerebral steal phenomenon associated with global hyperemia in moyamoya disease during revascularization surgery. Journal of Neurosurgery, 2000, 92(6):949–954.

[35] Sato K, Shirane R, Kato M, et al. Effect of inhalational anesthesia on cerebral circulation in Moyamoya disease. Journal of Neurosurgical Anesthesiology,

1999, 11(1):25–30.

[36] Kikuta K, Takagi Y, Nozaki K, et al. Effects of intravenous anesthesia with propofol on regional cortical blood flow and intracranial pressure in surgery for moyamoya disease. Surgical Neurology, 2007, 68(4):421–424.

[37] Boisseau N, Madany M, Staccini P, et al. Comparison of the effects of sevoflurane and propofol on cortical somatosensory evoked potentials. British Journal of Anaesthesia, 2002, 88(6):785–789.

[38] Sloan TB, Toleikis JR, Toleikis SC, et al. Intraoperative neurophysiological monitoring during spine surgery with total intravenous anesthesia or balanced anesthesia with 3% desflurane. Journal of Clinical Monitoring and Computing, 2014.

[39] Conti A, Iacopino DG, Fodale V, et al. Cerebral haemodynamic changes during propofol-remifentanil or sevoflurane anaesthesia: transcranial Doppler study under bispectral index monitoring. British Journal of Anaesthesia, 2006, 97(3):333–339.

[40] McCulloch TJ, Thompson CL, Turner MJ. A randomized crossover comparison of the effects of propofol and sevoflurane on cerebral hemodynamics during carotid endarterectomy. Anesthesiology, 2007, 106(1):56–64.

[41] Kalimeris K, Kouni S, Kostopanagiotou G, et al. Cognitive function and oxidative stress after carotid endarterectomy: Comparison of propofol to sevoflurane anesthesia. Journal of Cardiothoracic and Vascular Anesthesia, 2013, 27(6):1246–1252.

[42] Bevilacqua S, Romagnoli S, Ciappi F, et al. Anesthesia for carotid endarterectomy: The third option. Patient cooperation during general anesthesia. Anesthesia & Analgesia, 2009, 108(6):1929–1936.

[43] Moss E, Dearden NM, Berridge JC. Effects of changes in mean arterial pressure on SjO_2 during cerebral aneurysm surgery. British Journal of Anaesthesia, 1995, 75(5):527–530.

[44] Matta BF, Lam AM, Mayberg TS, et al. A critique of the intraoperative use of jugular venous bulb catheters during neurosurgical procedures. Anesthesia & Analgesia, 1994, 79(4):745–750.

[45] Sharma D, Siriussawakul A, Dooney N, et al. Clinical experience with intraoperative jugular venous oximetry during pediatric intracranial neurosurgery. Paediatric Anaesthesia, 2013, 23(1):84–90.

[46] Moritz S, Kasprzak P, Arlt M, et al. Accuracy of cerebral monitoring in detecting cerebral ischemia during carotid endarterectomy: A comparison of transcranial Doppler sonography, near-infrared spectroscopy, stump pressure, and somatosensory evoked potentials. Anesthesiology, 2007, 107(4):563–569.

[47] Mille T, Tachimiri ME, Klersy C, et al. Near infrared spectroscopy monitoring during carotid endarterectomy: Which threshold value is critical? European Journal of Vascular and Endovascular Surgery, 2004, 27(6):646–650.

[48] Nwachuku EL, Balzer JR, Yabes JG, et al. Diagnostic value of somatosensory evoked potential changes during carotid endarterectomy: A systematic review and metaanalysis. JAMA Neurology, 2015, 72(1):73–80.

[49] Rozet I, Tontisirin N, Muangman S, et al. Effect of equiosmolar solutions of mannitol versus hypertonic saline on intraoperative brain relaxation and electrolyte balance. Anesthesiology, 2007, 107(5):697–704.

[50] Spetzler RF, Wilson CB, Weinstein P, et al. Normal perfusion pressure breakthrough theory. Clinical Neurosurgery, 1978, 25:651–672.

[51] al-Rodhan NR, Sundt TM Jr, Piepgras DG, et al. Occlusive hyperemia: a theory for the hemodynamic complications following resection of intracerebral arteriovenous malformations. Journal of Neurosurgery, 1993, 78(2):167–175.

[52] Hayashi K, Horie N, Suyama K, et al. Incidence and clinical features of symptomatic cerebral hyperperfusion syndrome after vascular reconstruction. World Neurosurgery, 2012, 78(5):447–454.

[53] Adhiyaman V, Alexander S. Cerebral hyperperfusion syndrome following carotid endarterectomy. Quarterly Journal of Medicine, 2007, 100(4):239–244.

[54] Lavine SD, Masri LS, Levy ML, et al. Temporary occlusion of the middle cerebral artery in intracranial aneurysm surgery: time limitation and advantage of brain protection. Journal of Neurosurgery, 1997, 87(6):817–724.

[55] McDermott MW, Durity FA, Borozny M, et al. Temporary vessel occlusion and barbiturate protection in cerebral aneurysm surgery. Neurosurgery, 1989, 25(1):54–61.

[56] Hindman BJ, Bayman EO, Pfisterer WK, et al. No association between intraoperative hypothermia or supplemental protective drug and neurologic outcomes in patients undergoing temporary clipping during cerebral aneurysm surgery: Findings from the Intraoperative Hypothermia for Aneurysm Surgery Trial. Anesthesiology, 2010, 112(1):86–101.

[57] Todd MM, Hindman BJ, Clarke WR, et al. Mild intraoperative hypothermia during surgery for intracranial aneurysm. The New England Journal of Medicine, 2005, 352(2):135–145.

[58] Lee SH, Kwun BD, Kim JU, et al. Adenosine-induced transient asystole during intracranial aneurysm surgery: Indications, dosing, efficacy, and risks. Acta Neurochirurgica (Wien), 2015, 157(11):1879–1886.

[59] Bebawy JF, Gupta DK, Bendok BR, et al. Adenosine-induced flow arrest to facilitate intracranial aneurysm

clip ligation: Dose-response data and safety profile. Anesthesia & Analgesia, 2010, 110(5):1406–1411.

[60] Saldien V, Menovsky T, Rommens M, et al. Rapid ventricular pacing for flow arrest during cerebrovascular surgery: Revival of an old concept. Neurosurgery, 2012, 70(2 Suppl Operative):270–275.

[61] Naidech AM, Drescher J, Ault ML, et al. Higher hemoglobin is associated with less cerebral infarction, pooroutcome, and death after subarachnoid hemorrhage. Neurosurgery, 2006, 59(4):775–779.

[62] Seicean A, Alan N, Seicean S, et al. Risks associated with preoperative anemia and perioperative blood transfusion in open surgery for intracranial aneurysms. Journal of Neurosurgery, 2015, 123(1):91–100.

[63] Pasternak JJ, McGregor DG, Schroeder DR, et al. Hyperglycemia in patients undergoing cerebral aneurysm surgery: Its association with long-term gross neurologic and neuropsychological function. Mayo Clinic Proceedings, 2008, 83(4):406–417.

[64] McGirt MJ, Woodworth GF, Brooke BS, et al. Hyperglycemia independently increases the risk of perioperative stroke, myocardial infarction, and death after carotid endarterectomy. Neurosurgery, 2006, 58(6):1066–1073.

第16章

介入神经放射学

Nathan Manning, Katherine M. Gelber, Michael Crimmins, Philip M. Meyers, Eric J. Heyer

引 言

神经放射学是一个在脑血管疾病诊断和治疗中发展迅速的领域。介入神经放射学（interventional neuroradiology，INR）又称神经介入学、介入神经外科学和介入神经学，该学科每年都有新的技术和方法出现。即使是介入专家，吸收这些快速发展的技术也是很难的。此类手术的数量、种类和复杂性也给非专业神经科麻醉医生带来了挑战。此外，这些手术操作可以在不同的环境进行，从手术室到医院的其他"偏远"场所，如介入放射科或导管室。最后，理想的麻醉和围手术期计划必须满足神经介入医生、麻醉医生和患者的需要。

神经介入手术的独特之处在于，复杂的透视设备（通常为双平面），需要患者配合 [即监护麻醉（monitored anesthesia care，MAC）]，并能够进行简短的神经学检查。介入科医生通常在多个屏幕上同时从两个方向观察手术的进展。三维（three-dimensional，3D）成像最常用于描述复杂的大脑动脉血管解剖，较新的系统还可以执行复杂的血管尺寸计算，可精确到 1/10mm（甚至 1/100mm）来计算血流动力学和脑血流参数。介入科和麻醉科医生使用的屏蔽防护措施会影响常规手术室中的静脉管路和呼吸机回路的放置，放射源一般在患者头部上方发散辐射，这也使得在紧急情况下难以进行气道开放及检查。

麻醉医生在 INR 病房提供监护时也面临许多挑战。这种非手术场所通常没有麻醉医生习惯的手术室（或）设备。由于透视设备的尺寸巨大，使得麻醉设备（如麻醉机、药物及用品）通常被放置在非常规区域。麻醉医生还必须做好协同处理特有并发症引起的病理生理学改变（例如，脑出血或血管阻塞）的准备，这对于在常规手术室外行非开颅手术是有困难的。此外，麻醉医生必须帮助决定选择 MAC 还是全身麻醉（general anesthetic，GA），以及必要时从 MAC 紧急转换为 GA 的可能性（和安全性）。包括麻醉医生在内的所有 INR 室工作人员都有暴露于电离辐射的危险，这些辐射既可来自 X 射线管本身，也可来自患者散发的辐射[1]。对患者和医院工作人员而言，应尽量减少辐射暴露，这既需要麻醉医生佩戴防护装备，也需要在接触患者前与神经介入医生进行沟通以限制辐射暴露。

患者的需求主要与舒适度和安全性有关。一些 INR 手术可能要求在操作的不同时间对患者进行检查，以明确神经功能损伤。这需要患者的充分理解和配合。目前可以使用新药物作为镇静疗法的一部分，在长时间不需要患者配合时使其处于舒适的状态，但在需要患者参与配合时则使其完全清醒。

本章从患者、神经介入医生、麻醉医生和神经重症医生的角度回顾了进行 INR 手术需提供监护的基本原则，介绍了大脑疾病介入治疗的背景，并重点介绍了可行介入治疗的三种疾病，即脑动脉瘤、颈动脉狭窄、急性缺血性脑卒中。一般来说，儿科的治疗方法与成人相似，但本章中没有特别讨论儿科患者的处理，因为脑动脉瘤、颈动脉狭窄和急性缺血性脑卒中在儿科年龄组中并不多见。

介入外科神经放射学：背景概述

1960 年 Luessenhop 和 Spence 报道了第一例成功开展的介入神经放射手术[2]，将甲基丙烯酸甲酯微球直接注入颈内动脉以栓塞巨大的动静脉畸形[2]。有趣的是，作者在研究中报道，患者在术后 14h 内出现对侧上肢进行性无力，随后改善并最终完全缓解，这说明在血管介入神经外科学中我们对一些错综复杂的生理学特性往往有着错误的认识。

应用初期，介入外科神经放射技术已经从治疗许多脑血管疾病及相关疾病的最后治疗手段发展成为首选治疗方法。因此，不仅接受这些手术的患者增多，而且需行 INR 技术的患者类型也增加了。这些患者可处于完全不同的健康状态，有的需行急性缺血性脑卒中的介入治疗，有的则处于无症状的健康状态。因此，每个患者的生理情况、疾病治疗过程和需要进行的手术都面临独特的挑战。

介入手术可用来治疗脑部血管病变，常见血管病变包括脑动脉瘤、动静脉畸形、海绵样畸形、脑血管狭窄和急性缺血性脑卒中，分别需要考虑不同的麻醉方法。例如，脑动脉瘤破裂是因为跨壁压增高，而脑和颈动脉血管狭窄则需要增高血压来维持脑血流量通过高阻力屏障，防止脑缺血。急性缺血性脑卒中合并近端闭塞性病变的患者必须采取不同的处理方法，因其需要显著升高血压（BP）来开放侧支动脉以绕过狭窄或闭塞性病变。对于急性缺血性脑卒中的治疗，最近发表了临床相关的专家共识[3]。

本章将重点介绍脑动脉瘤、颈动脉狭窄和急性缺血性脑卒中的介入治疗，不包括其他疾病的治疗，如动静脉畸形或海绵样畸形，因为两者与讨论的疾病治疗方案类似。

脑动脉瘤的介入治疗

背景概述

虽然蛛网膜下腔出血（SAH）的高发病率和高死亡率是一个值得关注的问题，但是脑动脉瘤的发病率相对较低[（6~16）/10 万]。虽然颅内囊状动脉瘤破裂仅占所有脑卒中的 3% 左右，但是超过一半的患者在 30d 内死亡[4]。紧急干预可避免

动脉瘤再次破裂，此已被证明可降低远期发病率和死亡风险[5]，内科治疗也被证明可改善 SAH 患者的预后，同时在破裂的动脉瘤通过手术夹闭或血管内弹簧圈封堵固定前应将血压保持在较低水平，以防止动脉瘤再次破裂。

脑动脉瘤的确切病因和发病机制尚不清楚。但是动脉管壁所受的压力、是否有动脉粥样硬化、所受剪切应力或血管壁本身的内在缺陷，都会使正常血管发生微解剖的变薄和变弱。通常，动脉瘤颈及其周围存在明显的基质减少甚至完全丧失，并且薄弱的细胞性囊壁含有异常的细胞外基质成分[6]，这可能会引起各种持续加剧的不稳定状态，导致动脉瘤的进一步恶化并最终破裂。

脑动脉瘤患者

对进行选择性治疗的未破裂脑动脉瘤患者，在介入治疗之前通常会对其他并存疾病进行治疗。虽然这些患者可能处于正常的健康状态，但是要考虑可能存在的相关系统性疾病，这一点非常重要。该类患者通常有吸烟、高血压和糖尿病史，因此应重点考虑个体化评估和术前准备。

除了合并症，行选择性脑动脉瘤治疗时可能需要使用辅助装置，如腔内支架或分流装置。在这些情况下，血小板活化导致的血栓性并发症甚至主血管闭塞将是持续存在的风险。这些患者在手术前需抑制血小板功能，通常需要给予双重抗血小板药物治疗（如阿司匹林和氯吡格雷）。在脑动脉瘤破裂导致蛛网膜下腔出血的情况下，患者的生理状况会变得更加复杂和不稳定。即使是少量蛛网膜下腔出血也会导致颅内压（ICP）升高和大脑顺应性下降。随着蛛网膜下腔出血量的增加，还需进行颅内压管理，特别是在动脉瘤破裂导致脑实质血肿的情况下。

观察和管理颅内压时需要大量的资源来优化脑灌注压（CPP）以防止脑缺氧，同时在介入栓塞治疗之前降低动脉瘤再出血的风险。心肺并发症的发生率会增加，部分由脑出血引起[7-9]，心律失常和左心室功能障碍尤其常见，此外还可能出现神经性肺水肿和肺循环功能的改变[10]。

颅内压监测与治疗

颅内高压患者在 INR 室内情况可迅速恶化。这种情况需在介入手术前解决，因为仰卧位会加重颅内压，并且麻醉医生在术中降低颅内压的方法也非常有限。颅内高压患者在栓塞破裂的动脉瘤前应放置脑室外引流管（EVD），EVD 是监测颅内压的必要手段。关于颅内压的控制目标，目前并无完全的科学证据，通常维持在 20mmHg 以下，但并未发现其与改善创伤性脑损伤（TBI）患者的预后有关[11]。在临床实践中，颅内压的调整目标主要是维持 CPP > 60mmHg（CPP = MAP–ICP），可通过增加平均动脉压（MAP）或降低颅内压来实现。

对于放置了脑室外引流管的患者，平躺 15~30min 可判断颅内压是否升高，以及能否耐受介入治疗。当床头从 30° 降低到 0° 时，如果颅内压升高大于 10~20mmHg，可认为是脑顺应性降低的标志。如果临床症状、直接压力测量或放射学检查结果显示颅内压显著升高，则应尽可能推迟手术，或通过中心静脉导管给予高渗盐水（通常为 23.4% 或 3% 的溶液）、静脉注射甘露醇（0.25~1g/kg）、地塞米松（6~10mg）等方式来更积极地管理颅内压。由于患者在转运至 INR 室途中和手术过程中均处于仰卧位，因此应在术前进行脑脊液（CSF）引流，并在术中持续引流。

疑似颅内高压患者的评估

有颅内压升高且伴有神经系统失代偿患者通常具有以下特征之一：

◆ 嗜睡或昏迷。

◆ 第 III 对脑神经麻痹（表现为早期瞳孔扩张、向下、向外，眼睑下垂）。

◆ 第 VI 对脑神经麻痹（表现为眼睛向内偏移，典型地影响双眼，表明神经进入 Dorello 管时受到颅内高压全方位的压迫）。

◆ 四肢出现伸肌或屈肌姿势。

◆ 颅内压监视器上出现 Lundberg 波（一种即将发生脑疝的强烈信号）[12]。

◆ 库欣反射（Cushing's reflex；间歇性心动过缓伴高血压）。

◆ 呼吸模式改变，如潮式呼吸（换气过度后出现呼吸暂停）或呼吸暂停（呼吸模式不稳定）。

治疗前对通气和体温的管理很重要，因为 $PCO_2 > 40cmH_2O$ 可能引起脑血管扩张，从而进一步升高颅内压。而过度通气时，$PCO_2 < 25cmH_2O$ 可暂时降低颅内压，但会危及脑灌注压，导致脑缺血。体温过高也会引起颅内压升高，可能使脑缺血结果进一步恶化[13-15]。相比之下，低温可以通过降低脑代谢需求和减少神经元活动及兴奋毒性效应来保护难治性颅内高压患者的大脑。然而，在介入手术中维持低体温并非易事。如果患者在神经重症监护病房（neurological intensive care unit，NICU）接受降温治疗，应制订计划以避免快速再升温（颅内高压患者可能出现的非常危险的情况），并在转运和动脉瘤治疗期间维持低温。在转运过程中，可能需要在患者腋下和躯干上使用冰袋和冰冷的盐水。在手术过程中，诸如冷却毯或 Arctic Sun® 等表面冷却装置是维持医源性低温最可靠且容易获得的装置。然而，神经介入医生需要通过穿刺腹股沟处的动静脉来进行介入操作，使用冷却装置会给穿刺腹股沟区的血管造成一定困难。

动脉瘤介入治疗

介入治疗与传统的开放手术治疗的目的都是在保留正常脑灌注的同时将异常血管段从循环中去除。1990 年，Guglielmi 可拆卸线圈（Guglielmi Detachable Coil，GDC）问世，这种装置为脑动脉瘤介入治疗的成功奠定了基础，也是第一个可用于替换开放手术动脉夹的器械。国际蛛网膜下腔动脉瘤试验（International Subarachnoid Aneurysm Trial，ISAT）比较了介入栓塞和手术夹闭破裂脑动脉瘤的效果[16]，该研究的主要终点是死亡或改良 Rankin 量表评分。该试验开始于 1994 年，2003 年停止，结果显示 GDC 在患者功能恢复方面明显优于动脉夹，在 1 年的无残疾生存方面，介入治疗组比开放手术夹闭组有高于 22.6% 的优势，这提示前者的绝对风险降低了 6.9%（P=0.000 8），并且两组间复发性出血无明显差异。最近，来自 ISAT 英国分部的长期数据再次证实，在患者功能恢复方面，动脉瘤显微外科介入治疗效果优于显微手术夹闭 [17]，因此在治疗脑动脉瘤破裂时，有 I A 级证据支持介入治疗优于显微手术夹闭。治疗后脑动脉瘤再破裂（Cerebral Aneurysm Rerupture After Treatment，CARAT）研究支持 ISAT 的研究结果，即血管内螺旋栓塞治疗后动脉瘤再破裂率并没有显著高于手术夹闭治疗。当然，上述结论的前提是动脉瘤内已经得到充分填塞 [18-20]。

并不是所有的动脉瘤都适合简单的弹簧圈介入栓塞治疗。弹簧圈栓塞的力学原理要求弹簧圈受到动脉瘤的物理约束，使弹簧圈形成一个篮子状，从而不会脱出载瘤动脉。这种情况下，动脉瘤的颈部相对于整个瘤体的大小来说比较窄，然而许多动脉瘤是宽颈的，甚至可能合并一条或多条血管起源，可能呈梭形，或者是较大的异常动脉段的一个组成部分。目前有几种治疗这种动脉瘤的技术和设备，最古老和可能最广泛使用的技术是球囊重塑，也被称为球囊辅助栓塞治疗（balloon assisted coiling，BAC），这项技术采用一个顺应性较好的腔内球囊与螺旋微导管一起穿过动脉瘤颈部，当弹簧线圈被放置在动脉瘤内时，球囊会暂时充气并充当弹簧圈脱垂的物理屏障，一旦线圈就位，应对球囊进行放气并观察线圈是否脱垂或错位。如果仍位于满意的位置，可将线圈分离，否则将重新对其定位。该过程可重复进行，直到动脉瘤被充分填充，然后移除微导管和球囊。毫无疑问，BAC 增加了手术操作的复杂性。例如，球囊的膨胀会对动脉壁施加机械应力，并伴有剥离的危险，球囊充气也会减少或阻止血液流动，从而增加血栓栓塞或症状明显的缺血风险。然而关于 BAC 风险的研究结果并不一致，迄今为止最大的系统性研究未能证明风险显著增加 [21]。如果需要更持久的支撑来实现动脉瘤填塞，则可以使用内支架 [22-24]，在这种情况下，可以将盘绕式微导管置入动脉瘤内，在载瘤动脉内放置支架，穿过动脉瘤颈段，将微导管固定在动脉瘤内。然后

可以在支架的作用下进行缠绕，以防止线圈脱垂。或者可以预先放置支架，将微导管通过支架的支板进入动脉瘤内。无论顺序如何，在盘绕完成后，导管会被移除，支架会永久地留在原位。这种技术需要术前和术后的抗血小板治疗来预防血栓栓塞并发症。因此，有近期出血史的患者不宜使用这种技术。

近年来，临床上出现了一种新的动脉瘤介入治疗模式。这种新的血流转移支架并非专注于动脉瘤的腔内闭塞，而是允许将整个病变的动脉段在血管内重建 [25,26]。第一个设备是 Pipeline™（eV3，Plymouth，MN，USA），基于大量的研究证据，其目前仍被广泛使用。与传统的镍钛诺激光切割支架不同，这种支架由钴铬和铂丝编织而成。以前介入支架的金属覆盖率相对较低（通常＜10%）。该支架的表面积达到了 30%~35%，是传统支架的 3 倍多。血液分流器，顾名思义，就是将血液从动脉瘤分流到正常的载瘤动脉。这意味着动脉瘤的形态学特征对疗效的影响很小。血液分流最终导致动脉瘤内的血液停滞，继而形成血栓。毫无疑问，分流器的引入使得迄今为止无法治疗的动脉瘤得到了成功的治疗，其在治疗存在梭行结构的较长血管病变上是独一无二的，这一点在动脉夹层的治疗中可以看到。最终分流器为新生内皮细胞的生长提供了支架，有利于永久性治愈动脉瘤 [27]。即使完全被支架覆盖，分流器的效用也取决于它们在侧支和穿孔器中保持流动的能力。这一现象可能与流入和流出的差异有关，导致从载瘤动脉持续抽取的血液沿负压梯度下降，从而优先维持侧支通畅，闭塞盲端的动脉瘤。然而，血栓栓塞并发症（特别是穿支性脑卒中）的风险较其他方法增加。最近的荟萃分析显示，缺血性脑卒中的发生率为 6%，整体穿支梗死的发生率为 3% [28]。缺血性脑卒中，特别是穿支性脑卒中，在后循环中进行血液分流时更为常见，这可能反映了后循环中穿支血管的密度更大。血液分流还会遇到另外两种尚未得到充分解释的并发症：脑实质内出血和迟发性蛛网膜下腔出血，两者都可能

发生在术后或延迟期。荟萃分析显示，脑实质内出血率为3%，与动脉瘤的大小和位置无关，这意味着其代表一种内在的程序性风险。迟发性蛛网膜下腔出血的发生率为4%，与巨大的动脉瘤具有相关性。这些因素结合在一起，使手术相关的永久性发病率和死亡率分别达到5%和4%，虽然这个数字看起来很高，但应注意到，重建性血液分流常用于治疗大型或巨大的动脉瘤、水泡性动脉瘤或累及较长血管的动脉瘤，所有这些疾病本身都与发病率和死亡率的增加有关。

最近，基于血液分流的经验，人们提出了血流中断的概念。血流阻断装置设计的目的是通过阻断动脉瘤内的血流来促使动脉瘤血栓形成，第一个这样的装置被称为WEB（Sequent Medical，Palo Alto，CA，USA）。最初的研究已证明该装置可安全、有效地用于治疗基底动脉和大脑中动脉的宽颈分支动脉瘤[25,26,29,30]，该装置可以放置在动脉瘤囊内，因此不需要积极的抗血小板治疗。由于避免了抗血小板治疗，这项技术也可用于处理动脉瘤破裂，而一般情况下动脉瘤破裂的处理需要支架辅助介入栓塞或血液分流术进行治疗。

介入并发症

动脉瘤破裂是最严重的手术并发症，通常发生在线圈释放过程中。未破裂动脉瘤介入治疗的前瞻性分析（Analysis of Treatment by Endovascular approach of Non-ruptured Aneurysms，ATENA）研究表明，动脉瘤破裂率为2.6%，大多数动脉瘤破裂患者无临床症状[31]。CLARITY研究显示，与预期结局一样，既往破裂的动脉瘤在治疗过程中的破裂风险略高，为3.7%。同样，仅很少患者出现永久性后遗症[32]。该研究还描述了血栓栓塞并发症在动脉瘤未破裂和破裂患者中的发生率分别为7.1%和13.3%。除设备故障和次要并发症外，ATENA研究中术后30d内的永久并发症发生率和死亡率分别为1.4%和1.7%。在CLARITY研究中，既往破裂的动脉瘤治疗后的永久发病率和死亡率分别为3.7%和1.5%。

脑动脉瘤患者的麻醉

介入经验丰富的麻醉医生可以更好地了解介入医生和NICU团队在围手术期的需求，大多数诊断性血管造影可用于处于局部麻醉或中度镇静状态的可配合的患者，对于可配合的患者可在股动脉置管部位注射局麻药，然后进行颅内介入治疗。

在治疗脑血管病变时，必须尽可能保持患者静止不动。显然，患者在全身麻醉下处于肌松状态时很容易实现这一目标，肌松程度可通过肌松监测仪的四个成串刺激（TOF）进行监测，以确保患者在手术完成后于短时间内可以拔除气管导管，也有一些患者可以在监护麻醉（MAC）下进行手术，如何选择，由患者和神经介入医生的共同决定。

反复的神经学评估对神经损伤或接受神经学检查的患者十分重要。虽然部分患者在INR治疗过程中处于镇静状态，但在术中评估时需要被唤醒。在理想情况下，所有的患者都需要在INR手术结束时保持清醒，以帮助神经重症医生评估其神经功能是否出现恶化。

对患者选择监护麻醉（MAC）或全身麻醉（GA）应由介入手术医生和麻醉医生共同讨论。对于脑动脉瘤未破裂的患者，血压的处理是主要关注的问题，特别是系统性高血压，可以通过临床症状大致预测颅内压。这些症状已经被不同的量表所收纳，如Hunt-Hess量表、Fisher量表和世界神经外科学会联合会（WFNS）分级量表（表16.1）。对于Hunt-Hess评分>2分的患者，

表16.1 蛛网膜下腔出血世界神经外科学会联合会（WFNS）分级量表

分级	格拉斯哥昏迷量表评分	运动缺陷
I	15	–
II	14~13	–
III	14~13	+
IV	12~7	+/–
V	6~3	+/–

经允许引自 Teasdale GM, Drake CG, Hunt W, et al. A universal subarachnoid hemorrhage scale: report of a committee of the World Federation of Neurosurgical Societies. Journal of Neurology, Neurosurgery & Psychiatry, 1988, 51(11). 获得英国医学杂志许可

颅内压升高的可能性增大。

血压和颅内压的运动障碍管理

插管前，可通过抬高床头或反向 Trendelenburg 体位优化静脉引流来处理颅内压升高，用甘露醇降低脑实质的充盈度，引流脑脊液，或使患者过度通气，收缩脑血管。

为了控制血压，通常在麻醉诱导前对患者进行桡动脉穿刺置管，在诱导过程中要仔细监测血压。依托咪酯和异丙酚常被用于麻醉诱导 [33,34]；硫喷妥钠、依托咪酯和丙泊酚可减少脑血管收缩，降低颅内压和脑代谢 [35]；对于疑似颅内高压患者，应避免使用氯胺酮。

一般情况下，麻醉医生使用的镇静催眠药包括芬太尼等麻醉药物和琥珀胆碱、罗库溴铵等肌松药，对预测无插管困难的患者首选非去极化肌松药，如果怀疑可能存在插管困难，则应使用去极化肌松药，如琥珀胆碱 [36]。许多麻醉医生会事先对患者进行喉镜检查，目的是了解该操作是否会使血压明显升高。对于血压确定升高的患者，可使用 30~50mg 艾司洛尔等短效 β 受体阻滞剂缓解全身血压突然增高。艾司洛尔和利多卡因合用可减轻插管刺激，降低颅内压峰值 [37]。许多不同成分的吸入麻醉药可用于维持麻醉，导致全身血管舒张，使全身血压降低。如果颅内压增高，可使用丙泊酚、芬太尼、瑞芬太尼等麻醉药和罗库溴铵、维库溴铵、顺阿曲库铵等肌松药行静脉注射。手术结束后，患者的肌松状态与意识逐渐恢复，听从指令后即可拔除气管导管。很少有患者需要术后继续带管，除非术前已行气管插管。

拔管和脑损伤

对麻醉医生而言，拔除气管导管是完成介入手术的目标。对于处于镇静状态的患者，通常需要使用格拉斯哥昏迷量表（GCS）进行评估（表 10.4、表 12.1），部分患者可能由于无法保护气道而延迟拔管。一项研究结果显示，GCS < 8 分与拔管失败相关 [38]。Salam 团队建立了简易的

通过自主呼吸试验（spontaneous breathing test, SBT）来判断患者拔管失败可能性的标准，包括咳嗽峰流速、分泌物量和遵循简单指令的能力（如睁眼、追视、握手、吐舌），该标准具有高度的敏感性和特异性 [39]。虽然该测试是为 NICU 内确定是否拔管设计的，但在 INR 手术室中也可执行类似的标准。对于颅内高压、不稳定的动脉瘤以及需即刻或限期行其他侵入性手术的患者（如破裂动脉瘤介入治疗失败时需外科手术夹闭），拔管前还需要考虑其他因素。

颈动脉狭窄的介入治疗

急性脑卒中患者大约有 20% 是由于颈动脉粥样硬化导致的 [40]。与其他动脉段的动脉粥样硬化疾病一样，颈动脉狭窄的患病率随着年龄的增长而增加。颈动脉内膜剥脱术（CEA）是目前公认的治疗颅外颈动脉粥样硬化血运重建的标准术式。20 世纪末，多项随机对照试验表明，该病的外科手术治疗优于药物治疗。随着动脉粥样硬化疾病在下肢、肾动脉、心脏动脉等血管段经皮支架植入术的成功，颈动脉支架植入术（carotid artery stenting，CAS）已成为外科手术的新选择。

颈动脉狭窄的治疗

介入治疗颈动脉狭窄的优势表现在可减少与动脉内膜剥脱术相关的手术风险，例如，心脏并发症，对侧颈动脉闭塞，下颌骨后方狭窄血管不易接近而需要扩大手术野。与颈动脉内膜剥脱术（CEA）相比，很大程度上依赖高危患者保护装置下支架成形术和内膜剥脱术的随机对照研究（Stenting and Angioplasty with Protection in Patients at High Risk for Endarterectomy，SAPPHIRE）的数据显示，颈动脉支架植入术（CAS）的复合终点——死亡、脑卒中或心肌梗死的发生率降低了约 8%，再狭窄率降低具有统计学意义 [41]，那些手术风险较高的患者可选择 CAS 进行治疗。因此，支架血管成形术目前已被批准用于存在手术禁忌、动脉内膜切除术后再狭窄、放射性狭窄、颈动脉远端狭窄或对侧颈动脉闭塞的患者。重要的是，

SAPPHIRE 研究中所有的 CAS 患者都使用了远端栓塞保护装置，这在以前的试验中没有出现过。栓塞保护装置用于预防动脉粥样硬化病变血管成形和支架植入期间的栓塞性脑卒中。该设备可收集动脉粥样硬化斑块或血凝块，并在手术结束时将其取出。这些装置随后成为 CAS 的标准配置。

此后几项随机试验直接比较了普通患者颈动脉内膜剥脱术（CEA）和颈动脉支架入植术（CAS）的效果。颈动脉和椎动脉狭窄支架成形术和外科治疗的研究（Carotid and Vertebral Artery Transluminal Angioplasty Study，CAVATAS）纳入了 504 例有症状的颈动脉狭窄患者（管腔直径至少减少 30%），这些患者既适合 CEA（253例），又适合 CAS（251 例，其中 26% 的患者经主治医生决定接受 CAS）[16]。不适合 CEA 的患者被随机分为支架成形组和药物治疗组。接受CEA 和 CAS 的患者在术后 30d 内术后结局没有出现显著差异（死亡，CAS 3% *vs*. CEA 2%；致残性脑卒中，两者各占 4%；非致残性脑卒中，两者各占 4%）[16]。在长达 3 年的随访中，一项关于患者长期生存率的分析显示，CAS 和 CEA 在同侧卒中或任何致残性脑卒中的发生率方面没有差异。然而，在法国和德国进行的另外两项试验 EVA-3S 研究（Endarterectomy Versus Stenting in Patients with Symptomatic Severe Carotid Stenosis，有症状的严重颈动脉狭窄患者的 CEA 与 CAS 效果比较）和 SPACE 研究（Carotid Endarterectomy and Stenting Trial，颈动脉内膜剥脱术和支架成形术试验），并未在低手术风险患者中发现颈动脉支架植入术与动脉内膜剥脱术的可比性。颈动脉血流重建内膜剥脱和支架成形术试验（Carotid Revascularization Endarterectomy versus Stent Trial，CREST）[42,43] 是一项大型、多中心、前瞻性随机试验，旨在比较有症状和无症状颈动脉狭窄患者行 CAS 与 CEA 的差异。CREST 研究中报道了 2 502 例患者平均随访 2.5 年的结果，最长随访时间达 4 年。在复合终点——死亡、围手术期任何脑卒中或心肌梗死、4 年内的同侧脑卒中，CAS 和

CEA 之间没有差异。然而，该数据的部分细节内容存在较大争议。很明显，CEA 具有心肌梗死的显著风险，可通过心肌酶升高来诊断。然而，颈动脉狭窄有更大的脑卒中风险。CEA 的支持者认为，CREST 试验中许多持续心肌梗死的患者出现无症状的心肌酶升高，这对生活质量几乎没有影响。相反，虽然 CAS 增加的卒中事件大部分是轻微脑卒中，但这一分类包括美国国立卫生研究院卒中量表（NIHSS）评分 ≤ 8 分的患者，这可能意味着存在显著的影响。

在没有颈动脉内膜剥脱术（CEA）禁忌证的情况下，颈动脉支架植入术（CAS）在颅外颈动脉血运重建中的地位仍有争议，这在很大程度上是因为行 CAS 患者的脑卒中发生率明显增加。在颈动脉旁路手术中，大量的卒中风险发生在围手术期。考虑到在 CAS 中导丝必然要穿越狭窄的动脉粥样硬化病变处，此时可能需要球囊预扩张，然后被支架机械捕获，这一点是可以预测的。上述过程可能导致动脉粥样硬化栓子和血小板活化，而在 CEA 中动脉粥样硬化病变通常被整块切除。自首批患者在 CREST 注册以来，药物治疗也取得了明显进展。目前对双重抗血小板治疗的作用和氯吡格雷无应答者的争论有了更深入的了解，这些问题主要来自心脏病学文献。CREST-2 是 CREST 的一项后续研究，旨在比较 CAS 和 CEA 联合药物治疗与单独药物治疗的效果。改进的抗血小板治疗可能会降低 CAS 的部分卒中风险，特别是在围手术期。早期的研究也支持这一点，即在接受积极抗血小板治疗的 CAS 患者中，早期缺血性事件减半[44]。有趣的是，采用积极的他汀类药物治疗也已证实会减少类似的早期缺血事件[45]。随着技术、支架和远端保护装置的发展，围手术期脑卒中的发生率也在下降[46]。目前的共识是，CAS 可应用于那些预测手术风险较高的患者。随着技术和设备的进步，以及我们对围手术期缺血的病理生理学的认识的逐渐提高，CAS 将在颅外颈动脉血运重建中发挥更大的作用。

颈动脉狭窄患者的麻醉

颈动脉狭窄患者可以通过颈动脉内膜剥脱术或者颈动脉血管成形术和支架植入术进行治疗，近期已发表了一些比较这两种治疗方法的研究[16,47-53]。当对颈动脉狭窄患者进行介入治疗时，通常仅给予轻度的镇静以便进行临床评估。在进行血管成形术之前，要使用许多不同的保护装置来减少可能从狭窄处释放并分散到大脑中的栓子。麻醉医生通过桡动脉置管监测全身血压或由介入医生测量股动脉血压。最终目标是将血压维持在患者无症状时的水平，这通常是患者的基线血压。由于大多数狭窄性动脉粥样硬化病变位于颈总动脉分叉处，因此在进行血管成形术时，经常会刺激颈动脉窦，同时伴有心动过缓，发生这种心动过缓时可以预防性地使用阿托品或格隆溴铵等抗毒蕈碱类药物治疗。

急性缺血性脑卒中的介入治疗

在美国，平均每 40s 就有一人发生脑卒中，这导致全美国约有 680 万例脑卒中患者，约占总人口的 3%[4]。虽然出血性脑卒中的临床症状通常更为严重，但以缺血性脑卒中更为常见，约占脑卒中的 87%。静脉溶栓和美国国立神经疾病与脑卒中研究所（National Institute of Neurological Disorders and Stroke，NINDS）试验[54]是治疗急性缺血性脑卒中过程中取得的重大进步。2015 年发表的 5 项具有里程碑意义的试验证明，增加介入血栓切除术后标准治疗方案更具有优越性[55-59]，这使得介入神经放射学（INR）在大血管、急性缺血性脑卒中治疗中占据更加重要的地位[60]。

急性缺血性脑卒中的治疗

截至目前，指南仅提倡对 CT 扫描中无出血证据的患者在出现症状后 4.5h 内使用静脉注射组织型纤溶酶原激活物（intravenous tissue-type plasminogen activator，IV-tPA）。如果给予迅速，IV-tPA 有利于减少残疾。症状出现后 3h 内接受治疗的患者在 3 个月内愈后良好的 OR 为 1.53。显然，

急性缺血性脑卒中（acute ischaemic stroke，AIS）治疗的目标是实现有意义的缺血半暗带再灌注，从而使缺血部位停止扩张[60]。不幸的是，IV-tPA 对颈内动脉（internal carotid artery，ICA）和 M1 段近端动脉闭塞的再通效果有限。由于 tPA 通过促溶栓作用使血栓分解，大血管缺血性脑卒中（主要是颈内动脉和 M1 段）的血栓往往过大，以致不能及时、可靠地实现缺血半暗带再灌注[61]。尽管早期的技术并没有达到预期的效果，但是介入治疗被认为是大血管闭塞的一种替代治疗方法，具有更可靠和更明确的再灌注疗效。

最初，无论是否使用金属丝或超声对血栓进行机械破坏，脑卒中介入治疗的重点都是通过微导管将纤溶药物直接输送到血栓中，初步疗效被认为前景广阔。尽管已有大量的随机对照试验，包括脑卒中的介入治疗（Interventional Management of Stroke，IMS）Ⅲ试验表明，这些技术并不比静脉治疗更好[62]。早期引入机械装置的目的是试图进行血栓清除术。类似机械取栓的装置也被设计成可与血块融合，然后与血块共同回缩入导管中，但该装置的效果有限。第二代装置，如半暗带系统，是围绕吸取血栓而设计的，利用气动吸引通过特殊设计的导管和机械破坏来提高血栓清除效率。虽然这是一个改进的机械取栓装置，但是半暗带系统的临床疗效同样令人失望。

最新一代的设备被称为取栓支架（stentrievers），这是一种可通过血栓在远端释放随后进行回收的支架，通常处于逆血流的状态，并可完整取出血栓。取栓支架在技术上取得了显著的成功，它的应用使得大约 80% 的患者获得了良好的再灌注结果（TICI 分级 ≥ 2b），并且手术用时仅为其他技术的一半。一篇使用取栓支架的欧洲大型单中心研究结果发表，在重度脑卒中人群（平均 NIHSS = 17 分）中，有 80% 的患者通过手术治疗达到良好的再灌注标准（TICI 分级 ≥ 2b），平均手术耗时为 29min。术后 3 个月患者的死亡率仅为 7%，有症状的出血率为 1.5%。最令人鼓舞的是，3 个月时患者的改良 Rankin 评分（modified

Rankin score，mRS）为 0~2 分者达到 58%[63]。该研究与同期发表的一项 IV-tPA 单中心研究相比很有优势，因为尽管受试者的脑卒中严重程度相似（平均 NIHSS = 17 分），但后者 3 个月 mRS 为 0~2 分者仅占 35%[64]。2015 年发表的 5 项多国随机对照试验显示，除了标准治疗外，介入机械血栓切除术在治疗大血管缺血性脑卒中方面取得了压倒性的成功[55-59]。第一个报道的试验是荷兰的血管内治疗急性缺血性脑卒中的多中心随机临床试验（multicenter randomized clinical trials of endovascular treatment of acute ischemic stroke in the Netherlands，MR CLEAN）[55]。该试验的初步结果于 2014 年底公布，并且促使对加拿大的前循环近端闭塞小病灶性脑卒中的血管内治疗并强调最短化 CT 至再通时间（endovascular treatment for small core and anterior circulation proximal occlusion with emphasis on minimizing CT to recanalization times，ESCAPE）临床试验[56]、北美和欧洲的血管内机械取栓治疗急性缺血性脑卒中（Solitaire with the intention for thrombectomy as primary endovascular treatment，SWIFT PRIME）试验[58]，以及澳大利亚和新西兰的延长急性神经功能缺损至动脉内溶栓时间（extending the time for thrombolysis in emergency neurological deficits-intra-arterial，EXTEND-IA）临床试验[65]进行了审查，这些试验的共同点是利用神经放射学及早发现大血管闭塞，尽早获得高质量的再灌注率。这些试验现已确立了介入神经放射学（INR）作为大血管闭塞性急性缺血性脑卒中治疗的标准[59]。

急性缺血性脑卒中患者的麻醉

麻醉与重症监护神经科学学会（SNACC）建立了一个特别工作组，用于探讨急性缺血性脑卒中（AIS）患者围手术期处理的共识[3]。SNACC、神经介入外科学会（Society of Neurointerventional Surgery）和神经危重症护理学会（Neurocritical Care Society）的执行委员会成员对结果进行了审查。工作组对截至 2012 年 8 月的相关文献进行了梳理，并发表声明称"……本共识声明的目的是为介入治疗急性缺血性脑卒中（AIS）的麻醉管理提供建议"[66]。在发表这一共识声明时，没有随机对照试验证明介入治疗 AIS 比单纯静脉注射组织型纤溶酶原激活物（IV-tPA）更有效。自此，6 项随机对照试验研究结果显示，除了 IV-tPA 外，介入治疗对脑卒中后 6h 内 AIS 和大血管闭塞患者具有显著优势[55,61-64]。除了强调对急性脑卒中闭塞血管进行完全或接近完全血运重建的重要性外，这些试验重申了快速干预的重要性。与所有外科手术和介入治疗一样，行介入治疗时必须有其他医务人员共同配合。这一问题在 Solitaire FR 血栓切除术急性血运重建（Solitaire FR Thrombectomy for Acute Revascularization，STAR）研究中得到了验证[63]。

虽然美国麻醉医师协会（ASA）提供了关于患者麻醉前评估的相关建议，但目前尚无针对急诊 AIS 患者麻醉前评估的具体数据。应尽力获取病史，进行体格检查（包括神经系统检查），并获取相关化验结果，但这些资料的获取都不应延迟治疗的开始时间，因为有大量证据表明延迟治疗对患者不利[67]。

目前还没有关于全身麻醉（GA）优于监护麻醉（MAC）的前瞻性研究。然而，在 MR CLEAN 中关于接受 GA 患者的亚组分析和部分回顾性研究已经关注了这个问题。这些研究提供的证据表明，使用 MAC 可能导致更好的神经学结果。"未插管或未接受大量镇静或 GA 的患者，其神经预后可能为良好（改良 Rankin 评分 ≤ 2 分）"[68-72]。有研究表明，未插管进行介入治疗的 AIS 患者在磁共振成像研究或非增强颅脑 CT 上的最终梗死体积较低，在 ICU 的住院时间较短[71]。然而有些数据是矛盾的，例如，在一项研究中，未接受镇静或轻度镇静患者的血管造影再灌注成功率高于接受重度镇静患者[71]，而在另一项研究中则未提供此结论[73]。一些关于麻醉护理类型的研究因选择偏倚而受到批评，因为更严重的脑卒中患者（NIHSS 评分较高）通常采用全身麻醉[68]。因此，不良的神经转归与 GA 的相关性较低，而更可能与先前存在（可能是永久性的）较严重神经功能障碍的患者接受 GA 有关[68]。严格的血压控制可能比麻醉类型的选择更重要：在 GA 期间，收缩压应保持大于 140mmHg[72,74]。在 GA 诱导时血压可能比 MAC 患者更低。在理想情况下，GA 和 MAC 的选择由神经介入医生和麻醉医生共同讨论决定。然而，没有确凿的证据表明某种麻醉方式是否增加术中并发症发生率，延迟治疗开始时间，或一种麻醉方法是否优于另一种麻醉方法[66]。拔除气管导管是介入治疗结束的目标。相关拔管标准见脑动脉瘤患者拔管部分的讨论。

脑卒中干预是一种需要与麻醉医生协调、同时尽量减少延误的紧急程序。每延迟 10min，急性脑卒中干预的结果将明显更差[75]。毫无疑问，时间至关重要，快速实现血运重建是我们的目标。任何与静脉或动脉内通路相关的问题都不应延误。INR 医生可以在方便为麻醉医生提供插管时监测血压的动脉通路。关键因素是麻醉医生必须将全身血压维持在正常或较高的水平。美国心脏协会（American Heart Association，AHA）建议保持收缩压为 140~180mmHg[76]。目前关于血压管理的指导方针仍在讨论中，许多专家主张将 AIS 患者的血压降低到 220/120mmHg 的水平，直到完成血管重建。应该避免低血压，因为其会减少到达动脉闭塞缺血处的侧支脑血流。血压的管理方案在特殊情况下可发生改变，如 AIS 的治疗、给予 IV-tPA 等。不完全脑血运重建患者的血压管理方案仍不太明确，因为存在相互矛盾的需求：既要维持足够的侧支血流，又要避免单纯梗死灶的出血转化，此在任何情况下都有一定的发生概率。行再灌注治疗后建议血压低于 180/105mmHg[77]。在接受 IV-tPA 或介入治疗的患者中，避免出现极端高血压的重点是避免将单纯梗死转变为出血，这可能是闭塞血管再通的后果。有证据表明，收缩压基线与早期和晚期死亡或晚期残疾之间存在 U 型关系，过低和过高的系统性血压都是有害的（图 16.1）[76-78]。

其他生理参数也必须谨慎控制。在 GA 下，

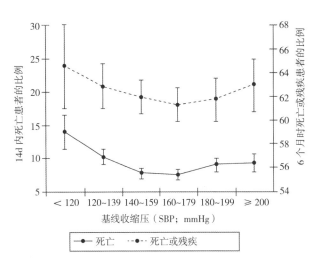

图 16.1　基线收缩压时 14d 内死亡（实线）或 6 个月时死亡或残疾（虚线）患者的比例
实践和虚线分别表示 14d 内死亡的患者和 6 个月时死亡或残疾的患者在每个血压亚组中的平均百分比；95% CI 由 T 表示
经允许引自 Leonardi-Bee J, Bath PMW, Phillips SJ, et al. Blood Pressure and Clinical Outcomes in the International Stroke Trial. Stroke, 2002, 33（5）：1315-1320. 获得 Wolters Kluwer Health 公司许可

$PaCO_2$ 应维持在 35~45mmHg。虽然有 1/3 的 AIS 患者存在发热症状，也应将其全身温度保持在 35℃ ~37℃，在某些情况下系统性降温可能会提供神经保护作用，但目前没有证据表明需要立即对 AIS 患者进行全身降温[79]。高血糖在 AIS 患者中很常见，高血糖提示预后较差，但有关 AIS 患者介入治疗的血糖管理尚缺乏具体数据，已有证据表明严格的血糖控制与低血糖发生率增加和较差的临床预后相关[80]。

肝素常用于介入治疗，以降低导管引起的栓塞和血栓事件发生率[81]。由于在发生这些损伤的患者中出血进入颅腔，所以需要准备鱼精蛋白用于逆转肝素的作用。关于逆转肝素引起抗凝所需鱼精蛋白的量有不同的算法，但衡量逆转程度最可靠的指标是激活凝血时间。如果动脉瘤破裂，应尽快给予鱼精蛋白。快速使用鱼精蛋白常因组胺释放导致系统性血压下降，还可引起危险的过敏反应或类过敏反应，甚至致命。此外，过量的鱼精蛋白会导致血凝块结构弱化和血小板功能障碍[82]。在使用鱼精蛋白之前，应充分了解给予肝

素的时间点和剂量。

许多患者也接受了 IV-tPA（0.9mg/kg）治疗。在手术结束时通常不会拮抗肝素的作用，如果发生因导管引起的颅内出血，则用鱼精蛋白快速逆转肝素的作用可能有帮助。尽管 tPA 的半衰期相对较短，但其作用很难中止。颅内出血通常具有自限性，但目前详细的治疗指南并没有可靠的证据支持，因此可能需要进行外科手术治疗。

MAC 有类似的血流动力学、动脉氧合、二氧化碳和血糖管理标准。如果有需要，应该给予焦虑患者镇静治疗，但应保留患者的自主呼吸，以便在必要时配合术中检查。麻醉医生和神经介入医生之间的团队沟通对于患者获得最好的治疗结局极其重要，这一点再强调都不过分！

（吴志新　王秋云　译，侯武刚　杨谦梓　审校）

参考文献

[1] Anastasian ZH, Strozyk D, Meyers PM, et al. Radiation exposure of the anesthesiologist in the neurointerventional suite. Anesthesiology, 2011, 114(3):512–520.

[2] Luessenhop AJ, Spence WT. Artificial embolization of cerebral arteries. Report of use in a case of arteriovenous malformation. Journal of the American Medical Association, 1960, 172:1153–1155.

[3] Talke PO, Sharma D, Heyer EJ, et al. Society for Neuroscience in Anesthesiology and Critical Care Expert Consensus Statement: Anesthetic management of endovascular treatment for acute ischemic stroke: endorsed by the Soci ety of NeuroInterventional Surgery and the Neurocritical Care Society. Journal of Neurosurgical Anesthesiology, 2014, 26(2):95–108.

[4] Go AS, Mozaffarian D, Roger VL, et al. Heart disease and stroke statistics—2014 update: A report from the American Heart Association. Circulation, 2014, 129(3):e28–92.

[5] Connolly ES Jr, Rabinstein AA, Carhuapoma JR, et al. Guidelines for the management of aneurysmal subarachnoid hemorrhage: A guideline for healthcare professionals from the American Heart Association/American Stroke Association. Stroke, 2012, 43(6):1711–1737.

[6] Stehbens WE. Histopathology of cerebral aneurysms. Archives of Neurology, 1963, 8:272– 285.

[7] Frontera JA, Parra A, Shimbo D, et al. Cardiac arrhythmias after subarachnoid hemorrhage: Risk factors and impact on outcome. Cerebrovascular Disease, 2008, 26(1):71– 78.

[8] Mayer SA, Fink ME, Homma S, et al. Cardiac injury associated with neurogenic pulmonary edema following subarachnoid hemorrhage. Neurology, 1994, 44(5): 815–820.

[9] Naidech AM, Kreiter KT, Janjua N, et al. Cardiac troponin elevation, cardiovascular morbidity, and outcome after subarachnoid hemorrhage. Circulation, 2005, 112(18): 2851–2856.

[10] Macmillan CS, Grant IS, Andrews PJ. Pulmonary and cardiac sequelae of subarachnoid haemorrhage: time for active management? Intensive Care Medicine, 2002, 28(8):1012–1023.

[11] Chesnut RM, Temkin N, Carney N, et al. A trial of intracranial- pressure monitoring in traumatic brain injury. The New England Journal of Medicine, 2012, 367(26):2471–2481.

[12] Lescot T, Naccache L, Bonnet MP, et al. The relationship of intracranial pressure Lundberg waves to electroencephalograph fluctuations in patients with severe head trauma. Acta Neurochirurgica, 2005, 147(2):125–129.

[13] Leary M, Grossestreuer AV, Iannacone S, et al. Pyrexia and neurologic outcomes after therapeutic hypothermia for cardiac arrest. Resuscitation, 2013, 84(8):1056–1061.

[14] Nielsen N, Wetterslev J, Cronberg T, et al. Targeted temperature management at 33℃ versus 36℃ after cardiac arrest. The New England Journal of Medicine, 2013, 369(23):2197–2206.

[15] Nielsen N, Winkel P, Cronberg T, et al. Detailed statistical analysis plan for the target temperature management after out-of-hospital cardiac arrest trial. Trials, 2013, 14:300.

[16] CAVATAS Investigators. Endovascular versus surgical treatment in patients with carotid stenosis in the Carotid and Vertebral Artery Transluminal Angioplasty Study (CAVATAS): A randomised trial. Lancet, 2001, 357(9270):1729–1737.

[17] Molyneux AJ, Birks J, Clarke A, et al. The durability of endovascular coiling versus neurosurgical clipping of ruptured cerebral aneurysms: 18 year follow- up of the UK cohort of the International Subarachnoid Aneurysm Trial (ISAT). Lancet, 2015, 385(9969): 691–697.

[18] Johnston SC, Dowd CF, Higashida RT, et al. Predictors of rehemorrhage after treatment of ruptured intracranial aneurysms: the Cerebral Aneurysm Rerupture After Treatment (CARAT) study. Stroke, 2008, 39(1):120 –125.

[19] Crobeddu E, Lanzino G, Kallmes DF, et al. Review of 2 decades of aneurysm- recurrence literature, part 2: Managing recurrence after endovascular

coiling. American Journal of Neuroradiology, 2013, 34(3):481– 485.

[20] Crobeddu E, Lanzino G, Kallmes DF, et al. Review of 2 decades of aneurysm- recurrence literature, part 1: reducing recurrence after endovascular coiling. American Journal of Neuroradiology, 2013, 34(2):266–270.

[21] Pierot L, Cognard C, Anxionnat R, et al. Remodeling technique for endovascular treatment of ruptured intracranial aneurysms had a higher rate of adequate postoperative occlusion than did conventional coil embolization with comparable safety. Radiology, 2011, 258(2):546–553.

[22] Higashida RT, Smith W, Gress D, et al. Intravascular stent and endovascular coil placement for a ruptured fusiform aneurysm of the basilar artery. Case report and review of the literature. Journal of Neurosurgery, 1997, 87(6):944–949.

[23] Maldonado IL, Machi P, Costalat V, et al. Neuroform stent-assisted coiling of unruptured intracranial aneurysms: shortand midterm results from a single-center experience with 68 patients. American Journal of Neuroradiology, 2011, 32(1):131–136.

[24] Spiotta AM, Wheeler AM, Smithason S, et al. Comparison of techniques for stent assisted coil embolization of aneurysms. Journal of Neurointerventional Surgery, 2012, 4(5):339–344.

[25] Lubicz B, Klisch J, Gauvrit JY, et al. WEB-DL endovascular treatment of wide-neck bifurcation aneurysms: Short-and midterm results in a European study. American Journal of Neuroradiology, 2014, 35(3):432–438.

[26] Lubicz B, Mine B, Collignon L, et al. WEB device for endovascular treatment of wide- neck bifurcation aneurysms. American Journal of Neuroradiology, 2013, 34(6):1209–1214.

[27] Kadirvel R, Ding YH, Dai D, et al. Cellular mechanisms of aneurysm occlusion after treatment with a flow diverter. Radiology, 2014, 270(2):394–399.

[28] Brinjikji W, Murad MH, Lanzino G, et al. Endovascular treatment of intracranial aneurysms with flow diverters: A meta-analysis. Stroke, 2013, 44(2):442–447.

[29] Pierot L, Klisch J, Cognard C, et al. Endovascular WEB flow disruption in middle cerebral artery aneurysms: Preliminary feasibility, clinical, and anatomical results in a multicenter study. Neurosurgery, 2013, 73(1):27–34, discussion 34–35.

[30] Caroff J, Mihalea C, Dargento F, et al. Woven Endobridge (WEB) Device for endovascular treatment of ruptured intracranial wide- neck aneurysms: A single-center experience. Neuroradiology, 2014, 56(9):755–761.

[31] Pierot L, Spelle L, Vitry F. ATENA: the first prospective, multicentric evaluation of the endovascular treatment of unruptured intracranial aneurysms. Journal of Neuroradiology, 2008, 35(2):67–70.

[32] Cognard C, Pierot L, Anxionnat R, et al. Results of embolization used as the first treatment choice in a consecutive nonselected population of ruptured aneurysms: Clinical results of the Clarity GDC study. Neurosurgery, 2011, 69(4):837–841, discussion 842.

[33] Tseitlin AM, Lubnin A, Baranov OA, et al. The use of propofol (Diprivan) for inducing anesthesia in neurosurgical patients. II. Its effect on intracranial pressure and on cerebral perfusion pressure. Anesteziologiya i Reanimatologiya, 1998, 4:39–43.

[34] Modica PA, Tempelhoff R. Intracranial pressure during induction of anaesthesia and tracheal intubation with etomidate- induced EEG burst suppression. Canandian Journal of Anaesthesia, 1992, 39(3):236–241.

[35] Turner BK, Wakim JH, Secrest J, et al. Neuroprotectiveeffects of thiopental, propofol, and etomidate. AANA Journal, 2005, 73(4):297–302.

[36] Minton MD, Grosslight K, Stirt JA, et al. Increases in intracranial pressure from succinylcholine: Prevention by prior nondepolarizing blockade. Anesthesiology, 1986, 65(2):165–169.

[37] Samaha T, Ravussin P, Claquin C, et al. Prevention of increase of blood pressure and intracranial pressure during endotracheal intubation in neurosurgery: Esmolol versus lidocaine. Annales francaises d'anesthesie et de reanimation, 1996, 15(1):36–40.

[38] Namen AM, Ely EW, Tatter SB, et al. Predictors of successful extubation in neurosurgical patients. American Journal of Respiratory and Critical Care Medicine, 2001, 163(3):658–664.

[39] Salam A, Tilluckdharry L, Amoateng-Adjepong Y, et al. Neurologic status, cough, secretions and extubation outcomes. Intensive Care Medicine, 2004, 30(7):1334–1339.

[40] European Stroke Organisation, Tendera M, Aboyans V, et al. ESC Guidelines on the diagnosis and treatment of peripheral artery diseases: Document covering atherosclerotic disease of extracranial carotid and vertebral, mesenteric, renal, upper and lower extremity arteries: The Task Force on the Diagnosis and Treatment of Peripheral Artery Diseases of the European Society of Cardiology (ESC). European Heart Journal, 2011, 32(22):2851–2906.

[41] Yadav JS, Wholey MH, Kuntz RE, et al. Protected carotid- artery stenting versus endarterectomy in high-risk patients. The New England Journal of Medicine, 2004, 351(15):1493–1501.

[42] Brott TG, Hobson RW 2nd, Howard G, et al. Stenting versus endarterectomy for treatment of carotid-artery stenosis. The New England Journal of Medicine,

2010, 363(1):11–23.

[43] Chaudhry SA, Watanabe M, Qureshi AI. The new standard for performance of intracranial angioplasty and stent placement after Stenting versus Aggressive Medical Therapy for Intracranial Arterial Stenosis (SAMMPRIS) Trial. American Journal of Neuroradiology, 2011, 32(11):E214.

[44] Patti G, Tomai F, Melfi R, et al. Strategies of clopidogrel load and atorvastatin reload to prevent ischemic cerebral events in patients undergoing protected carotid stenting. Results of the randomized ARMYDA-9 CAROTID (Clopidogrel and Atorvastatin Treatment During Carotid Artery Stenting) study. Journal of the American College of Cardiology, 2013, 61(13):1379–1387.

[45] Takayama K, Taki W, Toma N, et al. Effect of pitavastatin on preventing ischemic complications with carotid artery stenting: A multicenter prospective study-EPOCH-CAS study. Cardiovascular and Interventional Radiology, 2014, 37(6):1436–1443.

[46] Ogata A, Sonobe M, Kato N, et al. Carotid artery stenting without post-stenting balloon dilatation. Journal of Neurointerventional Surgery, 2014, 6(7): 517–520.

[47] Capoccia L, Speziale F, Gazzetti M, et al. Comparative study on carotid revascularization (endarterectomy vs stenting) using markers of cellular brain injury, neuropsychometric tests, and diffusion- weighted magnetic resonance imaging. Journal of Vascular Surgery, 2010, 51(3):584–591, 591.e1–3, discussion 592.

[48] Economopoulos KP, Sergentanis TN, Tsivgoulis G, et al. Carotid artery stenting versus carotid endarterectomy: a comprehensive meta-analysis of short- term and long-term outcomes. Stroke, 2011, 42(3):687–692.

[49] Ederle J, Featherstone RL, Brown MM. Randomized controlled trials comparing endarterectomy and endovascular treatment for carotid artery stenosis: A Cochrane Systematic Review. Stroke, 2009, 40(4): 1373–1380.

[50] Gurm HS, Yadav JS, Fayad P, et al. Long- term results of carotid stenting versus endarterectomy in high-risk patients. The New England Journal of Medicine, 2008, 358(15):1572–1579.

[51] International Carotid Stenting Study, Ederle J, Dobson J, et al. Carotid artery stenting compared with endarterectomy in patients with symptomatic carotid stenosis (International Carotid Stenting Study): An interim analysis of a randomised controlled trial. Lancet, 2010, 375(9719):985–997.

[52] Kastrup A, Skalej M, Krapf H, et al. Early outcome of carotid angioplasty and stenting versus carotid endarterectomy in a single academic center. Cerebrovascular Disease, 2003, 15(1-2):84–89.

[53] Mantese VA, Timaran CH, Chiu D, et al. The Carotid Revascularization Endarterectomy versus Stenting Trial (CREST): Stenting versus carotid endarterectomy for carotid disease. Stroke, 2010, 41(10 Suppl):S31–34.

[54] The National Institute of Neurological Disorders and Stroke rt-PA Stroke Study Group. Tissue plasminogen activator for acute ischemic stroke. The New England Journal of Medicine, 1995, 333(24):1581–1587.

[55] Berkhemer OA, Fransen PS, Beumer D, et al. A randomized trial of intraarterial treatment for acute ischemic stroke. The New England Journal of Medicine, 2015, 372(1):11–20.

[56] Goyal M, Demchuk AM, Menon BK, et al. Randomized assessment of rapid endovascular treatment of ischemic stroke. The New England Journal of Medicine, 2015, 372(11):1019–1030.

[57] Jovin TG, Chamorro A, Cobo E, et al. Thrombectomy within 8 hours after symptom onset in ischemic stroke. The New England Journal of Medicine, 2015, 372(24):2296–2306.

[58] Saver JL, Goyal M, Bonafe A, et al. Stent- retriever thrombectomy after intravenous t- PA vs. t- PA alone in stroke. The New England Journal of Medicine, 2015, 372(24):2285–2295.

[59] Campbell BC, Donnan GA, Lees KR, et al. Endovascular stent thrombectomy: the new standard of care for large vessel ischaemic stroke. Lancet Neurology, 2015, 14(8):846–854.

[60] Manning NW, Campbell BC, Oxley TJ, et al. Acute ischemic stroke: time, penumbra, and reperfusion. Stroke, 2014, 45(2): 640–644.

[61] Riedel CH, Zimmermann P, Jensen- Kondering U, et al. The importance of size: Successful recanalization by intravenous thrombolysis in acute anterior stroke depends on thrombus length. Stroke, 2011, 42(6):1775–1777.

[62] Broderick JP, Palesch YY, Demchuk AM, et al. Endovascular therapy after intravenous t-PA versus t-PA alone for stroke. The New England Journal of Medicine, 2013, 368(10):893–903.

[63] Pereira VM, Gralla J, Davalos A, et al. Prospective, multicenter, single- arm study of mechanical thrombectomy using Solitaire Flow Restoration in acute ischemic stroke. Stroke, 2013, 44(10):2802–2807.

[64] Gonzalez R, Furie KL, Goldmacher GV, et al. Good outcome rate of 35% in IV- tPA-treated patients with computed tomography angiography confirmed severe anterior circulation occlusive stroke. Stroke, 2013, 44(11):3109–3113.

[65] Campbell BC, Mitchell PJ, Kleinig TJ, et al. Endovascular therapy for ischemic stroke with perfusion- imaging selection. The New England Journal of Medicine, 2015, 372(11):1009–1018.

[66] Talke PO, Sharma D, Heyer EJ, et al. Republished: society for neuroscience in anesthesiology and critical care expert consensus statement: Anesthetic management of endovascular treatment for acute ischemic stroke*. Stroke, 2014, 45(8):e138–150.

[67] Lees KR, Bluhmki E, von Kummer R, et al. Time to treatment with intravenous alteplase and outcome in stroke: An updated pooled analysis of ECASS, ATLANTIS, NINDS, and EPITHET trials. Lancet, 2010, 375(9727):1695–1703.

[68] Abou-Chebl A, Lin R, Hussain MS, et al. Conscious sedation versus general anesthesia during endovascular therapy for acute anterior circulation stroke: Preliminary results from a retrospective, multicenter study. Stroke, 2010, 41(6):1175–1179.

[69] Nichols C, Carrozzella J, Yeatts S, et al. Is periprocedural sedation during acute stroke therapy associated with poorer functional outcomes? Journal of Neurointerventional Surgery, 2010, 2(1):67–70.

[70] Hassan AE, Chaudhry SA, Zacharatos H, et al. Increased rate of aspiration pneumonia and poor discharge outcome among acute ischemic stroke patients following intubation for endovascular treatment. Neurocritical Care, 2012, 16(2):246–250.

[71] Jumaa MA, Zhang F, Ruiz- Ares G, et al. Comparison of safety and clinical and radiographic outcomes in endovascular acute stroke therapy for proximal middle cerebral artery occlusion with intubation and general anesthesia versus the nonintubated state. Stroke, 2010, 41(6):1180–1184.

[72] Davis MJ, Menon BK, Baghirzada LB, et al. Anesthetic management and outcome in patients during endovascular therapy for acute stroke. Anesthesiology, 2012, 116(2):396–405.

[73] Fields JD, Lutsep HL, Smith WS, et al. Higher degrees of recanalization after mechanical thrombectomy for acute stroke are associated with improved outcome and decreased mortality: Pooled analysis of the MERCI and Multi MERCI trials. Amerian Journal of Neuroradiology, 2011, 32(11):2170–2174.

[74] Heyer E, Anastasian Z, Meyers P. What matters during endovascular therapy for acute stroke: Anesthesia technique or blood pressure management? Anesthesiology, 2012, 116(2):244–245.

[75] Khatri P, Yeatts SD, Mazighi M, et al. Time to angiographic reperfusion and clinical outcome after acute ischaemic stroke: An analysis of data from the Interventional Management of Stroke (IMS III) phase 3 trial. Lancet Neurology, 2014, 13(6):567– 574.

[76] Leonardi-Bee J, Bath PM, Phillips SJ, et al. Blood pressure and clinical outcomes in the International Stroke Trial. Stroke, 2002, 33(5):1315–1320.

[77] Jauch EC, Saver JL, Adams HP Jr, et al. Guidelines for the early management of patients with acute ischemic stroke: A guideline for healthcare professionals from the American Heart Association/ American Stroke Association. Stroke, 2013, 44(3):870–947.

[78] Castillo J, Leira R, García MM, et al. Blood pressure decrease during the acute phase of ischemic stroke is associated with brain injury and poor stroke outcome. Stroke, 2004, 35(2):520–526.

[79] Den Hertog HM, van der Worp HB, Tseng M-C, et al. Cooling therapy for acute stroke. Cochrane Database of Systematic Reviews, 2009(1):CD001247.

[80] Ringleb PA, Bousser MG, Ford G, et al. Guidelines for management of ischaemic stroke and transient ischaemic attack 2008.Cerebrovascular Disease, 2008, 25(5):457–507.

[81] del Zoppo GJ, Higashida RT, Furlan AJ, et al. PROACT: A phase II randomized trial of recombinant pro-urokinase by direct arterial delivery in acute middle cerebral artery stroke. PROACT Investigators. Prolyse in Acute Cerebral Thromboembolism. Stroke, 1998, 29(1):4–11.

[82] Griffin MJ, Rinder HM, Smith BR, et al. The effects of heparin, protamine, and heparin/ protamine reversal on platelet function under conditions of arterial shear stress. Anesthesia & Analgesia, 2001, 93(1):20–27.

第 17 章

垂体和神经内分泌手术

Douglas A. Colquhoun，*Edward C. Nemergut*

引 言

垂体手术在神经外科麻醉中很常见。垂体肿瘤是第三常见的脑肿瘤，约占所有原发性脑肿瘤的 10%~15%[1]。垂体肿瘤的发病率在普通人群中呈上升趋势，这可能是由于对疾病认识的增加和颅内成像技术的不断进步所导致的诊断数量的增加，而非真正的发病率上升[1]。然而，该患者群体对麻醉医生的围手术期管理提出了独特挑战，同时也需要一个多学科团队在外科治疗过程中对病情变化进行精确的诊断和管理。

解剖和生理

垂体位于蝶鞍内，由两部分组成。神经垂体（垂体后叶）是下丘脑经漏斗部（或垂体柄）连接的直接神经投射，由神经外胚层衍生而来。腺垂体（垂体前叶）起源于上皮，来源可追溯到神经内胚层。在成人，垂体中叶较小并来源于脑垂体前叶，这些部分合在一起被称为脑下垂体，总重量约为 0.5g，孕期可能会增重到 1g，大小约为 9mm×9mm。

这些组织通过垂体柄相互连接，垂体柄由下丘脑到垂体后叶的神经元和垂体门静脉系统的血管组成。这些血管允许下丘脑通过释放分泌因子或抑制因子到该血管系统来控制垂体前叶。众多因子从下丘脑正中隆起分泌到毛细血管中，统称为初级丛。毛细血管随后汇聚形成垂体门静脉血管。门静脉系统通过毛细血管的次级丛供应垂体前叶，并通过垂体前叶调节激素的产生。有证据表明这些血管内存在逆行流动，提示可能存在下丘脑 – 垂体双向作用[2]。

脑垂体前叶是 5 种不同细胞类型的集合，负责分泌 6 种不同的促激素。促性腺激素负责分泌促黄体生成素（luteinizing hormone，LH）和卵泡刺激素（follicle stimulating hormone，FSH）。不同的细胞类型都分泌特定的激素：促甲状腺细胞 – 促甲状腺激素（thyroid stimulating hormone，TSH），促肾上腺皮质细胞 – 促肾上腺皮质激素（adrenocorticotropic hormone，ACTH），促生长激素细胞 – 生长激素（growth hormone，GH）和垂体催乳素细胞 – 催乳素。每一种促激素都有自己的调节激素，由下丘脑分泌的激素作用于脑下垂体前叶调节表达，并在下丘脑和脑下垂体受到反馈抑制。垂体门脉系统被破坏会导致除催乳素外的所有激素分泌减少，但是催乳素的分泌增加（表 17.1）。

垂体后叶包含自身的毛细血管丛，分泌内分泌激素，由视上核和室旁核的神经末梢组成，这些突起形成了下丘脑 – 垂体束。下丘脑 – 垂体束与垂体门静脉系统构成垂体柄。这些激素分泌受下丘脑控制，因为其在下丘脑内合成，通过神经元运输，然后分泌，整个过程由下丘脑控制。垂体后叶分泌催产素和抗利尿激素（antidiuretic hormone，ADH）。

想要了解手术过程和潜在的并发症，必须熟悉颅底和垂体附近的解剖结构。蝶窦顶部由蝶鞍形成。蝶鞍外侧有海绵窦，海绵窦由硬脑膜和薄层骨分隔。这样的结构可保护脑下垂体免受脑脊液压力波动的影响。两侧海绵窦内分别有动眼神经（Ⅲ）、滑车神经（Ⅳ）、眼神经（Ⅴ1）、三叉神经的分支上颌神经（Ⅴ2）、外展神经（Ⅵ）

表 17.1　垂体前叶激素及功能分泌调节

垂体前叶激素						
垂体激素	促黄体激素（LH）	卵泡刺激素（FSH）	促甲状腺激素（TSH）	生长激素（GH）	促肾上腺皮质激素（ACTH）	催乳素
分泌细胞类型	促性腺激素细胞		促甲状腺细胞	促生长激素细胞	促肾上腺皮质细胞	垂体催乳素细胞
下丘脑激素	促性腺激素释放激素（释放）	促性腺激素释放激素（释放）	促甲状腺激素释放激素（释放）	生长激素释放激素（释放）/生长激素释放抑制因子 – 生长抑素（抑制）	促肾上腺皮质激素释放激素（释放）	催乳素释放因子（释放）/多巴胺（抑制）
靶器官	睾丸或卵巢	睾丸或卵巢	甲状腺	全身	肾上腺皮质	乳房
重要作用	睾酮合成/排卵、雌激素+孕酮合成	精子成熟/卵泡发育	甲状腺激素分泌	促进生长和蛋白质合成	合成+分泌皮质醇、雄激素和醛固酮	乳汁生成与表达

和颈内动脉（ICA）。蝶鞍被颅底硬膜的反折所覆盖，称鞍隔。视交叉位于蝶鞍的正上方、垂体柄的略前方，因此，任何肿块都容易压迫视交叉（视交叉处的阻力最小），同时压迫海绵窦，导致神经麻痹或静脉回流受阻。在垂体手术过程中，侵犯蝶鞍的边界可能会损伤到这些结构。

与垂体肿瘤相关的全身变化

垂体内肿块很常见。尸检结果显示垂体微腺瘤的发病率约占总人口的 10%[3]，根据健康志愿者的 MRI 检查结果也获得了类似的结果[4]。绝大多数（85%~90%）垂体腺瘤可通过手术切除[3]。其他病理类型通常包括颅咽管瘤和 Rathke 裂囊肿（Rathke cleft cyst，又称颅颊裂囊肿）[3]，但感染或炎症原因、血管畸形、转移瘤及神经胶质瘤都可能引起显著差异。

垂体腺瘤根据大小分为"微（micro）"腺瘤和"大（macro）"腺瘤。微腺瘤的典型定义是瘤体直径 < 10mm。根据其合成能力，可进一步分为"有功能的肿瘤（functioning）"和"无功能的肿瘤（non-functioning）"[5]。垂体肿块的临床表现取决于其大小和功能状态。由于压迫效应而出现的症状包括头痛、视野缺损、视力下降（由于接近易于受损的视神经）。视觉缺损可表现为中央视敏度逐渐丧失和颞区视野进一步丧失，尤其

是上部区域[3]。由于这些肿瘤生长缓慢，对视力的影响可能要到病程晚期才会出现。

头痛是脑垂体瘤患者常见的症状（40%~70%）。该症状的发生机制众多，可能包括硬膜拉伸、海绵窦受累或激素（尤其是生长激素和催乳素）功能改变[6]。虽然可能出现多种头痛亚型，但三叉神经自主神经性头痛（trigeminal autonomic cephalalgia，TAC）和垂体功能之间存在明显的相关性[6,7]。这种在三叉神经分布区单侧面部疼痛的头痛类型会伴随自主症状，如流泪或结膜充血[7]。后期出血或梗死的肿瘤与突然发作的头痛有关，可伴有视力丧失、眼外运动受损、面部感觉改变和嗜睡[6]。

多达 25% 的垂体腺瘤患者会出现亚临床或轻微的垂体性出血症状，当出血与突发的症状相关时被称为垂体卒中（pituitary apoplexy）[8]。2%~7% 的腺瘤患者会存在这种情况，原因可能是出血、梗死或出血合并梗死[9]。这些患者往往需要立即进行手术以改善视力缺陷，并可能需要长期给予激素补充[9]。

病例报告显示接受垂体切除术的患者中，大约一半患者切除的是无功能性腺瘤[10,11]。泌乳素瘤是最常见的功能性垂体瘤，其次是分泌生长激素（GH）和促肾上腺皮质激素的（ACTH）肿瘤，分泌促甲状腺素（TSH）或多种激素的肿瘤很少见[12]。

垂体瘤中的催乳素分泌过多，可能是由于腺瘤产生催乳素，也可能是由于肿瘤的生长破坏了垂体催乳素细胞的多巴胺能抑制作用（这是持续负性抑制）。催乳素分泌过多通常会导致溢乳和生殖功能紊乱[13]，临床表现取决于患者的年龄和性别，儿童表现为青春期推迟和发育迟缓，绝经前女性表现为月经紊乱，成年男性则通常表现为性欲丧失、阳痿和不育[13,14]。溢乳在男性中很少见[15]。成年男性和绝经后女性更多表现为局部肿块，而非临床功能障碍[14]。因此，在发病时这些肿瘤通常表现为大腺瘤[13,16]。

生长激素是许多组织维持生长和发育所必需的，垂体功能衰竭患者缺乏生长激素会导致预期寿命缩短[15]。

成人生长激素分泌过多可导致肢端肥大症，95%的肢端肥大症由垂体病变引起[17]。肢端肥大症起病隐匿，患者通常在发病数年后才出现症状，其主诉包括不断增大的手套/戒指、鞋子或帽子的尺寸[17]。患者的面部特征为普遍粗大化，下颌骨增大，此导致上牙颌和下颌突出，舌头和鼻子增大。组织过度生长可能导致关节疾病、早期骨赘形成、韧带骨化和椎管狭窄，这些都可能严重限制身体的功能状态。纤维组织的改变和扩张可能导致神经卡压。在骺板融合前发生这种情况的儿童中，骨生长会一直持续，并且患者可能发展为巨人症。

肢端肥大症以全身器官肥大为特征，约20%的患者存在心脏疾病[18]，50%有高血压，半数无高血压症状的患者存在左心室肥厚（left ventricular hypertrophy，LVH）。这可能进展为慢性高输出量引起的心力衰竭。通常心脏收缩功能不受影响，但舒张功能往往较差，尤其是LVH患者，射血分数可能升高。心电图上可见ST段压低、T波异常和心律失常[17]。患者常伴有中枢性和阻塞性睡眠呼吸暂停（obstructive sleep apnea，OSA），后者与气道组织肥大有关[17]。生长激素分泌过多还可导致糖尿病[17]。

肢端肥大症患者的死亡率较正常人群增加约70%[19]，心血管疾病是导致死亡的主要原因。术后这类患者的死亡率依然居高不下，并且与正常人群相比升高约30%[19]。Dekkers及其同事在一项荟萃分析中比较了1995年前后接受治疗的患者，发现死亡率显著下降，这归功于医疗技术和外科管理的进步[17,19]。

分泌促肾上腺皮质激素（ACTH）的肿瘤与库欣病的临床表现相关[20]，这些患者表现为体重增加，向心性肥胖，胸椎上脂肪沉积（水牛背）和增大的圆脸（moon face，满月脸）。硬膜外脂肪沉积也可能导致神经功能缺损，尽管这种情况很少见[21]。高血压、糖代谢紊乱可导致糖尿病和高胆固醇血症，增加心血管疾病发病率[20]。这些患者发生血栓栓塞事件的可能性增加，库欣病患者的性腺功能紊乱，表现为性欲减退，女性表现为月经异常和多毛症。虽然许多文献曾报道低钾性酸中毒，但仅10%~15%的患者可能出现[20]。抑郁症和失眠是常见的精神症状，尽管治疗后症状会有所改善，但患者的整体生活质量下降[22]。

分泌促甲状腺激素（TSH）的肿瘤很少见，除了引起垂体疾病常见的压迫效应外，还会引起包括心悸、体重减轻、颤抖和焦虑等甲状腺功能亢进的典型症状[17]。这些患者在明确诊断前可能已对甲状腺功能亢进进行了长时间的临床对症治疗。因此，88%的患者就诊时肿瘤往往都是大腺瘤[17]。

Rathke裂囊肿源于胚胎性囊肿内翻失败，它们可能会生长并扩大到表现为全垂体功能减退[17]，这些囊肿的证据可以在多达20%的患者尸检中发现，但绝大多数与临床表现无关。颅咽管瘤是一种罕见的肿瘤，多集中出现在两个年龄组，即儿童期和青春期以及50岁以上人群[17]。这些肿瘤可能会变大并引起明显的压迫效应，包括脑脊液（CSF）流动受阻[17]。

值得注意的是，垂体腺瘤可能与潜在的家族性或全身性疾病同时出现。1型多发性内分泌肿瘤（multiple endocrine neoplasia type 1，MEN-1）是一种常染色体显性遗传疾病，伴有甲状旁腺、胰腺和脑垂体肿瘤，这些肿瘤通常表现为泌乳素瘤。

MEN-1 与肿瘤抑制基因 MEN-1 的功能障碍有关[17]。仅在不足 5% 的垂体瘤中发现了家族性孤立性垂体腺瘤。这类肿瘤可能表现为青少年巨人症或家族性肢端肥大症。McCune-Albright 综合征（又称纤维性骨营养不良综合征）是一种罕见的综合征，可能包括脑垂体肿瘤并伴有咖啡牛奶斑、性早熟和广泛分布的异常纤维性骨生长。

术前评估

只有在仔细评估患者蝶鞍的 MRI 影像结果和垂体功能的生化指标后，才能决定是否进行手术[23]。生化指标包括垂体前叶激素循环浓度及其目标激素循环浓度[23]。通过刺激试验可明确促肾上腺皮质激素（ACTH）储备，了解下丘脑—垂体—肾上腺通路的功能[24]，最终目的是确定肿块实际的功能状态。其他实验室检查还应包括血常规和生化检查，评估存在的贫血和电解质紊乱。脑垂体疾病及其并发症均可能导致葡萄糖、钙、钾、钠的代谢紊乱[25]。

术前评估可由内分泌科医生和外科医生共同完成。事实上，目前也正在提倡建立真正的多学科中心来管理这些复杂的患者[26]。外科手术的目的就是改善可能存在的与肿瘤相关的影响，并控制肿瘤引起的内分泌疾病。

通过手术治疗的垂体瘤患者可能已进行了一段时间的内科治疗。虽然肢端肥大症[27]和库欣病[28]的药物治疗已取得进展，但手术切除仍是常规选择。手术适应证包括压迫效应（如视力改变、头痛）、出血（如前文所述）、肢端肥大症、库欣病以及药物及放射治疗失败或无法耐受的患者[17,23]。以分泌泌乳素为表现的微腺瘤患者通常使用多巴胺激动剂进行内科治疗[23]，该方法通常是有效的，可防止肿瘤持续增长，但对于短期内有生育需求的女性多需手术切除肿瘤[17,23]。

对于拒绝手术或手术失败的患者可选择放射疗法来治疗脑垂体肿瘤。文献中描述了该疗法用于无功能的垂体腺瘤（包括大腺瘤）的治疗[29]。对于功能性肿瘤，治疗效果取决于所采用的方式和肿瘤的性质[30]。

由于肢端肥大症和库欣病患者的心血管疾病患病率增加（如前所述），因此术前有必要对患者的心脏功能进行评估。心电图可发现支持左心室肥大（left ventricular hypertrophy，LVH）诊断的证据，临床症状也提示可能存在心力衰竭，可以通过超声心动图进一步评估，特别是在存在舒张功能障碍的情况下。当冠状动脉疾病的风险增加时，如心脏功能状态不佳，需行进一步的风险分层。

在围手术期对存在睡眠呼吸暂停患者的处理仍然存在争议，如果不加以控制，阻塞性睡眠呼吸暂停将成为围手术期气道病变的危险因素，目前已知其对患者的各项日常生理功能有明显影响，并可导致肺动脉高压和全身高血压。另外，这些患者行内镜下经蝶窦手术时使用正压支持通气往往存在困难[31]。睡眠呼吸暂停在已知的库欣病和肢端肥大症患者中发生率很高[32,33]。有患者术后在接受正压支持治疗后出现颅腔积气，需要引起注意[34]。术后 6~8 周内，患者的肢端肥大症状可能稍微改善[31]，但在围手术期应谨慎使用具有镇静作用的药物如苯二氮䓬类和阿片类药物。

代谢紊乱常见于脑垂体手术患者，因肢端肥大症导致的碳水化合物处理功能受损继而引起的糖尿病很常见，但可通过在术后使用胰岛素得到迅速纠正[17]。虽然尿崩症可能与颅咽管瘤或 Rathke 裂囊肿有关，但很少与垂体腺瘤有关。然而一旦明确诊断，需要对尿崩症及相关的高钠血症进行评估和治疗。

术中管理

长期以来人们认为肢端肥大症患者的气道管理风险较高[35]。增大的舌体、阻塞性睡眠呼吸暂停的存在、扩大的面部特征及快速去饱和，所有这些因素都对此类患者的面罩通气造成了困难[36]。

多项研究表明，术前可靠的气道检查（Mallampati 分级）并不能预测肢端肥大症患者插管的难易程度[10,37,38]。Nemergut 及其同事发现，121 例肢端肥大症患者中，Mallampati 分级为 1 级或 2 级的患者中有 50% 存在气道管理困难[10]。Schmitt 及其同事还注意到，在 128 例肢端肥大症患者中，有 20% 的患者在进行可靠的气道检查后仍出现插管困难[37]。上唇咬合试验（upper lip bite test）可能比 Mallampati 分级更敏感，但 Sharma 及其同事却认为上唇咬合试验的敏感性较低，这限制了它的应用[39]。不仅如此，Friedel 及其同事开展的全球性临床评估也认为，此类患者出现未预料的插管困难可能性很高[40]。

考虑到与气道管理相关的问题，应首先确保备有随时可用的先进气道管理设备，还应做好可能需行清醒插管的准备。外科团队更希望行经口气管插管以便于术中手术操作。固定气管插管的胶带可根据手术需要适当更换位置。但必须妥善固定气管插管，因为麻醉医生在术中并不能时刻观察到气道情况，此外肢端肥大症患者的面部皮肤往往油脂过多，这可能使导管固定更加困难，因此在诱导前可使用酒精或其他清洁剂清洁皮肤。

在垂体切除术中，没有一种麻醉方式在维持全身麻醉方面表现出明显的优越性。Gemma 及其同事发现，异氟醚和瑞芬太尼联用与单独使用异氟醚相比，前者指令动作恢复时间更短，但两者拔管时间没有差异[41]。在一项研究中，对瑞芬太尼与七氟醚或丙泊酚比较后显示，七氟醚组患者的恢复时间较短。而在另一项研究中两组无明显差异，但丙泊酚组患者术后 5min 和 10min 的认知功能改善[42,43]。由于呼吸抑制风险和前文已讨论的气道管理问题，短效阿片类药物可能是更好的选择。这类患者术后常进行鼻腔填塞以致仅能通过口腔通气，需在术前告知患者。

已知存在明确心脏并发症或早期突发高血压的患者在接受经蝶窦手术时需行动脉内置管以监测血压[5]。在进行桡动脉置管时应注意，有 50% 的肢端肥大症患者存在 Allen 试验异常，可能存在因尺侧血流闭塞导致手部缺血的风险[44]。

由于存在骨和纤维组织增生及腕管、肘管等疾病高发，肢端肥大症患者在摆放体位时应加以小心[45,46]。此类患者有合并周围神经病变的风险，

并可能在手术前已经存在。

经蝶窦垂体手术患者常采用仰卧位。据报道，接受经蝶窦手术时多达 10% 的患者会遇到静脉空气栓塞（VAE）[47]。建议使用包括心前多普勒在内的多种监测方式，因为已有在经蝶窦垂体切除过程中因反复 VAE 导致肺水肿的报道[48]。然而，因该并发症导致的其他疾病的发病率及死亡率的证据很少[5]。

大出血是经蝶窦手术的一种已知但不常见的并发症。Krings 及其同事在一项大型数据库研究中发现，约 2% 的患者需要输血或存在颈内动脉（ICA）损伤[49]。ICA 的介入治疗并不常见，但后果可能非常严重[50-52]。文献中描述，可通过开放手术和血管内治疗来解决该并发症[52-54]。在一项大型病例回顾中，Raymond 及其同事在 1 800 例行经蝶窦垂体切除术的患者中发现，17 例出现 ICA 出血[53]。其他的出血来源包括蝶腭动脉，Raymond 及其同事报道了 4 例这样的情况[51,53]。此外，还有关于术后两周血管损伤引起迟发性出血的报道[55,56]。

垂体手术在过去的 30 年中取得了很大的发展。1887 年，Horsley 首次描述了 10 个开颅切除垂体瘤的病例[57]，后来的改进措施包括经鼻切开通过蝶窦入路切除垂体瘤[58]。Cushing 则描述了一种通过唇下切口的全内部入路术式[58]。进一步的研究使得这些微创、内部入路术式再次细化[59]，Griffith 和 Veerapen 在 1987 年描述了经鼻入路术式[60]。1992 年，Jankowski 及其同事改进了内镜技术，使这些鼻内手术可完全在内镜下进行[61]。

内镜技术使手术视野的全景化成为可能[58]。显微技术的问题在于视野仅局限于牵开器所暴露的区域，外部显微镜的使用使曝光范围变得更深，但同时视野也变得更狭小[58]，内镜手术优势明显，特别是切除较大的肿瘤时[62]。早在 21 世纪初，内镜手术已使手术策略发生了转变，尽管不同地区之间仍有差异[63]。值得一提的是，鉴于肿瘤的大小、位置以及医生的偏好，部分病例仍有经额入路的指征，而此类患者的死亡风险也显著增加[64]。

大量的病例报告、系统性回顾及随后的荟萃分析[58,65-70]和文献[71-73]已证实了内镜治疗的安全性和有效性。对许多医疗中心来说，内镜技术已成为标准的操作。与显微技术相比，内镜技术至少不差于前者，并在术后疼痛和出院时间方面具有潜在的优势。

内镜下垂体入路存在多种变异。经由一侧鼻孔将鼻甲、鼻中隔和蝶骨顶进行不同程度的切除可以获得操作通道[58,62]。切除程度与术后鼻损伤的发病率直接相关，因此应在适当的暴露与风险之间谨慎权衡[62]。

对择期手术患者，外科医生可于术前放置腰椎脑脊液引流管。部分医生提倡使用该引流管来预防术后脑脊液漏[74]。然而对于创伤较大，特别是那些已有鞍上成分损伤的患者，为了利于暴露和改善手术条件，可能需要麻醉医生放置腰椎引流管。一种方法是将 10~20mL 的空气或生理盐水注入腰椎引流管（需严格无菌操作）[75]，这样可瞬间增加脑脊液压力，使鞍上结构下降并进入手术野[76]。轻度换气不足引起的 CO_2 分压升高和脑血管扩张也能达到类似的效果。

腰椎引流管可能发挥调节脑脊液压力、减少脑脊液漏的作用。引流管放置可在脑脊液漏发生之后，这样有助于缺损愈合期的压力调节[77]。随着用于修复大面积硬膜缺损的复杂皮瓣技术的发展，腰椎引流管并发症的发生率为 3%~5%，其作用也受到了质疑[78]。一些研究中作者已注意到鞘内荧光素在脑脊液泄漏定位中的作用[58,79]。麻醉医生可通过预先放置的腰椎引流管来注射该荧光素。Jakimovski 及其同事的一项研究显示术中荧光素检出率为 61%，这意味着术后 3% 的患者存在脑脊液漏的风险[80]。

术中导航技术的发展促进了内镜技术的进步[81]。利用高分辨率、术前横断面扫描和已知的参考点，可以计算出手术器械的位置[82]。虽然这些技术的使用在每个个案报道中有所不同，但术中导航已成为许多医疗中心此类手术的标准[83,84]。目前的共识是，该技术对二次手术的患者特别有用，因

为传统的解剖标志已不清晰[85]。导航技术可用于引导手术入路，也可用于确定脑垂体切除区域。术前使用毫米级别的扫描可以确定切除区域，有作者声称此对复发性腺瘤或微腺瘤患者有效[86]。基于导航技术在美国应用后的分析，目前认为图像引导可能有助于降低患者发生脑脊液漏的风险，缩短住院时间，并降低医疗成本[87]。

手术室内技术和设备的进步使磁共振成像（MRI）可应用于手术环境中。应将低场强扫描仪（< 0.5T）安放于传统手术室内，而安放高场强扫描仪（> 1.5T）时则需具有屏蔽技术的专用操作环境。外科医生可利用这些设备在术中对不完全切除的肿瘤进行扫描并继续切除剩余的瘤体，这将提高肿瘤完整切除率或尽可能多地切除无法完全切除的肿瘤[88]。

经蝶窦手术通常不会引起患者的明显不适。大多数疼痛可通过术后第 2 天口服止痛药得到很好的控制，并且内镜手术被认为比显微手术引起的术后疼痛更轻[70]。在大多数医疗中心术前会常规使用局部麻醉药（如可卡因或利多卡因）；但这些药物的作用时间过于短暂，对患者的术后镇痛并无帮助。根据 Pasternak 及其同事的研究，鼻内注射与外周血压增高有关（收缩压可升高 60mmHg）[89]，这可能与肾上腺素的全身吸收有关，肾上腺素具有剂量依赖效应，以 1：400 000 或 1：200 000 的比例注射后效果并不同[90]，当然这也可能与药物不良反应有关[91]。一些临床医生使用只有 α 肾上腺素能活性的药物，全身吸收后可引起高血压和心动过缓。术前应用 β 肾上腺素能阻滞剂的患者可能对用药很敏感，当给予混合性 α 肾上腺素和 β 肾上腺素能药物（如肾上腺素）时，可能导致血压极度增高和反射性心动过缓。用抗胆碱能药物治疗这种心动过缓时对心力衰竭患者可能引起急性肺水肿。术后疼痛管理方案包括使用扑热息痛（对乙酰氨基酚）、酮咯酸或麻醉性镇痛药。如前所述，阻塞性睡眠呼吸暂停患者必须小心使用麻醉性镇痛药。

围手术期类固醇的使用方法相当复杂，对于

术前垂体功能减退、促肾上腺皮质激素（ACTH）缺乏或正在接受替代治疗的患者，可使用应激剂量的类固醇[92]。对于那些术前皮质醇调节机制完整且仅接受腺瘤切除术的患者，术后最初几天清晨的皮质醇水平可用于安全地指导是否需要补充类固醇[92,93]。Inder 和 Hunt 建议对早上 8 点钟的皮质醇水平 < 3.6μg/dL 的患者进行氢化可的松替代治疗，对 < 9μg/dL 的患者进行测试并考虑临时给药，对 < 16μg/dL 的患者进行应激给药，值得注意的是，那些高于该水平的患者具有正常的垂体 – 肾上腺功能[92]。在这类患者群体中，完整的应激反应预示着垂体功能的正常维持[94]。

对于库欣病患者，术后应每 6h 测定一次皮质醇水平，术后第 2 天血清皮质醇 < 3.5μg/dL 提示外科手术的远期疗效良好[95]。血清皮质醇水平下降不明显提示可能存在肿瘤未完全切除，需要重新手术或尝试其他治疗方式[92,96]。Sughrue 及其同事的荟萃分析显示，术后皮质醇水平低于正常值的患者的复发率为 9%，而皮质醇水平正常的患者的复发率为 24%，前者的复发率明显更低[97]。术后应密切监测患者肾上腺功能不全的症状，如全身乏力、恶心、心动过速、低血压或体温过低[96]，这些症状可在术后 24~36h 出现。对于已出现症状或血清皮质醇水平 < 2μg/dL 的患者，应补充氢化可的松[5,98]。

这里所述的管理方法建立在对实验室检查快速评估的基础上有利于决定是否需要在未来几小时内进行干预[5]，垂体功能低下的患者在围手术期可能无法通过肠内途径吸收类固醇，因此需要静脉替代[96]。

由于地塞米松并不会干扰术后皮质醇的化验结果，因此一直被用于围手术期的类固醇补充。Burkhardt 及其同事在一篇综述中探讨了这一概念，他们观察到，给予患者 4mg 地塞米松后（这通常是用于预防术后恶心、呕吐的剂量），皮质醇水平并未如预期那样在应激反应后增加[99]，这可能表明术中应用地塞米松存在一定风险[99]。

常见并发症（尿崩症）

尿崩症（diabetes insipidus，DI）是常见的术后并发症，由垂体后叶分泌抗利尿激素中断或下丘脑、垂体后叶或垂体门脉系统的损伤引起。尽管存在较大差异[100-106]，但是相关综述和研究显示，该并发症的发生率为 15% 左右，其中约半数为永久性。具有较大肿瘤、需要多次手术或颅咽管瘤手术的患者以及伴有术中脑脊液漏的患者被认为是尿崩症的高危人群[100,102,106]。关于显微手术与内镜切除术之间是否存在发病率方面的差异，现有的荟萃分析显示了相互矛盾的结果[105]。

尿崩症的临床表现为多饮和多尿，24h 内尿量超过 30mL/kg 体重，尿比重 < 1.005，血清钠浓度升高或 > 145mEq/ dL 可支持诊断[107]。如果不存在上述症状，则应考虑其他诊断的可能性，如高血糖引起的多尿（血清钠正常，尿比重 > 1.005）和术后利尿（血清钠较低或正常，尿比重 > 1.005，无多饮症状）[107]。在肿瘤切除后由于组织中大量液体丢失，肢端肥大症和库欣病患者的尿量增加[105,107]。在围手术期需要密切监测血清电解质和液体出入量。如对尿崩症的发展有任何临床方面的疑问，可行尿比重和血清钠浓度测定[105]。

尿崩症可以是一过性的表现，在术后 1~2d 出现并可能持续 3~5d，也可以是永久性的（即所谓的"三相"现象，triphasic phenomena），患者首先表现为一过性的多尿，然后自愈，随后转为复发的永久性多尿[105]。这种呈现阶段性的病程改变是由于神经元在退变过程中释放出残存的血管紧张素所致。超过 85% 的下丘脑大细胞神经元死亡才会导致永久性尿崩症[105]。

短期内患者可通过足量的自主饮水维持正常的血清钠浓度，这可能足以使短暂性尿崩症患者恢复正常的垂体后叶功能。然而，大多数患者在睡觉时或其他方面受损或口渴时，无法做到自主补水，因此需要药物治疗，可通过经鼻内、静脉或口服去氨升压素治疗，但是当鼻腔填塞时，经鼻的方法并不可行[107]。这些治疗方法在剂量和治疗时间上必须因人而异[105]。如果使用去氨升压素，应严密监测血清钠水平，因为去氨升压素引起的医源性抗利尿激素分泌失调综合征（syndrome of inappropriate antidiuretic hormone secretion, SIADH）和由此引起的低钠血症可导致发病率和死亡率升高。在开始治疗时，如果患者的液体摄入量较多，应注意防止液体超负荷[105]。

患者术后也可能出现低钠血症[107]，发生率是库欣病患者的 2.8 倍；低钠血症在术后 7d 达高峰[108]。Hensen 及其同事发现，在术后的前 10d 内，8% 的患者会出现这种情况，但仅有 2% 出现症状[108]。低钠血症的形成可能与下列因素有关：前述三相病程的第 2 个阶段中过度释放的抗利尿激素（ADH）；SIADH 的发生（与疼痛、应激、感染或中枢神经系统创伤有关）；医源性因素，诸如前述去氨升压素的过度使用、低渗溶液的输注、脑性耗盐综合征（cerebral salt wasting syndrome, CSWS）的发生（罕见）等。此时评估容量状态至关重要，因为这可以鉴别脑性耗盐综合征和其他原因所致的低钠血症。管理措施包括对轻症患者进行液体限制（血清钠浓度 > 125mEq/L）、使用高渗盐水或使用在更严重情况下导致游离水损失的抗利尿激素受体拮抗剂[107]。低血容量患者应避免使用抗利尿激素受体拮抗剂[107]，并且需要通过持续电解质检测来指导给药。在所有病例中，24h内血清钠浓度升高不能超过 12mEq/L[107]。

无论术中或术后，硬脑膜被破坏和脑脊液漏都表现为脑脊液鼻漏。在文献中，脑脊液漏的发生率约为 15%，尽管这一数值的差异很大[77,109]。处理术中确认的脑脊液漏时可取腹部脂肪作为移植物并将其放置于漏口处。另外，较新的技术包括使用鼻内皮瓣或注射凝胶材料来封闭缺损[110,111]。术后脑脊液漏可通过腰椎引流（LD）或二次内镜探查手术治疗，很少需要经颅修复[77]。

鉴于手术的性质，手术部位会存在持续的骨缺损。目前还不清楚缺损部位的问题会持续多久，有病例报道在术后 25d 内不慎将鼻胃管置入颅内，应引起注意[112,113]，因此在围手术期应谨慎选择经鼻正压通气。

在 Flynn 和 Nemergut 的病例报道中，经蝶窦手术后患者在麻醉后恢复室（PACU）的呕吐风险为 7.5%，已知的术中脑脊液漏、使用脂肪移植物（用于脑脊液漏的修补）、使用蛛网膜下腔导管或切除颅咽管瘤都增加了患者发生术后恶心呕吐（PONV）的风险[114]。奇怪的是，预防性使用昂丹司琼或氟哌啶醇并未降低呕吐风险，但确实降低了恶心的风险。对于术中流入胃内的血液可考虑在手术结束时使用胃管将积血排出。此外，术后恶心、呕吐可能是肾上腺功能不全的表现，必须予以排除[34]。

突眼是库欣病的一种常见临床表现[115]。术中应注意保护眼睛，因为这些患者的眼睑可能闭合不完全，很容易引起角膜暴露或擦伤。

经鼻内镜蝶窦手术后，患者可能会出现嗅觉的显著改变。虽然可能与皮瓣的形成有关，但在 Rotenberg 及其同事的一项研究中发现，所有患者术后都存在嗅觉的变化[116]。通过对这些患者行定量测试，发现其嗅觉测量值下降达 16%[116]，这对患者日后的生活质量有很大影响。

总　结

垂体切除患者的治疗方法相当复杂，需对肿瘤位置、大小和功能，拟行手术的方案，以及各种潜在的终末器官功能障碍进行详细的评估。在对神经科患者进行麻醉时经常遇到这类肿瘤，对这类患者围手术期需要考虑到许多复杂的方面。

（吴志新　王秋云　译，张久祥　杨谦梓　审校）

参考文献

[1] Gittleman H, Ostrom QT, Farah PD, et al. Descriptive epidemiology of pituitary tumors in the United States, 2004–2009. Journal of Neurosurgery, 2014, 121(3):527–535.

[2] Bergland RM, Page RB. Pituitary-brain vascular relations: A new paradigm. Science, 1979, 204(4388): 18–24.

[3] Orija IB, Weil RJ, Hamrahian AH. Pituitary incidentaloma. Best Practice & Research Clinical Endocrinology & Metabolism, 2012, 26(1):47–68.

[4] Hall WA, Luciano MG, Doppman JL, et al. Pituitary magnetic resonance imaging in normal human volunteers: Occult adenomas in the general population. Annals of Internal Medicine, 1994, 120(10):817–820.

[5] Nemergut EC, Dumont AS, Barry UT, et al. Perioperative management of patients undergoing transsphenoidal pituitary surgery. Anesthesia & Analgesia, 2005, 101(4): 1170–1181.

[6] Kirby S, Purdy RA. Headaches and brain tumors. Neurology Clinics, 2014, 32(2):423–432.

[7] Cittadini E, Matharu MS. Symptomatic trigeminal autonomic cephalalgias. Neurologist, 2009, 15(6):305–312.

[8] Rajasekaran S, Vanderpump M, Baldeweg S, et al. UK guidelines for the management of pituitary apoplexy. Clinical Endocrinology (Oxford), 2010, 74(1):9–20.

[9] Singh TD, Valizadeh N, Meyer FB, et al. Management and outcomes of pituitary apoplexy. Journal of Neurosurgery, 2015, 122(6):1450–1457.

[10] Nemergut EC, Zuo Z. Airway management in patients with pituitary disease: a review of 746 patients. Journal of Neurosurgical Anesthesiology, 2006, 18(1):73–77.

[11] Wang F, Zhou T, Wei S, et al. Endoscopic endonasal transsphenoidal surgery of 1,166 pituitary adenomas. Surgical Endoscopy, 2015, 29(6):1270–12 80.

[12] Melmed S. Pathogenesis of pituitary tumors. Nature Reviews Endocrinology, 2011, 7(5):257–266.

[13] Mann WA. Treatment for prolactinomas and hyperprolactinaemia: a lifetime approach. European Journal of Clinical Investigation, 2011, 41(3):334–342.

[14] Pinzone JJ, Katznelson L, Danila DC, et al. Primary medical therapy of micro- and macroprolactinomas in men. J Clin Endocrinol Metab, 2000, 85(9):3053–3057.

[15] Melmed S, Kleinberg D, Ho K. Pituitary Physiology and Diagnostic Evaluation//Melmed S, Polonsky KS, Larsen PR,et al.Williams Textbook of Endocrinology. 12th. Philadelphia: Elsevier, 2011:175–228.

[16] Colao A, Sarno AD, Cappabianca P, et al. Gender differences in the prevalence, clinical features and response to cabergoline in hyperprolactinemia. European Journal of Endocrinology, 2003, 148(3):325–331.

[17] Melmed S, Kleinberg D. Pituitary Masses and Tumors. In Melmed S, Polonsky KS, Larsen PR, Kronenberg HM.Williams Textbook of Endocrinology. 12th ed. Philadelphia: Elsevier, 2011:229–290.

[18] Colao A, Cuocolo A, Marzullo P, et al. Impact of patient's age and disease duration on cardiac performance in acromegaly: A radionuclide angiography study. Journal of Clinical Endocrinology and Metabolism, 1999, 84(5):1518–1523.

[19] Dekkers OM, Biermasz NR, Pereira AM, et al. Mortality in acromegaly: A metaanalysis. Journal of Clinical Endocrinology and Metabolism, 2008, 93(1): 61–67.

[20] Stewart PM, Krone NP. The Adrenal Cortex// Melmed S, Polonsky KS, Larsen PR,et al.Williams Textbook of Endocrinology. 12th ed. Philadelphia: Elsevier, 2011:479–544.

[21] Sivakumar K, Sheinart K, Lidov M, et al. Symptomatic spinal epidural lipomatosis in a patient with Cushing's disease. Neurology, 1995, 45(12):2281–2283.

[22] Lindsay JR, Nansel T, Baid S, et al. Longterm impaired quality of life in Cushing's syndrome despite initial improvement after surgical remission. Journal of Clinical Endocrinology and Metabolism, 2006, 91(2):447–453.

[23] Miller BA, Ioachimescu AG, Oyesiku NM. Contemporary indications for transsphenoidal pituitary surgery. World Neurosurgery, 2014, 82(6 Suppl):S147–151.

[24] Pereira O, Bevan JS. Preoperative assessment for pituitary surgery. Pituitary, 2008, 11(4):347–351.

[25] Dunn LK, Nemergut EC. Anesthesia for transsphenoidal pituitary surgery. Current Opinion in Anaesthesiology, 2013, 26(5):549–554.

[26] McLaughlin N, Laws ER, Oyesiku NM, et al. Pituitary centers of excellence. Neurosurgery, 2012, 71(5):916–924, discussion 924–926.

[27] Fleseriu M, Delashaw JB, Cook DM. Acromegaly: A review of current medical therapy and new drugs on the horizon. Neurosurgical Focus, 2010, 29(4):E15.

[28] Feelders RA, Hofland LJ. Medical treatment of Cushing's disease. Journal of Clinical Endocrinology and Metabolism, 2013, 98(2):425–438.

[29] Hasegawa T, Shintai K, Kato T, et al. Stereotactic radiosurgery as the initial treatment for patients with nonfunctioning pituitary adenomas. World Neurosurgery, 2015, 83(6):1173–1179.

[30] Ntali G, Karavitaki N. Efficacy and complications of pituitary irradiation. Endocrinology and Metabolism Clinics of North America, 2015, 44(1):117–126.

[31] Piper JG, Dirks BA, Traynelis VC, et al. Perioperative management and surgical outcome of the acromegalic patient with sleep apnea. Neurosurgery, 1995, 36(1):70–74, discussion, 74–75.

[32] Shipley JE, Schteingart DE, Tandon R, et al. Sleep architecture and sleep apnea in patients with Cushing's disease. Sleep, 1992, 15(6):514–518.

[33] Fatti LM, Scacchi M, Pincelli AI, et al. Prevalence and pathogenesis of sleep apnea and lung disease in acromegaly. Pituitary, 2001, 4(4):259–262.

[34] Kopelovich JC, la Garza de GO, Greenlee JDW, et al. Pneumocephalus with BiPAP use after transsphenoidal surgery. Journal of Clinical Anesthesia, 2012, 24(5):415–418.

[35] Messick JM, Laws ER, Abboud CF. Anesthesia for transsphenoidal surgery of the hypophyseal region. Anesthesia & Analgesia, 1978, 57(2):206–215.

[36] Aziz M. Airway management in neuroanesthesiology. Anesthesiology Clinics, 2012, 30(2):229–240.

[37] Schmitt H, Buchfelder M, Radespiel- Tröger M, et al. Difficult intubation in acromegalic patients: Incidence and predictability. Anesthesiology, 2000, 93(1):110–114.

[38] Bindra A, Prabhakar H, Bithal PK, et al. Predicting difficult laryngoscopy in acromegalic patients undergoing surgery for excision of pituitary tumors: A comparison of extended Mallampati score with modified Mallampati classification. Journal of Anaesthesiology and Clinical Pharmacology, 2013, 29(2):187–190.

[39] Sharma D, Prabhakar H, Bithal PK, et al. Predicting difficult laryngoscopy in acromegaly: A comparison of upper lip bite test with modified Mallampati classification. Journal of Neurosurgery and Anesthesiology, 2010, 22(2):138–143.

[40] Friedel ME, Johnston DR, Singhal S, et al. Airway management and perioperative concerns in acromegaly patients undergoing endoscopic transsphenoidal surgery for pituitary tumors. Otolaryngology-Head and Neck Surgery, 2013, 149(6):840–844.

[41] Gemma M, Tommasino C, Cozzi S, et al. Remifentanil provides hemodynamic stability and faster awakening time in transsphenoidal surgery. Anesthesia & Analgesia, 2002, 94(1):163–168.

[42] Cafiero T, Esposito F, Fraioli G, et al. Remifentanil-TCI and propofol-TCI for conscious sedation during fibreoptic intubation in the acromegalic patient. European Journal of Anaesthesiology, 2008, 25(8):670–674. doi:10.1017/ S0265021508004195.

[43] Ali Z, Prabhakar H, Bithal PK, et al. Bispectral index- guided administration of anesthesia for transsphenoidal resection of pituitary tumors: a comparison of 3 anesthetic techniques. Journal of Neurosurgical Anesthesiology, 2009, 21(1):10–15. doi:10.1097/ ANA.0b013e3181855732.

[44] Campkin TV. Radial artery cannulation. Potential hazard in patients with acromegaly. Anaesthesia, 1980, 35(10):1008–1009.

[45] Tagliafico A, Resmini E, Nizzo R, et al. The pathology of the ulnar nerve in acromegaly. European Journal of Endocrinology, 2008, 159(4):369–373. doi:10.1530/ EJE-08-0327.

[46] Tagliafico A, Resmini E, Ferone D, et al. Musculoskeletal complications of acromegaly: what radiologists should know about early manifestations. La radiologia medica, 2011, 116(5):781–792. doi:10.1007/ s11547-011-0671-z.

[47] Newfield P, Albin MS, Chestnut JS, et al. Air embolism during trans-sphenoidal pituitary operations. Neurosurgery, 1978, 2(1):39–42.

[48] Arora R, Chablani D, Rath GP, et al. Pulmonary oedema following venous air embolism during transsphenoidal pituitary surgery. Acta Neurochirurgica (Wien), 2007, 149(11):1177–1178. doi:10.1007/ s00701-007-1286-y.

[49] Krings JG, Kallogjeri D, Wineland A, et al. Complications following primary and revision transsphenoidal surgeries for pituitary tumors. Laryngoscope, 2015, 125(2):311–317. doi:10.1002/ lary.24892.

[50] Berker M, Aghayev K, Saatci I, et al. Overview of vascular complications of pituitary surgery with special emphasis on unexpected abnormality. Pituitary, 2010, 13(2):160–167. doi:10.1007/ s11102-009-0198-7.

[51] Cavallo LM, Briganti F, Cappabianca P, et al. Hemorrhagic vascular complications of endoscopic transsphenoidal surgery. Minimally Invasive Neurosurgery, 2004, 47(3):145–150. doi:10.1055/s-2004-818489.

[52] Fukushima T, Maroon JC. Repair of carotid artery perforations during transsphenoidal surgery. Surgical Neurology, 1998, 50(2):174–177.

[53] Raymond J, Hardy J, Czepko R, et al. Arterial injuries in transsphenoidal surgery for pituitary adenoma, the role of angiography and endovascular treatment. American Journal of Neuroradiology, 1997, 18(4):655–665.

[54] Morken MH, Cappelen J, Kvistad KA, et al. Acute endovascular repair of iatrogenic right internal carotid arterial laceration. Acta Radiologica Short Reports, 2013, 2(5):2047981613496088. doi:10.1177/ 2047981613496088

[55] Nishioka H, Ohno S, Ikeda Y, et al. Delayed massive epistaxis following endonasal transsphenoidal surgery. Acta Neurochirurgica (Wien), 2007, 149(5):523–526,discussion, 526–527. doi:10.1007/ s00701- 007- 1134-0.

[56] Cockroft KM, Carew JF, Trost D, et al. Delayed epistaxis resulting from external carotid artery injury requiring embolization: A rare complication of transsphenoidal surgery: case report. Neurosurgery, 2000, 47(1):236–239.

[57] Horsley V. Remarks on ten consecutive cases of operations upon the brain and cranial cavity to illustrate the details and safety of the method employed. British Medical Journal, 1887, 1(1373):863–865.

[58] Schaberg MR, Anand VK, Schwartz TH, et al. Microscopic versus endoscopic transnasal pituitary surgery. Current Opinion in Otolaryngology & Head and Neck Surgery, 2010, 18(1):8–14. doi:10.1097/ MOO.0b013e328334db5b.

[59] Fatemi N, Dusick JR, de Paiva Neto MA, et

al. The endonasal microscopic approach for pituitary adenomas and other parasellar tumors: A 10- year experience. Neurosurgery, 2008, 63(4Suppl2):244–256, discussion 256. doi:10.1227/ 01. NEU.0000327025. 03975. BA.

[60] Griffith HB, Veerapen R. A direct transnasal approach to the sphenoid sinus. Technical note. Journal of Neurosurgery, 1987, 66(1):140–142. doi:10.3171/ jns.1987.66.1.0140 .

[61] Jankowski R, Auque J, Simon C, et al. Endoscopic pituitary tumor surgery. Laryngoscope, 1992, 102(2):198–202. doi:10.1288/ 00005537-199202000-00016.

[62] Dallapiazza RF, Jane JA. Outcomes of endoscopic transsphenoidal pituitary surgery. Endocrinology and Metabolism Clinics of North America, 2015, 44(1):105–115. doi:10.1016/ j.ecl.2014.10.010.

[63] Svider PF, Keeley BR, Husain Q, et al. Regional disparities and practice patterns in surgical approaches to pituitary tumors in the United States. International Forum of Allergy & Rhinology, 2013, 3(12):1007–1012. doi:10.1002/ alr.21216.

[64] Villwock JA, Villwock MR, Goyal P, et al. Current trends in surgical approach and outcomes following pituitary tumor resection. Laryngoscope, 2015, 125(6):1307–1312. doi:10.1002/lary.25120.

[65] Laws ER, Barkhoudarian G. The transition from microscopic to endoscopic transsphenoidal surgery: The experience at Brigham and Women's Hospital. World Neurosurgery, 2014, 82(6 Suppl):S152–154. doi:10.1016/ j.wneu.2014.07.035.

[66] Ammirati M, Wei L, Ciric I. Short-term outcome of endoscopic versus microscopic pituitary adenoma surgery: A systematic review and meta-analysis. Journal of Neurology, Neurosurgery and Psychiatry, 2013, 84(8):843–849. doi:10.1136/ jnnp-2012-303194.

[67] Sheikh AB, Mendelson ZS, Liu JK. Endoscopic versus microsurgicalresection of colloid cysts: A systematic review and meta-analysis of 1,278 patients. World Neurosurgery, 2014, 82(6):1187–1197. doi:10.1016/ j.wneu.2014.06.024.

[68] Dorward NL. Endocrine outcomes in endoscopic pituitary surgery: a literature review. Acta Neurochirurgica (Wien), 2010, 152(8):1275–1279. doi:10.1007/ s00701-010-0649-y.

[69] Goudakos JK, Markou KD, Georgalas C. Endoscopic versus microscopic trans- sphenoidal pituitary surgery: A systematic review and meta- analysis. Clinical Otolaryngology, 2011, 36(3):212–220. doi:10.1111/ j.1749- 4486.2011.02331.x.

[70] Rotenberg B, Tam S, Ryu WHA, et al. Microscopic versus endoscopic pituitary surgery: A systematic review. Laryngoscope, 2010, 120(7):1292–1297. doi:10.1002/ lary.20949.

[71] Mortini P. Cons: Endoscopic endonasal transsphenoidal pituitary surgery is not superior to microscopic transsphenoidal surgery for pituitary adenomas. Endocrine, 2014, 47(2):415–420. doi:10.1007/ s12020-014-0365-0.

[72] Mamelak AN. Pro: Endoscopic endonasal transsphenoidal pituitary surgery is superior to microscope-based transsphenoidal surgery. Endocrine, 2014, 47(2):409–414. doi:10.1007/ s12020-014-0294- y.

[73] Oldfield EH, Jane JA. Endoscopic versus microscopic pituitary surgery. Journal of Neurology, Neurosurgery and Psychiatry, 2013, 84(8):827. doi:10.1136/jnnp-2012-304583.

[74] Mehta GU, Oldfield EH. Prevention of intraoperative cerebrospinal fluid leaks by lumbar cerebrospinal fluid drainage during surgery for pituitary macroadenomas. Journal of Neurosurgery, 2012, 116(6):1299–1303. doi:10.3171/ 2012.3.JNS112160.

[75] Aghamohamadi D, Ahmadvand A, Salehpour F, et al. Effectiveness of lumbar drain versus hyperventilation to facilitate transsphenoidal pituitary (suprasellar) adenoma resection. Anesthesiology and Pain Medicine, 2013, 2(4):159–163. doi:10.5812/aapm. 6510.

[76] Smith M, Hirsch NP. Pituitary disease and anaesthesia. British Journal of Anaesthesia, 2000, 85(1):3–14.

[77] Kassam AB, Prevedello DM, Carrau RL, et al. Endoscopic endonasal skull base surgery: analysis of complications in the authors' initial 800 patients. Journal of Neurosurgery, 2011, 114(6):1544–1568. doi:10.3171/2010.10.JNS09406.

[78] Stokken J, Recinos PF, Woodard T, et al. The utility of lumbar drains in modern endoscopic skull base surgery. Current Opinion in Otolaryngology & Head and Neck Surgery, 2015, 23(1):78–82. doi:10]1097/ MOO.0000000000000119.

[79] Seth R, Rajasekaran K, Benninger MS, et al. The utility of intrathecal fluorescein in cerebrospinal fluid leak repair. Otolaryngology–Head and Neck Surgery, 2010, 143(5):626–632. doi:10.1016/j.otohns. 2010.07.011.

[80] Jakimovski D, Bonci G, Attia M, et al. Incidence and significance of intraoperative cerebrospinal fluid leak in endoscopic pituitary surgery using intrathecal fluorescein. World Neurosurgery, 2014, 82(3- 4):e513–523. doi:10.1016/ j.wneu.2013.06.005.

[81] Lee SC, Senior BA. Endoscopic skull base surgery. Clinical & Experimental Otorhinolaryngology, 2008, 1(2):53–62. doi:10.3342/ceo.2008.1.2.53.

[82] Gong J, Mohr G, Vézina JL. Experimental image-guided endoscopic pituitary surgery: a useful learning model. Journal of Clinical Neuroscience, 2007, 14(8):758–763. doi:10.1016/ j.jocn.2006.07.004.

[83] Rosseau GL. The evolution of image guidance

in transsphenoidal pituitary surgery. World Neurosurgery, 2013, 79(2):249–250. doi:10]1016/j.wneu.2012.12.026.

[84] de Lara D, Ditzel Filho LFS, Prevedello DM, et al. Application of image guidance in pituitary surgery. Surgical Neurology International, 2012,3(Suppl 2):S73–78. doi:10.4103/2152-7806.95418.

[85] Furtado SV, Thakar S, Hegde AS. The use of image guidance in avoiding vascular injury during transsphenoidal access and decompression of recurrent pituitary adenomas. Journal of Craniomaxillofacial Surgery, 2012, 40(8):680–684. doi:10.1016/j.jcms.2011.12.002.

[86] Thomale U-W, Stover JF, Unterberg AW. The use of neuronavigation in transnasal transsphenoidal pituitary surgery. Zentralblatt Fur Neurochirurgie, 2005, 66(3):126–132, discussion, 132. doi:10.1055/s-2005-836602.

[87] Chung TK, Riley KO, Woodworth BA. The use of image-guidance during transsphenoidal pituitary surgery in the United States. American Journal of Rhinology & Allergy, 2015, 29(3):215–220. doi:10.2500/ajra.2015.29.4166.

[88] Buchfelder M, Schlaffer SM. Intraoperative magnetic resonance imaging during surgery for pituitary adenomas: pros and cons. Endocrine, 2012, 42(3):483–495. doi:10.1007/s12020-012-9752-6.

[89] Pasternak JJ, Atkinson JLD, Kasperbauer JL, et al. Hemodynamic responses to epinephrine-containing local anesthetic injection and to emergence from general anesthesia in transsphenoidal hypophysectomy patients. Journal of Neurosurgical Anesthesiology, 2004, 16(3):189–195.

[90] Bhatia N, Ghai B, Mangal K, et al. Effect of intramucosal infiltration of different concentrations of adrenaline on hemodynamics during transsphenoidal surgery. Journal of Anaesthesiology and Clinical Pharmacology, 2014, 30(4):520–525. doi:10.4103/0970-9185.142848.

[91] Chelliah YR, Manninen PH. Hazards of epinephrine in transsphenoidal pituitary surgery. Journal of Neurosurgical Anesthesiology, 2002, 14(1):43–46.

[92] Inder WJ, Hunt PJ. Glucocorticoid replacement in pituitary surgery: Guidelines for perioperative assessment and management. The Journal of Clinical Endocrinology and Metabolism, 2002, 87(6):2745–2750. doi:10.1210/ jcem.87.6.8547.

[93] McLaughlin N, Cohan P, Barnett P, et al. Early morning cortisol levels as predictors of short- term and long- term adrenal function after endonasal transsphenoidal surgery for pituitary adenomas and Rathke's cleft cysts. World Neurosurgery, 2013, 80(5):569–575. doi:10.1016/ j.wneu.2012.07.034.

[94] Zada G, Tirosh A, Huang AP, et al. The postoperative cortisol stress response following transsphenoidal pituitary surgery: A potential screening method for assessing preserved pituitary function. Pituitary, 2013, 16(3):319–325. doi:10.1007/s11102-012-0423-7.

[95] Costenaro F, Rodrigues TC, Rollin GAF, et al. Evaluation of Cushing's disease remission after transsphenoidal surgery based on early serum cortisol dynamics. Clinical Endocrinology (Oxford), 2014, 80(3):411–418. doi:10.1111/cen.12300.

[96] Jane JA, Thapar K, Kaptain GJ, et al. Pituitary surgery: Transsphenoidal approach. Neurosurgery, 2002, 51(2):435–442, discussion, 442–444.

[97] Sughrue ME, Shah JK, Devin JK, et al. Utility of the immediate postoperative cortisol concentrations in patients with Cushing's disease. Neurosurgery, 2010, 67(3):688–695, discussion,695.doi:10.1227/01.NEU.0000374722.50042.FF.

[98] Ayala A, Manzano AJ. Detection of recurrent Cushing's disease: proposal for standardized patient monitoring following transsphenoidal surgery. Journal of Neurooncology, 2014, 119(2):235–242. doi:10]1007/ s11060-014-1508-0.

[99] Burkhardt T, Rotermund R, Schmidt N-O, et al. Dexamethasone PONV prophylaxis alters the hypothalamicpituitary-adrenal axis after transsphenoidal pituitary surgery. Journal of Neurosurgical Anesthesiology, 2014,26(3):216–219. doi:10.1097/ANA.0000000000000007 .

[100] Jahangiri A, Wagner J, Han SW, et al. Morbidity of repeat transsphenoidal surgery assessed in more than 1000 operations. Journal of Neurosurgery, 2014, 121(1):67–74. doi:10.3171/2014.3.JNS131532.

[101] Ciric I, Ragin A, Baumgartner C, et al. Complications of transsphenoidal surgery: Results of a national survey, review of the literature, and personal experience. Neurosurgery, 1997, 40(2):225–236, discussion, 236–237.

[102] Schreckinger M, Walker B, Knepper J, et al. Post-operative diabetes insipidus after endoscopic transsphenoidal surgery. Pituitary, 2013, 16(4):445–451. doi:10.1007/ s11102-012-0453-1.

[103] Sheehan JM, Sheehan JP, Douds GL, et al. DDAVP use in patients undergoing transsphenoidal surgery for pituitary adenomas. Acta Neurochirurgica (Wien), 2006, 148(3):287–291, discussion, 291. doi:10.1007/s00701-005-0686-0.

[104] Adams JR, Blevins LS, Allen GS, et al. Disorders of water metabolism following transsphenoidal pituitary surgery: A single institution's experience. Pituitary, 2006, 9(2):93–99. doi:10.1007/s11102-006-9276-2.

[105] Schreckinger M, Szerlip N, Mittal S. Diabetes insipidus following resection of pituitary tumors. Clinical Neurology and Neurosurgery, 2013, 115(2):121–126. doi:10]1016/ j.clineuro.2012.08.009.

[106] Nemergut EC, Zuo Z, Jane JA, et al. Predictors of diabetes insipidus after transsphenoidal surgery: A review of 881 patients. Journal of Neurosurgery, 2005, 103(3):448–454. doi:10.3171/jns.2005.103.3.0448.

[107] Devin JK. Hypopituitarism and central diabetes insipidus: Perioperative diagnosis and management. Neurosurgery Clinics of North America, 2012, 23(4):679–689. doi:10.1016/j.nec.2012.06.001.

[108] Hensen J, Henig A, Fahlbusch R, et al. Prevalence, predictors and patterns of postoperative polyuria and hyponatraemia in the immediate course after transsphenoidal surgery for pituitary adenomas. Clinical Endocrinology (Oxford), 1999, 50(4):431–439.

[109] Tabaee A, Anand VK, Barrón Y, et al. Endoscopic pituitary surgery: A systematic review and metaanalysis. Journal of Neurosurgery, 2009,111(3):545–554. doi:10.3171/2007.12.17635.

[110] Rivera-Serrano CM, Snyderman CH, Gardner P, et al. Nasoseptal 'rescue' flap: A novel modification of the nasoseptal flap technique for pituitary surgery. Laryngoscope, 2011, 121(5):990–993. doi:10.1002/lary.21419.

[111] Burkett CJ, Patel S, Tabor MH, et al. Polyethylene glycol (PEG) hydrogel dural sealant and collagen dural graft matrix in transsphenoidal pituitary surgery for prevention of postoperative cerebrospinal fluid leaks. Journal of Clinical Neuroscience, 2011, 18(11):1513–1517. doi:10.1016/j.jocn.2011.04.005.

[112] Paul M, Dueck M, Kampe S, et al. Intracranial placement of a nasotracheal tube after transnasal trans- sphenoidal surgery. British Journal of Anaesthesia, 2003, 91(4):601–604. doi:10.1093/bja/aeg203.

[113] Owens BM, Walker J, Silkey B. Intracranial violation by nasotracheal suction catheter in a patient with a history of transsphenoidal surgery. A & A Case Reports, 2014, 3(7):91–93. doi:10.1213/XAA.0000000000000071.

[114] Flynn BC, Nemergut EC. Postoperative nausea and vomiting and pain after transsphenoidal surgery: A review of 877 patients. Anesthesia & Analgesia, 2006, 103(1):162–167, table of contents. doi:10.1213/01.ane.0000221185.08155.80 .

[115] Kelly W. Exophthalmos in Cushing's syndrome. Clinical Endocrinology (Oxford), 1996, 45(2):167–170.

[116] Rotenberg BW, Saunders S, Duggal N. Olfactory outcomes after endoscopic transsphenoidal pituitary surgery. Laryngoscope, 2011, 121(8):1611–1613. doi:10.1002/ lary.21890.

第 18 章

脑积水及相关手术

Paola Hurtado, Neus Fàbregas

引　言

关于脑积水（hydrocephalus，HD）的发生机制和治疗方法，有学者已经在不同领域进行了广泛的研究。为了解决这个长期困扰业界的问题，我们举办了一系列国际脑积水研讨会，目的是更好地了解脑积水的病理机制并制定国际指南。Marmarou 教授在这一方面取得了令人瞩目的成绩，他主要致力于颅内压动力学和脑积水的研究。Marmarou 定义了压力容积指数（pressure volume index，PVI），该指数表示使颅内压升高 10 倍时颅腔所需增加的体积，PVI 使得我们对各类型脑积水的理解有所提高 [1]。在这一系列工作的引导下，业界最终制定了《常压脑积水诊断和治疗指南（2005 年）》[2]。

多方面的进展使脑积水的诊断和治疗进入了"新纪元"：

（1）磁共振（MRI）等技术的发展使我们可以看到脑积水和大脑化学环境变化对大脑结构的实际影响。

（2）微创神经外科技术和神经内镜设备的进步使成千上万的患者通过内镜下第三脑室造瘘术（endoscopic third ventriculostomy，ETV）控制病情，从而避免了接受永久性脑室 – 腹腔分流（ventriculo-peritoneal shunt，VPS）手术。

（3）改良的分流阀设计减少了故障的发生频率，患者无须频繁进入手术室通过手术对分流装置进行调整。

本章旨在对神经外科麻醉、脑积水的诊断和手术方法以及脑脊液（CSF）的生理和病理机制进行总结。

脑脊液的生理

产生、回流和循环

成人的脑脊液容量约为 150mL，其中 125mL 分布于脑和脊髓蛛网膜下腔，25mL 分布于脑室。脉络丛上皮每 24h 分泌 500~600mL 脑脊液，同时有 330~380mL 回流入静脉。传统上认为脑脊液在侧脑室内形成，主要由脉络丛分泌产生。脑脊液以 0.4mL/（min·g）的恒定速率产生（类似于肾近曲小管和胰管细胞），然后进入第三脑室和第四脑室，流经基底池和小脑幕，最后通过第四脑室的正中孔（Luschka 孔）和外侧孔（Magendie 孔）进入蛛网膜下腔。脑脊液主要由蛛网膜绒毛吸收后进入矢状窦和颈内静脉系统，也可通过脑神经和脊神经旁鞘回流入淋巴系统，还可通过血管周围间隙（Virchow-Robin 腔）回流入组织间液。吸收率取决于蛛网膜下腔和静脉系统之间的压力梯度，脑脊液容量每天更换 3~4 次 [3]。

膜转运体是维持脑内水平衡和脑脊液稳态的关键分子。水通道蛋白（aquaporins，AQPs）是一种膜蛋白，可促进水在血液和脑脊液之间扩散，在胚胎发育期的脉络丛上皮细胞中即有表达，并在整个生命过程中得以保留。水通道蛋白 –1（aquaporin-1，AQP1）主要位于脉络丛上皮，在脑脊液的产生中发挥积极作用。AQP1 主要表达于脉络丛上皮细胞的脑室侧膜，而血脑屏障（BBB）的内皮细胞则无 AQP1 表达。AQP1 在脑积水患者中表达下调，在脉络丛肿瘤患者中表达上调。因此，通过调节 AQP1，机体能够对水从血液进入脑室的转运进行选择性地调控。

水通道蛋白 –4（aquaporin-4，AQP4）表达于

血脑屏障的星形胶质细胞的室管膜、胶质界膜和血管周围足突，促进水在这些组织界面间的转运。动物研究和少量人体样本的观察结果显示，脑积水发生时，AQP4适应性上调，可减少脑脊液的产生，并促进水肿消除，发挥保护作用。理解AQP1和AQP4介导的脑脊液在脑屏障系统间转运的机制，对我们了解脑积水的病理生理学和针对此类蛋白开发相关药物具有重要意义[4-6]。

中枢神经系统（CNS）中毛细血管网的渗透压变化是调节脑组织间液和脑脊液容量的关键，持续受到脑内液体波动的影响。脑脊液容量变化的病理生理影响需从血流动力学（脉络丛的血流和搏动）、流体力学（脉络膜低分泌和高分泌）和神经内分泌因素（如利钠肽、精氨酸升压素和碱性成纤维细胞生长因子的协同调节）等多方面进行评估。

脑脊液循环受到越来越多的关注，包括脑脊液如何影响脑代谢和血流动力学，室下区神经干细胞增殖，以及中枢神经系统的分解代谢和异常肽的清除[7]。有学者根据分子和细胞生物学、神经影像学研究成果提出了新的思路，认为脑脊液循环不仅包括定向流动，还包括血液、脑组织间液和脑脊液之间持续的双向液体交换的脉冲性运动。

在整个心脏周期中，脑血流和脑脊液循环之间的机械耦合非常重要。脑血容量的变化可引起脑脊液在颅脊柱轴（craniospinal axis）内的双向振荡运动。相位对比（phase-contrast）MRI技术提供了一种无创、快速的脑脊液流体动力学评价方法。这种技术采用心电门控，在评估脑脊液流体动力学方面极为敏感，并且比传统MRI检查更为准确。MRI对特定方向的速度变化敏感，同时剔除了来自静止质子和其他方向的运动信号。然而，在健康志愿者中测量到的脑脊液流速和流量值存在高度的个体差异，因此脑脊液流体动力学分析的临床应用受到一定限制[8]。

组成和功能

脑内的毛细血管（BBB）也产生大量的液体，并受到Starling机制的调节。在正常情况下，

20%的脑脊液来自脑组织间液（interstitial fluid, ISF）。组织间液的总体积是脑脊液的两倍，化学成分类似。脑脊液最显著的特征是蛋白浓度较低，相当于血浆蛋白浓度的0.4%[9]。大部分离子通过脉络丛上皮的跨细胞途径从血液转运到脑脊液。中枢神经系统的组织间液和脑脊液之间存在物质交换，由于其单向脉冲式流动和重吸收机制，脑脊液被认为是清除中枢神经系统代谢产物的"水槽（sink）"。尽管水是组织间液和脑脊液的主要成分，但由于其在微血管壁上不断进行快速的周转，水在中枢神经系统的分布非常有限。需要注意的是，微循环/微血管假说涉及所有颅内和椎管腔内液体（血浆、细胞内液、细胞外液和脑脊液）的生理机制[10,11]。

血管周围的脑脊液从蛛网膜下腔进入Virchow-Robin间隙，既提供了清除脑内代谢废物的引流途径，又提供了全身免疫系统与大脑相互作用的场所。蛛网膜下腔、脑组织和脑室之间的脑脊液循环促进了组织间液的交换，有利于营养和代谢产物的排泄[12,13]，担负着脑内神经递质和其他代谢产物的运输任务。脑脊液除了通过多种途径（嗅叶和脊髓蛛网膜集流）再吸收外，在脑脊液压力升高和液体潴留明显时，还可通过毛细血管壁（AQP4）和蛛网膜绒毛清除多余的液体[7]。

脑脊液的另一个主要功能是为大脑提供缓冲，减轻来自颅内和颅外撞击压力的影响，保护大脑免受机械性损伤。

脑积水

定义和病因

脑积水是指脑脊液体积增加并伴随脑室或蛛网膜下腔扩张。脑积水的病因十分复杂，与多种病理生理机制相关。当静脉压高于颅内压时，脑脊液的吸收停止。脑室或蛛网膜下腔存在出血或粘连时，脑脊液通过蛛网膜颗粒外流的阻力增加。

脑积水的分型极为复杂，根据发病年龄可分为婴儿型、青少年型或成人型；根据脑脊液力是否升高分为高压型或常压型；根据脑室与蛛网膜

下腔之间是否梗阻分为交通型和非交通型；还可根据症状进展情况分为活动型或停滞型[14]。

先天性脑积水可由中枢神经系统畸形、感染、脑室内出血、遗传缺陷、创伤和过敏原等引起。根据致病机制的不同，将其分为梗阻性和吸收性两类。

婴儿期颅缝闭合前发生的脑积水如果不进行治疗，通常会导致头部明显增大，一般不直接损伤脑组织。颅骨扩张可使颅内压升高部分缓解。如果脑积水发生急剧或发生在颅缝闭合后，颅腔容积无法扩大，会使颅内压显著升高，脑组织快速发生损伤。

儿童脑积水几乎都与颅内压升高有关，其病因多是脑脊液循环的梗阻性障碍。例如，巨大鞍上肿物可导致脑脊液循环受阻，并引起侧脑室扩张。

在老年人和阿尔茨海默病患者中，脑室容积的持续扩大会使脑脊液更新速度下降，从而使脑脊液清除中枢神经系统有害代谢产物（如淀粉样蛋白）的功能发生障碍。

在过去十年中，被人们最为广泛接受的脑积水发生机制是 Greitz 的高动力循环理论，其将脑积水分为急性和慢性两大类。急性脑积水或非交通型脑积水是由脑室内脑脊液循环梗阻引起的。例如，大约 30% 的蛛网膜下腔出血患者在动脉瘤破裂后前 3 天内出现急性梗阻性脑积水（图 18.1）。急性脑积水使多种类型的神经外科手术（如颅后窝手术）的术后演变复杂化[9]。

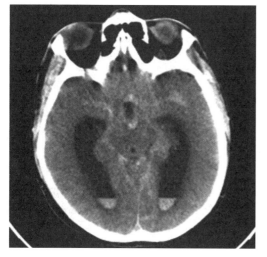

图 18.1　严重蛛网膜下腔出血患者发生第四脑室积水

慢性脑积水分为慢性交通性脑积水和慢性梗阻性脑积水。慢性梗阻性脑积水患者通常出现脑室内结构性梗阻（如中脑导水管狭窄）。根据梗阻程度不同，患者在发病前几年可能无明显症状。在年轻患者和小儿患者中，梗阻性脑积水是最常见的脑积水类型，与颅内囊肿、肿瘤、膜结构梗阻、创伤或出血性脑卒中等疾病有关。由于颅内顺应性降低，慢性脑积水会导致动脉搏动受限，毛细血管搏动增加，这是两种慢性脑积水脑脊液动力学改变值得注意的病理学基础。此时脑脊液的吸收主要发生于中枢神经系统的毛细血管，而非蛛网膜颗粒（蛛网膜在硬脑膜窦中形成的绒毛状突起）[9]。在某些情况下（如脑膜炎），脑脊液的吸收和循环都可能被影响，被称作复杂型脑积水。因脑脊液分泌过多所导致的脑积水非常罕见。

正常压力脑积水（normal pressure hydrocephalus，NPH）是指腰椎穿刺时脑脊液压力正常的一种病理性脑室扩张性疾病，通常为特发性或继发性。当有明确病因时，NPH 可以出现在各年龄段的患者中。大多数病例可能与脑脊液吸收障碍有关。目前与其有关的病因包括脑室内和（或）蛛网膜下腔出血（动脉瘤或外伤导致），或者既往有急性或进行性慢性脑膜炎（感染、肿瘤或炎症导致）。脑脊液重吸收减少可导致脑室系统内的脑脊液不断增加。尽管腰椎穿刺时测量的脑脊液压力并未升高，但仍认为脑积水在脑室周围白质区域产生了压迫效应，导致出现明显的病理改变和临床症状。脑室系统扩张可能导致脑细胞损伤，从而引发包括脑卒中在内的各种神经系统症状，有时甚至由于脑实质受压而导致死亡[2]。

良性颅内高压是指腰椎穿刺时测量到脑脊液压力升高，但没有明确的病因（如肿瘤或感染），并且脑室大小正常。这种情况不被视为脑积水。良性颅内高压也被称为假性脑瘤综合征（pseudotumour cerebri syndrome）和特发性颅内高压，多发生于年轻的肥胖女性[15,16]。

诊　断

症　状

　　脑积水（HD）的临床症状是由脑室系统扩张、颅内压升高或脑组织顺应性降低所导致的，临床表现取决于患者的年龄。颅内高压是急性梗阻性脑积水的标志，可引起头痛、恶心、呕吐、嗜睡和意识障碍。患者意识状态逐渐下降，随着病情恶化，可能出现气道保护功能下降的表现。

　　交通性脑积水的症状主要是由脑组织顺应性降低和脑血流量减少引起的。正常压力脑积水（NPH）常表现为痴呆、步态紊乱和尿失禁的经典三联征（Hakim 三联征）。脑室 - 腹腔分流术后患者的临床症状可得到明显改善。然而，关于 NPH 的诊断和脑室腹腔分流术的手术指征尚无共识[17]。交通性脑积水和良性导水管狭窄也可能引起与 NPH 类似的临床症状。

　　良性颅内高压的典型临床表现是头痛或视物模糊，可能伴有搏动性耳鸣、听力下降和头晕。通常查体可发现视神经乳头水肿（视盘肿胀）。良性颅内高压的治疗方法与 NPH 相似，包括脑脊液分流，或通过连续腰椎穿刺、视神经管减压和乙酰唑胺治疗降低脑积液压力。肥胖症患者最好进行减肥手术。

影像学表现

　　脑室扩张是大脑衰老和皮质萎缩时 CT 的主要表现。MRI 可以很好地显示脑积水（HD）。影像学技术的进步使我们能够更好地评估脑脊液循环，帮助诊断，并确定病因。这些影像学数据对于确定治疗方案和患者随访具有重要价值。在没有 MRI 的时代，放射性核素脑池显像是确定正常压力脑积水（NPH）患者是否进行分流手术的重要依据。在检查过程中，如果结合蛋白的造影剂迅速进入脑室，但局限于脑表面，并且需要几天的时间才能清除，提示分流手术对患者有效[15]。

　　框表 18.1 列出了脑积水诊断中最常用的影像学标准。然而，这些标准并非专门针对脑积水，其敏感性很差。脑积水的诊断金标准是脑室造影，

框表 18.1　　脑积水的影像学诊断标准
1. 脑室扩张（Evans 指数＞ 0.3）*。 2. 第三脑室和侧脑室角扩大。 3. 乳头体脑桥距离和额角角度减小。 4. 胼胝体萎缩并抬高。 5. 脑沟变窄或正常。 6. 脑室周围白质高信号（间质水肿和急性脑积水）。 7. T2W 显示中脑导水管流空现象（交通性脑积水）。 *Evans 指数是额角的最大宽度与颅骨内表面最大宽度之比 经允许引自 Insights Imaging, Kartal MG, Algin O. Evaluation of hydrocephalus and other cerebrospinal fluid disorders with MRI: An update, 2014:531-554.

但这是一种有创性操作，有可能导致严重的并发症。因此，一些 MRI 新技术被用于明确脑积水的病因，并指导治疗方案的选择。这些技术包括相位对比 MRI（phase contrast MRI，PC-MRI）、三维（3D）T2W 序列和造影剂增强核磁脑池显像（contrast material- enhanced MR cisternography，CE-MRC）。这 3 种技术各有优缺点。

　　事实证明，MRI 三维快速自旋回波成像（3D-SPACE）技术对于评估梗阻性脑积水患者很有意义。该技术使用各向同性体素（体素尺寸＜ $1mm^3$）在可接受的采集时间内扫描整个颅腔，这有利于获得高分辨率的多平面重整图像，并且不会超出特定的吸收率限制。其他优点包括可使用不同的序列图像，例如 T1W、T2W、液体衰减反转恢复（fluid-attenuated inversion recovery，FLAIR）、质子密度加权或不同翻转角度模式的 T2W 图像。另外，3D-SPACE 是一种无创技术，并且不易产生图像伪影。T2W 或 FLAIR 图像上脑室周围高信号是 MRI 区分急性和慢性脑积水的重要依据，与急性间质水肿的影像学表现类似[15,18,19]。

脑脊液引流

　　通过"诊断性"脑脊液引流评估正常压力脑积水（NPH）患者的临床反应，可作为 NPH 患者诊断和选择手术方案的依据。然而，这些测试的阴性预测值很低，因为测试结果阴性的患者在分流术后仍可以改善症状。

Fisher 测试包括在手术前和手术后 30~60min 内引流 30~50mL 脑积液，并记录患者的步态和认知功能变化。术后一项或多项检测指标的改善，表明脑室 – 腹膜分流术有效。

也可以进行临时腰大池置管，并在置管后以 5~10mL/h 的速率持续引流。应观察患者置管后 2~7d 内症状是否有改善[16]。

颅内压监测

通过颅内压监测探头对正常压力脑积水（NPH）患者的颅内压进行长时间监测，可显示间歇性、节律性压力偏差或 Lundberg B 波（每分钟振荡 0.5~2 次）。一些临床医生将基础颅内压高于正常值 5~10mmHg 和（或）B 波为主导波形作为诊断 NPH 的依据。该技术是一种有创操作，并且缺乏共识标准，这也限制了其在临床上的应用[16]。

腰椎灌注试验

灌注试验是研究脑积液循环的方法之一。对于具有脑积水临床和影像学特征的患者，可主动提高颅内压，并通过监测颅内压的变化评估脑脊液循环是否存在异常。通过腰椎置管（一根或两根）以恒定速率（1~1.6mL/min）注入生理盐水，同时用探头记录脑积液压力变化。该试验可显示脑积液吸收和输注的压力平衡。脑积液流出阻力（R_{out}）也可用输注过程中的稳态压力与基线压力之差除以输注速率来计算。12~18mmHg/（mL·min）的 R_{CSF} 值通常可作为阈值，提示患者可从分流手术中获益。同时还可记录脉冲压力的幅度和增加率[20]。

颅内压的脉冲波形除了其平均值外，还是记录压力的重要元素。Czosnyka 及其同事[21]通过参考脑积水患者的记录数据库回顾了他们在测量和解释颅内压脉冲幅度方面的经验。振幅与平均颅内压和对脑脊液流出的阻力呈正相关，但似乎与脑脊髓弹性、脑室扩张或脑积水严重程度（NPH评分）无关。振幅随年龄的增长而略有增加，并且与经颅多普勒超声检查所评估的脑血流速度的波幅显著相关。灌注期间，脉冲波幅与颅内压升高之间呈正相关，这有助于区分脑积水和严重的脑萎缩。高波幅与分流后的良好预后相关，而低波幅对预后无预测作用。正常工作的分流器可降低脉冲波幅。

该测试还用于评价术后分流的效果，由于其是侵入性操作，并且没有标准化的流程，因此需要有经验的专业人员进行操作[21,22]。

治　疗

脑积水是神经外科的常见疾病之一，主要治疗方法是术中放置分流系统。近年来在治疗脑积水方面的改变主要体现在使用更先进的脑积液分流泵、内镜技术（包括 ETV）的广泛应用以及考虑到脑积液分流术后并发症而采取更为保守的治疗方法。与其他神经外科手术相比，脑积水术后神经系统症状通常会有明显改善。

在某些情况下也可选择药物治疗。乙酰唑胺是一种碳酸酐酶抑制剂，在体内和体外动物模型中均可减少脑积液的产生。这种作用可能与其影响脉络丛中 AQP1 的表达有关。大剂量的利尿剂呋塞米 [1mg/（kg·d）] 可抑制碳酸酐酶并减少脑积液产生。这两种药物已单独或联合用于婴儿出血后脑室扩张的短期治疗，以及用于脑积水缓慢进展但不能耐受手术的患者[14]。对于新生儿脑出血后引起的脑积水，利尿剂治疗通常无效。这类患儿和伴有脑室内出血的成年出血性脑卒中患者均可使用纤溶酶进行治疗。

术前评估

神经系统评估对于脑积水患者尤其重要。评估颅内占位和颅内压升高的相关症状（如持续性头痛、呕吐和视神经乳头水肿）是必须的。中线结构移位超过 10mm 的颅内占位性病变提示颅内压自身调节功能明显受损。反复呕吐胃内容物表明喉反射功能不全。

昏迷是急性脑积水的常见表现，可能与低氧和高碳酸血症有关。急性脑积水又可通过增加颅内压进一步降低意识状态。通气量减少会导致肺泡塌陷和萎缩，进而引起肺炎。患者无法进食和饮水，昏迷会迅速导致全身脱水，引起血液黏度升高，易形成静脉血栓。

在脑积水伴有颅内压升高的情况下，应在对症治疗脑积水后再积极控制高血压。因为高血压可能是对颅内压升高的反应，尤其是在颅脑损伤或蛛网膜下腔出血（SAH）之后。蛛网膜下腔出血或颅内压升高的患者经常出现心电图（ECG）异常[23]。

脑积水是儿童常见疾病，新生儿和婴儿的发病与死亡风险高于其他任何年龄组，呼吸和循环功能障碍是其主要并发症。详细的气道评估至关重要。大多数由于先天性心脏病引起的心脏并发症发生在1岁以内，超声心动图可以帮助评估心血管系统功能，特别是新生儿患者[24]。

脑室外引流

适应证

脑室外引流（EVD）可用于梗阻性脑积水（肿瘤、颅后窝手术或去骨瓣减压术、脑脓肿、脑室出血、颅内血肿）引起的急性脑积水和颅内压升高的初始治疗。EVD可通过旋塞阀连接到颅内压监测传感器和引流袋，进行颅内压监测和脑脊液引流。

在处理颅脑损伤时，通常会利用EVD将颅内压维持在正常范围内。如果颅内压正常，可以关闭引流系统并将其保持在高于颅底 $10cmH_2O$ 的水平。如果颅内压大于 $20cmH_2O$，则必须打开引流系统，其他情况下也必须每 3h 开放一次引流系统，以确保引流系统通畅。如果颅内压较高，则应持续引流，必要时将引流系统保持在 $0cmH_2O$[25]。

对于高分级蛛网膜下腔出血（SAH）伴有脑室出血、脑积水或脑水肿的患者，可在进行介入栓塞治疗前放置EVD。开放式EVD系统可通过测量引流管近端压力，对SAH患者的颅内动态调节相关指标进行评估[26]。

术中管理

手术切口位于额叶或顶叶，将导管通过颅骨钻孔置入一侧侧脑室内，并将其连接到封闭无菌的引流系统，从而完成整个手术过程。导管由皮下隧道传出。可在有监护的条件下进行局部麻醉操作，患者取仰卧位，肩膀抬高，颈部和头部偏向对侧。尽可能选择右侧侧脑室穿刺。如果患者昏迷或不配合，则需在全身麻醉下进行手术操作。整个手术过程大约需要 30min。如果脑室偏小，则可能导致穿刺失败。

在脑积水伴有颅内压升高的情况下，应在对症治疗脑积水后再积极地控制高血压。介入治疗小组成员应意识到，对蛛网膜下腔出血患者进行EVD操作时可能导致动脉瘤破裂。

术后管理和并发症处理

脑室外引流（EVD）效果不佳的原因包括引流管扭曲打折、引流管颅内端未在脑室内或脑室内无脑积液，其诊断方法主要依赖于颅脑CT。

如果有脑室出血，血凝块通常会阻塞脑室内引流管和外部管路，必要时需更换整个引流系统。在进行该操作时，需注意避免感染。

过度引流可使脑室突然排空，导致脑组织塌陷和桥静脉撕裂，进而引起急性硬膜下血肿。

分流手术：适应证

大多数脑积水患者的病情都在逐渐进展过程中，如果不进行有效和持续的治疗，将导致神经系统症状持续发展和恶化。治疗方法包括脑脊液分流术和第三脑室造瘘术。脑脊液分流术是治疗正常压力脑积水（NPH）的主要方式（框表18.2）。治疗蛛网膜下腔出血、颅脑外伤、颅后窝手术、去骨瓣减压术等引起的慢性脑积水时通常也需要进行分流手术。

在某些情况下，放置EVD的患者在受伤数天后仍需进行大量脑脊液引流（超过100mL/d），这就需要进一步行脑积液分流术，要求患者必须已经度过急性期，并且脑脊液中无血细胞和感染

框表 18.2 正常压力脑积水（NPH）分流术后改善因素

不良指标：

◆ 早期出现痴呆。

◆ 中到重度痴呆。

◆ 痴呆持续 2 年以上。

◆ 无步态不稳或在痴呆后发生。

◆ 酗酒。

◆ 磁共振表现：

  ■ 明显的白质病变。

  ■ 广泛的脑沟扩大。

  ■ 颞叶内侧萎缩。

良好指标：

◆ 早期出现步态不稳。

◆ 步态不稳是最主要的症状。

◆ 症状出现不超过 6 个月。

◆ 可以明确 NPH 的病因。

◆ 诊断试验阳性：

  ■ 脑脊液（CSF）输注试验高阻力。

  ■ CSF 引流试验有效（穿刺试验，腰椎引流）。

  ■ 颅内压（ICP）连续监测过程中 B 波占 50% 以上。

经允许引自 Tsakanikas D, Relkin N. Normal pressure hydrocephalus, Seminars in Neurology, 2007，27（1）：58-65; Krauss JK, Halve B. Normal pressure hydrocephalus: survey on contemporary diagnostic algorithms and therapeutic decision-making in clinical practice. Acta Neurochirurgica, 2004, 146（4）：379-388.

征象。如果神经系统症状持续恶化，则需要进行永久性脑室 – 腹腔分流术。

脑室 – 腹腔分流术是最常见的分流手术方式。术中将脑积液由脑室引流至腹腔内，并在腹腔中被吸收。此外，还有一些较为少见的引流方式，包括将脑积液引流至心脏（脑室 – 心房分流术），或者不通过颅内，而是从腰椎内引流至腹腔内（腰大池 – 腹腔分流术）。

脑积液分流阀门

根据其流体动力学特性，目前使用的脑积液分流阀门可分为以下几类，即压力差阀门、抗虹吸阀门、流量调节阀门和可调压阀门。对于小儿患者，颅缝闭合、站立姿势的形成、体型变化和年龄增长都可能需要调节阀门的开放压力。无论选择哪种阀门，了解每种阀门的优缺点并选择合适的术后管理方案更为重要[24]。

压力差阀门的应用历史比其他阀门久远，因此外科医生针对这类阀门积累了丰富的使用经验。当阀门两端的压力差超过设定阈值时，阀门将开放。此后，将阀门保持打开状态，在此期间脑脊液的流动阻力非常低。当压力差降至设定阈值以下时，阀门再次关闭，停止引流。当患者处于站立位时，分流管中较长的水柱会在头腹部之间产生很大的压力差。此时阀门将打开，脑脊液持续引流直到颅内压变为负值。这种现象称为虹吸，是造成引流过度及其相关并发症的重要原因。压力差阀门可设定低、中和高三种开放压力值。低压、中压和高压阀门常见的开放压力分别约为 $5cmH_2O$、$10cmH_2O$ 和 $15cmH_2O$。然而遗憾的是，压力阀门的阈值设定没有统一的标准，并且测定压力的方式也不同。

抗虹吸阀门包含一个在患者处于直立位置（即发生虹吸时）时减少引流的装置设计。类似的装置可作为独立的配件添加到其他引流系统中。流量调节阀门由一个柔性膜片组成，该膜片沿着可变直径的活塞移动，从而形成三个调节阶段。在第一阶段，阀门的功能类似于压力差阀门；在第二阶段，随着脑室内压力的增加，隔膜沿活塞下降，其直径逐渐增大，这种设计减少了引流管的直径，并显著增加了引流阻力。因此，压力逐渐增加，但引流量没有明显增加；在第三阶段，当脑室端压力达到约 $40cmH_2O$ 时，高压安全释放装置会开放引流，隔膜在这一位置超出活塞末端，引流管阻力明显降低。

外部可调压阀门使外科医生能够根据患者的病情变化对阀门压力 – 流量曲线进行无创性调节。与传统阀门不同，可调压阀门通过外部磁体或磁场作用的特殊调节工具进行经皮体外调节。这有利于正常压力脑积水、蛛网膜囊肿以及因急性或慢性引流引起并发症 [如硬膜下积液、慢性硬膜下血肿和裂隙脑室综合征（slit-ventricle syndrome，SVS）] 患者的治疗。

尽管可调压分流装置尚未被证明具有明显的

优势，但许多外科医生发现可调压分流这一设计有利于改善症状、维持正常脑室形态和处理少量积液。这种无创性调节阀门压力的性能可最大限度地减少分流术后再次进行分流管系统调整的手术操作，但可能会增加花费和系统的复杂性。

分流手术：术中管理

对于已进行 EVD 的患者，在计划进行分流手术的前一天晚上需关闭 EVD，以保证脑室内有足够的脑积液进行穿刺定位。手术区域包括头部（脑室钻孔、脑室穿刺置管以及连接分流阀门）、颈部外侧和前胸壁（用于穿刺导管）以及腹部（用于置入分流系统的腹腔端）。

传统的手术操作是在标准的气管插管全身麻醉下完成的，因为患者需处于颈部极度旋转的体位，以利于皮下隧道导管的放置，同时头部也被手术区域覆盖。随着声门上气道管理设备的不断改进和临床应用经验的不断积累，临床中越来越鼓励尝试使用这些设备进行麻醉操作，其中喉罩甚至已成功用于非仰卧位急诊或择期手术患者的麻醉。据报道，Proseal® 喉罩可用于脑室 – 腹腔分流术患者的气道管理。但是，由于颈部的强制体位，在某些情况下可能需要调整喉罩位置，甚至改为经口气管插管。与其他复杂操作类似，操作者需要具备使用 Proseal® 喉罩的经验，此外还应该准备好处理困难气道的相关物品 [27]。

在脑室 – 腹腔分流术过程中，皮下隧道穿刺是引起疼痛刺激最强的操作，但由于担心术后复苏延迟和（或）呼吸抑制，患者通常无法获得足够的镇痛。这种情况在应用瑞芬太尼后得到了明显改善 [28]。

分流手术：术后管理和并发症

脑室 – 腹腔分流术（VPS）有很多潜在的严重并发症，包括分流装置失效、硬膜下血肿、癫痫发作、分流系统感染或颅内血肿等。脑积液过度引流可能会引起一些脑干体征和症状。中脑向上疝入小脑幕裂口，引发邻近复杂神经结构损伤，可能是上述症状发生的病理生理基础。裂隙脑室

综合征（SVS）是儿童患者分流术后长期（多年）过度引流导致的严重并发症，可能突然威胁生命。根据文献报道，在颅缝闭合前进行分流操作，并发症风险可能上升 20%。由于长期过度引流导致颅内低压，患儿头颅生长的驱动力不足，可能导致头颅畸形。由于颅腔内顺应性固定甚至降低，即使是几毫升的脑积液引流也可决定患者的状态。

其他并发症由手术的腹部操作引起，包括腹部穿孔或腹膜炎。远端分流失败主要由远端导管放置不当或逐渐游离至腹腔外引起，其发生率占分流失败病例的 10% ~30%。有作者报道了通过腹腔镜放置远端引流管的方法，可以直接控制远端分流管的最终位置 [29]。

尽管大多数分流术后并发症发生在术后第一年，但分流装置失效随时可能发生。由于分流失效和感染而开展的分流装置调整手术非常复杂，可能需要多次进行手术操作。使用可从外部调节的 VPS 装置可能是减少正常压力脑积水并发症的最佳解决方案，因为它可直接在体外进行分流装置优化调节，避免了额外的手术 [24,30,31]。

神经内镜或内镜下第三脑室造瘘术

适应证

脑室外引流（ETV）具有很高的成功率，并且逐渐成为小儿患者非交通性脑积水的首选治疗方法。神经内镜也已被用于调整分流装置，以及治疗继发于结核性脑膜炎和脑室出血的感染性脑积水。其他适应证包括内镜下清除囊肿、活检，彻底清除脑室内和脑室旁肿瘤，治疗脑室内非肿瘤性病变（如脑囊虫病、血肿和下丘脑血肿），以及脉络丛烧灼术 [13,24]。

部分特发性正常压力脑积水（NPH）患者存在中脑导水管高度狭窄，并且在导水管上端和下端之间存在明显的压力差，这些患者可从 ETV 中获益 [32]。

术中管理

行神经内镜手术的患者通常取仰卧位，颈部

略屈曲，或头抬高 45°~90° 并固定在头架内。在颅骨钻孔时，可将内镜通过额角置入脑室系统。内镜具有用于抽吸的通道和可以通过各种仪器的工作通道。麻醉的目标是保持患者无体动，预防、监测和治疗颅内压急剧升高，并能使患者快速苏醒，以便进行紧急的神经功能评估。应尽量避免使用氧化亚氮，以防止其在脑室减压后随气体扩散进入脑室和硬膜下腔中[18]。在颅内压显著升高的情况下，丙泊酚与挥发性药物相比具有更高的安全性，因为丙泊酚可降低脑血流量（CBF）并抑制脑代谢。

为了实现侧脑室和第三脑室与脑池和蛛网膜下腔之间的交通，需要进行脑室脑池切开术。通过在第三脑室底部的终板进行造瘘，使其与脚间池直接连通。将 Fogarty 导管穿过第三脑室底部形成的瘘口以建立永久连通。

神经内镜手术会导致术中颅内压升高，这与脑灌注压（CPP）和 CBF 紊乱有关。持续监测 CPP 可能是有益的，可以通过测量内镜内压（pressure inside the endoscope，PIN）间接测量颅内压。测量 PIN 时可将一个充满液体的导管连接到一个活塞上，该活塞与神经内镜的冲洗腔相连，并连接了一个在颅底位置调零的压力传感器。有文献报道，术中经颅多普勒超声检查提示，患者在脑室冲洗过程中表现出大脑中动脉血流速度降低，这种情况说明了监测颅内压和脑血流的重要性[33]。

麻醉医生应始终做好从微创手术转为开放手术的准备，这适用于从 ETV 到肿瘤切除的各类手术。通过留置动脉导管实时监测心率和平均动脉压可能是有益的，包括小儿患者。对于平均动脉压较低的早产儿和婴儿，即使颅内压轻度升高，也可能导致脑缺血的发生。颅内压升高可导致高血压和心动过速（非典型库欣反射）。同样地，当 CPP 降至 15mmHg 以下时，几乎都会出现库欣反射[34]。在 ETV 手术过程中，当患者出现心动过缓后再告知外科医生颅内压升高可能为时已晚，这会导致致命的心跳骤停。但是，心动过缓的发生并不总是与低脑灌注压（CPP）有关。

加温（与体温一致）的乳酸林格液是神经内镜手术中最常用的冲洗液[35,36]。一项研究表明，使用盐水作为冲洗液会使脑脊液组成发生显著变化[10]。该研究发现脑脊液组成变化与所用冲洗液总体积之间存在显著相关性，但与神经导航的持续时间无关。使用 500mL 盐水冲洗是临界点，超过这个体积可能会导致脑脊液的 pH 值降低超过 0.2。遗憾的是，针对林格液还未开展类似的研究。在一些不太复杂的 ETV 手术过程中，无须常规使用冲洗液。为了避免因使用冲洗液引起的术中和术后并发症，一些外科医生会仔细控制术中脑脊液的丢失。

在脑室镜手术过程中有时会发生出血。应将出血部位保持在术野内，通过连续冲洗通常可以止血。如果能够找到出血部位，可以尝试进行脉络丛烧灼止血。在少数情况下仍存在持续的轻微出血，可留置引流管在术后引流脑室内出血。如果出血量大，可考虑快速转换为开颅手术。

神经内镜手术过程中低体温在小儿患者中更为常见，这与冲洗液和脑室内脑脊液大量交换，以及冲洗液大量灌洗有关[37]。在一项前瞻性观察性研究中，小儿脑积水患者的脑电双频指数（bispect ral index，BIS）监测趋势和数值相对较低，表明其麻醉状态始终比正常受试者更深。当根据 BIS 值调整脑积水患者的麻醉深度时，应考虑到这一点[38]。

术后管理和并发症

术后应对神经功能进行全面评估，及时发现可处置的并发症，例如颅内出血。手术后的急性出血可能源于基底部位的血管结构意外损伤。

苏醒延迟是麻醉医生关注的主要问题。神经内镜手术中颅内压增高超过 30mmHg 与严重的术后并发症有关，其中最常见的是苏醒延迟[39]，这可能是脑部结构直接受损所致。下丘脑损伤可能引起短暂的下丘脑功能障碍，从而导致抗利尿激素分泌不足或尿崩症，引发血清电解质水平波动。轻度醛固酮增多症可能与 ETV 术后第三脑室的脑脊液流量改变有关，但这种流量改变可能被脑内受体误认为脑内液体量增加。已有多项研究报道，脑室内神经内镜手术后电解质发生改变[10, 36]。

在手术过程顺利且患者状态平稳的前提下，ETV 术后的患者可作为门诊患者进行管理。

要点总结

磁共振成像（MRI）

◆ MRI 有助于脑积水患者的诊断、治疗方案的制订和术后随访，并提供其他相关信息。

◆ 3D-SPACE 技术可能是评估脑积水、ETV 和分流管最有效、最快速的方法。

◆ 在特殊或复杂情况下，PC-MRI、3D 强化 T2W 和（或）CE-MRC 图像能够避免出现假阴性或假阳性结果。

◆ 为了更好地应用新技术，需要影像科医生和围手术期管理相关临床医生紧密合作。

急性梗阻性脑积水

◆ 任何年龄都可能发生脑脊液量突然增加而代偿机制严重受限的情况。

◆ 可能继发于先天性或后天性疾病、肿瘤、感染、出血或术后并发症。

◆ 可能危及生命，与颅内压升高及其对脑血流量（CBF）的影响有关。

脑灌注压和脑血流量

◆ 存在脑积水和颅内压升高的情况时，应在治疗脑积水后再积极控制高血压。

脑室外引流（EVD）

◆ EVD 是急性梗阻性脑积水的首选治疗方法。

◆ 急性颅脑外伤救治过程中，放置 EVD 可提供颅内压的准确值，并将引流脑脊液作为降低颅内压的治疗方法。

◆ 蛛网膜下腔出血（SAH）后，如果最初诊断为脑室系统扩张，通常需进行 EVD。

◆ 应在介入手术之前置入 EVD，因为弹簧圈栓塞所需的肝素化会影响介入手术后 EVD 操作。

慢性脑积水

◆ 如果梗阻发展缓慢且存在代偿，可引起慢性梗阻性脑积水。

◆ T2W 或 FLAIR 图像上的脑室周围高密度影是 MRI 检查中区分急性和慢性脑积水的最重要依据，符合急性间质性水肿的表现，ETV 可作为治疗选择。

◆ 蛛网膜下腔出血后，脑脊液进入矢状窦的蛛网膜颗粒被出血或炎症产物堵塞，可导致慢性非梗阻性脑积水。这种情况需要进行脑室 – 腹腔分流术。

神经内镜手术

◆ 颅内压监测和动脉置管有助于避免冲洗液灌注引起的恶性颅内压升高。

正常压力脑积水（NPH）

◆ NPH 是指在正常情况下行腰椎穿刺时测定颅内压力正常但脑室病理性扩张的情况。

◆ 可表现为认知障碍、步态障碍和尿失禁的经典三联征。

◆ 分流反应性 NPH 可能早期出现步态障碍。

◆ NPH 患者中，MRI 显示的脑室扩大与脑沟扩大并不相称，并且没有脑脊液循环梗阻的表现。

◆ 特发性 NPH 在老年人中更为常见，其发病机制尚不明确。

◆ 继发性 NPH 与蛛网膜下腔出血或脑膜炎有关，可发生在任何年龄段，并与脑脊液重吸收受损有关。

◆ 灌注测试用于评估诊断为正常压力脑积水的患者是否适合放置脑脊液分流装置，也可用于调整分流系统故障。

脑脊液分流

◆ 根据其水动力学特性，可将分流装置的阀门分为以下几类：压力差、抗虹吸、流量调节和可调压。

◆ 手术需要在全身麻醉下进行；患者术前可能出现昏迷，但术后通常会好转。

（李 新 译，邓 姣 审校）

参考文献

[1] Marmarou A, Shulman K, LaMorgese J. Compartmental analysis of compliance and outflow

resistance of the cerebrospinal fluid system. Journal of Neurosurgery, 1975, 43(5):523–534.

[2] Marmarou A, Black P, Bergsneider M, et al. Guidelines for management of idiopathic normal pressure hydrocephalus: Progress to date. Acta Neurochirurgica Supplementum, 2005, 95:237–240.

[3] Damkier HH, Brown PD, Praetorius J. Cerebrospinal fluid secretion by the choroid plexus. Physiology Reviews, 2013 Oct, 93(4):1847–1892.

[4] Brown PD, Davies SL, Speake T, et al. Molecular mechanisms of cerebrospinal fluid production. Neuroscience, 2004, 129(4):957–970.

[5] Filippidis AS, Kalani MY, Rekate HL. Hydrocephalus and aquaporins: lessons learned from the bench. Childs Nervous System, 2011, 27(1):27–33.

[6] Speake T, Freeman LJ, Brown PD. Expression of aquaporin 1 and aquaporin 4 water channels in rat choroid plexus. Biochimica et Biophysica Acta, 2003, 10, 1609(1):80–86.

[7] Johanson CE, Duncan JA III, klinger PM, et al. Multiplicity of cerebrospinal fluid functions: New challenges in health and disease. Cerebrospinal Fluid Research, 2008, 5:10.

[8] Kapsalaki E, Svolos P, Tsougos I, et al. Quantification of normal CSF flow through the aqueduct using PC-cine MRI at 3T. Acta Neurochirurgica Supplementum, 2012, 113:39–42.

[9] Greitz D. Radiological assessment of hydrocephalus: new theories and implications for therapy. Neurosurgical Reviews, 2004, 27(3):145–165.

[10] Salvador L, Valero R, Carrero E, et al. Cerebrospinal fluid composition modifications after neuroendoscopic procedures. Minimally Invasive Neurosurgery, 2007, 50(1):51–55.

[11] Klarica M, Oreskovic D. Enigma of cerebrospinal fluid dynamics. Croatian Medical Journal, 2014, 55(4):287–290.

[12] Brinker T, Stopa E, Morrison J, et al. A new look at cerebrospinal fluid circulation. Fluids and Barriers of the CNS, 2014, 11:10.

[13] Beni-Adani L, Biani N, Ben-Sirah L, et al. The occurrence of obstructive vs absorptive hydrocephalus in newborns and infants: relevance to treatment choices. Childs Nervous System, 2006, 22(12):1543–1563.

[14] Poca MA, Sahuquillo J. Short-term medical management of hydrocephalus. Expert Opinion on Pharmacotherapy, 2005, 6(9):1525–1538.

[15] Kartal MG, Algin O. Evaluation of hydrocephalus and other cerebrospinal fluid disorders with MRI: An update. Insights into Imaging, 2014, 5(4):531–541.

[16] Tsakanikas D, Relkin N. Normal pressure hydrocephalus. Seminars in Neurology, 2007, 27(1):58–65.

[17] Krauss JK, Halve B. Normal pressure hydrocephalus: Survey on contemporary diagnostic algorithms and therapeutic decisionmaking in clinical practice. Acta Neurochirurgica (Wien), 2004, 146(4):379–388.

[18] Algin O, Turkbey B. Evaluation of aqueductal stenosis by 3D sampling perfection with application-optimized contrasts using different flip angle evolutions sequence: Preliminary results with 3T MR imaging. American Journal of Neuroradiology, 2012, 33(4):740–746.

[19] Algin O, Turkbey B, Ozmen E, et al. Evaluation of spontaneous third ventriculostomy by threedimensional sampling perfection with application-optimized contrasts using different flip-angle evolutions (3D-SPACE) sequence by 3T MR imaging: Preliminary results with variant flip-angle mode. Journal of Neuroradiology, 2013, 40(1):11–18.

[20] Kahlon B, Sundbarg G, Rehncrona S. Lumbar infusion test in normal pressure hydrocephalus. Acta Neurologica Scandinavica, 2005, 111(6):379–384.

[21] Czosnyka M, Czosnyka Z, Keong N, et al. Pulse pressure waveform in hydrocephalus: What it is and what it isn't. Neurosurgical Focus, 2007, 22(4):E2.

[22] Garcia M, Poza J, Santamarta D, et al. Spectral analysis of intracranial pressure signals recorded during infusion studies in patients with hydrocephalus. Medical Engineering & Physics, 2013, 35(10):1490–1498.

[23] Matta BF, Menon DK, Turner JM. Textbook of neuroanaesthesia and critical care. London: Greenwich Medical Media, Ltd, 2000.

[24] Albright AL, Pollack IF, Adelson PD. Principles and practice of pediatric neurosurgery. 3rd ed. New York: Thieme, 2014.

[25] Dias C, Silva MJ, Pereira E, et al. Optimal cerebral perfusion pressure management at bedside: A singlecenter pilot study. Neurocritical Care, 2015, 23(1):92–102. doi:?10.1007/s12028-014-0103-8.

[26] Aries MJ, de Jong SF, van Dijk JM, et al. Observation of autoregulation indices during ventricular CSF drainage after aneurysmal subarachnoid hemorrhage: A pilot study. Neurocritical Care, 2015, 23(3):347–354.

[27] Hurtado P, Valero R, Tercero J, et al. Experience with the proseal laryngeal mask in ventriculoperitoneal shunting. Revista Española de Anestesiología y Reanimación, 2011, 58(6):362–364.

[28] Prabhakar H, Rath GP, Bithal PK, et al. Intracranial pressure and haemodynamic changes during the tunnelling phase of ventriculoperitoneal shunt insertion. European Journal of Anaesthesiology, 2005, 22(12):947–950.

[29] Schucht P, Banz V, Trochsler M, et al. Laparoscopically

assisted ventriculoperitoneal shunt placement: a prospective randomized controlled trial. Journal of Neurosurgery, 2015, 122(5):1058–1067.

[30] Bergsneider M, Miller C, Vespa PM, et al. Surgical management of adult hydrocephalus. Neurosurgery, 2008, 62 Suppl 2:643–645.

[31] Drake JM. The surgical management of pediatric hydrocephalus. Neurosurgery, 2008, 62 Suppl 2:633–640.

[32] Paidakakos N, Borgarello S, Naddeo M. Indications for endoscopic third ventriculostomy in normal pressure hydrocephalus. Acta Neurochirurgica Supplementum, 2012, 113:123–127.

[33] Salvador L, Valero R, Carazo J, et al. Pressure inside the Neuroendoscoped: correlation with epidural intracranial pressure during neuroendoscopic procedures. Journal of Neurosurgical Anesthesiology, 2010, 22(3):240–246.

[34] Kalmar AF, van Aken J, Caemaert J, et al. Value of Cushing reflex as warning sign for brain ischaemia during neuroendoscopy. British Journal of Anaesthesia, 2005, 94:791–799.

[35] Derbent A, Ersahin Y, Yurtseven T, et al. Hemodynamic and electrolyte changes in patients undergoing neuroendoscopic procedures. Childs Nervous System, 2006, 22(3):253–257.

[36] El-Dawlatly AA. Blood biochemistry following endoscopic third ventriculostomy. Minimally Invasive Neurosurgery, 2004, 47(1):47–48.

[37] Meier PM, Guzman R, Erb TO. Endoscopic pediatric neurosurgery: implications for anesthesia. Paediatric Anaesthesia, 2014, 24(7):668–677.

[38] Dahaba AA, Lin H, Ye XF, et al. Bispectral index monitoring of propofol anesthesia in pediatric patients with hydrocephalus. A?prospective observational study. Paediatric Anaesthesia, 2014, 24(11):1190–1192.

[39] Salvador L, Hurtado P, Valero R, et al. Importance of monitoring neuroendoscopic intracranial pressure during anesthesia for neuroendoscopic surgery: review of 101 cases. Revista Española de Anestesiología y Reanimación, 2009, 56(2):75–82.

第 19 章

脑肿瘤或癫痫唤醒开颅术与功能神经外科

Lashmi Venkatraghavan，*Pirjo Manninen*

引　言

唤醒开颅术（awake craniotomy）是指在神经外科手术过程中，使患者在一段时间内几乎"完全"清醒，以便进行神经功能测试的手术。麻醉管理的主要目标和挑战是通过良好的镇痛和适度的镇静，一方面保证患者的舒适，另一方面使患者能够很好地配合神经功能测试。其他目标包括足够的氧合和通气、血流动力学稳定和最佳的脑功能状态。以往唤醒手术主要用于癫痫的治疗，近年来在脑肿瘤手术以及功能性疾病患者的深部脑刺激（deep brain stimulation，DBS）手术中应用越来越多。麻醉医生在唤醒手术中发挥关键性作用。本章主要讲述肿瘤、癫痫和功能性疾病患者进行唤醒手术时的麻醉要点和术中管理问题。

唤醒开颅术的适应证包括：①功能皮质定位（语言、运动、感觉和视觉）；②术中采用脑电图（EEG）监测确定癫痫灶；③清醒状态下神经功能测试以定位深部核团。最常见的手术类型包括开颅肿瘤切除术、癫痫手术及插入深部脑刺激器（deep brain stimulator，DBS），这些可用于治疗功能性神经系统疾病等[1-6]。

唤醒手术的优点是术中可进行神经功能监测，尤其是全身麻醉期间无法进行的语言功能区定位，还可帮助预测术后神经功能恢复情况。麻醉管理时应使用损伤较小的监测手段和较少的麻醉药物，并预防术后发生恶心、呕吐。唤醒手术可作为日间手术，能够缩短住院时间，减少医院相关并发症，降低总体医疗费用[7,8]。唤醒麻醉用于肿瘤手术时，能够在降低新发神经功能损伤发生率的同时最大限度地切除肿瘤[9]。

筛选合适的患者对唤醒手术的成功至关重要。接受唤醒手术的患者应该有高度的配合性，对手术和麻醉有积极的意愿，并对手术过程和选择该手术方式的原因有一定了解。对手术和麻醉方式存疑、焦虑的患者及痴呆患者不适于进行唤醒手术。来源于不同母语国家的患者有可能无法理解医生的指令，这个问题可通过在场的翻译人员得到解决。唤醒手术的相对禁忌证包括病态肥胖、阻塞性睡眠呼吸暂停和困难气道。

麻醉管理的目标是尽量让患者感到舒适，使其手术期间或至少在唤醒期间能够在手术室（或）手术台上保持不动，但同时保持意识清醒并能配合皮质定位等神经功能测试。这些目标可以通过充分的术前准备，舒适的环境，适当的镇痛和镇静药物，与患者持续的沟通和鼓励，以及并发症的快速发现和处理来实现。

脑肿瘤唤醒开颅术

唤醒麻醉下的脑肿瘤手术已获得广泛的认可，适用于硬脑膜受累较少的幕上肿瘤患者。硬脑膜广泛受累导致切除时痛感剧烈的颅后窝肿瘤或难以准确定位的肿瘤，均不适用唤醒手术。唤醒手术应由外科医生提出，经麻醉医生于术前在麻醉评估门诊会诊时评估后确认。

术前评估

麻醉医生对该类患者的术前评估内容与其他类型的神经外科手术类似。药物治疗应持续至术前，尤其是治疗脑水肿的地塞米松和控制癫痫的抗惊厥药物。患者的心理准备至关重要，术前应告知患者手术的复杂性，并在麻醉医生和患者之间建立良好的信任。对于可能出现不适和疼痛的情况，如局部麻醉药注入、头架固定和切开颅骨时钻机的巨大振动噪音等，应预先告知并尽量消除患者的疑虑；同时还应对术中神经功能测试的具体内容（如运动、语言或记忆测试等）进行解释。

术前准备

清醒状态下接受手术对患者来说是很可怕的事。患者入手术室前，手术室内医护人员应该做好充分的准备，手术团队的所有成员应将注意力投入到患者身上。手术环境应友好，手术台应尽量舒适；应准备好相关麻醉药物和设备，用于清醒镇静和必要时的全身麻醉诱导以及并发症的治疗；在门上放置唤醒手术的标志可减少不必要的走动和噪音。

需要特别注意患者的体位，可以取侧卧位、仰卧位或半坐位。调整患者面部的朝向和遮盖，使麻醉医生能够很好地看到面部和气道，同时使患者能够进行神经功能测试。应允许患者的四肢在一定范围内活动，以减少不适感并完成运动功能测试。颅骨螺钉固定系统用于神经影像导航和固定手术术野，使用该系统将头部固定后可以唤醒患者并确定头部和颈部位置的舒适程度，并保证气道的可操作性（张口度足够）。

术中监护项目包括心电图、无创血压、脉搏血氧饱和度以及鼻导管或面罩吸氧的呼气末二氧化碳压力。根据患者的情况或医疗机构医护人员的工作习惯，可选择性使用动脉置管等有创监测手段，中心静脉置管较少使用。一般无须导尿，因此应控制液体入量。麻醉深度监测有助于调节麻醉药剂量，可使患者尽快苏醒并能够进行术中语言功能测试[10]。然而，麻醉医生的作用不仅是对生命体征进行监测，而且应对术中唤醒的患者给予更多的关注以确保其安全和平稳，还要对任何并发症作出快速的识别和诊断。非药物性社交手段对于帮助患者完成手术非常有效，尤其是在完全清醒阶段，这些措施包括不断地安抚、提前告

知噪音以及会引起疼痛的操作、允许患者间断地活动身体、在患者面部覆盖冰片和冷布，甚至是握住患者的手。

麻醉管理

局部麻醉

使用局麻药进行充分的局部浸润和头皮阻滞麻醉是必要的，手术早期主要用于减轻螺钉固定部位的疼痛[11]。对于较小的开颅手术，可用局麻药对手术部位进行环形浸润麻醉[11]，也可采用区域阻滞麻醉对枕大神经/枕小神经、眶上神经、滑车神经、颧颞神经、耳颞神经和耳大神经等6条神经进行阻滞。一般采用长效局麻药复合肾上腺素，局麻药包括丁哌卡因、罗哌卡因和左丁哌卡因等；也可以使用利多卡因，它起效快，可在手术中对仍有痛感的部位进行局部浸润，如硬脑膜。

镇静技术

唤醒麻醉主要包括两种不同的技术，分别是无需或仅需少量气道操作的清醒镇静技术，以及要求在麻醉期间进行气道操作的"麻醉–唤醒–麻醉"技术。所用技术的选择取决于神经外科医生、麻醉医生的工作习惯和医疗机构的管理要求。清醒镇静技术通常是指给予镇静药物使患者处于改良清醒/镇静评分（Modified Observer's Assessment of Alertness/Sedation scale，MOAA/Ss）为3分的水平，此时患者在其名字被大声或重复叫出后会做出反应[12]。这种情况下，除鼻导管吸氧外一般无须进行其他气道操作。常用药物包括咪达唑仑、丙泊酚、芬太尼、瑞芬太尼和右美托咪定[12-16]。这些药物可通过静脉滴注、静脉推注、靶向控制或患者自控等方式给药。进行神经功能测试时应停止或减轻镇静药剂量，在切除肿瘤和关颅时恢复给药。广泛采用的给药方法有丙泊酚静脉滴注联合一种阿片类药物（芬太尼或瑞芬太尼）。近年来，右美托咪定开始用于清醒镇静，它是一种 α_2 肾上腺素受体激动剂，具有镇静、镇痛和减轻焦虑的作用，呼吸抑制风险较低[15]，可同时复合其他

药物以强化镇痛（芬太尼或瑞芬太尼）、遗忘和镇静作用（丙泊酚或咪达唑仑）。

目前行唤醒手术时多采用"麻醉－唤醒－麻醉"技术[2]。手术开始前对患者进行全身麻醉诱导，并在术中一直维持。气道管理时可采用气管插管或口 / 鼻咽通气道，但最常见的是喉罩（laryngeal mask airway，LMA）。LMA 的优势在于可在手术开始后轻易地取出和二次置入。全身麻醉时应采用静脉或吸入麻醉，可联合或不联合控制性通气。打开硬脑膜后，唤醒患者，并在术中神经功能评估阶段移除人工气道装置。进行病灶切除和关颅时，应再次诱导全身麻醉并建立人工气道。"麻醉－唤醒－麻醉"技术使患者能够耐受更长时间的手术，适用于配合度较低的患者，并可通过可靠的人工气道进行控制性通气或过度通气以及调控 $PaCO_2$ 水平。

术中皮质定位

皮质定位和神经功能测试的目的是精准定位脑功能区，通过将刺激电极直接放置于大脑皮质，要求患者执行指令来完成。语言功能测试可以是简单的计数或说出今天是星期几，也可以是较为复杂地描述图片内容、动名词关联、听力 / 阅读理解或重复的读 / 写任务。运动测试用于评估患者的肢体活动。为使患者在神经功能测试中足够清醒，无镇静药的残余作用，应在开始测试前至少 10~20min 停止给予丙泊酚。小剂量阿片类药物（芬太尼或瑞芬太尼）和右美托咪定仍可在皮质定位期间使用。对部分患者来说，肿瘤或病灶切除过程中的持续监测也是有意义的。

并发症

术中可能出现多种类型的并发症，但及时发现就能够迅速得到纠正。最常见的并发症及其处理方法见表 19.1[4,11,17]。严重的并发症可能导致患者无法配合或反应迟钝，尤其是灾难性的颅内不良事件，如出血或持续性癫痫发作，可能需要建立人工气道和（或）诱导全身麻醉。为了麻醉安全，术前应制订预案并做好充分的准备。根据患者的体位和头架的位置评估气道，并据此确定最佳的

人工气道建立方法。喉罩可以作为临时人工气道，也可用于整个手术过程中。某些情况下可能需要气管内插管，可在患者侧卧或仰卧位下进行，根据情况从患者的正前方或以传统方式站立于患者的头端实施插管。在此过程中，外科医生需要对无菌区域进行保护。预充氧后，如有必要，可使用小剂量丙泊酚（含或不含阿片类药物和肌肉松弛剂）诱导麻醉。气管插管可在直接喉镜、视频喉镜、纤维支气管镜或插管型喉罩的引导下进行，具体情况下根据麻醉医生的习惯和实际需要进行选择。如果评估时预计存在困难气道，应在局部麻醉下进行清醒插管。

术后管理

唤醒手术的术后管理与其他类型神经外科手术相同。患者可能被转运至麻醉恢复室、重症监护病房或观察病房，应仔细监测神经功能恢复情况和生命体征，这对并发症的快速诊断和治疗至关重要。术后镇痛治疗应根据患者的需要进行调整。实施唤醒手术通常可以缩短住院时间，甚至可作为日间手术进行[7-8]。

经过仔细筛选和详细告知，患者大概率能够很好地耐受唤醒手术，且术后满意度相对较高[8,13,18]。患者认为这是一次有意义的经历，并能够理解选择该手术方式的理由。唤醒手术失败可能与缺乏术中沟通和发生并发症（特别是术中癫痫发作）有关。

癫痫唤醒开颅术

癫痫是一种常见的慢性疾病，首选药物治疗，然而约 30% 的患者无法通过药物得到有效控制或难以耐受药物的副作用，其中 15%~20% 的患者可以通过外科手术进行治疗。手术治疗的优势包括完全控制癫痫发作的可能性，或可显著降低癫痫发作的频率，和（或）由于减少或停用抗惊厥药物而改善认知功能。患者是否适合癫痫手术治疗需要通过多学科评估来确定。

癫痫的外科治疗方式包括：①手术切除致痫

表 19.1　神经外科唤醒开颅术中并发症及其处理措施

并发症	诱因	处理措施
◆ 呼吸：氧饱和度下降，呼吸频率降低，高碳酸血症	◆ 过度镇静，癫痫导致意识丧失，静脉空气栓塞，术前呼吸系统疾病恶化	◆ 停止或减少镇静 ◆ 抬颏，托颌 ◆ 建立人工气道：口 / 鼻咽通气道，喉罩，气管插管
◆ 气道：梗阻	◆ 机械性，过度镇静	◆ 松开头架
◆ 癫痫	◆ 术前有癫痫病史 ◆ 通常发生于皮质刺激时，可以是短暂的、局限性的或广泛的	◆ 短暂发作时无须治疗 ◆ 初始治疗：小剂量丙泊酚（10~20mg）或咪达唑仑（1~2mg），防止受伤 ◆ 将硬脑膜切开后，在皮质组织上冲淋冰盐水 ◆ 持续或广泛性发作时： 　■ 保持气道通畅，辅助呼吸以保证氧合，维持循环稳定 　■ 苯妥英钠或左乙拉西坦（缓慢给药） ◆ 反复给药时，患者可能陷入昏睡或昏迷，应建立人工气道
◆ 疼痛	◆ 固定螺钉，剥离颞肌，牵拉硬脑膜，处理颅内血管时疼痛加剧	◆ 增加局部麻醉药和（或）镇痛、镇静药物
◆ 焦虑 / 恐惧	◆ 焦虑或准备不足的患者，疼痛、嘈杂时加剧	◆ 语言安慰，镇静，镇痛
◆ 恶心 / 呕吐	◆ 焦虑，药物治疗，手术刺激 ◆ 剥离硬脑膜、处理颞叶和脑膜血管时加剧	◆ 止吐药，丙泊酚，镇静
◆ 去抑制，躁动	◆ 药物反应，焦虑	◆ 加深镇静程度，更换镇静药，或唤醒患者
◆ 脑组织紧张	◆ 过度镇静，气道梗阻	◆ 降低镇静深度，嘱深呼吸，抬高头部，给予甘露醇
◆ 静脉空气栓塞	◆ 静脉开放：钻孔、开颅、静脉窦 ◆ 表现为咳嗽、呼吸短促、躁动、胸痛	◆ 告知外科医生，用液体覆盖暴露区域，头低位，对症支持治疗
◆ 心血管：血压、心率改变	◆ 药物相关，焦虑，疼痛，失血，颅内操作	◆ 针对诱因处理，给予恰当的镇静、镇痛、血管活性药、液体

灶、脑叶（额叶或颞叶），以及切除或保留杏仁核和海马；切除瘢痕组织。②非切除性手术，可用于控制癫痫发作的胼胝体切除术或大脑半球切除术等断离性手术，植入深部脑刺激器（DBS）或迷走神经刺激器等刺激性手术。良好的手术效果取决于是否完全切除癫痫灶，同时对脑功能区未产生任何损伤。除具体的手术过程外，患者可能在某些术前评估阶段也需要接受麻醉。

癫痫灶的术前定位和评估

　　术前需要对致痫灶和脑功能区进行准确定位和评估[19]。评估方法包括：① CT、MRI、单

光子发射计算机断层扫描（SPECT）和正电子发射断层扫描（PET）等影像学手段；②头皮脑电图（EEG）和（或）皮质脑电图（intracranial electrocorticography，ECoG）等电生理手段；③神经心理学测试，功能 MRI 和 Wada 测试等功能评估。神经影像学技术的进步使有创检查的需求有所降低。植入硬膜外电极或硬脑膜网格，通过钻孔或开颅放置条状电极等有创性操作需要在全身麻醉下进行（图 19.1）。麻醉关注点包括对癫痫患者本身以及其他和任何开颅手术一样的麻醉预防要点。此时并不进行 EEG 记录，因此对麻醉药物的种类没有特殊要求。电极板或网格的体积相当大，

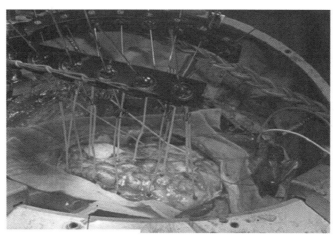

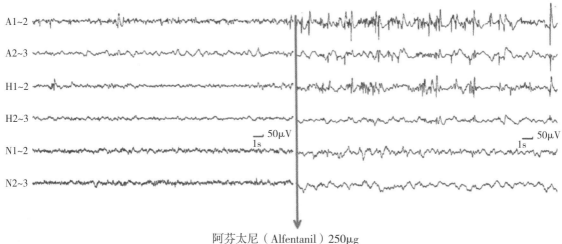

阿芬太尼（Alfentanil）250μg

图 19.1　阿芬太尼 250μg。上图：用于术中皮质脑电图描记的 Medussa（或 Montreal）框架。下图：一位左颞叶内侧癫痫患者的术中皮质脑电图，显示了发作间期的背景电活动（左）和阿芬太尼激动后的电活动（右）。通道 A1~2、A2~3 来自杏仁核和杏仁核周围区；H1~2 和 H2~3 来自海马和海马周围区；N1~2 和 N2~3 代表新皮质电活动（N1~3）。数据采集频率为 5Hz，高通滤波器频率为 70 Hz，比例尺 =1s（水平）和 50μV（垂直）

可能需要给予甘露醇和进行过度通气使脑组织塌陷。经颈内动脉注射异戊巴比妥钠（也称为 Wada 试验）可用于判断语言和记忆的优势半球，通常不需要麻醉医生在场。近年来开始使用依托咪酯进行一侧大脑半球麻醉，这种情况下要求麻醉医生在场。

术前评估

癫痫手术可在唤醒麻醉或全身麻醉 [3,4,20–21] 下进行。麻醉方式的选择取决于癫痫病灶的位置、术中神经功能测试或定位癫痫病灶的需要以及患者耐受唤醒手术的能力。这个决定通常由外科医生和多学科小组在评估患者的癫痫治疗情况后共同做出。此外，麻醉医生在评估患者耐受唤醒手术的能力方面具有重要作用。术前麻醉评估和准备与开颅肿瘤切除术的唤醒麻醉类似。术前使用抗惊厥药物时应请神经科医生和外科医生会诊。特殊关注点包括癫痫相关的医学问题，如精神疾病、神经纤维瘤病等综合征和外伤史等。抗癫痫药物有许多副作用，这些副作用多呈剂量依赖性，通常与长期用药有关 [21]。大多数抗惊厥药通过肝脏代谢，会导致肝酶诱导，从而增加其他药物，特别是麻醉药物的代谢率。

麻醉管理

除考虑麻醉药物对 ECoG 的影响外，整体麻醉准备和管理与颅内肿瘤手术相似。此外，由于开颅范围较大且术中定位更为复杂，手术持续时间可能更长，局部头皮阻滞可提供充分的局部麻醉效果。表 19.1 列出了可能发生的并发症[4,20]，此类患者的术中癫痫发作并不罕见。短暂的局限性癫痫发作可能不需要任何治疗，但如果持续发作，则需要对暴露的皮质冲淋冰盐水和（或）给予小剂量丙泊酚（所有 ECoG 和皮质描记都已完成时可给予咪达唑仑）进行治疗。如果反复发作，患者可能会陷入昏迷，此时需保证气道通畅和（或）开始全身麻醉。发作后的困倦也可能影响定位。

清醒镇静和麻醉－唤醒－麻醉技术均可采用。行清醒镇静时常用丙泊酚输注，并给予芬太尼和（或）瑞芬太尼以及右美托咪定联合其他药物[23,24]。然而，随着术前神经影像学和检测手段的进步，以及无框架立体定位手术用于确定癫痫病灶，对清醒患者的需求有所下降。某些患者，特别是儿童和发育迟缓的患者，无法耐受清醒开颅手术。全身麻醉的挑战是如何对癫痫灶进行准确定位，以便为 ECoG 和运动测试提供良好的条件。这可通过在皮质定位期间使用最低剂量的麻醉药来实现，但同时也要避免患者长时间处于浅麻醉状态。如果不进行术中测试，麻醉技术和麻醉药的使用可由麻醉医生自行决定。

术中记录和刺激

将电极直接置于可能的癫痫灶上方和附近的皮质表面，采用 ECoG 对致痫灶进行术中定位[22]。虽然 ECoG 记录受麻醉药物的影响很大，但术中不太可能完全停用所有药物，并且手术经常在全身麻醉下进行（框表 19.1）。其他脑电信息还可通过皮质微电极以及插入杏仁核和海马的深部电极获得。如果通过 ECoG 无法获取足够的信息（图 19.1），可采取药理学手段刺激致痫灶，使用的药物包括小剂量美索比妥（10~50mg）、硫喷妥钠（25~50mg）、丙泊酚（10~20mg）、依托咪酯（2~4mg）、阿芬太尼（500~1 000μg）或瑞芬太尼（50~100μg）。

框表 19.1　术中皮质脑电图（ECoG）记录的麻醉方案

唤醒开颅术
麻醉药物：
- 避免使用苯二氮䓬类药物：抑制发作间期癫痫样放电。
- 丙泊酚：行 ECoG 前 20min 停止输注。
- 右美托咪定：对癫痫样放电的影响最小，行 ECoG 期间停药或降低浓度。
- 阿片类：芬太尼或瑞芬太尼，行 ECoG 期间可小剂量使用。
- 吸入麻醉药：仅用于无意识期。
- 避免使用其他有镇静作用的药物，如抗组胺药。

全身麻醉
- 术前告知患者 ECoG 记录过程中可能有术中知晓的风险。
- 采用静脉或吸入维持。

ECoG 前
- 停用静脉和吸入药物。
- 可继续使用小剂量瑞芬太尼或右美托咪定。

ECoG 期间
- 可能需要肌松剂以防止发生体动。
- 可能需要药物刺激以增强发作间期癫痫样放电。

迷走神经刺激

迷走神经刺激（vagal nerve stimulation，VAS）用于药物难治性癫痫和某些神经或精神疾病[25,26]。术中首先用电极线圈包裹左侧迷走神经，然后使电极通过皮下隧道与植入胸壁的起搏器相连。其作用机制是刺激迷走神经传入纤维，通过激活边缘系统、去甲肾上腺素能神经递质系统或脑干上行激活系统来调节脑神经元的兴奋性。该手术通常在气管插管全身麻醉下进行。迷走神经刺激能够引起声带异常运动，使用喉罩可能发生局部气道梗阻。然而，因为 VAS 会使声带间歇性收缩，挤压坚硬的气管导管后可发生损伤，因此在气管插管患者中也有声带损伤的报道。麻醉管理的其他关注点主要与患者的基础情况相关。术中可能出现的并发症包括心动过缓或房室传导阻滞等心血管事件。术后并发症包括面瘫、声带麻痹等喉功能障碍，以及呼吸肌乏力、误吸风险和阻塞性睡眠呼吸暂停等呼吸功能障碍。

功能神经外科麻醉

功能神经外科用于治疗神经功能损伤而不伴大体结构或解剖改变的疾病，手术的目的是提高患者的生活质量。功能神经外科包括消融手术和深部脑刺激（DBS）两大类[27]。与传统的消融手术（如丘脑毁损和苍白球毁损）相比，DBS 的优势在于其具有非破坏性、可逆性和可调节性[28]。

DBS 治疗最早在帕金森病患者中获得成功[27]，随后其适应证和应用范围逐步扩大，现已包括运动功能障碍（肌张力障碍、原发性震颤、Tourette 综合征），精神障碍（抑郁症、强迫症），慢性疼痛，癫痫，丛集性头痛，阿尔茨海默病，以及神经性厌食等[29]。每项 DBS 手术的主要目标核团根据患者的疾病和症状有所不同。表 19.2 总结了各种疾病的潜在治疗靶点。DBS 的治疗效果取决于刺激电极的位置是否接近目标核团，而目标核团通常位于大脑深部，并且体积很小。通过立体定位神经影像、术中神经生理记录和清醒患者刺激试验，目标核团定位的准确性得到提高[30,31]。不同医疗机构采用的定位技术有所不同，大多数情况下会同时使用三种方法。

手术技术

深部脑刺激（DBS）系统包括三个主要的组成部分：①颅内电极：一根带有 4 个铂铱电极的聚氨酯绝缘线，用于植入目标区域；②脉冲发生器：可编程的单通道或双通道内部脉冲发生器（internal pulse generator，IPG），由电池供电，封装于钛金属外壳中，用于发送电脉冲刺激目标区域；③连接 DBS 电极和 IPG 的延长线。手术可分为两个阶段：①将电极植入大脑目标区域；② DBS 电极内化并植入脉冲发生器。

手术开始时先在患者头部安放一个立体定位头架，通过 MRI 或 CT 对目标核团成像，为植入电极确定外部坐标。然后将患者转移至手术室，取坐位或半坐位，将头架固定于手术台。在头部做切口并钻孔，以使电极导管和 DBS 电极能够到达目标区域。接下来利用微电极记录（microelectrode recordings，MER）这一电生理描记技术对靶核进行定位。插入微电极至目标上方，沿其预定轨迹缓慢前进，尖端会记录路径中神经元的放电并将信号放大，可通过独特的放电模式识别特定的脑结构（图 19.2）。此时唤醒患者，进行刺激测试，观察其症状是否得到改善、是否出现副作用，同时还要采用放射影像学方法确认电极位置。对于双侧 DBS，可在对侧插入另一个电极。目前采用更为先进的影像技术（3T 和 7T MRI）能够提高目标核团定位的准确性。MRI 还可用于在术中引导完成 DBS 植入[32]。

第 2 个阶段的 DBS 电极内化和 IPG 植入可以在电极植入后立即进行，也可以在之后进行，此取决于患者的病情、团队的工作习惯和当地医院的管理要求。由于新植入电极周围的神经组织水肿可能导致"微损伤效应（microlesion effect）"，会影响临床症状的评估，因此在植入后 2~4 周才开始 DBS 刺激[31]。

术前评估

患者的筛选由多学科小组完成[42]。术前评估和准备工作与唤醒手术类似。然而，此类手术通常持续时间较长，需要患者的较高参与度。因此，术前应对患者进行解释和指导以消除其对手术的疑虑，并做好心理准备。对相关药物的调整应与神经外科团队协商后再进行。部分患者需要处于

表 19.2　深部脑刺激（DBS）目标核团

疾病类型	DBS 目标核团
帕金森病	丘脑底核，苍白球中间核
原发性震颤	丘脑腹中间核
肌张力障碍（包括斜颈）	苍白球中间核
强迫症	内囊前肢
癫痫	丘脑前核
慢性疼痛	腹侧丘脑，脑室周围灰质
抑郁症	扣带回，伏隔核
Tourette 综合征	丘脑中央正中核 – 束旁核
头痛（丛集性，偏头痛）	下丘脑
阿尔茨海默病	穹隆 / 下丘脑

277

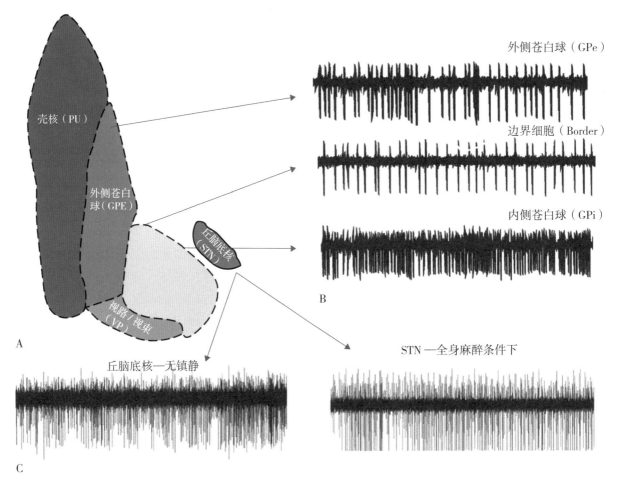

图 19.2　A. DBS 植入目标核团基底神经节。B. 电极从外侧苍白球（GPe）穿过边界细胞进入内侧苍白球（GPi）时的神经元放电变化。高频放电是典型的 Gpi 表现。C.（左）一位 63 岁的帕金森病患者在无镇静时丘脑底核（STN）神经元放电特征，放电频率为 40Hz；（右）一位 49 岁的帕金森病患者的全身麻醉下记录 [丙泊酚 100μg/（kg·min），瑞芬太尼 0.06μg/（kg·min）]，丘脑底核细胞放电速率下降（17Hz）

PU=Putamen；GPe=Globus Pallidus pars external；GPi=Globus Pallidus pars internal；VP=Visual Pathway/Optic tract；STN=Subthalamic Nucleus；GA=General Anesthesia

"停药（drug off）"状态，以便于进行术中定位和神经功能测试。这种情况给围手术期管理带来了额外的挑战，因为"停药"可能会加重患者的症状，尤其是帕金森病和肌张力障碍 [6]。如果因症状严重无法停药，可给予少于常规剂量的药物治疗。

麻醉管理

总体麻醉管理与之前讨论的唤醒手术类似，神经系统功能性疾病和手术涉及的特殊问题和主要挑战如表 19.2 所示 [6,33]。应将局部麻醉药分别在头架的螺钉固定处和植入电极的钻孔处进行浸润注射，也可采用头皮神经阻滞麻醉（眶上神经

和枕大神经）。体位和监测要求与唤醒手术类似。严重运动功能障碍和痉挛的患者可能难以进行体位摆放，术中监测也会受到很大干扰。因此，摆放体位时要注意保证患者的舒适度和配合度。摆放头颈部时应使颈椎下部有一定程度的屈曲，寰枕关节有一定程度的伸展，以确保患者的气道通畅。取坐位并抬高头部和背部时，下肢应屈曲并在膝下给予支撑以保持稳定。

采用清醒镇静和监护麻醉（MAC）相结合的麻醉方法。麻醉药物的使用在不同阶段的变化较大，手术开始和定位过程中不使用麻醉药，开颅和关颅过程中则实施清醒镇静。MAC 过程中，麻醉医生应注意维持患者的舒适度，并帮助进行神

经功能测试。在所有测试完成后，给予患者镇静药物。丙泊酚是实施清醒镇静最常用的药物，可复合或不复合阿片类药物（芬太尼或瑞芬太尼），现在也经常使用右美托咪定[43,44]。微电极记录（MER）和神经功能测试前停止镇静可达到良好的记录和测试条件。苯二氮䓬类药物可显著抑制神经元放电，应避免使用[45]。丙泊酚对 MER 信号的影响表现为丘脑底核（subthalamic nucleus，STN）神经元自发活动的短暂下降[35]。右美托咪定的作用机制为非 γ 氨基丁酸（GABA）介导，可为 MER 提供良好条件，有利于保持血流动力学稳定，并且有一定的镇痛效果，因此是实施清醒镇静更好的选择[38,44,46]。在小儿肌张力障碍患者中联合使用右美托咪定和丙泊酚后，患儿对手术的耐受性良好[47-49]。

对于因过度恐惧、焦虑、配合性差，或因慢性疼痛综合征、严重"停药"后异常运动、严重肌张力障碍或舞蹈病，以及小儿等无法耐受唤醒手术的患者，可在全身麻醉下接受 DBS 手术。全身麻醉也可提高部分患者对 DBS 手术的接受程度，同时降低术前停药的要求，从而可减少"停药（off-medication）"所导致的严重肌张力障碍和异常运动[40,50]。然而，全身麻醉时难以进行术中定位和刺激试验。这种情况下，只能术后行 MRI 检查来确定植入 DBS 电极的位置是否准确[49,51,52]。

麻醉药物对神经功能监测的影响

术中采用微电极记录（MER）和刺激试验可对目标核团进行准确定位。MER 是对自发和刺激诱发细胞活动的直接测量，有助于区分神经元胞体和轴突。目标核团的精确定位依赖于区分单个细胞的活动和背景神经元的放电，两者都受到麻醉药物的影响[34,35]。不同核团的神经元放电速率和模式不同（图 19.2）。同样地，对于单个靶核团，不同麻醉药物对 MER 的影响也不同。帕金森病患者的丘脑底核（STN）的 MER 在各种麻醉下都比较容易被记录，例如在丙泊酚和右美托咪定的镇静作用下，或者是在静脉或吸入全身麻醉下[34,36-38]。相比之下，麻醉药物对内侧苍

白球（globus pallidus internus nucleus，GPi）的影响更为显著。在丙泊酚全身麻醉下，GPi 的放电频率显著降低，并可记录到长时间的停顿[39,40]。麻醉药对不同靶核团（STN 和 GPi）的效果差异可能由各核团的 GABA 传入量的不同来解释。与 STN 神经元相比，GPi 神经元可接受更多的 GABA 传入，因此可被大多数麻醉药物抑制[41]。

并发症

DBS 手术的并发症与唤醒开颅手术类似（表19.3），其中一些并发症主要与患者本身的疾病有关，例如，患者因有严重的运动异常而无法完成足够的术中测试[20,53,54]。气道是否通畅是麻醉和手术的重要关注点。立体定位头架使气道受限，并且当头架固定在手术台上时，持续的剧烈运动可导致身体移位，加重颈部屈曲，患者最初可表现为说话和（或）吞咽困难，很快可进展到完全气道梗阻。由于呼吸肌功能减退和疲劳，尤其是帕金森病患者，还可能出现其他呼吸系统并发症。坐位或半坐位也可能导致静脉空气栓塞的发生，尤其是在颅骨钻孔过程中。心血管不良事件会导致致死性并发症。术中高血压常见，多由于术前血压控制不佳或手术过程中患者感到痛苦、焦虑，也可能继发于其他事件。高血压与脑出血风险增加相关[54]。因此，电极插入前必须控制动脉血压以防止颅内出血。目前没有明确的最佳血压控制目标；通常使收缩压＜ 140mmHg 或使患者日常血压范围增加不超过 20%。使用右美托咪定进行镇静在控制血压方面有一定优势，因为其通常会降低血压[44]。治疗和控制高血压的药物包括拉贝洛尔、肼屈嗪、硝酸甘油、硝普钠和艾司洛尔[20]。

电极内化和电池更换

深部脑刺激（DBS）电极内化和脉冲发生器植入通常在全身麻醉下进行。通常将发生器植入胸壁下，但 DBS 系统的导线需从颅骨钻孔处经颈部皮下隧道引至胸部，这个阶段疼痛较为剧烈，此时对麻醉药物的选择没有特殊要求。该过程中

表 19.3 深部脑刺激（DBS）的麻醉关注点

1. 患者相关

疾病
- 原发疾病（帕金森病、肌张力障碍、癫痫）
- 合并症（心脏病、呼吸系统疾病、糖尿病）
- 年龄（老年、小儿）
- 心理焦虑

药物
- 同时使用多种药物，药效动力学和药代动力学改变
- "停药"反应（medication "off state"）、症状加重
- 持续用药

2. 手术相关

一般情况
- 手术的开展和转运涉及多个地点（影像科、手术室）
- 转运和 MRI 检查过程中麻醉

长时间手术
- 体温维持
- 体位
- 立体定位框架
- 局部麻醉、复合 / 不复合镇静
- 将头架固定于手术台：气道考量

刺激测试
- 患者清醒，能配合
- 刺激测试的效果和并发症

3. 麻醉相关

体位
- 坐位、半坐位
- 并发症（静脉空气栓塞、低血容量）

监测
- 术中异常活动对氧饱和度（SO_2）、心电图和血压监测的干扰

血压控制
- 高血压伴颅内出血的风险
- 尚无明确的最佳血压控制目标，收缩压 < 140mmHg 或不高于基础值的 120%

麻醉药对微电极记录的影响
- 不同疾病、不同目标区域的差异较大
- 避免使用苯二氮䓬类药物
- 较理想的药物是右美托咪啶
- 钻孔后停药
- 全身麻醉时应选择平衡麻醉

术后关注点
- 缓慢出现（slow emergence）
- 术后认知功能障碍

需要经常移动头部位置，并且喉罩（LMA）的密封性无法保证，因此通常首选气管插管。

脉冲发生器的电池寿命为 2~5 年，患者需返回接受短小手术以更换电池。DBS 发生器在手术前需要关闭，但在电池更换后可立即重新启动。患者取仰卧位，在手术部位进行局部浸润麻醉可用于术中和术后镇痛。该手术可在清醒镇静或 LMA 全身麻醉下完成。

术后管理

对 DBS 术后患者关注的重点主要与患者本身的疾病类型有关。对于帕金森病患者，如果术前停用治疗药物，应尽快恢复，以避免神经和呼吸功能恶化。其他术后相关问题的管理和 DBS 的激活将由专门的人员完成。

总 结

唤醒麻醉下开颅手术是肿瘤和癫痫患者的有效治疗手段，患者耐受良好。深部脑刺激（DBS）广泛用于多种神经和精神疾病，并取得了良好的疗效。此类手术患者的筛选和术前准备至关重要。麻醉医生面临的挑战主要来自患者原有疾病和不同手术类型的特殊要求，可根据情况选择不同类型的麻醉方式和麻醉药物。术中可能会发生多种类型的并发症，但只要麻醉医生保持警惕、快速处理，就能得到纠正。

（李 新 译，邓 姣 审校）

参考文献

[1] Taylor MD, Bernstein M. Awake craniotomy with brain mapping as the routine surgical approach to treating patients with supratentorial intraaxial tumors: A prospective trial of 200 cases. Journal of Neurosurgery, 1999, 90(1):35–41.

[2] Bilotta F, Rosa G. Anesthesia for awake neurosurgery. Current Opinion in Anaesthesiology, 2009, 22(5):560–565.

[3] Erickson KM, Cole DJ. Anesthetic considerations for awake craniotomy for epilepsy. Anesthesiology Clinics, 2007, 25(3):535–555.

[4] Skucas AP, Artru AA. Anesthetic complications of awake craniotomies for epilepsy surgery. Anesthesia &

Analgesia, 2006, 102(3):882–887.

[5] Venkatraghavan L, Luciano M, Manninen P. Anesthetic management of patients undergoing deep brain stimulation insertion. Anesthesia & Analgesia, 2010, 110(4):1138–1145.

[6] Poon CCM, Irvin MG. Anaesthesia for deep brain stimulation and in patients with implanted neurostimulator devices. British Journal of Anaesthesia, 2009, 103(2):152–165.

[7] Blanshard HJ, Chung F, Manninen PH, et al. Awake craniotomy for removal of intracranial tumor: considerations for early discharge. Anesthesia & Analgesia, 2001, 92(1):89–94.

[8] Khu KJ, Doglietto F, Radovanovic I, et al. Patients' perceptions of awake and outpatient craniotomy for brain tumor: a qualitative study. Journal of Neurosurgery, 2010, 112(5):1056–1060.

[9] Brown T, Shah AH, Bregy A, et al. Awake craniotomy for brain tumor resection: the rule rather than the exception? Journal of Neurosurgical Anesthesiology, 2013, 25(3):240–247.

[10] Conte V, L'Acqua C, Rotelli S, et al. Bispectral index during asleep-awake craniotomies. Journal of Neurosurgical Anesthesiology, 2013, 25(3):279–284.

[11] Garavaglia MM, Das S, Cusimano MD, et al. Anesthetic approach to high-risk patients and prolonged awake craniotomy using dexmedetomidine and scalp block. Journal of Neurosurgical Anesthesiology, 2014, 26(3):226–233.

[12] Chernik DA, Gillings D, Laine H, et al. Validity and reliability of the Observer's Assessment of Alertness/Sedation Scale: Study with intravenous midazolam. Journal of Clinical Psychopharmacology, 1990, 10(4):244–251.

[13] Manninen PH, Balki M, Lukitto K, et al. Patient satisfaction with awake craniotomy for tumor surgery: A comparison of remifentanil and fentanyl in conjunction with propofol. Anesthesia & Analgesia, 2006, 102(1):237–242.

[14] Conte V, Magni L, Songa V, et al. Analysis of propofol/remifentanil infusion protocol for tumor surgery with intraoperative brain mapping. Journal of Neurosurgical Anesthesiology, 2010, 22:119–127.

[15] Kallapur BG, Bhosale R. Use of dexmedetomidine infusion in anaesthesia for awake craniotomy. Indian Journal of Anaesthesia, 2012, 56(4):413–415.

[16] Shen SL, Zheng JY, Zhang J, et al. Comparison of dexmedetomidine and propofol for conscious sedation in awake craniotomy: a prospective, double-blind, randomized, and controlled clinical trial. Annals of Pharmacotherapy, 2013, 47(11):1391–1399.

[17] Nossek E, Matot I, Shahar T, et al. Intraoperative seizures during awake craniotomy: incidence and consequences: Analysis of 477 patients. Neurosurgery,

2013, 73(1):135–140.

[18] Milian M, Tatagiba M, Feigl GC. Patient response to awake craniotomy—a summary overview. Acta Neurochirurgica (Wien), 2014, 156(6):1063–1070.

[19] Kofke WA. Anesthetic management of the patient with epilepsy or prior seizures. Current Opinion in Anaesthesiology, 2010, 23(3):391–399.

[20] Perks A, Cheema S, Mohanraj R. Anaesthesia and epilepsy. British Journal of Anaesthesia, 2012, 108(4):562–571.

[21] Chui J, Manninen P, Valiante T, et al. The anesthetic considerations of intraoperative electrocorticography during epilepsy surgery. Anesthesia & Analgesia, 2013, 117(2):479–486.

[22] Chui J, Venkatraghavan L, Manninen P. Presurgical evaluation of patients with epilepsy: The role of the anesthesiologist. Anesthesia & Analgesia, 2013, 116(4):881–888.

[23] Souter MJ, Rozet I, Ojemann JG, et al. Dexmedetomidine sedation during awake craniotomy for seizure resection: Effects on electrocorticography. Journal of Neurosurgical Anesthesiology, 2007, 19(1):38–44.

[24] Talke P, Stapelfeldt C, Garcia P. Dexmedetomidine does not reduce epileptiform discharges in adults with epilepsy. Journal of Neurosurgical Anesthesiology, 2007, 19(3):195–199.

[25] Hatton KW, McLarney JT, Pittman T, et al. Vagal nerve stimulation: Overview and implications for anesthesiologists. Anesthesia & Analgesia, 2006, 103(5):1241–1249.

[26] Milby AH, Halpern CH, Baltuch GH. Vagus nerve stimulation in the treatment of refractory epilepsy. Neurotherapeutics, 2009, 6(2):228–237.

[27] Benabid AL, Pollak P, Louveau A, et al. Combined (thalamotomy and stimulation) stereotactic surgery of the VIM thalamic nucleus for bilateral Parkinson disease. Applied Neurophysiology, 1987, 50(1-6):344–346.

[28] Miocinovic S, Somayajula S, Chitnis S, et al. History, applications, and mechanisms of deep brain stimulation. JAMA Neurology, 2013,70(2):163–171.

[29] Venkatraghavan L, Manninen P. Anesthesia for deep brain stimulation. Current Opinion in Anaesthesiology, 2011, 24(5):495–499.

[30] Shah RS, Chang SY, Min HK, et al. Deep brain stimulation: Technology at the cutting edge. Journal of Clinical Neurology, 2010, 6(4): 167–182.

[31] Rezai AR, Kopell BH, Gross RE, et al. Deep brain stimulation for Parkinson's disease: Surgical issues. Movement Disorders, 2006, 21(14):197–218.

[32] Slavin KV, Thulborn KR, Wess C, et al. Direct visualization of the human subthalamic nucleus with 3T MR imaging. American Journal of Neuroradiology, 2006, 27(1):80–84.

[33] Frost EA, Osborn I. Deep brain stimulation-surgery for movement disorders and Parkinson's disease. International Anesthesiology Clinics, 2009, 47(2):57–68.

[34] Raz A, Eimerls D, Zaidel A, et al. Propofol decreases neuronal spiking activity in the subthalamic nucleus of Parkinsonian patients. Anesthesia & Analgesia, 2010, 111(5): 1285–1289.

[35] Maciver MB, Bronte-Stewart HM, Henderson JM, et al. Human subthalamic neuron spiking exhibits subtle responses to sedatives. Anesthesiology, 2011, 115(2):254–264.

[36] Chen SY, Tsai ST, Lin SH, et al. Subthalamic deep brain stimulation in Parkinson's disease under different anesthetic modalities: A comparative cohort study. Stereotactic and Functional Neurosurgery, 2011, 89(6):372–380.

[37] Maltête D, Navarro S, Welter ML, et al. Subthalamic stimulation in Parkinson's disease: With or without anesthesia? Archives of Neurology, 2004, 61(3):390–392.

[38] Krishna V, Elias G, Sammartino F, et al. The effect of dexmedetomidine on the firing properties of STN neurons in Parkinson's disease. European Journal of Neuroscience, 2015, 42(4):2070–2077.

[39] Hutchison WD, Lang AE, Dostrovsky JO, et al. Pallidal neuronal activity: Implications for models of dystonia. Annals of Neurology, 2003, 53(4):480–488.

[40] Venkatraghavan L, Rakhman E, Krishna V, et al. The effect of general anesthesia on the microelectrode recordings from pallidal neurons in patients with dystonia. Journal of Neurosurgical Anesthesiology, 2015, 28(3):256–261.

[41] Benarroch EE. Subthalamic nucleus and its connections: Anatomic substrate for the network effects of deep brain stimulation. Neurology, 2008, 70(21):1991–1995.

[42] Rodriguez RL, Fernandez HH, Haq I, et al. Pearls in patient selection for deep brain stimulation. Neurologist, 2007, 13(5): 253–260.

[43] Venkatraghavan L, Manninen P, Mak P, et al. Anesthesia for functional neurosurgery. Review of complications. Journal of Neurosurgical Anesthesiology, 2006, 18(1):64–67.

[44] Rozet I, Muangman S, Vavilala MS, et al. Clinical experience with dexmedetomidine for implantation of deep brain stimulators in Parkinson's disease. Anesthesia & Analgesia, 2006, 103(5):1224–1228.

[45] Davies A. Midazolam induced dyskinesias. Palliative Medicine, 2000, 14(5):435–436.

[46] Elias WJ, Durieux ME, Huss D, et al. Dexmedetomidine and arousal affect of subthalamic neurons. Movement Disorders, 2008, 23(9):1317–1320.

[47] Sebeo J, Deiner SG, Alterman RL, et al. Anesthesia for pediatric deep brain stimulation. Anesthesiology Research and Practice, 2010, 2010(pii): 401419.

[48] Air EL, Ostrem JL, Sanger TD, et al. Deep brain stimulation in children: Experience and technical pearls. Journal of Neurosurgery: Pediatrics, 2011, 8(6):566–574.

[49] Starr PA, Markun LC, Larson PS, et al. Interventional MRI-guided deep brain stimulation in pediatric dystonia: First experience with the ClearPoint system. Journal of Neurosurgery: Pediatrics, 2014, 14(4):400–408.

[50] Harries AM, Kausar J, Roberts SAG, et al. Deep brain stimulation of the subthalamic nucleus for advanced Parkinson disease using general anesthesia: Long-term results. Journal of Neurosurgery, 2012, 116(10):107–113.

[51] Foltynie T, Zrinzo L, Martinez-Torres I, et al. MRI-guided STN DBS in Parkinson's disease without microelectrode recording: Efficacy and safety. Journal of Neurology, Neurosurgery, and Psychiatry, 2011, 82(4):358–363.

[52] Nakajima T, Zrinzo L, Foltynie T, et al. MRI-guided subthalamic nucleus deep brain stimulation without microelectrode recording: Can we dispense with surgery under local anaesthesia? Stereotactic and Functional Neurosurgery, 2011, 89(5):318–325.

[53] Khatib R, Ebrahim Z, Rezai A, et al. Perioperative events during deep brain stimulation: The Experience at Cleveland Clinic. Journal of Neurosurgical Anesthesiology, 2008, 20(1):36–40.

[54] Fenoy FJ, Simpson Jr RK. Risks of common complications in deep brain stimulation surgery: management and avoidance. Journal of Neurosurgery, 2014, 120(1):132–139.

第 20 章

复杂脊柱手术麻醉

Ehab Farag，*Zeyd Ebrahim*

引 言

在过去的 20 年中，脊柱外科手术的复杂性不断增加，这使得其逐渐发展成为一个多学科的专业。本章旨在介绍复杂脊柱手术围手术期麻醉管理的最新研究进展。

解 剖

脊柱是由 31 块不同的椎体组成的，包括 7 块颈椎、12 块胸椎和 5 块腰椎，骶骨由 5 块骶椎融合而成，2 块尾骨有时会融合。正常脊柱前后观有 4 个生理弯曲，帮助头颅和骨盆垂直排列。在胸段和骶段，脊柱向前凹进，称为后凸；在颈段和腰段，脊柱向前突出，称为前凸。后一种生理弯曲是在儿童时期随着抬头（颈段）和坐立（腰段）而发展起来的，因此称为次级弯曲。成人的胸椎和骶椎的弯曲与胎儿相同，称为初级弯曲。每块椎骨都由前方的椎体和后方的椎弓组成。椎弓开口围绕椎体形成椎孔，组成容纳脊髓束的椎管。椎弓被棘突和横突分为两部分。棘突和横突之间的椎弓称为椎弓板，横突和椎体之间的椎弓称作椎弓根。每个椎骨在椎弓根与椎弓板结合处形成两个上、下关节突。每个椎弓根上、下缘各有一个切迹，相邻椎骨的上、下切迹共同围成一个开口，即椎间孔，有脊神经通过（图 20.1）。

各段椎体结构的差异

典型的颈椎椎孔较大，椎体呈椭圆形，上下关节突的关节面倾斜。颈椎最显著的特征是棘突末端分叉和横突孔。横突孔内有椎动脉和椎静脉通过。第 1 颈椎（C_1）又名寰椎，没有椎体。寰

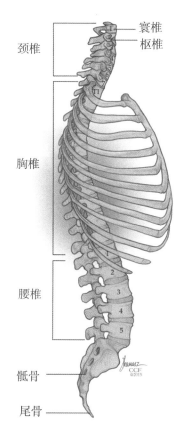

图 20.1 脊柱的解剖

椎有一个前结节，寰椎的上关节面与头骨的枕骨髁相连，大致呈旁矢状面。头部的前后移动主要依靠寰椎。第 2 颈椎（C_2）枢椎形成了第 1 颈椎环绕的支点。该椎体最大的特点是牢固的齿状突（又称齿突），从椎体表面垂直向上突起。椎体前部比后部更厚，向前向下延伸，以便与第 3 颈椎（C_3）的上部和前部重叠。齿状突后部与寰椎后环前部之间的间隙称为寰椎后间隙，包括可容纳脊髓的空间。C_1 水平，脊髓仅占约一半椎管，

因此在不损害脊髓的情况下对椎管有一定程度的侵犯是可接受的。在下颈椎节段（C_4和C_7之间），从横截面水平来看，脊髓通常约占椎管的75%。第7颈椎（C_7）有突出的棘突，因此得名隆椎。

胸椎形成颈椎和腰椎之间的过渡。上4个胸椎类似于颈椎，关节面垂直，棘突向后。下4个胸椎包含更多的腰椎特征，如大的椎体、粗壮的横突和棘突以及斜向的关节面。中间4节胸椎的特点介于以上两者之间，包括垂直向的关节突和细长且向下倾斜的棘突。与肋骨形成关节是胸椎的特点。腰椎的特点是椎体粗壮，棘突和横突粗大。骶骨由5块骶椎融合而成，其上是第5腰椎（L_5），下面是尾骨，两侧是髂骨，其除形状特殊外，还包括脊神经前、后支通过的骶前、后孔（图20.2 A~C）。

术前评估

与其他手术一样，脊柱手术的术前评估应常规包括病史和体格检查，以确保患者术前准备的最优化。围手术期心血管事件的风险应在术前进行准确评估。更好地识别危险因素和了解大手术的效益／风险比从而进行干预可降低围手术期

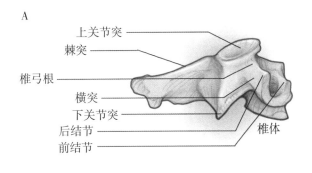

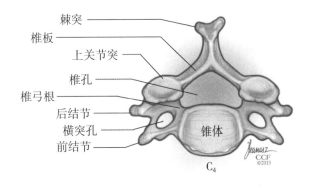

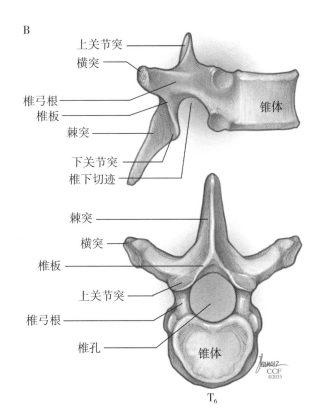

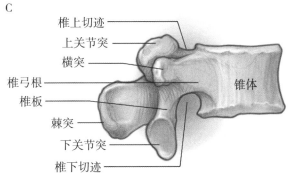

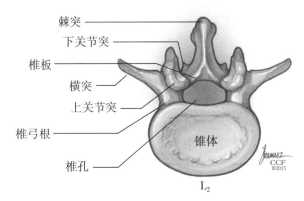

图20.2　颈椎（A）、胸椎（B）和腰椎（C）的解剖学差异

心血管事件的风险。围手术期最常用的两个风险评估量表是修订的心脏风险指数（revised cardiac risk index，RCRI）和美国外科医师学会（ACS）的国家质量改进计划风险（American College of Surgeons' National Quality Improvement Program Risk，NSQIP）量表[1]。

影像学诊断应作为脊柱手术前评估的重要组成部分。寰枢关节半脱位常见于类风湿关节炎或唐氏综合征的患者，此类患者术前评估中应考虑其影像学诊断。据报道，未诊断出半脱位的患者如果直接行喉镜检查可能会导致瘫痪[2]。

对患者行复杂脊柱手术前开展体格检查很重要，脊椎疾病常常是泛指，可能影响整个脊椎，但严重程度不同（这就像外周血管一样，疾病可影响整个血管系统，但严重程度不同）。

对于非外伤性患者，术前患者清醒状态下，无症状时颈部弯曲和伸展的程度是评估术中上呼吸道管理的重要因素。应检查患者是否有 Lhermitte 征，有时称为"理发椅（barber chair）"现象。Lhermitte 征是一种由脊髓后柱参与的从背部向下延伸至四肢的触电感，弯曲或伸展脖子都可引发。Lhermitte 征提示颈部脊髓受压，如颈椎病、椎间盘突出、肿瘤或 Chiari 畸形。在插管期间和整个手术过程中，应格外小心，以保持颈部处于中立位。值得注意的是，头颈交界区的伸展情况对于完全张开嘴巴至关重要。潜在的张口受限应该被认为是插管困难的征兆。

插管时的颈椎活动

在直接喉镜（direct laryngoscopy，DL）下放置气管导管（endotracheal tube，ET）是一项非常复杂的操作。喉镜施加的主要力量是向上提举，从而延展寰枕的间隙，提举还会使下椎体屈曲。喉镜可以最大限度地伸展枕骨和寰椎，通过 C_2 以下的椎体屈曲来达到平衡。有学者认为，通过线性稳定手法（manual-in-line stabilization，MLS）在不稳定颈椎滑脱患者中对头部和颈部施以与直接

喉镜产生的力大小相等、方向相反的力量，可以减少颈部的活动。然而，在尸体模型中，MLS 不仅不能减少不稳定部位的活动，而且还使声门暴露受限[3]。在尸体模型中，只要环状软骨压力不过大，便不会引起受伤颈椎移动[4]。

在类风湿关节炎（rheumatoid arthritis，RA）和唐氏综合征（Down syndrome）的患者中常发现寰枢关节不稳定，这具有重要的临床意义。寰枢关节不稳定时，由于横韧带断裂或松弛，或齿状突受损，齿状突不再牢牢地紧贴在 C1 椎体前弓的背面。约有 30% 的严重类风湿关节炎和 15% 的唐氏综合征患者可能会出现寰枢关节半脱位。因此，建议这些患者在进行任何需要直接喉镜或广泛颈部操作的外科手术前进行颈椎动态影像学检查。注意，在使用直接喉镜过程中，屈曲或延展运动时相邻椎体的移位或成角可能会导致脊髓受压。插管过程中保持颈部中立位对避免颈髓损伤极为重要，特别是对接受颈椎手术的患者。

在使用直接喉镜过程中施加的基本力度高达 50~70N（45N 足以举起 4.5kg 或 10 lbs）。如伴有颈椎病等，在插管过程中暴露难度越大，采用的力度越大，其引起颈髓损伤的潜在可能性就越大。在尸体研究中，Airtraq 视频喉镜可将插管过程中颈椎活动的发生率降低 23%，并且仅为使用直接喉镜时 20% 的力度[5]。因此，在颈椎无法活动、上颈椎活动角度很小的情况下，纤维气管镜插管是理想的气管插管方法[6]。

脊髓中央管综合征与直接喉镜检查

Schneider 于 1954 年首次描述了脊髓中央管综合征（central cord syndrome，CCS）。典型的 CCS 表现为潜在的颈椎病患者脊髓损伤所致的上肢较下肢严重的肌无力。其病理机制通常包括颈椎过度伸展致脊髓受压，由前方的骨刺和后方的黄韧带环抱挤压脊髓中央管，导致脊髓局部缺血、水肿、血肿。这种颈椎过伸可能与直接喉镜一样看似轻微，但在颈椎僵硬的情况下会引起显著的神经损伤。在使用直接喉镜过程中，颈椎过伸对

患有先天性颈椎管狭窄的年轻患者而言，其发生持续 CCS 的风险也会增加[7,8]。

俯卧位的病理生理改变

心血管系统改变

俯卧位时随着左心室容积和顺应性的降低，心脏指数（cardiac index，CI）和静脉回流减少。这些改变归因于下腔静脉受压以及胸腔内压力增加导致的左室顺应性降低。尽管在使用体位垫时（一个在胸下，另一个在髂嵴下，悬空的腹部可以自由活动，就像在 Jackson 桌上一样），俯卧位可使心脏指数仅降低 3%，胸膝位可使心脏指数降低 20%。

俯卧位时心脏指数的降低不仅导致血流动力学不稳定，也会降低麻醉药物（如异丙酚）的代谢，表现为心输出量显著减少。在麻醉维持期间，将丙泊酚和七氟烷进行比较[9,10]，Pearce 观察发现，对于俯卧位时腹部悬空的患者，腔静脉的压力为 $0 \sim 40 mmH_2O$[11]；相反，患者腹部受压时，腔静脉压力可超过 $300 mmH_2O$。腔静脉压力升高不仅会导致椎静脉淤血，增加脊柱手术中出血量，而且会影响脊髓灌注。

行颈椎椎板切除术时患者采用俯卧位且腹部受压被认为是脊髓缺血导致神经功能障碍的可能原因。本系列病例的作者建议避免腹部压迫和低血压，特别是脊髓疾病患者，对他们来说，维持脊髓灌注压是至关重要的[12]。

呼吸系统生理变化

已观察到，俯卧位时患者的通气 – 血流比接近正常，血流灌注分布更均匀，背侧气道的补充使肺单位和功能残气量增加。值得注意的是，俯卧位有时用于急性呼吸窘迫综合征患者以改善氧合和减少分流[13]。Pelosi 及其同事在对患者行全身麻醉期间证实了类似的发现[14]。因此，全身麻醉时俯卧位不会对呼吸机制产生负面影响，反而改善了肺通气和氧合。然而，肥胖患者的腹部在呼吸过程中应该自由移动，以达到俯卧姿势对呼吸的有益效果。

Poisson 效应与俯卧位

Breig 及其同事们发现，脊髓随着颈椎屈曲和延伸而变短、变厚，即 Poisson 效应[15]。俯卧位摆放通常引起适度的脊柱伸展，因此脊髓可能因椎管延长引起软组织侵犯脊髓管和原有的椎管狭窄加重而承受过大的压力。这些发现的临床意义在于，持续存在的颈部异常错位可能导致脊髓缺血和神经损伤[16]。脊髓受压和静脉流出道阻力增加已经降低了脊髓血流，俯卧位引起的腔静脉压力增加还可能进一步降低脊髓血流[21]。

俯卧位脊柱手术中的血流动力学和液体管理

液体管理旨在维持正常的血容量和充足的组织灌注，同时避免组织间隙水肿。然而，俯卧位心脏指数降低和静脉回流减少使得俯卧位时的液体和血流动力学管理变得具有挑战性，特别是在冗长而复杂的脊柱手术中。在复杂的脊柱手术中，液体复苏不足的低血容量并不少见。此外，由于出血浸润手术单，失血可能很难量化。使用有创监测技术，特别是在复杂的手术中，将有助于动态血压监测和频繁评估血红蛋白和血细胞比容的水平，以免低估失血程度。

同时，不恰当或过度液体复苏可能导致医源性急性血容量过多，这是复杂脊柱手术中的一个主要问题。

医源性血容量过多增加了心房钠尿肽（atrial natriuretic peptide，ANP）的分泌。ANP 可诱发内皮细胞糖萼（endothelial glycocalyx，EG）的脱落和破坏[17]。EG 由膜结合蛋白多糖和糖蛋白组成，它们构成一个网状结构，血浆蛋白被保留在其中，从而限制液体和促进血浆蛋白形成厚度约为 $1 \mu m$ 的内皮细胞表层（endothelial surface layer，ESL）。人体内固定在 ESL 内的非循环部分的血浆为 $700 \sim 1\,000 mL$。ESL 是血液和间质组织之间的主要屏障。因此，高容量破坏 EG 可导致间质水肿和组织灌注受损。除了在组织灌注中发挥重要作用外，EG 在维持免疫系统和凝血系统的正常功能方面也起着非常重要的作用。在正常情况下，小的内皮黏附分子位于 EG 内，因此 EG 的降解会增强炎症细胞与内皮细胞的黏附。此外，在去除 EG 后，循环中的多糖 – 蛋白复合物，如硫酸乙酰肝素，对白细胞有直接的趋化作用，可在炎症部位增加白细胞的聚集。因此，EG 的破坏可能引发炎症级联反应。EG 具有重要的机械感受作用，可以将剪切应力转化为内皮细胞的生物激活并释放一氧化氮（NO）。EG 是结合和调节参与凝血级联反应的酶的关键成分。此外，与 EG 相连的抗凝血酶Ⅲ是最重要的凝血酶和 Xa 因子抑制剂 [18-20]。

对于一个清醒的成年人，经皮肤和呼吸道的平均隐性体液丢失量仅为 0.5mL /（kg·h）。在腹部手术中，隐性体液丢失量仅增加到 1mL/（kg·h）。围手术期谨慎的液体管理可避免低血容量和高血容量，是维持 EG 完好的一个重要因素，同时可限制围手术期液体和蛋白质向组织间隙转移。目标导向液体治疗以及减少晶体液的使用对维持正常血容量和 ESL 的完整性至关重要。值得注意的是，几乎所有情况下我们输注的晶体液中 80% 会分布到间质组织。对于脊柱手术，使用 1~2mL/（kg·h）的晶体液进行维持，使用胶体液如白蛋白补充失血量，这些均有利于术中液体管理。在实践中，我们更喜欢使用脉压变异率进行目标导向液体治疗，以指导脊柱手术中的液体管理 [21]。即使已经进行了液体优化管理，血压仍低于目标值，则给予血管升压剂或强心剂以达到目标血压至关重要 [21]。显然，使用血管升压剂会收缩毛细血管前括约肌，降低毛细血管灌注压，导致滤过压降低和组织水肿。在脊柱手术中，应谨慎使用羟乙基淀粉溶液，因为它可能影响凝血过程，并引起围手术期肾功能损害 [22,23]。

术中神经电生理监测

术中神经电生理监测（IONM）是指在外科手术过程中用于评估中枢和周围神经系统功能完整性的各种神经生理监测，将这些监测置于术中极易发生医源性损伤的相应区域。IONM 的目的是在发生不可逆转的神经损伤之前提供有关神经功能变化的信息，从而为我们采取干预措施来预防或使术后神经功能损伤最小化提供可能。对于 IONM 的具体内容，我们已在第 11 章中全面讨论。

脊柱手术后疼痛的治疗

对于脊柱手术，完善的镇痛方案非常重要，不仅要成功地控制术后急性疼痛，而且要预防其发展为慢性术后疼痛的可能。后路脊柱手术可出现严重的术后疼痛。急性疼痛是脊柱手术后再入院的主要原因之一 [24]。

多模式镇痛是复杂脊柱手术后镇痛的最佳方法。多模式镇痛可定义为阿片类和非阿片类镇痛药物联合使用，辅助或者不辅助局部麻醉。多模式镇痛的应用通常会改善镇痛质量，同时可减少不良反应发生率，如降低阿片类药物引起的术后恶心、呕吐、便秘以及镇静等副作用 [25]。

在本课题组最近开展的一项研究中，将 116 例接受复杂脊柱手术的患者随机分配为围手术期静脉注射利多卡因 [2mg/（kg·h）] 组和安慰剂组，术中及麻醉后于恢复室给予安慰剂。采用言语评定量表进行术后疼痛评估。在术后 1 个月和 3 个月采用 SF-12 健康调查表进行术后生活质量评估。利多卡因不仅改善了术后疼痛评分，而且对术后 1~3 个月的 SF-12 生活质量评分也有显著改善 [26]。在手术结束时由脊柱外科医生置入硬膜外导管进行镇痛是另一种有效的术后镇痛技术，特别是在复杂的脊柱手术后。我们回顾了 245 例接受大型脊柱手术的成年患者，他们分别采用了硬膜外镇痛或患者自控静脉镇痛来控制术后疼痛。与患者自控静脉镇痛相比，硬膜外镇痛的效果更好，并且减少了阿片类药物的用量 [27]。单次使用酮咯酸（60mg）是多模式镇痛中减轻术后疼痛的有效辅助方法。酮咯酸在改善术后镇痛效果的同时还减轻了术后的恶心、呕吐症状 [28]。

加巴喷丁通过干扰血小板反应蛋白 –α2δ–1 的相互作用来阻断血小板反应蛋白介导的突触反应。因此，加巴喷丁与 α2δ–1 受体的结合抑制了血小板反应蛋白介导的突触反应。α2δ–1 水平升高可导致兴奋性突触传递增加，神经病理性疼痛增强。因此，加巴喷丁可能通过抑制兴奋性突触的形成来减轻脊柱手术后的神经病理性疼痛。在腰椎间盘摘除手术前 1h 和术后 1h 分别应用 α2δ-1 阻滞剂普瑞巴林 75mg 或加巴喷丁 300mg，连续使用 7d 可获得较好的镇痛效果及远期功能恢复。然而，与加巴喷丁相比，普瑞巴林在术后 3 个月时的疼痛强度更小，结果更好 [29,30]。

围手术期并发症

脊柱手术后视觉减退

术后视觉丧失（postoperative vision loss，POVL）是脊柱手术后的一个严重问题，其发生率为 0.1%~1% [31]。目前我们对其病因仍知之甚少，可能为多因素的，包括眼静脉引流受阻，头部体位因素，或眼球压力导致的视网膜血管闭塞等。

眼灌注压

眼灌注压（ocular perfusion pressure，OPP）的定义为平均动脉压（MAP）与眼内压之差 [32]。因此，无论是 MAP 降低还是眼压升高，都会使 OPP 降低。最常见的情况是，在 MAP 降低的同时眼压升高导致灌注不足 [32]。眼睛有自主调节功能，可以在不同的灌注压下保持恒定的血流。然而，在高血压患者中，为保持恒定的血流，自主调节的下限通常会变高，高血压患者的眼睛灌注更易受到低血压的影响。在视盘中，血压降低到自主调节水平的临界值以下将会导致局部血流减少 [32]。Pillunat 及其同事已经证实，一些健康人的眼睛的自主调节功能可能存在缺陷，以至于在低 OPP 情况下无法维持正常的视盘血流 [33]。这一发现将解释为什么一些眼睛自主调节功能完整的患者在低 OPP 的情况下不能保持正常的眼血流量。因此，在复杂的脊柱手术中最好能保障足够的 OPP 以确保视盘血流正常。

眼内压是决定眼灌注压的另一个因素。在俯卧位时，眼内压会随着时间延长而增加，最高可达 40mmHg。俯卧位时，胸腔内压力增加，头部静脉回流受阻，这些可导致眼静脉充血。静脉充血可损害房水引流，导致眼内压升高。由眼静脉充血增加引起的缺血性视神经病变（ischaemic optic neuropathy，ION）在其他生理学类似的手术中也会出现，如双侧颈静脉根部结扎术和极度 Trendelenburg 位（头低足高位）的机器人辅助前列腺切除术。自主调节机制使眼睛能够在 OPP 大范围波动时保持恒定的血流。然而，当眼内压达到 45mmHg 时，自主调节功能在维持恒定血流方面变得不足，此时血流量变得依赖于压力。

脊柱外科相关的视力损伤和视觉丧失类型

缺血性视神经病变

缺血性视神经病变（ischaemic optic neuropathy，ION）可发生在视神经的前部，即神经进入眼球的部位，也可发生在神经位于眼眶内的后部。尽管灌注压发生变化，但流向视神经的血流量通过自主调节机制保持基本恒定。然而，自主调节仅在特定的灌流压范围内有效进行。超出或低于此范围时，血流量直接依赖于平均动脉压（MAP），因此可能导致缺血性损伤。前部缺血性视神经病变（anterior ischaemic optic neuropathy，AION）也可由红细胞比容降低所致，因为脉络膜血流量随血液稀释而降低 [34]。然而，低红细胞比容并非术后视觉丧失（POVL）的独立预测因子 [35]。术后 AION 的实际发生率可能被低估，因为小面积的前视神经梗死可能只会产生小的视觉缺陷，而在术后并未引起注意，这些患者稍后可能出现伴有多个区域视神经萎缩的低灌注青光眼 [36]。

后部缺血性视神经病变（posterior ischaemic optic neuropathy，PION）较为罕见，临床表现为球后视神经病变，由视神经眶内部分的梗死所致。PION 术后可表现为急性视力减退，伴有同侧瞳孔对光反射消失。PION 的特征是患者在视盘和眼底镜检查正常的情况下出现视力障碍。视神经萎缩通常发生在视力丧失开始后的 4~8 周内。

PION 的主要原因还没有明确。然而，已发现由于双侧颈内静脉结扎和颈部淋巴结清扫导致面部水肿、静脉充血和眼内压力升高等患者可发生 PION[37, 38]。

皮质盲

皮质盲由枕叶皮质或视放射区受损所致，主要原因是缺血或外伤。临床上，患者视力丧失但瞳孔对光反射和眼底检查结果均正常[39]。诊断皮质盲最好的方法是 CT 或 MRI，两者有助于识别枕叶的梗死区。据报道，在脊柱手术期间低血压、贫血以及头部体位异常危及椎基底动脉循环等均可导致皮质盲[40,41]。

视网膜中央动脉或静脉阻塞

脊柱手术后视网膜动脉阻塞的主要原因是头垫造成的眼部受压和低血压，两者可导致视网膜动脉血流受阻。然而，视网膜动脉阻塞也可能由颈动脉的动脉粥样硬化栓子所致。视网膜中央动脉阻塞通常表现为一只眼的视力完全丧失，并且会随着时间的推移而改善。眼底镜检查显示视网膜苍白、水肿，中心凹处有一个樱桃红斑[42]。

据报道，脊柱手术后俯卧位时头垫对眼球的外部压力可造成视网膜中央静脉阻塞。眼底镜检查的结果通常包括所有象限的视网膜出血、棉状斑点以及视网膜静脉扩张和扭曲[43]。

脊柱手术后视力丧失和损害的相关因素

头部位置和筋膜室综合征

在法国进行的一项对脊柱手术后眼部并发症的调查中，作者提出了两项预防措施，以避免脊柱手术后俯卧位造成的视力丧失。第一项是使用马蹄形头垫避免眼睛受压；第二项是疑似颈动脉粥样硬化患者避免头部横向旋转[44]。因此，在 L_3~L_4 减压融合时于俯卧位单侧旋转头部是导致缺血性视神经病变（ION）和术后缺血性视神经病变（POVL）的原因[45]。

POVL 的其他影响因素

在最近发表的一项多中心病例对照研究中，作者对美国麻醉医师协会注册登记后部缺血性视神经病变（POVL）的 80 例 ION 成人患者与来自 17 个中心的 315 例接受脊柱融合手术的成人患者进行了比较。ION 的危险因素被确定为肥胖、男性、使用 Wilson 框架、麻醉时间较长、预计失血量较多以及液体管理中胶体使用量减少[35]。

我们的研究结果可以在很大程度上解释脊柱融合手术 POVL 的发生。在我们的研究中，接受俯卧位复杂脊柱手术的患者被随机分为四组：白蛋白和 α2 受体激动剂溴莫尼定组，白蛋白和安慰剂组，乳酸林格液和安慰剂组，乳酸林格液和溴莫尼定组。用气压计测量眼内压[7,21]。俯卧位时眼内压平均升高 12 ± 6mmHg。手术结束时（约 5.5h）眼内压为 38 ± 10mmHg。12 例患者在手术 5h 后眼内压超过 50mmHg。术中眼内压升高和眼灌注压（OPP）降低可以解释为什么麻醉时间延长是脊柱融合术发生 POVL 的危险因素。大量失血通常伴随手术时间的增加，随之会出现血流动力学不稳定系统，这会进一步危及 OPP。

Wilson 架可减少头部静脉回流，因增加眼内压而降低 OPP，所以其是 POVL 的危险因素。肥胖是 POVL 的第三大危险因素。我们在研究中未发现体重指数与术前或术中眼内压之间的关系。然而，在俯卧位时，肥胖患者的心脏指数低于非肥胖患者，手术中很难将他们的平均动脉压（MAP）保持在目标值内。因此，肥胖患者的 OPP 比非肥胖患者低，这使得他们比非肥胖患者更容易发生 POVL。POVL 的另一个重要的危险因素是使用胶体液的百分比降低。在使用目标导向液体管理指导晶体液或胶体液输注的研究中，我们发现接受白蛋白治疗的患者其眼内压升高速度为 2.0mmHg/h，明显慢于接受乳酸林格液（3.1mmHg/h）的患者，这一发现可以解释为什么胶体液使用量的减少是复杂脊柱手术发生 POVL 的一个独立危险因素。避免贫血是开展脊柱手术的另一个重要因素，脉络膜血供占视网膜需氧量和葡萄糖需求量的70%，在实验性等容血液稀释至血细胞比容低至20%~22%时，脉络膜血流会降低[34]。尽管最近对POVL进行的病例对照研究并不能确定低血压和贫血是脊柱手术POVL发生的独立危险因素[35]。遵循最近关于POVL与脊柱手术相关的实践建议是明智的，建议将血红蛋白或血细胞比容分别保持在约9g/dL或28%[46]，此外还应避免低血压以维持足够的OPP。

综上所述，在俯卧位脊柱手术中保持足够的OPP是避免POVL的关键。

Nandyala及其同事采用2002—2009年全国住院患者样本数据库确认了行脊柱手术的105例POVL病例[46]。作者确定脊柱手术POVL的发生率为1.9/10 000。POVL的发生率在胸椎手术（19.7/10 000）和后路腰椎融合手术（1.9/10 000）的患者中最高。然而，在颈前路、前路腰椎或颈后路融合术后发生POVL的患者不足10例。作者认为脊柱畸形、糖尿病伴终末器官损害和既往存在的神经系统疾病是POVL的独立危险因素。然而，作者使用了非常保守的 P 值（$P < 0.000\ 5$），可能增加假阴性率。

体重指数与术后并发症的关系

Marquez-Lara和其同事以及McClendon J Jr.和其同事发现，即使在腰椎手术后长达2年的时间中，肥胖患者（BMI > 30kg/m²）的并发症发生率也会增加[47,48]。此外，病态肥胖患者在2年内发生并发症的可能性是体重过轻患者（BMI < 19kg/m²）的3倍，是正常体重患者（19~24.9kg/m²）的8倍。

复杂脊柱手术后插管时间延长

与脊柱大手术后持续气管插管独立相关的因素包括高龄、美国麻醉医师协会（ASA）身体状况分级较高、病程较长、预计失血量较多、需要通过静脉输入大量液体，包括晶体液、胶体液或输注红细胞[49]。有研究结果提示，在颈椎手术患者中，高龄、合并疾病越多、手术时间越长、

输注红细胞的需求量越大，气管插管时间延长（> 48h）的风险就越高[50]。

颈椎手术相关并发症

颈椎手术后对患者即刻进行术后管理至关重要，尤其是大范围的手术，因为紧急重新插管或气管切开可能会导致手术相关的神经系统并发症、缺氧和死亡。颈椎手术后延迟拔管的危险因素包括肥胖、手术时间大于10h、包含C₂水平的前路颈椎间盘切除融合术（anterior cervical discectomy with fusion，ACDF）和哮喘。其他罕见的危险因素包括喉返神经（recurrent laryngeal nerve，RLN）麻痹（左侧入路< 1%）、食管穿孔和术后新的脊髓损伤[7, 51]。当存在这些危险因素时，最好术后延迟拔管，而不是拔管后通过纤维支气管镜检查来确定术后残留的气管和（或）声带水肿。

术后伤口血肿是一种潜在的致死性并发症，可以表现为颈部肿块，伴随吞咽困难，有时也表现为呼吸窘迫，发病率为1%~11%[52]。处理这种并发症时需要立即行清醒状态下光纤引导插管和再次手术以清除颈部血肿。在插管和再次手术前气管可发生明显移位，有时需要通过拆除缝线、打开伤口来减轻血肿压迫。

喉返神经麻痹是已报道的ACDF相关常见并发症之一，可由颈部清扫术、术中放置拉钩或气管内气囊压迫等造成直接的喉返神经损伤[52]。在一项研究中[53]，通过抽出气管导管气囊内的气体并在放置拉钩叶片后重新充气，可使一过性声带瘫痪的发生率从6.4%降低到1.69%。喉返神经损伤的临床表现为术后气道阻塞、声音嘶哑、发声疲劳、持续呛咳、吸气和吞咽困难[54]。据报道，这种并发症在ACDF术中的发生率为0.2%~16.7%。喉返神经损伤在右侧入路比左侧入路更常见，因为右侧的喉返神经比左侧的喉返神经更短、走行更倾斜[55]。据报道，ACDF术中血管损伤主要是椎动脉损伤，发生率高达0.3%。颈椎手术中严重的颈髓损伤（四肢瘫痪）的发生率为0.1%~0.4%（1/1000~4/1 000）。

心肺并发症

在简单减压后仍有2.3%的患者发生危及生命的心肺并发症，而在复杂脊柱融合的患者中有5.6%发生危及生命的并发症。值得注意的是，显著的心肺并发症和死亡并发症在老年患者中尤甚[56]。

低血容量、低体位闭塞静脉回流、空气栓塞、过氧化氢冲洗伤口和高危患者的脊柱大手术是俯卧位术中心搏骤停的危险因素[57]。可在俯卧位时即启动心肺复苏（cardiopulmonary resuscitation, CPR），同时准备将患者转为仰卧位。反向CPR（胸骨反向的背压）比标准CPR可产生更高的收缩压和平均动脉压[58]。

臂丛损伤

俯卧位引起的臂丛损伤通常与半潜水员（超人）的手臂姿势有关。肩外展超过90°会导致肋锁间隙的神经和锁骨下血管受压，以及横跨喙突和肩关节的神经丛受到牵拉[7]。值得注意的是，将头部偏向一侧会对臂丛造成额外的牵拉，可能会导致臂丛损伤。因此，为避免俯卧位时臂丛发生损伤，建议将肩部外展小于90°，手臂旋前（手掌向下）且头部处于正中位[7]。

（崔园园 译，邓姣 审校）

参考文献

[1] Gupta PK, Gupta H, Sundaram A, et al. Development and validation of a risk calculator for prediction of cardiac risk after surgery. Circulation, 2011, 124(4): 381–387.

[2] Bollensen E, Buzanoski JH, Prange HW. Brainstem compression by basilar artery anomalies as visualized by MRI. Journal of Neurology, 1991, 238(1):49–50.

[3] Santoni BG, Hindman BJ, Puttlitz CM, et al. Manual in-line stabilization increases pressures applied by the laryngoscope blade during direct laryngoscopy and orotracheal intubation. Anesthesiology, 2009, 110(1):24–31.

[4] Donaldson WF 3rd, Heil BV, Donaldson VP, et al. The effect of airway maneuvers on the unstable C1-C2 segment. A cadaver study. Spine (Phila Pa 1976), 1997, 22(11):1215–1218.

[5] Hindman BJ, Santoni BG, Puttlitz CM, et al. Intubation biomechanics: Laryngoscope force and cervical spine motion during intubation with Macintosh and Airtraq laryngoscopes. Anesthesiology, 2014, 121(2):260–271.

[6] Sahin A, Salman MA, Erden IA, et al. Upper cervical vertebrae movement during intubating laryngeal mask, fibreoptic and direct laryngoscopy: A video-fluoroscopic study. European Journal of Anaesthesiology, 2004, 21(10):819–823.

[7] Farag E. Anesthesia for Spine Surgery. Cambridge: Cambridge University Press, 2012：476.

[8] Schneider RC, Cherry G, Pantek H. The syndrome of acute central cervical spinal cord injury, with special reference to the mechanisms involved in hyperextension injuries of cervical spine. Journal of Neurosurgery, 1954, 11(6):546–577.

[9] Sudheer PS, Logan SW, Ateleanu B, et al. Haemodynamic effects of the prone position: A comparison of propofol total intravenous and inhalation anaesthesia. Anaesthesia, 2006, 61(2):138–141.

[10] Takizawa D, Hiraoka H, Nakamura K, et al. Influence of the prone position on propofol pharmacokinetics. Anaesthesia, 2004, 59(12):1250–1251.

[11] Pearce DJ. The role of posture in laminectomy. Proceedings of the Royal Society of Medicine, 1957, 50(2):109–112.

[12] Bhardwaj A, Long DM, Ducker TB, et al. Neurologic deficits after cervical laminectomy in the prone position. Journal of Neurosurgical Anesthesiology, 2001, 13(4):314–319.

[13] Tobin A, Kelly W. Prone ventilation--it's time. Anaesthesia and Intensive Care, 1999, 27(2):194–201.

[14] Pelosi P, Croci M, Calappi E, et al. The prone positioning during general anesthesia minimally affects respiratory mechanics while improving functional residual capacity and increasing oxygen tension. Anesthesia & Analgesia, 1995, 80(5):955–960.

[15] Breig A, Turnbull I, Hassler O. Effects of mechanical stresses on the spinal cord in cervical spondylosis. A study on fresh cadaver material. Journal of Neurosurgery, 1966, 25(1):45–56.

[16] Crosby ET. Considerations for airway management for cervical spine surgery in adults. Anesthesiology Clinics, 2007, 25(3):511–533, ix.

[17] Chappell D, Bruegger D, Potzel J, et al. Hypervolemia increases release of atrial natriuretic peptide and shedding of the endothelial glycocalyx. Critical Care, 2014, 18(5):538.

[18] Becker BF, Chappell D, Jacob M. Endothelial glycocalyx and coronary vascular permeability: The fringe benefit. Basic Research in Cardiology, 2010, 105(6):687–701.

[19] Chappell D, Jacob M. Role of the glycocalyx in fluid management: Small things matter. Best Practice & Research Clinical Anaesthesiology, 2014, 28(3):227–234.

[20] Weinbaum S, Tarbell JM, Damiano ER. The structure and function of the endothelial glycocalyx layer. Annual Review of Biomedical Engineering, 2007, 9:121–167.

[21] Farag E, Sessler DI, Kovaci B, et al. Effects of crystalloid versus colloid and the alpha-2 agonist brimonidine versus placebo on intraocular pressure during prone spine surgery: A factorial randomized trial. Anesthesiology, 2012, 116(4):807–815.

[22] Serpa Neto A, Veelo DP, Moura Peireira VG, et al. Fluid resuscitation with hydroxyethyl starches in patients with sepsis is associated with an increased incidence of acute kidney injury and use of renal replacement therapy: A systematic review and meta-analysis of the literature. Journal of Critical Care, 2014, 29(1):185 e1–7.

[23] Zarychanski R, Abou-Setta AM, Turgeon AF, et al. Association of hydroxyethyl starch administration with mortality and acute kidney injury in critically ill patients requiring volume resuscitation: A systematic review and meta-analysis. JAMA, 2013, 309(7):678–688.

[24] Bianconi M, Ferraro L, Ricci R, et al. The pharmacokinetics and efficacy of ropivacaine continuous wound instillation after spine fusion surgery. Anesthesia & Analgesia, 2004,98(1):166–172, table of contents.

[25] Mathiesen O, Dahl B, Thomsen BA, et al. A comprehensive multimodal pain treatment reduces opioid consumption after multilevel spine surgery. European Spine Journal, 2013, 22(9):2089–2096.

[26] Farag E, Ghobrial M, Sessler DI, et al. Effect of perioperative intravenous lidocaine administration on pain, opioid consumption, and quality of life after complex spine surgery. Anesthesiology, 2013, 119(4):932–940.

[27] Cata JP, Noguera EM, Parke E, et al. Patient-controlled epidural analgesia (PCEA) for postoperative pain control after lumbar spine surgery. Journal of Neurosurgical Anesthesiology, 2008, 20(4):256–260.

[28] De Oliveira GS Jr, Agarwal D, Benzon HT. Perioperative single dose ketorolac to prevent postoperative pain: a meta-analysis of randomized trials. Anesthesia & Analgesia, 2012, 114(2):424–433.

[29] Eroglu C, Allen NJ, Susman MW, et al. Gabapentin receptor alpha2delta-1 is a neuronal thrombospondin receptor responsible for excitatory CNS synaptogenesis. Cell, 2009, 139(2):380–392.

[30] Khurana G, Jindal P, Sharma JP, et al. Postoperative pain and long-term functional outcome after administration of gabapentin and pregabalin in patients undergoing spinal surgery. Spine (Phila Pa 1976), 2014, 39(6):E363–368.

[31] Cheng MA, Sigurdson W, Tempelhoff R, et al. Visual loss after spine surgery: A survey. Neurosurgery, 2000,46(3):625–630, discussion, 630–631.

[32] Hayreh SS. Anterior ischemic optic neuropathy. Clinical Neuroscience, 1997, 4(5):251–263.

[33] Pillunat LE, Anderson DR, Knighton RW, et al. Autoregulation of human optic nerve head circulation in response to increased intraocular pressure. Experimental Eye Research, 1997, 64(5):737–744.

[34] Roth S. The effects of isovolumic hemodilution on ocular blood flow. Experimental Eye Research, 1992, 55(1):59–63.

[35] Lee LA, Roth S, Todd MM, et al. Risk factors associated with ischemic optic neuropathy after spinal fusion surgery. Anesthesiology, 2012, 116(1):15–24.

[36] Yamamoto T, Kitazawa Y. Vascular pathogenesis of normal-tension glaucoma: a possible pathogenetic factor, other than intraocular pressure, of glaucomatous optic neuropathy. Progress in Retinal and Eye Research, 1998, 17(1):127–143.

[37] Buono LM, Foroozan R. Perioperative posterior ischemic optic neuropathy: review of the literature. Survey of Ophthalmology, 2005, 50(1):15–26.

[38] Schobel GA, Schmidbauer M, Millesi W, et al. Posterior ischemic optic neuropathy following bilateral radical neck dissection. The International Journal of Oral & Maxillofacial Surgery, 1995, 24(4):283–287.

[39] Aldrich MS, Alessi AG, Beck RW, et al. Cortical blindness: Etiology, diagnosis, and prognosis. Annals of Neurology, 1987, 21(2):149–158.

[40] Huber JF, Grob D. Bilateral cortical blindness after lumbar spine surgery. A case report. Spine (Phila Pa 1976), 1998, 23(16):1807–1809.

[41] Myers MA, Hamilton SR, Bogosian AJ, et al. Visual loss as a complication of spine surgery. A review of 37 cases. Spine (Phila Pa 1976), 1997, 22(12):1325–1329.

[42] Grossman W, Ward WT. Central retinal artery occlusion after scoliosis surgery with a horseshoe headrest. Case report and literature review. Spine (Phila Pa 1976), 1993, 18(9):1226–1228.

[43] Robinson MK, Halpern JI. Retinal vein occlusion. American Family Physician, 1992, 45(6):2661–2666.

[44] Delattre O, Thoreux P, Liverneaux P, et al. Spinal surgery and ophthalmic complications: Arench survey with review of 17 cases. The Journal of Spinal Disorders & Techniques, 2007, 20(4):302–307.

[45] Yu YH, Chen WJ, Chen LH, et al. Ischemic orbital compartment syndrome after posterior spinal surgery. Spine (Phila Pa 1976), 2008, 33(16):E569–572.

[46] Apfelbaum JL, Roth S, Connis RT, et al. Practice advisory for perioperative visual loss associated with spine surgery: An updated report by the American Society of Anesthesiologists Task Force on Perioperative Visual Loss. Anesthesiology, 2012, 116(2):274–285.

[47] Marquez-Lara A, Nandyala SV, Sankaranarayanan S, et al. Body mass index as a predictor of complications and mortality after lumbar spine surgery. Spine (Phila Pa 1976), 2014, 39(10):798–804.

[48] McClendon J Jr, Smith TR, Thompson SE, et al. The impact of body mass index on hospital stay and complications after spinal fusion. Neurosurgery, 2014, 74(1):42–50, discussion, 50.

[49] Anastasian ZH, Gaudet JG, Levitt LC, et al. Factors that correlate with the decision to delay extubation after multilevel prone spine surgery. Journal of Neurosurgical Anesthesiology, 2014, 26(2):167–171.

[50] Nandyala SV, Marquez-Lara A, Park DK, et al. Incidence, risk factors, and outcomes of postoperative airway management after cervical spine surgery. Spine (Phila Pa 1976), 2014, 39(9):E557–563.

[51] Drummond JC, Englander RN, Gallo CJ. Cerebral ischemia as an apparent complication of anterior cervical discectomy in a patient with an incomplete circle of Willis. Anesthesia & Analgesia, 2006, 102(3):896–899.

[52] Epstein NE, Hollingsworth R, Nardi D, et al. Can airway complications following multilevel anterior cervical surgery be avoided? Journal of Neurosurgery, 2001, 94(2 Suppl):185–188.

[53] Sperry RJ, Johnson JO, Apfelbaum RI. Endotracheal tube cuff pressure increases significantly during anterior cervical fusion with the Caspar instrumentation system. Anesthesia & Analgesia, 1993, 76(6):1318–1321.

[54] Fountas KN, Kapsalaki EZ, Nikolakakos LG, et al. Anterior cervical discectomy and fusion associated complications. Spine (Phila Pa 1976), 2007, 32(21):2310–2317.

[55] Apfelbaum RI, Kriskovich MD, Haller JR. On the incidence, cause, and prevention of recurrent laryngeal nerve palsies during anterior cervical spine surgery. Spine (Phila Pa 1976), 2000, 25(22):2906–2912.

[56] Deyo RA, Mirza SK, Martin BI, et al. Trends, major medical complications, and charges associated with surgery for lumbar spinal stenosis in older adults. JAMA, 2010, 303(13):1259–1265.

[57] Brown J, Rogers J, Soar J. Cardiac arrest during surgery and ventilation in the prone position: A case report and systematic review. Resuscitation, 2001, 50(2):233–238.

[58] Mazer SP, Weisfeldt M, Bai D, et al. Reverse CPR: A pilot study of CPR in the prone position. Resuscitation, 2003, 57(3):279–285.

第21章

脊髓损伤

Timur M. Urakov，*Michael Y. Wang*

引 言

据估计，全球每年有 25 万 ~50 万人发生脊髓损伤（spinal cord injury, SCI）[1]，北美的发病率往往高于欧洲。随着道路交通事故的减少，美国、芬兰和澳大利亚等国的创伤性脊髓损伤发生率一直在下降。尽管挪威的发病率有所上升，但它仍然是世界上发生率最低的国家之一。脊髓损伤患者中男性更为多见，在美国这一数据高达 82%。据统计，年轻人和老年人发生脊髓损伤的可能性更大。发生脊髓损伤的主要原因是机动车事故，其次是坠落、暴力、运动、娱乐活动和医源性损伤。

患者在高位颈椎损伤后的第一年，治疗脊髓损伤的相关费用可能超过 100 万美元，随后每一年的费用都接近 20 万美元[2]。这些费用包括医疗护理、设备、相关膳食和住宿以及工作能力的丧失。

脊髓损伤的过程可分为三个阶段。首要阶段涉及实际的损害事件。继发性阶段是损伤引起的全身性影响，包括心血管、肺、血液和其他可能导致缺血、缺氧或水肿的反应，进一步损害受损的脊髓。第三阶段与受伤后持续数年的愈合过程有关，并因纤维化和瘢痕形成导致神经状态进一步恶化。

无论急性或慢性损伤，脊髓损伤患者的治疗都极具挑战性。了解损伤的解剖和生理是实施麻醉和处理全身相关并发症的关键。

解 剖

脊髓承担着大脑与各器官之间的运动、感觉及自主反射联系，其损伤程度及长期并发症与损伤平面直接相关。

运动纤维起源于大脑皮质，并在下行时汇入神经纤维束。运动束位于脊髓的前外侧区域，下运动神经元的核位于脊髓前角。感觉信息沿着相同的外周神经传递，并在脊髓的背侧向丘脑和大脑的感觉皮质传递。健康成人的呼吸运动由膈肌、肋间肌和附属肌肉协调完成。膈肌由来自 C_3~C_5 神经根组成的膈神经支配。肋间肌由胸神经支配。附属肌肉包括由第Ⅺ对脑神经支配的胸锁乳突肌和由颈丛支配的斜角肌。

臂丛神经支配上肢的运动，起源于 C_5~C_8 和 T_1 神经。下肢肌肉由起源于 L_2~L_5 和 S_1 的神经根支配。阴部神经在控制盆腔器官和排便、排尿中起重要作用，起源于 S_2~S_4 神经根。

脊髓通常终止于 L_1 和 L_2 椎体之间。腰膨大神经和骶神经位于脊髓远端。

自主神经系统包括交感神经和副交感神经系统。交感神经系统起源于大脑的下丘脑，下行至脊髓侧角的灰质。节前交感纤维在 T_1 至 L_2 节段与脊神经一起从前角出脊髓，与椎旁和主动脉旁的相关神经节形成突触。节后交感纤维支配头部和身体的脉管系统与内分泌器官。颈上神经节的交感神经支配头部，颈中、下神经节投射到心肺系统。

副交感神经系统也沿着脊髓灰质中间外侧束下行，与支配远端肠道、生殖系统和排泄系统的骶丛共同从椎管传出。副交感神经通过迷走神经支配近端胃肠道、心脏和肺。

从解剖学上讲，机体各系统的生理变化主要取决于脊髓损伤的平面。C_4 以上的脊髓损伤会影响膈神经，导致严重的呼吸功能障碍。心脏功能取决于由迷走神经介导的副交感神经和来自下颈椎和胸椎旁神经节的节后交感神经之间的平衡。T_7 以上的脊髓损伤会影响交感神经传出，干扰这种平衡。血管张力高度依赖于交感系统，因此脱水、低灌注和低体温成为脊髓损伤患者的持续威胁。远端胃肠系统功能依赖骶部副交感神经，任何平面的脊髓损伤都会对其造成影响，因此便秘和尿潴留成为最常见的长期并发症（图 21.1）。

脊髓损伤分级

脊髓损伤可分为完全性和不完全性。美国脊髓损伤协会（American Spinal Injury Association, ASIA）将脊髓损伤分为五级：① A 级，损伤平面以下包括骶段在内的运动和感觉完全缺失；② B 级，损伤平面以下存在部分感觉（包括肛门感觉）；③ C 级，损伤平面以下部分肌肉存在运动功能，但超过 50% 的肌肉不能对抗重力做功；④ D 级，损伤平面以下超过 50% 的肌肉仍有运动功能，且足以对抗重力做功；⑤ E 级，所有神经功能均正常。A 级是完全性损伤；E 级为未受损伤；B、C 和 D 级分别描述了基于感觉和运动受累的不完全性脊髓损伤的程度。

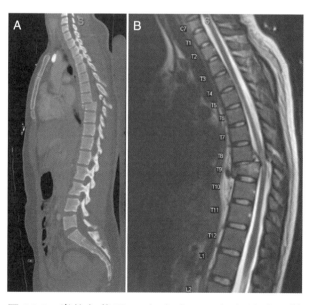

图 21.1 脊柱矢状面 CT（A）和 MRI（B）显示 T_9 爆裂性骨折，T_8 在 T_9 上滑移伴有椎管破坏和严重脊髓压迫

急性颈髓损伤患者的麻醉管理

气道管理

多发伤患者合并脊髓损伤的概率高达 5%，这部分患者中又有 14% 属于不稳定损伤[3]。因此进行气道管理时应尽量减少患者颈部活动，避免进一步加重脊髓损伤，尤其是脑外伤昏迷的患者，更应谨慎操作。

颈椎的稳定性取决于韧带和脊椎等结构。仅靠普通 X 线检查可能无法发现这些结构的损伤。当满足下列条件之一时，提示成人 C_2 以下颈椎不稳定或处于不稳定状态：①椎体前后的全部结构被破坏；②侧位 X 线片上一个椎体相对于相邻椎体水平位移 > 3.5mm；③一个椎体相对于相邻椎体旋转超过 11°[4]。在 C_2 水平以上，不稳定损伤包括枢椎的横韧带断裂和轴向载荷状态寰椎 Jefferson 爆裂骨折导致的寰枢椎不稳定。顶盖韧带和翼状韧带的断裂以及一些枕髁骨折也会导致寰枕不稳定。

硬性颈围固定是所有潜在颈椎损伤患者院前评估中的标准措施。近年来已不再考虑采用柔软或半硬性颈围[5]。2013 年美国神经外科医师协会（AANS）和美国神经外科医师大会（Congress of Neurological Surgeons，CNS）的颈椎损伤处理联合指南建议采用精确的脊柱固定并快速清除颈椎骨质，以避免不必要的颈椎外固定。

使用直接或间接喉镜插管时，建议在同一力线上施以外力以对抗气道建立过程中头颈部的压力[5]。虽然在尸体研究中，压迫环状软骨与明显的颈椎活动并无相关性，但对于脊髓损伤患者，压迫环状软骨时应适度[6]。同样地，对此类患者行面罩通气时仰颌抬颏也应谨慎[7]。树胶弹性探条、喉罩和食管–气管联合导管可作为普通气管插管的有效替代用具[8,9]。创伤患者行气管内插管的失败率很高，需做好随时气管切开的准备[10]。

对于围手术期非紧急插管，有多种技术和设备可供选择。必须牢记患者的合并症，因为之前存在潜在脊柱病理性损伤的患者可能存在插管困难。Klippel-Feil 畸形、强直性脊柱炎、既往手术植入物和类风湿关节炎都可能使颈椎活动受限。目前已证实，对颈部外伤的患者行清醒气管插管是安全的，但清醒气管插管不适用于无法配合的患者[11]。因为有气道出血的风险且能见度有限，一般不推荐经鼻气管插管，尤其对具有熊猫眼和耳后瘀血斑（Battle's sign）等颅底骨折典型表现的患者更应警惕，此时选择视频辅助插管可能更为安全。纤维支气管镜插管似乎对颈椎的影响最小，有小规模研究显示在风险相似的情况下视频喉镜可缩短插管时间[12-14]。选择何种工具进行气管插管尚有争议，目前的指南中提倡根据麻醉医生的经验和熟练程度选择合适的插管工具[13]。

自主神经功能紊乱会导致气道对刺激的反应性增强，这可能会导致血压严重下降、心动过缓和心搏骤停[15]。正压通气可增加胸腔内压，减少正常的静脉回流，这些可能使血压进一步降低。

在气道管理困难或需要快速插管的情况下，推荐进行完全神经肌肉阻滞[13]。众所周知，琥珀酰胆碱会引起去神经过敏状态，导致高钾血症。脊髓损伤患者从伤后第 3 天开始就应避免使用该药物，直至 9 个月后。一般来说，如果患者瘫痪，即使是慢性患者也应彻底避免使用琥珀酰胆碱。像罗库溴铵这样的非去极化肌松剂是一种安全的替代品，因为它的作用很容易被胆碱酯酶抑制剂（如新斯的明或毒扁豆碱）逆转[16]。舒更葡糖钠分别于 2009 年和 2015 年在欧洲和美国被批准用于肌肉松弛的逆转。它的作用包括直接结合和抑制罗库溴铵，与新斯的明类药物相比，胆碱能药物的副作用更小[13]。

血压管理

脊髓损伤对心脏和血管系统交感神经传出通路的破坏可导致迷走神经非对抗性张力增高，进而引起全身性低血压，通常被称为神经源性休克。脊髓损伤后第 1 周内维持平均动脉压（MAP）在 85mmHg 以上可避免脊髓的继发性缺血损伤[17]。85% 的 T_7 以上脊髓损伤患者会出现严重的循环紊乱[18]。与脑损伤或通气性高碳酸血症相关的颅内压升高会减少脑和脊髓灌注，维持血压（BP）时应考虑到这些因素。

由于正常的交感神经传入受到影响，控制血压的药物特性应该包括变力、变时和收缩血管。α_1 和 β_1 受体激动剂（包括多巴胺、去甲肾上腺素和肾上腺素）常作为管理血压的首选药物。去氧肾上腺素对 β_1 受体影响甚微，而对 α_1 受体作用强烈，这一药理特性使其在不影响心脏收缩的情况下可应用于外周血管扩张的患者，但缺点是会引起反射性心动过缓[19]。多巴酚丁胺一般不用于脊髓损伤患者，因其可作用于 β_2 受体，引起血管扩张。持续性心动过缓患者可考虑使用抗胆碱能药物。对于耐药性心动过缓患者，建议早期安装心脏起搏器[20]。

液体管理

与初始创伤或术中失血相关的全身性低血压对于维持液体和电解质平衡是一个严峻挑战。脊柱手术如经椎弓根截骨或内固定中，如果失血量巨大，通常需要输血[21]。血红蛋白低于 7~8g/dL 被认为是脊柱手术的输血指征[22]。

输血治疗本身即存在一定的风险[23]，其不良反应包括血型不匹配导致的溶血，发热，细菌、病毒和罕见的朊病毒感染，移植物抗宿主反应，输血相关的急性肺损伤，以及酸碱失衡和电解质紊乱。

部分措施可减少术中出血。像 Jackson 床这样的专用手术台可用于俯卧位手术，其优势在于降低腹腔和下腔静脉的压力，从而降低硬膜外静脉丛的压力以减少术中出血。术中及时止血，并通过自体血回收可减少库存血输注。术中使用氨基己酸和氨甲环酸等抗纤溶药物在有效减少失血量的同时可不增加血栓栓塞风险[24]。已证实重组 VII 因子可改善出血性创伤患者的早期存活率，尽管目前高昂的成本仍限制了其广泛应用[25]。

液体管理是任何手术都不可缺少的一部分，尤其是对于创伤性脊柱损伤的患者。虽然对于 SCI 患者不推荐保持容许性低血容量，但液体超负荷是导致肺水肿、充血性心力衰竭、受损伤脊髓水肿恶化等问题的相关因素。由于失血和液体复苏可导致凝血因子和血小板被稀释，术中应密切监测凝血功能并及时补充相关血液制品。

为避免加重脊髓水肿，脊髓损伤患者应禁用 5% 葡萄糖和 0.45% 生理盐水等低渗溶液。根据 SAFE-TBI 研究的建议，同样应禁止使用白蛋白[26]。心输出量监测有利于更好地对患者进行液体管理，降低液体超负荷的风险[27]。

低体温

低体温的神经保护作用很早就已被发现。然而，低体温对全身各系统功能也可造成不良影响，例如，低温时血压控制更为复杂，且凝血时间会随着体温的下降而逐渐延长。

33℃的中低温已被证实在减少损伤脊髓的二次损伤中具有积极的影响，其机制包括影响凋亡级联反应，减少线粒体功能障碍，降低血管通透性和毛细血管渗漏，减轻细胞膜和 DNA 损伤，改善细胞内酸中毒，降低代谢需求，减少有害促炎因子及自由基的释放[28]。

人们对脊髓损伤患者实施低温的研究源于一例被广泛关注的病例。该病例是一名美式橄榄球运动员，其在遭受颈部外伤后立即在球场上进行了降温治疗，预后略好于发生此类损伤的其他患者。不久，Levi 及其同事证实了在伤后 9h 内采用血管内降温装置对患者进行 48h 全身降温是安全且有潜在益处的[29]。美国脊髓损伤协会的 14 例 A 级患者中有 6 例在 1 年的随访中显示出不同程度的改善，这一比例明显高于当时的其他报道[30]。

通常身体对低温的反应涉及下丘脑对肾上腺素能输出的调节。此时血液从四肢转移至躯干，因此可能会增加硬膜外静脉容积和围手术期失血量。核心温度过低会引起凝血功能障碍和血小板功能降低，进一步增加失血量。

在低温和轻度镇静下，肾上腺素能反应可导致寒战及肌肉组织耗氧量增加。体温过低使氧离曲线左移，氧气更难释放。以上均会加剧包括脊髓在内的重要器官的缺氧损伤。缺氧可进一步引起无氧代谢和乳酸堆积，并伴有一过性低血糖[31]。

支气管动脉血流量减少，O_2 摄取和 CO_2 释放延迟会进一步加重缺氧。低温时冠状动脉血管阻力增加可使其灌注减少。如果心肌需求因后负荷改变而增加，就有心脏功能不全和心输出量减少的风险。

低体温时肾脏、肝脏和胰腺功能也会降低，这会影响麻醉药物代谢并可能延长苏醒和恢复时间。

脊髓损伤患者体温过低时的并发症包括肺不张、肺部感染、深静脉血栓形成（DVT）和肺栓塞[29,32]。其他非脊髓损伤原因的低体温相关并发症包括心肌病变风险增加、手术切口感染和失血量增多，同时患者住院时间延长[33]。尽管如此，许多专家仍认为脊髓损伤患者采用低温神经保护的利大于弊[34]。目前还没有高质量的随机对照试验来检测低温对脊髓损伤患者的疗效，最新的脊髓损伤治疗指南也没有关于低温保护的任何建议。

监　测

多模式术中监护是现代脊柱外科手术的重要组成，其提供了运动、感觉诱发电位及自发肌电图（EMG）的持续监测。

运动诱发电位（MEP）通过头皮电极刺激运动皮质并测量每组肌肉的输出而产生。体感诱发电位（SSEP）通过刺激外周皮肤获取并记录头皮皮质的感觉。基线数值可于手术前获得，与间歇性术中刺激进行比较，以了解反应的潜伏期和振幅变化。SSEP 可连续监测，但外科医生应停止操作 MEP，因为运动刺激可能会导致肌肉抽搐而引起体动。当神经元信号通路被破坏时，反应的潜伏期增加，振幅下降。

通过将电极放入相应的肌肉中可连续记录肌电活动。术中肌肉活动增加表明支配该肌群的神经受到刺激，这提醒外科医生应做出必要的调整。

监测有助于及早发现手术期间潜在的神经损伤，以便进行适当的调整。其他可能影响电活动和监测质量的因素包括患者体位、低血压、麻醉深度、是否瘫痪及低体温。

吸入性麻醉药和 N_2O 即使在低浓度时也会降低 MEP 的振幅，应避免使用。如果监测运动电位，术中应避免使用任何形式的肌松药，对于进行术中监测的病例更宜选择丙泊酚静脉麻醉[35]。使用右美托咪啶可减少异丙酚用量。右美托咪啶、阿片类药物和氯胺酮对 MEP 无影响[36]。如果只监测 SSEP 和 EMG，在某些情况下可使用吸入性麻醉药，但不应超过 1MAC（最低肺泡浓度）。

类固醇药物

根据 2013 年 AANS/CNS 的脊柱和周围神经疾病处理指南以及基于医学证据的急性颈椎损伤处理指南，不推荐对脊髓损伤患者使用类固醇药物。先前来自国家急性脊髓损伤研究（National Acute Spinal Cord Injury Studies，NASCIS）的多中心、双盲、随机试验显示出类固醇药物的积极作用。然而由于缺乏适当的安慰剂对照和统计学效能过低，已将这些结果列为 3 级证据。与此同时，类固醇类药物可引起不良反应（如伤口感染、高血糖、消化道出血以及可能因败血症、肺炎和呼吸衰竭导致死亡）的证据仍然很多，这使得其禁用于脊髓损伤患者[17]。

慢性脊髓损伤患者的麻醉管理

随着对脊髓损伤患者的认识和管理的进步，患者的数量急剧增加，而且患者的存活时间越来越长，合并的慢性疾病逐渐加重，对择期和产科手术的需求也有所增加。了解此类患者的病理生理变化对围手术期评估和麻醉管理非常重要。值得称赞的是，Hambly 和 Martin 对这一问题进行了全面的回顾，为随后的许多研究奠定了坚实的基础，并将成为本章剩余部分的依据[16]。

自主神经反射异常

脊髓损伤后的恢复过程可发生交感神经通路上行和下行纤维之间的异常连接。来自较高中枢的抑制性下行信号的缺乏可导致来自无关刺激的弥漫性交感反应，通常会引起强烈的血管收缩。这种反应称为自主神经反射异常，可导致高血压危象和随之而来的颅内或视网膜出血、癫痫发作、心肌缺血、肺水肿和死亡[37]。

自主神经反射异常的共同特征包括头痛、多汗、损伤平面以上的皮肤潮红和反射性心动过缓。一些患者可能出现瞳孔改变、霍纳综合征（Horner syndrome）、恶心、焦虑和阴茎勃起。T_7 椎体平面以上损伤的患者发病率较高。该反应被认为是通过肾上腺素能途径发挥作用，虽然脊髓损伤患者血液循环中的总肾上腺素水平较低，但机体对儿茶酚胺的敏感性增加。

通常损伤平面以下的一系列刺激可触发自主神经反射异常。膀胱扩张是最常见的刺激因素，其次是肠扩张、子宫收缩、急腹症、尿路感染（urinary tract infection，UTI），甚至肛裂。不太常见但严重的刺激还包括趾甲内生、褥疮和晒伤。去除触发刺激通常足以控制自主神经异常调节导致的血压上升。直立位可能会有助于血压的管理。

自主神经异常反射的发作往往是短暂的，如果选择药物治疗，应选择起效快、持续时间短的药物。在尝试包括直立位、松解衣服、减少膀胱和肠道来源的刺激等保守措施后，脊髓医学联盟（Consortium for Spinal Cord Medicine）建议使用降压药物分别将成人、青少年、6~12 岁儿童和 5 岁以下儿童的血压维持在 > 150 mmHg、> 140 mmHg、> 130 mmHg 和 > 120 mmHg[38]。许多药物已被建议用于急性自主神经异常反射的治疗，但目前还没有明确的相关指南[39]。

硝苯地平是一种钙通道受体阻滞剂，具有负性肌力作用并可引起外周血管舒张，一般采用 10mg 的剂量，通过舌下含服、嚼碎或吞咽的方式给药。虽然已知硝苯地平在自主神经异常反射的急性发作中对控制血压非常有效，但在非脊髓损伤特有的高血压急症中已发现该药可产生严重的不良反应，包括脑卒中、心肌梗死、严重低血压和死亡，因此应不使用或谨慎使用硝苯地平[40]。

硝酸甘油等硝酸盐药物对外周动、静脉血管平滑肌有舒张作用。静脉舒张可使静脉回流减少，而动脉舒张则直接降低血压。对于脊髓损伤患者，还可考虑使用其他血管扩张剂如西地那非等。如果 24h 内曾服用西地那非，则不应再使用硝酸盐药物。根据临床共识，硝酸盐可安全用于急性血压自主调节障碍的治疗。

肾上腺素能 α_1 受体阻滞剂如特拉唑嗪、哌唑嗪和酚苄明可抵消动脉血管收缩反应，规律使用这些药物是对自主神经异常反射的预防性治疗。阻滞 α_1 受体还可促进尿道括约肌收缩，减轻尿失禁。

一项对 26 例患者的小规模试点研究发现，卡托普利能有效控制 80% 的急性自主神经异常反射发作时的血压[41]。作为血管紧张素转换酶（angiotensin converting enzyme，ACE）的竞争性抑制剂，未见到卡托普利导致的低血压并发症，有专家更倾向于将该药作为治疗的首选。

其他被测试的治疗自主神经反射障碍的药物几乎没有证据支持其应用，这些药物包括前列腺素、苯唑吡啶、硫酸镁、二氮嗪、β 受体阻滞剂、美卡拉明和肼屈嗪。西地那非的有效性同样尚未证实。

慢性脊髓损伤的生理变化

慢性脊髓损伤患者存在多种心脑血管改变。做 Valsalva 动作时，自主神经系统的变化可导致血压持续下降，而非趋于稳定。静脉回流受阻时，血液瘀滞在下肢。肾脏灌注减少可导致肾素、血管紧张素 Ⅱ 和醛固酮水平升高，引起水钠潴留。

呼吸储备因呼吸肌功能障碍而减少。根据损伤平面不同，膈肌、肋间肌、腹壁和辅助肌群的协同做功可能会受到影响。发生在 C_4 水平以上的损伤需人工通气才能维持生命。随着时间的推移，低位颈髓损伤患者中除肋间肌外，90% 的通气会由辅助肌群完成。肺容量最初可能低至正常的 30%，但在随后的 6 个月内会升高 1 倍。由于无法主动呼气，呼气储备量几乎为零。腹肌瘫痪会减弱患者的咳嗽功能，四肢瘫痪者往往通过收缩胸大肌的锁骨部分来完成咳嗽。

损伤后 3~4 个月，脊髓休克消退，损伤平面以下发生痉挛。就像血管平滑肌在自主神经异常反射中的表现一样，极轻微的刺激即可造成骨骼肌的严重痉挛。痉挛可能会导致四肢受伤且后期还会引起手指和四肢挛缩。然而一定程度的痉挛也是有益的。痉挛时肌肉收缩可刺激血液循环和静脉回流，保持骨骼健康，防止肌肉萎缩，在日常活动中也是有益的。药物治疗包括口服或鞘内注射一种名为巴氯芬的 γ 氨基丁酸（GABA）受体激动剂。不完全性损伤会导致不对称的肌肉活动，并且可能导致需要手术矫正的脊柱侧弯。

脊髓损伤后 16 个月骨密度明显下降，骨盆最易骨折。大关节开始出现骨质沉积，形成关节旁异位骨化，进而限制关节活动范围，并可能表现为关节的热性疼痛和肿胀。治疗方法包括被动理疗、采用依替磷酸盐及手术治疗。

高位脊髓损伤可破坏体温调节中枢下丘脑的传导通路，患者的体温会随室温发生变化。体温过高会导致脱水，而意外的低体温对患者而言则是长期威胁，主要表现为谵妄和意识障碍。

脊髓损伤患者的皮肤也会受到影响。随着血流的减少，皮肤会萎缩和感觉敏化。由于受力点的感觉缺失、肌肉萎缩、皮下组织减少及局部血供改变，很容易发生褥疮。溃疡经常合并感染，导致骨髓炎、败血症、淀粉样变性，也可引发痉挛和自主神经异常反射。

深静脉血栓形成（DVT）风险在受伤后 8~12 周内升高，文献显示其发生率超过 50%，致命性肺栓塞的发生率高达 5%[42]。强烈建议及早预防 DVT。机械预防通常是不够的，还可使用不同的药物包括华法林、普通肝素和低分子量肝素（如依诺肝素和达肝素）进行干预。一级证据显示，在同等低出血风险的情况下，依诺肝素在减少静脉血栓栓塞事件方面比标准皮下肝素更有效[43]。在发生肝素引起的血小板减少时，可以使用达那肝素等药物替代。

新型治疗性抗凝剂包括口服的直接凝血酶抑

制剂达比加群和直接凝血因子 Xa 抑制剂利伐沙班。口服形式比注射更受用，这些药物已成功地用于房颤患者脑卒中和髋、膝关节置换术后深静脉血栓的预防[44]。目前新型口服抗凝剂尚无拮抗剂，也未见其在慢性脊髓损伤患者中使用情况的研究。

肾衰竭曾是脊髓损伤患者的主要死因[45]。脊髓损伤可导致逼尿肌 – 括约肌协同失调，膀胱和括约肌同时收缩可导致排尿不全、膀胱内压力升高和膀胱输尿管返流。如果患者依赖尿管，则容易发生尿路感染和结石。以往肾淀粉样变性很常见，与慢性骨髓炎和褥疮有关。体位对血压的影响可刺激心房释放钠尿肽和夜间利尿，导致部分患者出现严重的低钠血症。

脊髓损伤患者的胃排空可延迟，可能比平时延长 5 倍，在给予口服液和药物时需要谨慎。术前禁食水的时间需相应调整[16]。

产 科

据估计，在美国各种原因造成的脊髓损伤可影响 52 000 名女性，并且每年约新增 2 400 例[45]。脊髓损伤后，月经周期会中断 6~18 个月。最终月经可恢复正常，生育能力也会正常化[46]。这类患者的尿路感染很常见，可能会促使其早产。孕期贫血、压疮和血栓栓塞事件的风险也会增加。

分娩过程中，T_5~T_{10} 损伤的孕妇可能会感到宫缩，T_{10} 水平以下损伤者会感到疼痛。子宫收缩可触发自主神经异常反射和高血压发作，常采用硬膜外镇痛来预防。分娩后硬膜外导管可保留两天以预防产后自主神经异常反射。先兆子痫的头痛和高血压可能被误认为自主神经异常反射，需评估鉴别。如果硬膜外镇痛不能控制血压，硝苯地平、肼屈嗪或维拉帕米等药物可安全使用，对子宫没有不良影响，但硝普钠由于潜在的氰化物毒性成为相对禁忌[47]。

麻 醉

应在整个围手术期将前面提到的生理变化牢记于心。手术可以在局部麻醉、镇静、全身麻醉或其他备用方案下进行。损伤平面以下的感觉丧失使一些患者可在没有任何麻醉的情况下接受手术。备用方案的选择取决于手术部位和损伤平面、痉挛和自主神经异常反射发生的可能性，当然还包括患者的意愿。

如果选择全身麻醉，患者准备包括预防自主神经异常反射的药物和术中基本的监测装置。所有受力点都应做好防护。为避免患者发生意外低体温的风险，应采用较轻的复温毯或升高环境温度等方法维持体温。

诱导药物的剂量应按去脂体重计算并考虑到其血容量的减少。慢性肾脏损伤可能会降低某些药物的清除率。如前所述，去极化肌松药如琥珀酰胆碱可能会导致严重的高血钾，应避免使用。使用非去极化肌松药时通常需降低剂量。

全身麻醉诱导和气管插管期间可发生低血压和反射性心动过缓。通常在诱导前需静脉输注多达 1 000mL 的晶体溶液。使用阿托品有助于预防心动过缓，特别是在静息心率低于 60 次 / 分钟的情况下。间歇正压通气代替持续正压通气也可降低心律失常的发生率。对使用慢性巴氯芬泵的患者，应警惕其可能增加麻醉药物的敏感度，应做好处理突发性低血压的准备。与鞘内使用巴氯芬泵相关的麻醉苏醒延迟也曾有报道[48]，由于存在反跳性痉挛的风险，仍不建议在术前突然停止巴氯芬输注。术中与过度兴奋相关的事件，如痉挛、自主神经异常反射或阴茎勃起，可通过加深麻醉来处理。

总 结

医学的进步延长了不同程度脊髓损伤患者的生存期。这些患者的疾病会逐渐发展为慢性，需要行择期手术治疗，一部分患者甚至还有生育需求。在进行麻醉时，需要特别考虑这些病理生理变化。急、慢性脊髓损伤的恢复可能会因特定的事件而复杂化，如脊髓休克、自主神经反射障碍、痉挛和一过性的全身变化。

（崔园园 江水晶 译，邢 东 董海龙 审校）

参考文献

[1] Bickenbach J. International perspectives on spinal cord injury. Geneva: WHO Press, 2013.

[2] National Spinal Cord Injury Statistical Center. Spinal cord injury facts and figures at a glance. Birmingham, AL: University of Alabama at Birmingham, 2013.

[3] Ollerton J. Potential cervical spine injury and difficult airway management for emergency intubation of trauma adults in the emergency department–A systematic review. Emergency Medicine Journal, 2006, 23(1):3–11.

[4] White AA, Johnson RM, Panjabi MM, et al. Biomechanical analysis of clinical stability in the cervical spine. Clinical Orthopaedics and Related Research, 1975 , 109:85–96.

[5] Manoach S, Paladino L. Manual in-line stabilization for acute airway management of suspected cervical spine injury: Historical review and current questions. Annals of Emergency Medicine, 2007, 50(3):236–245.

[6] Donaldson W, Heil B, Donaldson V, et al. The effect of airway maneuvers on the unstable c1-c2 segment. Spine, 1997, 22(11):1215–1218.

[7] Hauswald M, Sklar D, Tandberg D, et al. Cervical spine movement during airway management. Survey of Anesthesiology, 1992, 36(4):226.

[8] Calkins M, Robinson L. Combat trauma airway management. The Journal of Trauma: Injury, Infection, and Critical Care, 1999, 46(5):927–932.

[9] Jabre P, Combes X, Leroux B, et al. Use of gum elastic bougie for prehospital difficult intubation. The American Journal of Emergency Medicine, 2005, 23(4):552–555.

[10] Thiboutot F, Nicole P, Trapanier C, et al. Effect of manual in-line stabilization of the cervical spine in adults on the rate of difficult orotracheal intubation by direct laryngoscopy: a randomized controlled trial. Canadian Journal of Anesthesia, 2009, 56(6):412–418.

[11] Meschino A, Devitt J, Koch J, et al. The safety of awake tracheal intubation in cervical spine injury. Survey of Anesthesiology, 1992, 36(4):229.

[12] Cheyne D, Doyle P. Advances in laryngoscopy: Rigid indirect laryngoscopy. F1000 Medicine Reports, 2010.

[13] Frerk C, Mitchell V, McNarry A, et al. Difficult Airway Society 2015 guidelines for management of unanticipated difficult intubation in adults. British Journal of Anaesthesia, 2015, 115(6):827–848.

[14] Wahba S, Tammam T, Saeed A. Comparative study of awake endotracheal intubation with Glidescope video laryngoscope versus flexible fiber optic bronchoscope in patients with traumatic cervical spine injury. Egyptian Journal of Anaesthesia, 2012, 28(4):257–260.

[15] Yoo K, Jeong S, Kim S, et al. Cardiovascular responses to endotracheal intubation in patients with acute and chronic spinal cord injuries. Anesthesia & Analgesia, 2003, 97(4):1162–1167.

[16] Hambly P, Martin B. Anaesthesia for chronic spinal cord lesions. Anaesthesia, 1998, 53(3):273–289.

[17] Walters B, Hadley M, Hurlbert R, et al. Guidelines for the management of acute cervical spine and spinal cord injuries. Neurosurgery, 2013, 60:82–91.

[18] Amzallag M. Autonomic hyperreflexia. International Anesthesiology Clinics, 1993, 31(1):87–102.

[19] Bilello J. Cervical spinal cord injury and the need for cardiovascular intervention. Archives of Surgery, 2003, 138(10):1127.

[20] Moerman J, Benjamin CD, Sykes L, et al. Early cardiac pacemaker placement for life-threatening bradycardia in traumatic spinal cord injury. The Journal of Trauma: Injury, Infection, and Critical Care, 2011, 70(6):1485–1488.

[21] Cha C, Deible C, Muzzonigro T, et al. Allogeneic transfusion requirements after autologous donations in posterior lumbar surgeries. Spine, 2002, 27(1):99–104.

[22] Carson JL, Willet LR. Is a hemoglobin of 10 g/dL required for surgery? The Medical Clinics of North America, 1993, 77:335–347.

[23] Maxwell MJ, Wilson MJ. Complications of blood transfusion. Continuing Education in Anaesthesia, Critical Care, & Pain, 2006, 6(6):225–229.

[24] Gill JB, Chin Y, Levin A, et al. The use of antifibrinolytic agents in spine surgery. A meta-analysis. Journal of Bone and Joint Surgery. American Volume, 2008, 90(11):2399–2407.

[25] Rizoli S, Nascimento B, Osman F, et al. Recombinant activated coagulation factor vii and bleeding trauma patients. The Journal of Trauma: Injury, Infection, and Critical Care, 2006, 61(6):1419–1425.

[26] Finfer S, Bellomo R, Boyce N, et al. A comparison of albumin and saline for fluid resuscitation in the intensive care unit. The New England Journal of Medicine, 2004, 350:2247–2256.

[27] Dagal A, Dooney N. Anesthetic considerations in acute spinal cord trauma. International Journal of Critical Illness and Injury Science, 2011, 1(1):36.

[28] Castillo-Abrego GA. Hypothermia in spinal cord injury. Critical Care, 2012, 16(Suppl 2):A12.

[29] Levi A, Green B, Wang M, et al. The clinical application of modest hypothermia after spinal cord injury. Journal of Neurotrauma, 2009, 26(3):407–415.

[30] Geisler F, Coleman W, Grieco G, et al. The Sygen® Multicenter Acute Spinal Cord Injury Study. Spine, 2001, 26(Supplement):S87–98.

[31] Fitzgerald FT. Hypoglycemia and accidental hypothermia in an alcoholic population. Western Journal of Medicine, 1980, 133(2):105–107.

[32] Tripathy S, Whitehead C. Endovascular cooling for severe hyperthermia in cervical spine injury. Neurocritical Care, 2011, 15(3):525–528.

[33] Feinstein L, Miskiewicz M. Perioperative hypothermia: Review for the anesthesia provider. The Internet Journal of Anesthesiology, 2009:27(2) [online].

[34] Connor E, Wren K. Detrimental effects of hypothermia: A systems analysis. Journal of PeriAnesthesia Nursing, 2000, 15(3):151–155.

[35] Wang A, Than K, Etame A, et al. Impact of anesthesia on transcranial electric motor evoked potential monitoring during spine surgery: a review of the literature. Neurosurgical Focus, 2009, 27(4):E7.

[36] Zaarour C, Engelhardt T, Strantzas S, et al. Effect of low-dose ketamine on voltage requirement for transcranial electrical motor evoked potentials in children. Spine, 2007, 32(22):E627–630.

[37] Colachis SC. Autonomic hyperreflexia with spinal cord injury. Journal of the American Paraplegia Society, 1992, 15:17–86.

[38] Consortium for Spinal Cord Medicine. Acute management of autonomic dysreflexia: Individuals with spinal cord injury presenting to health-care facilities. Journal of Spinal Cord Medicine, 2002, 25 Suppl 1:S67–88.

[39] Krassioukov A, Warburton D, Teasell R, et al. A systematic review of the management of autonomic dysreflexia after spinal cord injury. Archives of Physical Medicine and Rehabilitation, 2009, 90(4):682–695.

[40] The sixth report of the Joint National Committee on prevention, detection, evaluation, and treatment of high blood pressure. Archives of Internal Medicine, 1997, 157(21):2413–2446.

[41] Esmail Z, Shalansky K, Sunderji R, et al. Evaluation of captopril for the management of hypertension in autonomic dysreflexia: A pilot study. Archives of Physical Medicine and Rehabilitation, 2002, 83(5):604–608.

[42] Joffe S. The incidence of postoperative deep vein thrombosis. Thrombosis Research, 1975, 7(1):141–148.

[43] Teasell RW, Hsieh TJ, Aubut JL, et al. Venous thromboembolism following spinal cord injury. Archives of Physical Medicine and Rehabilitation, 2009, 90(2):232–245.

[44] Adriance S, Murphy C. Prophylaxis and treatment of venous thromboembolism in the critically ill. International Journal of Critical Illness and Injury Science, 2013, 3(2):143–151.

[45] Segal JL, Milne N, Brunnemann SR. Gastric emptying is impaired in patients with spinal cord injury. American Journal of Gastroenterology, 1995, 90(3):466–470.

[46] National Spinal Cord Injury Statistical Center. Spinal cord injury facts and figures at a glance. Birmingham, AL: University of Alabama at Birmingham, 2009.

[47] Sterling L, Keunen J, Wigdor E, et al. Pregnancy outcomes in women with spinal cord lesions. Journal of Obstetrics and Gynaecology Canada, 2013, 35(1):39–43

[48] Lyew M, Mondy C, Eagle S, et al. Hemodynamic instability and delayed emergence from general anesthesia associated with inadvertent intrathecal baclofen overdose. Anesthesiology, 2003, 98(1):8, 265–268.

第 22 章

小儿神经外科麻醉

Sulpicio G. Soriano，*Craig D. McClain*

引 言

小儿神经外科手术的麻醉管理应根据患儿生长发育的不同阶段而定。各个器官系统的生长发育对安全麻醉时使用的药物和设备具有显著的影响。小儿神经外科亚专业的发展推动了婴幼儿颅内手术的进步，对管理此类患儿的麻醉医生和重症医生也提出了很高的要求[1]。新生儿、婴儿和儿童在颅骨发育、脑血管生理和神经损伤方面的年龄依赖性差异与成人不同。尤其是中枢神经系统，在 2 岁前经历着结构与生理上的巨大变化。本章的目的是强调这种年龄相关差异及其对小儿神经外科患儿麻醉管理的影响。

大脑的发育

中枢神经系统（CNS）早在胎儿期就已形成，是基因转录和后天因素共同作用的结果[2]。掌握 CNS 的正常发育特点对了解神经系统先天性病变必不可少[3]。

原始中枢神经系统来源于神经板，它在背侧折叠和融合。当神经板折叠形成神经管时发生原发性神经生长。神经管的管壁形成大脑和脊髓，而神经管则发育成脑室、大脑及脊髓的中央管。脑神经皱褶融合及脑神经孔闭合形成前脑、中脑和后脑。前神经孔 24d 内未闭可导致无脑。神经上皮尾端至后神经孔闭合形成神经胚。这一发育过程中的紊乱可导致脊髓闭合不全（如脊柱裂、脊膜膨出和脊髓栓系）。

胎儿出生后，除新生儿期和幼儿期出现一些细微变化外，中枢神经系统基本上已发育完全[4]。脑血流量（CBF）随着年龄的增长发生变化，在 2~4 岁达峰值，在 7~8 岁达到成人水平[5]。早产儿、外伤性脑损伤、神经血管畸形、缺氧性脑损伤、颅内出血、炎症和先天性心脏病对脑血流动力学均有影响。尽管婴儿血压的自动调节范围低于成人，但最近的证据表明在婴儿期脑代谢需求和血压相对较低，因此儿童患者的自动调节下限存在异质性[6]。健康足月新生儿[4]的大脑自动调节功能已较为完善，但对于危重早产儿并非如此[7]。低胎龄、低出生体重、全身性低血压的早产儿普遍存在脑血流压力钝化。这些患者的收缩压并非反映脑灌注压的理想指标，而舒张压才是更好地反映该类患儿脑灌注的一个指标[8]。极端的血压可导致脑缺血和脑室内出血，因此需要严格控制该人群的血流动力学指标。

儿童的大脑对氧和葡萄糖的代谢需求（CMRO$_2$ 和 CMRGlu）较成人高[CMRO$_2$ 5.8mL /（100g·min） *vs.* 3.5mL /（100g·min）；CMRGlu 6.8 mL /（100g·min） *vs.* 5.5mL /（100g·min）][9]。出生时，CMRGlu 为 13~25μmol /（100g·min），3~4 岁时升至 49~65μmol /（100g·min），随后，基本维持这个数值，9 岁后稳定在 19~33μmol/（100g·min）[10]。CRMO$_2$ 和 CMRGlu 的这些自身变化在通过脑灌注 CT 扫描获得的 CBF 值中得到反映[5]。在新生儿中，脑血管对 CO$_2$ 的反应性几乎正常，但在围产期窒息的情况下，脑血管反应性可能会紊乱[11]。吸入氧浓度（fraction of inspired oxygen，FiO$_2$）对 CBF 可产生影响。将 FiO$_2$ 从 1.0 降低到 0.21 可使 CBF 降低 33%[12]。早产儿易受到高 FiO$_2$ 的损害，这是由于活性氧的释放可导致支气管肺发育不良和早产儿视网膜病变[13]。

因新生儿和婴儿的囟门在 4 个月至 1 岁逐渐

闭合，使得颅腔空间起初还具有一定的顺应性。因颅内肿瘤、慢性脑积水和颅内出血引起的颅腔体积逐渐增大会由于囟门代偿性扩张和颅缝扩大而不易发现。新生儿和婴儿的颅内容积较小，因血液或脑脊液引起的颅内容物急性增加会导致危及生命的颅内高压[14]。

术前评估及麻醉计划

新生儿和婴儿在围手术期呼吸和心血管疾病的发病率和死亡率高于其他任何年龄组[15]。全身麻醉的全身效应和手术的生理应激都会对这一脆弱的群体造成打击，回顾病史有利于发现潜在风险并确定是否需进一步评估，或是否需要在术前改善其身体状态。如怀疑患者存在心脏缺陷（心脏杂音、氧饱和度低、发绀或呼吸困难），应在术前行超声心动图检查，并请儿科心脏病专家评估，以便在术前改善心脏功能，这也是儿科患者围手术期的特殊问题（表22.1）。患有较大脑血管畸形的新生儿可能会发生充血性心力衰竭，需要积极进行血流动力学支持。动脉导管未闭或卵圆孔未闭的患儿可发生右向左分流。由于气道狭小、新生儿肺生理、颅面结构异常、喉气管病变和急性肺疾病（如透明膜病、羊水残留）或慢性肺疾病（如支气管肺发育不良）肺病，导致新生儿呼吸系统的管理将十分困难。由于这些疾病都会不断变化，应在术前就加以处理以最大限度地降低围手术期发生率。

相关部门应不断修订术前禁食指南不断修订，并由各地区参考实践[16]。最常用的方法是禁食固体食物8h，母乳4h，清液2h。限制经口摄入的目的是降低麻醉诱导期间胃内容物反流误吸的风险。然而，长时间禁食和呕吐可能会导致低血容量和低血糖，这会加剧麻醉中血流动力学和代谢不稳定。

术中管理

麻醉诱导

幼儿的情绪、认知水平和年龄决定了其能否

表22.1 与麻醉并发症相关的并存疾病

疾病	麻醉相关并发症
充血性心力衰竭	◆缺氧 ◆心律失常 ◆循环不稳定 ◆不明原因的气体栓塞
早产	◆术后窒息
胃肠道反流	◆吸入性肺炎
上呼吸道感染	◆喉痉挛，支气管痉挛，缺氧，肺炎
颅面畸形	气管插管困难
去神经损伤	◆使用琥珀胆碱后的高钾血症，对非去极化肌松药抵抗，对神经刺激的异常反应
癫痫	◆肝脏损害和血液系统异常 ◆麻醉药物代谢增加 ◆生酮饮食
动静脉畸形	◆充血性心力衰竭
神经肌肉疾病	◆恶性高热 ◆呼吸衰竭 ◆心脏停搏
Chiari 畸形	◆窒息 ◆吸入性肺炎
下丘脑/垂体病变	◆尿崩症 ◆甲状腺功能减退 ◆肾上腺功能不全

顺利进入手术室[17]，9个月至6岁的儿童可能会存在分离焦虑，口服或静脉给予咪达唑仑能有效缓解焦虑，并使之产生遗忘效应。在儿科手术室中，父母参与麻醉诱导过程很常见，并且需要手术团队的全方位配合。昏迷和昏睡的患儿无须预先给予镇静剂，应尽快行麻醉诱导。

患儿的合并症和神经状态决定了可使用的麻醉诱导方式。如果患儿未建立静脉通路，可通过面罩行七氟烷诱导，入睡后立即放置静脉通路。如果无法建立静脉通路，应考虑骨髓内给药。对于已建立静脉通路的患儿可用丙泊酚诱导麻醉。需要注意的是，在给予丙泊酚诱导剂量后，由于缺乏手术刺激或血容量不足，可能会发生明显的低血压和脑缺血，可以通过减少麻醉药剂量和快速输液或使用缩血管药物来预防[18]。如果在诱导过程中发生气道梗阻，高碳酸血症可能会加重颅内高压。轻度过度通气有利于缓解颅内压增高。

神经外科患者发生胃内容物误吸的风险较高。婴儿误吸非常罕见，但低氧血症相当常见。建议在给予非去极化肌松药后维持气道压力在 $1\sim12cmH_2O$ 进行通气，而不选择琥珀胆碱快速序贯诱导。如果必须使用琥珀酰胆碱，应考虑其禁忌证、恶性高热易感性、肌肉营养不良和近期的失神经损伤等因素。

血管通路和体位

考虑到小儿患者在神经外科手术过程中使用的设备（如手术台、显微镜、导航系统和术中成像探测器）相对较大，手术过程中接触患儿比较困难，需在术前建立安全、有效的静脉通路。对于大多数开颅手术，粗大的外周静脉通路即可满足手术要求。如果外周静脉置管失败，可选择放置中心静脉导管，股静脉穿刺不仅避免了气胸的风险，而且不干扰脑静脉引流，另外，股静脉置管操作也相对容易。

常规使用中心静脉导管并不能有效降低儿童颅面部手术中低血压的发生率[19]。由于婴儿脑静脉很细，将其作为静脉空气栓塞（VAE）抽吸管道并不可靠[20]。桡动脉穿刺置管不仅可以连续监测血压，而且方便血气分析采样。如果桡动脉穿刺失败，足背动脉和胫后动脉也可作为候选血管。

制订术前计划时应考虑患者的体位，以最大限度地方便神经外科医生和麻醉医生进行操作。儿童的颅骨相对菲薄，因此在使用颅骨固定装置时易发生出血或凹陷性骨折[21,22]。如果怀疑存在颅骨凹陷性骨折或颅内出血，应立即行 CT 或 MRI 扫描以确定损伤的位置和范围，并行血肿清除术[23]。对这些标准固定装置和头枕的改进有利于减少并发症的发生[24]。

手术体位对患者生理状态的影响见表 22.2。俯卧位时腹压增加可导致通气障碍、腔静脉回流受阻及硬膜外静脉压升高。圆柱形软垫一般用来抬高并支撑侧胸壁和臀部以减少胸、腹腔内的压力。头部略微抬高有利于手术部位静脉和脑脊液的引流，但增加了 VAE 的可能。头部过度旋转也

表 22.2 体位对患者生理状态的影响

体位	生理状态影响
头高位／坐位	◆ 脑静脉回流增加
	◆ 脑灌注压下降
	◆ 下肢静脉淤血
	◆ 直立性低血压
头低位	◆ 脑静脉压和颅内压增加
	◆ 功能残气量下降（肺功能）
	◆ 降低肺顺应性
俯卧位	◆ 面、舌、颈部静脉充血
	◆ 肺顺应性下降
	◆ 腔静脉受压
侧卧位	◆ 下侧肺顺应性下降

会因压迫颈静脉使静脉回流受阻导致脑灌注不足、颅内压增高和静脉出血。对可疑的困难气道，一定要保持警惕，仔细评估至关重要。经鼻插管和放置咬口器的患者要注意预防可能发生的舌体移位、导管扭曲等并发症。肥胖患者在俯卧位时可能出现通气困难，而坐位时通气可能会改善。坐位除了可带来体位性问题外，还可能导致一系列神经血管压迫症状和肢体牵拉损伤。

麻醉维持

为避免术中发生医源性脑低灌注，必须使用合理的麻醉药物剂量[25]。新生儿器官系统尚未发育成熟，对麻醉药物高度敏感，吸入和静脉麻醉药物均对新生儿心肌有抑制作用，使用时应在不引起心肌抑制的前提下阻断手术的应激反应。如前所述，假设的能够维持患儿脑血流和脑自动调节的血压范围并不利于术中血压的管理[26]。这一假设的血压范围过于简单且原始，研究也未必支持该假设[27]，因此需严密监测血压，及时调整麻醉药物剂量及液体入量，必要时使用升压药。鉴于特定麻醉药物和技术的单独使用对结果没有影响[28]，该类患者通常使用阿片类（如芬太尼、舒芬太尼或瑞芬太尼）联合小剂量异氟烷或七氟烷。右美托咪定作为辅助用药，对大多数神经电生理监测无影响，并且能够减少阿片类药物的用量[29]。

由于抗惊厥药物具有肝药酶诱导作用，长期服用此类药物者需要加大神经肌肉阻滞剂和阿片类药物的剂量[30]。由于婴儿和儿童的体表面积与体重比较大，在任何手术过程中都极易发生低体温。提高环境温度及术前早期使用辐射加温器是预防体温过低的有效措施。使用复温毯、床垫和静脉输液加热器也可预防术中体温下降和术后寒战。

液体和失血的管理

开颅手术期间，维持患者水、电解质平衡对稳定血流动力学及保护神经系统功能具有积极的意义。由于不清楚儿科患者的脑自动调节下限，其有发生脑低灌注的风险，尤其是在大量失血期间的深麻醉状态下[26,31,32]。为了最大限度地减少血流动力学波动，对患儿进行液体和血液管理时必须小心谨慎。新生儿和婴儿的每搏量相对固定，应尽量保持血容量正常。一般选择平衡盐溶液或生理盐水，因其具有轻度高渗的特点，可最大限度地减轻脑水肿。但快速输注 60mL/kg 的生理盐水可能会引起高氯性酸中毒[33]。除外有低血糖风险的患者（包括早产儿、需补充葡萄糖或完全肠外营养的足月儿和婴儿），在神经外科手术中一般应避免给予含糖溶液。糖尿病、完全母乳、早产儿和新生儿可能需要输注含糖溶液。

在婴儿和儿童开颅手术中，通过输注晶体液和血液制品维持正常的循环血量至关重要。早产儿的循环血量约为 100mL/kg，足月新生儿约为 90mL/kg，婴儿约为 80mL/kg。最大允许失血量（maximal allowable blood loss，MABL）可以用一个简单的公式估算：MABL = 估计循环血容量 ×（起始血细胞比容 – 最小可接受血细胞比容）/ 起始血细胞比容。

输注 10mL/kg 的红细胞可使血红蛋白浓度增加 2g/dL。在大量失血和多次输注红细胞后，患儿易患稀释性血小板减少症[34]。输注 5~10mL/kg 的血小板可使血小板计数增加 50 000~100 000/mm³。在后路脊柱融合、心脏和颅面重建等大量失血的手术中，常规使用抗纤溶氨基酸已被证明可减少失血[35]。

大量失血或突发静脉空气栓塞（VAE）引起的血流动力学严重紊乱对于任何开颅手术都是灾难性的并发症。因此，大口径的静脉输液通路和动脉血压监测必不可少。大量失血时应使用晶体液、血液替代品和升压药（如多巴胺、肾上腺素、去甲肾上腺素）积极处理。术中空气栓塞时有发生，维持正常的血流动力学可将这种风险降到最低。通过持续的经胸多普勒超声可早期发现 VAE，便于大量气体进入循环前开始治疗。如果 VAE 患者出现血流动力学不稳定，必须将手术床调整为 Trendelenburg 位（头低足高位）以改善患者的脑灌注，防止进一步卷挟空气进入循环。新生儿和幼儿存在特殊的风险，即心脏存在右向左分流，混合的血液可能导致栓子形成。在心血管系统严重衰竭的情况下，一些儿科中心拥有快速反应的体外膜肺氧合（extracorporeal membrane oxygenation，ECMO）小组，对于预计常规心肺复苏难以处理的情况，还可提供心肺支持[36]。

特殊神经外科手术的麻醉管理：先天性疾病

脑 / 脊膜膨出

新生儿神经外科通常以急诊的方式进行手术，以最大限度降低先天性损伤造成的影响。尤其对于患有脑/脊膜膨出的新生儿，膨出的膜一旦破裂，可导致全身感染和难以发现的体液丢失。紧急情况下需快速对患儿行术前评估，全面的新生儿发育及心血管评估有利于术中并发症的防治。由于颅后窝发育异常，脊膜膨出的新生儿存在脑积水倾向。严重的脑积水可能需要在脑/脊膜膨出闭合后行脑室 – 腹腔分流术（VPS）。该类新生儿行气管插管时可能存在一定困难，具体取决于畸形的严重程度和位置。患儿处于仰卧位时可在其身下垫毛巾卷，以最大限度地减少对膨出组织的直接压迫。失血和体液的丢失取决于病变的大小和术中所需剥离的组织量。术中探查时可能需要识别神经组织，使用肌电图（EMG）期间需暂时停止追加神经肌肉阻滞剂。值得注意的是，脑/脊膜膨出可能与呼吸紊乱和呼吸暂停相关，术后应严密监测患儿的呼吸功能[37]。

最近的一项多中心随机试验证明，在胎儿期行脊膜膨出闭合术可降低此类患儿日后因脑积水行分流手术的概率[38]，但该手术需专门的胎儿手术和麻醉技术[39]。

脊髓栓系

脊柱畸形由脊髓发育异常引起，症状包括脊髓脊膜膨出、终丝紧张、脂膜脊膜膨出和脊柱裂。这些损伤的潜在病理变化是神经受挤压导致大小便失禁、下肢无力和疼痛。外科治疗的目的是定位和松解受影响的神经根。由于神经和周围组织外观相似，因此手术操作并不简单。此类手术应在俯卧位下进行，需提前使用软垫保护患儿易受压部位（如眼睛、耳朵、尺神经和腓神经）。除脊髓血管瘤外，这类手术的出血量一般不多。功能性神经根通常难以从周围组织中分离，并且有可能在手术分离过程中发生意外损伤。因此，对于涉及神经根的手术，术中需要监测肌电图以明确运动肌肉与神经根的对应关系。肛门括约肌和下肢肌肉的肌电图监测对减少支配这些肌肉群的神经意外损伤具有重要意义。因此，气管插管时应避免使用或术中不再追加肌松药，以更好地进行神经监护。

脑积水

脑积水是小儿神经外科最常见的疾病[40]。这种疾病被认为与脑室系统的扩张、脑脊液生成和循环吸收失衡有关[41]，可能由先天性病变、肿瘤或外部因素造成脑脊液积聚于脑室系统导致。交通性脑积水发生于脑室下游的脑脊液流动受阻的情况下，而当连接脑室的通道阻塞致脑脊液流动受阻时，则发生非交通性脑积水。脑脊液的病理性增加或重吸收减少不是脑积水的常见原因。脑积水的常见症状包括头围迅速增加、易怒、嗜睡、恶心、呕吐及眼球下移。小儿头颅相对较小，颅内压急剧增加可导致严重后果，发生急性梗阻时

需紧急治疗。

麻醉管理取决于患儿症状的严重程度，对于清醒但难以配合或无法建立静脉通路的患儿可轻压环状软骨，采用七氟烷吸入诱导麻醉。对于精神迟缓、有脑疝或误吸风险的患儿，应建立静脉或骨髓内通路，以便在气管插管后进行静脉或骨内给药[42]。如果手术部位距心脏较近，则放置脑室–腹腔分流管时存在发生 VAE 的风险。

早产儿发生脑积水时容易继发脑出血[43,44]。出血性脑积水的严重程度可通过头部超声检查进行评估。积聚的脑脊液可通过放置脑室储液器或行脑室帽状腱膜下分流术暂时引流。脑脊液分流术是脑积水的永久性治疗方法。但是，脑室–腹腔分流术受分流量大小和分流失败风险增高的限制。学界在内镜技术方面所取得的最新进展使内镜下第三脑室造瘘术（endoscopic third ventriculostomies，ETV）烧灼早产儿的脉络丛成为可能[45,46]。

脑肿瘤：颅后窝肿瘤

部分颅后窝肿瘤会侵犯脑干，而脑干是控制呼吸、心率和血压的重要结构，因此这类手术的术中管理十分复杂。肿瘤可阻碍脑脊液流动，导致脑积水，并引起颅内高压。推荐紧急行脑室外引流（EVD）、脑室–腹腔分流术（VPS）或第三脑室造瘘术（ETV）来缓解症状[47,48]。对轻症患者，术前应用类固醇类药物可能有效[49]。

髓母细胞瘤、小脑星形细胞瘤和室管膜瘤依次是最常见的小儿脑肿瘤。在术中分离过程中，呼吸中枢和脑神经核团可能受损，刺激三叉神经（V）核团可引起血压升高和心动过速，刺激迷走神经（X）核团可导致心动过缓或术后声带瘫痪。血压、心电图和肌电图（用于监测第Ⅻ对脑神经）的持续监测有助于明确重要结构是否受损。在骨瓣铣开及翻起的过程中，空气可能经直窦和横窦进入循环，导致严重的 VAE。一旦发生 VAE，应快速处置，常见处理措施包括淹没手术野、头低位、补液和使用升压药等。由于呼吸控制中枢和脑神

经核团在脑干手术中极易受损，故应格外警惕窒息和气道阻塞的风险。另外还应考虑到，因大量体液转移和俯卧位的重力因素导致的上呼吸道水肿问题。

脑肿瘤：幕上肿瘤

在两岁以下的患儿中，幕上肿瘤比颅后窝肿瘤更常见。这些肿瘤包括胚胎源性肿瘤（原始神经外胚层肿瘤、松果体母细胞瘤和室管膜瘤）、胶质瘤、脉络丛肿瘤和畸胎瘤。脉络丛肿瘤或乳头状瘤由于血管丰富，可能涉及大量失血和输血[50]。

颅咽管瘤可能与下丘脑和垂体功能障碍有关，下丘脑–垂体–肾上腺轴的完整性不确定，可能需要类固醇激素（地塞米松或氢化可的松）替代治疗。围手术期尿崩症（DI）可导致电解质和血流动力学紊乱。因此，实验室检查应包括血清电解质、渗透压、尿比重和尿量等指标。DI 的特点是突发性多尿 [> 4mL/（kg·h）]、高钠血症和高渗透压。最初的治疗包括输注血管升压素 [1~10mU/（kg·h）]、合理补液以平衡尿量和减少估计的隐性液体丢失[51]。儿童颅咽管瘤可经若干手术入路切除。因为小儿解剖结构的复杂性和内镜设备的限制，常选经额下入路，但这种方法易破坏骨性窦或静脉窦而增加 VAE 风险。标准的经鼻入路更适合年龄较大的患儿。术后应持续监测血清钠水平以指导液体治疗，并且维持水钠平衡。

癫痫

儿童癫痫手术已成为难治性癫痫的常规治疗方法。鉴于发病原因的复杂性和多样性，术前需全面评估以确定癫痫对麻醉的影响（表 22.3）。这里提出若干麻醉管理问题[52]。部分癫痫患者采用生酮（高脂肪、低碳水化合物）饮食疗法后会发生酮血症和代谢性酸中毒，碳水化合物溶液可加剧这种情况[53]，应避免输注乳酸林格液和葡萄糖溶液。通过检测动脉血气和血糖可避免术中出现严重的代谢紊乱。由于 P_{450} 肝酶活性增加，长期使用苯妥英钠、卡马西平或苯巴比妥行抗惊厥

表 22.3 与难治性癫痫相关的基础疾病

疾病	麻醉相关并发症
结节性硬化	◆ 心脏传导阻滞 ◆ 心律失常 ◆ 心内横纹肌瘤 ◆ 肾功能不全 ◆ 呼吸功能不全
Struge-Weber 综合征	◆ 弥漫性血管内凝血 ◆ 术中出血量增加

治疗的患者对非去极化肌松药和阿片类药物的需求增加[30]。

切除癫痫病灶时需要团队合作，术中监护方式可影响麻醉的实施。将栅格样电极、条状电极植入脑内，行有创皮质脑电图（electrocorticography，ECoG）监测以定位和标记致痫灶。这些患者在首次开颅术后使用抗癫痫药物的剂量减少，术后可能面临癫痫发作的风险。经过 1 周或更长时间的持续监测后，栅格和条状电极将被移除，如果仍可检出病灶，则切除癫痫病灶。在开颅术后（大约 3 周）氧化亚氮会引起气脑，二次开颅打开硬脑膜前应避免使用。

术中使用神经生理学监测可指导癫痫病灶的定位和切除，全身麻醉会减弱监测效果，高浓度挥发性麻醉剂和神经肌肉阻滞剂也可能抑制皮质刺激。为获得较好的皮质电图信号，使用表面电极定位病灶时仅可通过低浓度挥发性麻醉剂维持全身麻醉状态。在这种情况下，间断追加麻醉药或给予阿片类药物的效果最佳。确定皮质运动区的薄弱点时需行皮质刺激，在此过程中不能使用神经肌肉松弛剂。

癫痫病灶位于大脑功能区（如语言、运动或感觉中枢）时，最好在患儿清醒的状态下切除病灶。多项技术被提倡用于术中运动感觉和语言功能的评估，在唤醒手术中患者首先于全身麻醉下行术区显露，在需要进行功能测试时将其唤醒，当不需要合作时重新行全身麻醉。大多数患者在丙泊酚或右美托咪定的镇静作用下可很好地耐受这一过程。在接受清醒开颅手术的儿童中，于神经功能测试前 20min 停用丙泊酚，不会对皮质脑电图

产生干扰[54]。追加阿片类药物可提供镇痛作用。在局部麻醉和镇静下接受开颅手术的患儿必须足够成熟，并且在心理上做好参与这一过程的准备。

从医学角度出发，难治的全身性癫痫可能并没有明确的可切除病灶，因此大脑致痫区离断术得到了发展。这些手术包括软脑膜下横切术、胼胝体切开术和功能性半球切除术。由于额部入路接近矢状窦，胼胝体切开术有出血和VAE的风险。这些患者在完全切除胼胝体后往往会出现嗜睡症状，可能面临吸入性肺炎和气道阻塞的风险。因此，需在这类患者完全清醒后再拔除气管导管。功能性半球切除术由解剖性半球切除术演变而来，后者与顽固性癫痫外科手术的发病率和死亡率高度有关。大脑半球切除术的适应证包括Sturge-Weber综合征、皮质发育不良、半巨脑畸形和Rasmussen综合征。功能性半球切除术通过选择性颞叶切除术，中央区切除术，以及将额叶、顶叶和枕叶分离来保留大部分脑半球。这一改进显著降低了出血量以及血流动力学不稳定和术后并发症的发生率。抗纤溶药物可改善凝血，补充输注血小板和新鲜冰冻血浆都是对术中可能发生的大出血的有效应对措施。积极的液体管理和升压药支持治疗对保持脑灌注和心输出量至关重要。

脑血管病

在脑血管手术中，麻醉医生的首要任务是保证有效的脑灌注，同时将出血风险降到最低。新生儿大动静脉畸形（AVM）可能与高心输出量充血性心力衰竭有关，需要血管活性药物支持。这些患者需在介入下行病灶栓塞后再行畸形血管手术切除。发生动静脉畸形栓塞或手术切除后的高血压危象时应立即使用血管扩张剂。对于动静脉畸形和动脉瘤的显微手术，需严格控制血压，以增强病变远端易损区域的脑灌注。应密切监测动脉血压并调整麻醉药和血管活性药的剂量。有试验显示，控制性低温对成人和儿童患者均无任何临床效果[55]。术中可能发生大动脉瘤破裂，造成术野模糊。腺苷的短暂性血流阻断作用在成人手术中已有报道，儿童患者仅在必要时选择[56]。术

后应继续严密监测血压。术后因脑盐消耗或抗利尿激素分泌失调综合征（SIADH）引起的低钠血症已有报道，可分别导致低血容量性低钠血症和高血容量性低钠血症。由于采用的是不同的治疗干预措施（分别为等渗液替代和限制输液），因此对两者的鉴别就至关重要。

Moyamoya综合征患者的麻醉管理目标是通过积极的术前补液来增加脑灌注，并在术中和术后维持正常血压或轻度高血压[57]。高碳酸血症和低碳酸血症都会导致缺血区的窃血现象，因此术中需维持正常的二氧化碳分压。术中EEG可用于监测脑缺血。优化脑灌注时应延长至术后以维持正常血容量。使用镇静剂和阿片类药物可避免疼痛和哭闹引起的过度通气。

神经内镜手术

内镜技术的进步使外科微创治疗中枢神经系统病变成为可能[58]。这些术式包括ETV治疗脑积水、肿瘤活检和脑室分流置管。尽管该操作相对安全，但是由于缺乏冲洗液出口及无法进行第三脑室底部操作，已有报道高血压、心律失常和神经源性肺水肿与急性颅内压增高有关[59]。这些微创技术已被用于颅缝早闭的治疗，相比传统手术的出血量减少，VAE和其他并发症的发生率降低[60,61]。

神经放射学

诊断和治疗成像技术的进步为小儿中枢神经系统疾病提供了微创的诊断及治疗方法[62]。大多数神经放射学研究，如CT或MRI，通常可以在轻度镇静下完成。麻醉医生和儿科医生共同发表的相关建议可以作为管理这些患儿的临床指南[63]。然而，仍有部分患儿可能需要深度镇静或全身麻醉才能完成成像过程。通过介入放射科医生的参与，儿童神经血管病变的治疗取得了重大进展，大血管畸形的栓塞治疗已成为一线治疗方式[64]。全身麻醉一般用于不合作、有并存疾病或可能需要进行血管内栓塞等有痛操作的患儿[65]。相对大剂量的造影剂可能导致液体负荷过高，特别是在患有高流量病变和高输出性充血性心力衰竭的新

生儿中。这些患儿可能需要正性肌力药物的支持。可通过了解详细的喂养史（喂养频率、每次喂养时长、喂养量或喂养期间的呼吸窘迫情况）来评估新生儿心脏功能不全的程度。

术后管理

血流动力学和呼吸支持

术中病情的严重程度决定了患者术后是否需要进入重症监护室。在大失血、血流动力学不稳定、神经功能障碍、癫痫发作和手术时间比预期延长等情况下，都需要对患者进行密切观察和随时处理。重症监护室的环境应具备对病情变化敏锐识别和及时处置的条件，这对患者最终获得良好转归至关重要。监护室医护人员需及时发现如出血、神经损伤、电解质异常、呼吸窘迫及体液转移等情况。为了能够准确评估不断进展的神经功能损伤，重症监护室应具备立即行 MRI 或 CT 检查的条件。

镇静和镇痛管理

神经外科术后患者应保持舒适、清醒，并且能够自主合作完成相关神经系统检查。儿童的认知水平有限，这些目标通常难以实现。重症监护室用于儿童的主要镇静药物仍以阿片类和苯二氮䓬类为主[66]。应谨慎使用吗啡和芬太尼等阿片类药物，以最大限度地减少患者开颅后疼痛，同时保持神志清醒。丙泊酚是一种作用时间短暂的强效镇静催眠药，但因长期使用可能与致命综合征（如心动过缓、横纹肌溶解、代谢性酸中毒和多器官衰竭）有关，在儿童中的使用受限[67]。右美托咪定具有镇痛和可逆性镇静作用[29]。

（范刘美子　江水晶　译，邢　东　董海龙　审校）

参考文献

[1] Chumas P, Kenny T, Stiller C. Subspecialisation in neurosurgery-does size matter? Acta Neurochirurgica (Wien), 2011, 153:1231–1236.

[2] Sarnat HB, Flores-Sarnat L, Pinter JD. Neuroembryology// Winn HR. (ed.) Youmans Neurological Surgery. 6th ed. Cambridge, MA: Elsevier, 2011:78–97.

[3] McClain CD, Soriano SG. The central nervous system// Holzman RS, Mancuso TJ, Polaner DM. (ed.) Pediatric neuroanesthesia: A practical approach to pediatric anesthesia. 2nd ed. Philadelphia, PA: Wolters Kluwer, 2016:226–264.

[4] Pryds O. Control of cerebral circulation in the high-risk neonate. Annals of Neurology, 1991, 30:321–329.

[5] Wintermark M, Lepori D, Cotting J, et al. Brain perfusion in children: Evolution with age assessed by quantitative perfusion computed tomography. Pediatrics, 2004, 113:1642–1652.

[6] Lee JK. Cerebral perfusion pressure: how low can we go? Paediatric Anaesthesia, 2014, 24:647–648.

[7] Tsuji M, Saul JP, du Plessis A, et al. Cerebral intravascular oxygenation correlates with mean arterial pressure in critically ill premature infants. Pediatrics, 2000, 106:625–632.

[8] Rhee CJ, Fraser CD 3rd, Kibler K, et al. Ontogeny of cerebrovascular critical closing pressure. Pediatric Research, 2015, 78:71–75.

[9] Kennedy C, Sokolo L. An adaptation of the nitrous oxide method to the study of the cerebral circulation in children, normal values for cerebral blood flow and cerebral metabolic rate in childhood. Journal of Clinical Investigation, 1957, 36:1130–1137.

[10] Chugani HT, Phelps ME, Mazziotta JC. Positron emission tomography study of human brain functional development. Annals of Neurology, 1987, 22:487–497.

[11] Pryds O, Andersen GE, Friis-Hansen B. Cerebral blood flow reactivity in spontaneously breathing, preterm infants shortly after birth. Acta Paediatrica Scandinavica, 1990, 79:391–396.

[12] Rahilly PM. Effects of 2% carbon dioxide, 0.5% carbon dioxide, and 100% oxygen on cranial blood flow of the human neonate. Pediatrics, 1980, 66:685–689.

[13] Saugstad OD, Aune D. Optimal oxygenation of extremely low birth weight infants: a meta-analysis and systematic review of the oxygen saturation target studies. Neonatology, 2014, 105:55–63.

[14] Shapiro K, Marmarou A, Shulman K. Characterization of clinical CSF dynamics and neural axis compliance using the pressure-volume index: I. e normal pressure-volume index. Annals of Neurology, 1980, 7:508–514.

[15] Cohen MM, Cameron CB, Duncan PG. Pediatric anesthesia morbidity and mortality in the perioperative period. Anesthesia & Analgesia, 1990, 70:160–167.

[16] Ferrari LR, Rooney FM, Rocko MA. Preoperative fasting practices in pediatrics. Anesthesiology, 1999, 90:978–980.

[17] McCann ME, Kain ZN. The management of preoperative anxiety in children: An update. Anesthesia & Analgesia, 2001, 93:98–105.

[18] Vanderhaegen J, Naulaers G, Van Hu S, et al. Cerebral and systemic hemodynamic effects of intravenous bolus administration of propofol in neonates. Neonatology, 2010, 98:57–63.

[19] Stricker PA, Lin EE, Fiadjoe JE, et al. Evaluation of central venous pressure monitoring in children undergoing craniofacial reconstruction surgery. Anesthesia & Analgesia, 2013, 116:411–419.

[20] Cucchiara RF, Bowers B. Air embolism in children undergoing suboccipital craniotomy. Anesthesiology, 1982, 57:338–339.

[21] Lee M, Rezai AR, Chou J. Depressed skull fractures in children secondary to skull clamp fixation devices. Pediatric Neurosurgery, 1994, 21:174–177, discussion 178.

[22] Vitali AM, Steinbok P. Depressed skull fracture and epidural hematoma from head fixation with pins for craniotomy in children. Childs Nervous System, 2008, 24:917–923, discussion 925.

[23] McClain CD, Soriano SG, Goumnerova LC, et al. Detection of unanticipated intracranial hemorrhage during intraoperative magnetic resonance image-guided neurosurgery. Report of two cases. Journal of Neurosurgery, 2007, 106:398–400.

[24] Gupta N. A modification of the Mayfield horseshoe headrest allowing pin fixation and cranial immobilization in infants and young children. Neurosurgery, 2006, 58:ONS-E181, discussion ONS-E181.

[25] McCann ME, Schouten AN, Dobija N, et al. Infantile postoperative encephalopathy: Perioperative factors as a cause for concern. Pediatrics, 2014, 133:e751–757.

[26] McCann ME, Schouten AN. Beyond survival: Influences of blood pressure, cerebral perfusion and anesthesia on neurodevelopment. Paediatric Anaesthesia, 2014, 24:68–73.

[27] Drummond JC. The lower limit of autoregulation: time to revise our thinking? Anesthesiology, 1997, 86:1431–1433.

[28] Todd MM, Warner DS, Sokoll MD, et al. A prospective, comparative trial of three anesthetics for elective supratentorial craniotomy. Propofol/fentanyl, isoflurane/nitrous oxide, and fentanyl/nitrous oxide. Anesthesiology, 1993, 78:1005–1020.

[29] Mason KP, Lerman J. Review article: Dexmedetomidine in children: current knowledge and future applications. Anesthesia & Analgesia, 2011, 113:1129–1142.

[30] Soriano SG, Martyn JAJ. Antiepileptic-induced resistance to neuromuscular blockers: Mechanisms and clinical significance. Clinical Pharmacokinetics, 2004, 43:71–81.

[31] Williams M, Lee JK. Intraoperative blood pressure and cerebral perfusion: strategies to clarify hemodynamic goals. Paediatric Anaesthesia, 2014, 24:657–667.

[32] Vavilala MS, Lee LA, Lam AM. The lower limit of cerebral autoregulation in children during sevoflurane anesthesia. Journal of Neurosurgical Anesthesiology, 2003, 15:307–312.

[33] Scheingraber S, Rehm M, Sehmisch C, et al. Rapid saline infusion produces hyperchloremic acidosis in patients undergoing gynecologic surgery. Anesthesiology, 1999, 90:1265–1270.

[34] Cote CJ, Liu LM, Szyfelbein SK, et al. Changes in serial platelet counts following massive blood transfusion in pediatric patients. Anesthesiology, 1985, 62:197–201.

[35] Faraoni D, Goobie SM. The efficacy of antifibrinolytic drugs in children undergoing noncardiac surgery: a systematic review of the literature. Anesthesia & Analgesia, 2014, 118:628–636.

[36] Turek JW, Andersen ND, Lawson DS, et al. Outcomes before and a er implementation of a pediatric rapid-response extracorporeal membrane oxygenation program. Annals of oracic Surgery, 2013, 95:2140–2146, discussion 2146–2147.

[37] Cochrane DD, Adderley R, White CP, et al. Apnea in patients with myelomeningocele. Pediatric Neurosurgery, 1990, 16:232–239.

[38] Tulipan N, Wellons JC 3rd, Thom EA, et al. Prenatal surgery for myelomeningocele and the need for cerebrospinal fluid shunt placement. Journal of Neurosurgery: Pediatrics, 2015, 16: 613–620.

[39] Lin EE, Tran KM. Anesthesia for fetal surgery. Seminars in Pediatric Surgery, 2013, 22:50–55.

[40] Kahle KT, Kulkarni AV, Limbrick DD, et al. Hydrocephalus in children. Lancet, 2015, 387(10020): 788–799.

[41] Rekate HL. A contemporary definition and classification of hydrocephalus. Seminars in Pediatric Neurology, 2009, 16:9–15.

[42] Neuhaus D, Weiss M, Engelhardt T, et al. Semi-elective intraosseous infusion a er failed intravenous access in paediatric anaesthesia. Paediatric Anaesthesia, 2010, 20(2):168–171.

[43] Leonard JR, Limbrick DD Jr. Intraventricular hemorrhage and post-hemorrhagic hydrocephelus// Albright AL, Pollack IF, Adelson PD. Principles and practice of pediatric neursurgery. New York: Thieme, 2015:137–144.

[44] Mazzola CA, Choudhri AF, Auguste KI, et al. Pediatric hydrocephalus: Systematic literature review and evidence-based guidelines. Part 2: Management of posthemorrhagic hydrocephalus in premature infants. Journal of Neurosurgery: Pediatrics, 2014, 14(Suppl 1): 8–23.

[45] Stone SS, Warf BC. Combined endoscopic third ventriculostomy and choroid plexus cauterization as primary treatment for infant hydrocephalus:

A prospective North American series. Journal of Neurosurgery: Pediatrics, 2014, 14:439–446.

[46] Limbrick DD Jr, Baird LC, Klimo P Jr, et al. Pediatric hydrocephalus: Systematic literature review and evidence-based guidelines. Part 4: Cerebrospinal fluid shunt or endoscopic third ventriculostomy for the treatment of hydrocephalus in children. Journal of Neurosurgery: Pediatrics, 2014, 14(Suppl1): 30–34.

[47] Dias MS, Albright AL. Management of hydrocephalus complicating childhood posterior fossa tumors. Pediatric Neuroscience, 1989, 15:283–289, discussion 290.

[48] Raimondi AJ, Tomita T. Hydrocephalus and infratentorial tumors. Incidence, clinical picture, and treatment. Journal of Neurosurgery, 1981, 55:174–182.

[49] Schmid UD, Seiler RW. Management of obstructive hydrocephalus secondary to posterior fossa tumors by steroids and subcutaneous ventricular catheter reservoir. Journal of Neurosurgery, 1986, 65:649–653.

[50] Phi JH, Goobie SM, Hong KH, et al. Use of tranexamic acid in infants undergoing choroid plexus papilloma surgery: A report of two cases. Paediatric Anaesthesia, 2014, 24:791–793.

[51] Wise-Faberowski L, Soriano SG, Ferrari L, et al. Perioperative management of diabetes insipidus in children. Journal of Neurosurgical Anesthesiology, 2004, 16:220–245.

[52] Soriano SG, Bozza P. Anesthesia for epilepsy surgery in children. Childs Nervous System, 2006, 22:834–843.

[53] Groeper K, McCann ME. Topiramate and metabolic acidosis: a case series and review of the literature. Paediatric Anaesthesia, 2005, 15:167–170.

[54] Soriano SG, Eldredge EA, Wang FK, et al. The effect of propofol on intraoperative electrocorticography and cortical stimulation during awake craniotomies in children. Paediatric Anaesthesia, 2000, 10:29–34.

[55] Todd MM, Hindman BJ, Clarke WR, et al. Intraoperative hypothermia for aneurysm surgery trial I: Mild intraoperative hypothermia during surgery for intracranial aneurysm. The New England Journal of Medicine, 2005, 352:135–145.

[56] Bebawy JF, Gupta DK, Bendok BR, et al. Adenosine-induced ow arrest to facilitate intracranial aneurysm clip ligation: Dose-response data and safety profile. Anesthesia & Analgesia, 2010, 110:1406–1411.

[57] Soriano SG, Sethna NF, Scott RM. Anesthetic management of children with moyamoya syndrome. Anesthesia & Analgesia, 1993, 77:1066–1070.

[58] Meier PM, Guzman R, Erb TO. Endoscopic pediatric neurosurgery: implications for anesthesia. Paediatric Anaesthesia, 2014, 24:668–677.

[59] Davidyuk G, Soriano SG, Goumnerova L, et al. Acute intraoperative neurogenic pulmonary edema during endoscopic ventriculoperitoneal shunt revision. Anesthesia & Analgesia, 2010, 110:594–595.

[60] Meier PM, Goobie SM, Dinardo JA, et al. Endoscopic strip craniectomy in early infancy: e initial ve years of anesthesia experience. Anesthesia & Analgesia, 2011, 112:407–414.

[61] Tobias JD, Johnson JO, Jimenez DF, et al. Venous air embolism during endoscopic strip craniectomy for repair of craniosynostosis in infants. Anesthesiology, 2001, 95:340–342.

[62] Burrows PE, Robertson RL. Neonatal central nervous system vascular disorders. Neurosurgery Clinics of North America, 1998, 9:155–180.

[63] Coté CJ, Wilson S, American Academy of Pediatrics, American Academy of Pediatric Dentistry. Guidelines for monitoring and management of pediatric patients before, during, and after sedation for diagnostic and therapeutic procedures: An update. Paediatric Anaesthesia, 2008, 18:9–10.

[64] Burch EA, Orbach DB. Pediatric central nervous system vascular malformations. Pediatric Radiology, 2015, 45(Suppl 3):S463–472.

[65] Landrigan-Ossar M, McClain CD. Anesthesia for interventional radiology. Paediatric Anaesthesia, 2014, 24:698–702.

[66] Shay JE, Kattail D, Morad A, et al. The postoperative management of pain from intracranial surgery in pediatric neurosurgical patients. Paediatric Anaesthesia, 2014, 24:724–733.

[67] Bray RJ. Propofol infusion syndrome in children. Paediatric Anaesthesia, 1998, 8:491–499.

第**23**章

神经危重症监护基础知识

Magnus Teig，*Martin Smith*

引 言

神经危重症监护（neurocritical care）是重症监护医学的一个亚专业，致力于治疗危重症神经病。在过去的 10 年中，随着知识的更新、成像和监测技术的进步以及神经危重症监护医生和监护室的引入[1]，该学科已逐渐发展成熟。本章回顾了神经危重症监护的一般原则，以及急性脑损伤（acute brain injury, ABI）和相关非神经并发症等危重症的管理方法。

神经危重症监护的一般原则

神经危重症患者除了需要细致的一般重症监护外，还需要针对其神经疾病的干预措施。ABI的管理侧重于预防颅内并发症，调节系统生理指标以维持脑灌注和输送营养物质，以及管理非神经系统并发症（表 23.1）。

心肺管理

单次发生的低氧血症（PaO_2 < 8kPa 或 SpO_2 < 90%）或低血压（SBP < 90mmHg）与重度创伤性脑损伤（TBI）的不良预后密切相关[2]，所有的治疗指南都强调应预防或迅速逆转低氧血症和低血压。

发生 ABI 后对患者积极的液体复苏所导致的高容量血症对机体有害，建议使用等渗晶体液维持正常的血容量[3]。与等渗晶体液相比，高渗盐水（hypertonic saline, HS）对预后没有益处，白蛋白水平与 TBI 后患者死亡率增加有关。如果通过液体复苏仍不能维持足够的血压和脑灌注压（CPP），则需要血管活性药物支持。去甲肾上腺素对全身血压和脑血流动力学的影响可控且效果一致（框表 23.1）。

表 23.1　急性脑损伤患者神经危重症监护管理的一般原则

通气	PaO_2 > 13kPa
	◆ $PaCO_2$ 4.5~5.0kPa
	◆ 允许脑导向治疗的前提下，实施肺保护性通气策略 [潮气量 6mL/kg 体重（理想体重），PEEP 6~12cmH₂O 和肺复张手法]
	◆ 采用 PEEP 以维持氧合 [PEEP <（12~15）cmH₂O]，对 ICP 无不良影响，如果氧合得到改善，可降低 ICP
	◆ 呼吸机集束干预策略，降低肺炎风险
	◆ 头高位
	◆ 注意口腔卫生
	◆ 预防消化道溃疡
	◆ ICP 允许时日常给予镇静
心血管	◆ 维持 MAP > 90mmHg
	◆ 给予等渗晶体液以维持正常血容量
	◆ 如果对液体反应欠佳，可使用升压药或正性肌力药物
TBI 后 ICP 和 CPP 目标	◆ CPP 50~70mmHg
	◆ ICP < 20mmHg
其他	◆ 维持正常血糖水平（6.9~10.0mmol/L）
	◆ 维持正常体温
	◆ 控制癫痫
	◆ 48h 内开始肠内营养
	◆ 预防血栓栓塞

PEEP：呼气末正压；ICP：颅内压；MAP：平均动脉压；CPP：脑灌注压；TBI：创伤性脑损伤

框表 23.1　脑损伤结果取决于及时采取行动

◆ 时间就是大脑，即使一次短暂的生理紊乱也可能造成大脑永久性损伤。

◆ 脑损伤后发生全身性并发症很常见，并可能加重脑损伤。

◆ 将患者作为一个整体进行治疗，而不仅仅关注他们的大脑。单纯脑导向治疗可能会造成医源性伤害。

◆ 经验很重要，在收容量大的中心患者的治疗效果可能更佳，应考虑及早转诊到专门的神经科学中心。

血糖控制

脑损伤引起的高血糖很常见，可能与皮质醇分泌增加和糖异生的应激反应有关[4]。高血糖可对受损的大脑产生多种不良影响，并与ABI的不良预后有关。在神经危重症监护期间，采用强化胰岛素治疗（intensive insulin therapy，IIT）严格控制血糖的随机对照试验尚未得出结论，但所有研究结果都表明IIT与低血糖的高发生率有关[4]。这被认为是ABI后IIT无效的一个主要因素，但在最初的NICE-SUGAR研究中，对391例TBI患者进行的专门研究分析发现，尽管强化控制组低血糖的发生率较高，但与常规控制组患者相比，结果没有显著差异[5]。

因此，ABI患者的最佳血糖目标仍不确定，通常建议适度控制血糖水平为6.0~10.0mmol/L，同时应避免血糖出现大幅波动[6]。

贫　血

贫血可激活缺氧细胞信号通路，对脑氧输送产生不利影响。神经危重症监护期间的最佳血红蛋白（Hb）阈值尚未确定，由于损伤的大脑对缺血易感性增加，普通重症监护中的限制性输血策略似乎欠妥。尽管较高的阈值可能有利于迟发性脑缺血（delayed cerebral ischaemia，DCI）的高危患者，但是一系列指南均建议将蛛网膜下腔出血（SAH）后的Hb水平维持在80~100g/L[7]。建议TBI后急性期患者的Hb水平维持在90g/L以上。然而，一项关于促红细胞生成素和输血阈值（Hb水平分别为70g/L和100g/L）的随机对照试验发现，无论使用促红细胞生成素还是维持Hb > 100g/L，都不能改善TBI后6个月的神经预后，但后者与更多的不良事件有关，特别是血栓栓塞[8]。

体　温

发热（定义为核心体温超过37.5℃~38.5℃）发生在超过50%和70%的危重TBI和SAH患者中，并且与较差的预后独立相关。应始终排除和治疗导致发热的感染性因素（肺炎常见），但发热也可能与非感染性因素有关，如蛛网膜下腔出血和脑缺血激发的下丘脑功能障碍。尽管缺乏高质量的正向证据，但在ABI的神经危重症监护管理中，将正常体温作为目标的靶向体温管理越来越被广泛应用[9]。

癫　痫

应积极治疗癫痫发作，但不推荐常规使用抗癫痫药物进行一级或二级预防。有证据表明，ABI后应用苯妥英钠可能有害。较新的抗癫痫药物，如左乙拉西坦的有效性及安全性是否更佳仍有待证实。

静脉血栓栓塞症

ABI是静脉血栓栓塞的重要危险因素，但不同脑损伤类型的预防指南各不相同。患者发生TBI后应使用分级加压袜或间歇性气动加压袜直到患者能够活动为止，发生急性缺血性脑卒中（AIS）后建议仅采用间歇性小腿加压，使用加压袜的时间过长可能会增加死亡风险。虽然低分子量肝素（low molecular weight heparin，LMWH）可降低TBI后深静脉血栓形成（DVT）的发生率，但药物预防的时机仍存在争议，应权衡DVT和颅内出血的风险。LMWH预防AIS后DVT得到了I类证据的支持，但患者在溶栓治疗后应至少停药24h，以降低颅内出血的风险。

营养支持

TBI与高代谢状态和过度负氮平衡有关，早期肠内营养（入院后48h内）可显著降低死亡率、不良结局和感染性并发症的发生率。

神经监护

监护和成像技术的进步，加之我们对ABI病理生理学认知程度的提高，催生了更有效和个性化的治疗策略，使患者得到了更好的治疗。除了密切监测和评估心脏与呼吸指标外，一系列神经监测技术也普遍用于神经危重症监护[10,11]。

临床评估

对患者神经状态的系列评估仍然是神经监测的基石。格拉斯哥昏迷量表（GCS）是一种国际公认的标准化方法，通过记录对物理和语言刺激的最佳睁眼、运动和语言反应来判断患者的意识情况（表 23.2）。在识别和记录局部体征，如瞳孔反应和四肢肌力方面，GCS 自第一次使用至今 50 年来一直是临床评估的标准方法[12]。GCS 的主要局限性是无法对插管患者的言语反应及脑干功能进行评估。完整的无反应性评分大纲（Full Outline of Unresponsiveness，FOUR）提供了 GCS 遗漏的信息，包括脑干反射和呼吸驱动的细节，并能够识别闭锁综合征[13]。镇静患者的临床评估受到限制，需依赖其他神经监测手段。

颅内压和脑灌注压

颅内压（ICP）监测和管理是许多中心在 TBI 神经危重症监护管理过程中的标准指标，并越来越多地用于其他类型的脑损伤。除了测量 ICP 绝对值，通过 ICP 可计算出另一个治疗指标脑灌注压（CPP），识别病理性 ICP 波形并导出脑血管压力反应性指数。

最常用的 ICP 测量方法是使用脑室内导管或实质监测装置[14]。通过脑室导管测量侧脑室脑脊液压力，这是对全脑颅内压的评估。可通过脑室导管行体内校准和治疗性引流，但可能使并发症发生率增加，包括导管相关性脑室炎。微型传感器（应变计）或曝光 ICP 检测装置通常经由颅骨钻孔放置在脑实质内。该传感器易于插入，并发症发生率极低，但无法进行体内再校准。虽然实质性 ICP 监测设备测量的是局部压力，但在大多数情况下，它们提供了与脑室导管相同的压力测量。另外，还有其他非侵入性 ICP 监测技术，如通过超声或 CT 测量视神经鞘直径后对压力进行估算，但没有一种技术在常规临床应用中足够精确，且大多数无法连续监测颅内动态[15]。

欧洲专家声明补充了 2007 年脑创伤基金会（brain trauma foundation，BTF）关于 ICP 监测的建议[16,17]。虽然指南侧重于治疗高于一定阈值（通常 > 20mmHg）的 ICP，但颅内高压的总负荷（即超过 ICP 阈值的时间以及 ICP 的绝对值）是影响预后的重要决定因素。随着颅内压的增加，通过观察颅内压波形的变化并对波形进行分析已被用来预测颅内压的变化。

CCP 按平均动脉压（MAP）与 ICP 之差计算。精确的计算要求 MAP 和 ICP 的校零点应相同，即在以耳屏为外部标志的大脑水平[18]。

脑血管自动调节

脑血管压力变化的反应性决定了 ICP 对动脉血压（ABP）变化的反应，而反应紊乱表明血压的自我调节功能紊乱。压力反应性指数（pressure reactivity index，PRx）可计算连续 4min 内 ICP 和 ABP 的时间平均数据点的移动相关系数，并作为自动调节状态的标志进行连续测量。当 ABP 和 ICP 同步变化时，PRx 负值表明 ICP 与正常脑血管反应呈负相关，而 PRx 正值则表明无反应性脑

表 23.2　格拉斯哥昏迷量表（GCS）

	反应	评分
睁眼反应	◆ 自动睁眼	4
	◆ 呼唤睁眼	3
	◆ 刺痛睁眼	2
	◆ 不能睁眼	1
语言反应	◆ 回答正确	5
	◆ 回答错误	4
	◆ 语无伦次	3
	◆ 只能发声	2
	◆ 无言语发音	1
运动反应	◆ 遵医嘱活动	6
	◆ 刺痛定位	5
	◆ 躲避刺痛	4
	◆ 刺痛肢屈	3
	◆ 刺痛肢伸	2
	◆ 不能活动	1

GCS ＜ 8 分表示昏迷

经 Elsevier 公司许可引自 Teasdale G，Jennett B. Assessment of coma and impaired consciousness a practical scale. The Lancet, 1974，304（7872）：81-94.

血管循环。PRx 可用于识别最佳 CPP 目标[19]。脑血管反应性也可使用氧反应性指数来评估，该指数定义为脑组织氧分压（tissue oxygen partial pressure，$PtiO_2$）和 ABP 之间的运动相关性；还描述了 ABP 与经颅多普勒超声（TCD）测量的血流速度（flow velocity，FV）和几个由近红外光谱（NIRS）得出的变量之间的相关性（参见近红外光谱）。

像 PRx 这样的指数，其意义在于信息处理的方式更加智能，虽然是已经收集到的信息。新的多模态监测分析技术可能比 PRx 信号处理技术[20]更可靠地量化 CA。

脑血流

TCD 是一种无创实时监测脑血流动力学的技术。采用低频脉冲超声探头，从红细胞在视野内运动引起的多普勒频移出发，测量通过基底血管的血流速度。测量结果是相对血流的变化，而不是实际脑血流量（CBF）。TCD FV 波形类似于动脉脉搏波，可量化为收缩期峰值、舒张末期和平均 FV。搏动指数可评估远端脑血管阻力。TCD 最常见于蛛网膜下腔出血后脑血管痉挛的诊断和治疗，以及对颅脑损伤后脑血管痉挛的评估。

热扩散流量计（thermal diffusion flowmetry，TDF）是一种有创、连续、定量的局部脑血流监测技术，但该技术的临床数据有限（框表 23.2）。

脑氧合

尽管 ICP 和 CPP 在可接受的正常阈值内，但患者仍可发生脑缺氧。对大脑灌注充分的监测，如脑组织氧分压（tissue oxygen partial pressure of

oxygen，$PtiO_2$），可以更全面地了解损伤大脑及对治疗的反应[21]。

颈静脉血氧饱和度

颈静脉血氧饱和度（$SjvO_2$）是脑氧合的第一个床旁监测指标，也是一种流量加权的全局测量方法，可提供对脑灌注充分性的非定量评估，正常范围为 55%~70%。低 $SjvO_2$ 表示脑灌注不足或氧需求增加，而高 $SjvO_2$ 则表示相对充血或动静脉分流。颈动脉到颈静脉的含氧量浓度差和其他衍生变量作为评估 CBF 充分性的指标已被广泛研究。$SjvO_2$ 监测的一个主要缺点是无法检测局部缺血。尽管 $SjvO_2$ 监测具有相当重要的历史意义，但它正被其他床旁技术（如 $PtiO_2$ 监测）所取代。

脑组织氧监测

目前，$PtiO_2$ 被认为是床旁测量脑氧合的金标准[22]。$PtiO_2$ 是一个复杂的动态变量，代表了脑氧供需之间的相互作用以及组织氧扩散梯度。因此，$PtiO_2$ 被认为是检测细胞功能最好的生物标志物，而非简单的缺氧/缺血监测。

正常脑组织的 $PtiO_2$ 为 2.66~4.66kPa，临床研究提示 $PtiO_2 < 1.3$kPa 是严重脑缺氧的征兆。当 $PtiO_2$ 降至 2.0kPa 以下时，通常推荐脑氧合治疗。在解释 $PtiO_2$ 时，应该考虑脑缺氧持续的时间、事件趋势和严重程度，因为缺氧/缺血的总体负担是决定预后的关键因素。

$PtiO_2$ 是一种焦点测量方法，因此探头位置至关重要。放置在受损但存活的脑组织周围可以监测"危险"的大脑区域，许多人认为这是最理想的方法。另一种方法则建议放置在看起来正常的白质中，或许可以将 $PtiO_2$ 作为有效反映全脑氧合的指标。令人满意的探头位置必须始终与颅脑 CT 扫描相一致，以便适当解释 $PtiO_2$ 读数。

$PtiO_2$ 受全身血压和 CPP 的影响巨大，也受其他系统生理变量（如 PaO_2、$PaCO_2$ 和 Hb 浓度）的影响。

目前尚不清楚哪种干预措施（或哪几种干预

框表 23.2　理想的脑损伤监测仪尚不存在

- 监测脑损伤最好的方法是遵从意识水平和运动功能检查，通常情况下，它们可能会因为脑损伤或必要的治疗而受到影响。
- 目前尚无完善的脑损伤客观监测手段。
- 单独的颅内压监测并不能改善预后。
- 正在开发许多新技术来评估大脑的氧合、新陈代谢和自动调节功能，最好的监测方法可能是将这些方法综合应用。

措施的组合）在改善预后方面最有效。事实上，似乎缺氧大脑对特定干预措施的反应才是影响预后的因素，缺氧的逆转与死亡率的降低有关 [23]。

近红外光谱分析

近红外光谱分析（NIRS）衍生的脑血氧饱和度测量优于无创的床旁脑氧监测。商用设备可同时测量脑内多个部位的局部脑氧饱和度（regional cerebral oxygen saturation，$rScO_2$），并且具有高度的时间和空间分辨率。虽然 $rScO_2$ 能够评估脑氧供需之间的平衡，但其测定受到其他生理变量和技术的限制 [24]。在心脏手术中，基于 NIRS 的脑氧饱和度测量应用迅速扩大，此前有研究表明，手术中脑去饱和与围手术期认知能力下降的风险增加之间存在关联。但关于近红外线在神经危重监护中应用的调查有限。在 NIRS 的临床应用中有若干问题值得关注，特别是颅外组织对信号的"污染"。此外，商业 NIRS 设备的应用可能会受损伤大脑光学复杂性的影响。

NIRS 的新兴应用包括使用与 PRx 相似的信号处理技术对 CA 指数进行非侵入性监测 [25]，以及对慢波振荡进行多模态监测的新分析方法 [20]。在研究环境中，近红外光谱可监测氧化细胞色素 c 氧化酶状态的变化，作为线粒体电子传输链中最终的电子受体，氧化细胞色素 c 氧化酶负责 95% 以上的氧代谢，它提供了有关细胞能量状态的额外信息，可能有助于确定受损大脑的缺血阈值 [26]。

脑微透析

脑微透析（microdialysis，MD）使床旁分析脑组织细胞外液（extracellular fluid，ECF）[27] 中的生化物质含量成为可能。葡萄糖、乳酸、丙酮酸和甘油是临床上常用的测量指标，这些项目都可作为与葡萄糖代谢、缺氧／缺血或细胞能量衰竭相关的特定细胞进程的标志。乳酸／丙酮酸（lactate:pyruvate，LP）比值与 ECF 葡萄糖水平相结合，可提供有关大脑新陈代谢状态的信息，而评估葡萄糖代谢能力是大脑 MD 监测的独特优势。MD 还能识别细胞能量功能障碍的缺血和非缺血

原因以及随后的代谢危机 [28]。需临床干预的推荐值为大脑葡萄糖水平 < 0.8mmol/L，LP > 40，乳酸浓度 > 4mmol/L [27]。在研究中，大脑 MD 可用来测量包括细胞因子在内的众多项目。

虽然脑 MD 对了解脑损伤后的病理生理有很大帮助，但其临床应用仍有争议。

脑电描记法

脑电图（EEG）已成功用于癫痫发作或癫痫持续状态的诊断和治疗。连续脑电监测越来越多地应用于神经重症监护病房，有证据表明脑损伤后非惊厥性癫痫发作很常见。所有不明原因和（或）持续性意识改变的患者都应进行脑电监测以排除癫痫导致的神经状态改变 [29]。

多模式监测和信息学

单一的神经监测仪不可能检测出所有脑损害事件，最近的指南强调了对生理变量行多模式神经监测的重要性，而非一般依靠经验管理患者的方法 [30]。

多模式神经监测可产生大量复杂的数据集，并且已开发出相应的系统，便于在床边以友好的用户界面和即时分析的方式呈现临床相关数据 [31]。结合先进的算法可自动识别和拒绝数据中的预期波动。包含脑氧合、血流动力学和新陈代谢的计算模型可能有助于解释复杂的数据集并提供床边的即时总结，此外还可模拟特殊患者在临床上重要但不可测量的生理变量（如大脑新陈代谢）。

神经危重症监护病例

最早建立神经重症监护病房是为了协调复杂神经外科病例的术后管理，但随着该专业的发展，其治疗已扩大到包括所有危及生命的中枢神经系统疾病及其并发症的综合管理。虽然创伤性脑损伤（TBI）、蛛网膜下腔出血（SAH）和脑出血（ICH）仍占很大比例，但其他如急性缺血性脑卒中（AIS）、神经肌肉疾病、癫痫持续状态和中枢神经系统感染患者入院治疗的情况也越来越普遍。

创伤性脑损伤

重型颅脑损伤的患者应在 ICU 接受治疗，原因在于 ICU 可立即联合多学科临床神经科学团队和其他相关专科，并有相应的影像和研究设施支持。颅脑损伤的重症监护管理需要协调和全面的方法，包括通过避免全身生理损伤（如低血压、低氧血症、血糖和体温动态平衡紊乱）以及维持脑灌注和氧合来预防继发性脑损伤的策略。

ICP 和 CPP 导向治疗

识别和治疗脑出血的唯一目标是预防二次脑损伤，因此应使用多种方法从不同方面来维持大脑的灌注和氧合[32]。在认识到脑灌注压（CPP）过高或过低都与不良结果相关后，创伤性脑损伤（TBI）后的 CPP 阈值就被建议随时间而变。脑创伤基金会（BTF）的最新指南建议，TBI 后 CPP 应维持在 50~70mmHg，应避免过高的 CPP，因为过度使用液体和血管升压素有导致急性呼吸窘迫综合征（ARDS）的风险[16]。

脑出血（ICH）与不良预后相关，当患者的 ICP 超过 20mmHg 时通常需要治疗[16]。唯一的 TBI 后 ICP 导向治疗的随机对照试验（来自南美试验的基准证据：治疗颅内压）发现，行 ICP 监测指导的患者与未监测的患者相比，TBI 后 3 个月和 6 个月的影像学检查及临床检验结果相似[33]。一项包括 24 792 例重型颅脑损伤患者的荟萃分析还发现，与没有 ICP 监测的治疗相比，接受 ICP 监测指导与脑出血患者的总体死亡率没有明显相关性，尽管 2012 年后发表的研究中接受 ICP 监测患者的死亡率更低[34]。

颅内高压的治疗

要以循序渐进的方式降低颅内压，从一线、更安全的干预措施开始，为有脑缺氧或脑代谢窘迫的神经影像学或监测证据的患者和即将发生脑疝的患者保留较高风险的选择（图 23.1）。

镇 静

大多数镇静剂对 ICP 和 CPP 有益，但没有证据表明某种药物优于另一种[35]。丙泊酚可降低大脑代谢率和颅内压，被广泛应用，通常与一种短效阿片类药物联合输注。α_2 受体激动剂右美托咪定对脑损伤后的镇静有一定的应用前景，但缺乏高质量的证据。巴比妥类药物经常用于治疗难治性脑出血，但并不能降低 TBI 后的死亡率，并且会显著增加低血压风险。

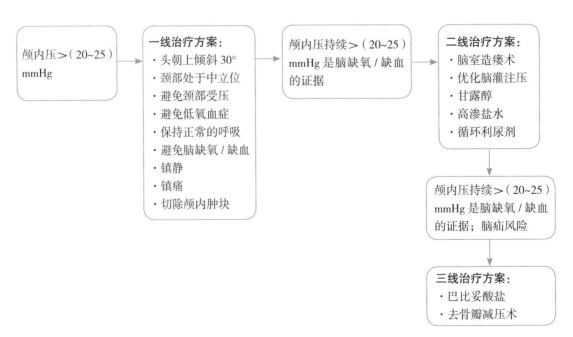

图 23.1　颅内压升高的管理。如果颅内压仍然很高，或者有其他证据表明脑缺血/缺氧和（或）即将发生脑疝，则一线治疗方案之后可给予二线和三线治疗

过度换气

以前过度换气通常作为降低颅内压的干预措施，但过度换气后脑血流量（CBF）严重减少会导致或加重全脑和局部脑缺血。因此，过度换气应仅作为暂时性措施使用，避免在最初 24h 使用（CBF 显著降低时）或仅作为预防性干预措施。

渗透疗法

甘露醇（0.25~1.0g/kg）是治疗急性颅内压升高的标准药物，但目前尚缺乏与安慰剂的随机对照试验。与甘露醇相比，高渗盐水的降颅内压效果可能更强、时间更久，但在预后方面尚未证明比甘露醇更有优势[36]。尽管以前乳酸被认为是厌氧菌代谢的危险产物，但现在已明确乳酸可作为受损伤大脑的优先燃料。有初步证据表明，高渗乳酸溶液可节约脑葡萄糖，改善脑能量代谢，有效降低颅内压。

低温疗法

亚低温疗法（therapeutic hypothermia，TH）能有效降低部分患者升高的颅内压，复温（rewarming）是低温疗法最危险的阶段，必须有序控制（每小时 0.1℃~0.25℃）以最大限度地减少反跳性颅内高压和高钾血症的风险。

低温疗法还具有很多潜在的神经保护作用，包括稳定血脑屏障、抑制炎症和细胞内钙超载。在大规模的临床随机试验中，令人信服的临床前益处证据未能转化为积极的结果。EUROTHERM3235 试验应提前终止，因为低温治疗（32℃~35℃）等同于标准治疗，可降低重症颅内压升高创伤性脑损伤，但与较高的死亡率和较差的功能结果有关[37]。

神经外科手术

神经外科在颅脑损伤治疗中的作用在第 13 章已详细讨论。去骨瓣减压术包括大面积切除颅骨瓣并切开硬脑膜以降低颅内压，但其相对好处和风险存在争议。去骨瓣减压术试验（DECRA 试验）增加了而非解决了颅脑损伤后去骨瓣减压术的适应证、技术、时机和患者选择的争议[38]。当其他措施无法控制颅内高压并可能导致很不好的结局时，通常考虑去骨瓣减压术，这些患者或许有机会获得合理的功能转归。

蛛网膜下腔出血

为减少早期和晚期并发症，积极的复苏和多学科治疗与动脉瘤性蛛网膜下腔出血预后的改善有关[39]。待动脉瘤稳定后，蛛网膜下腔出血的危重症监护治疗内容包括颅内并发症如脑积水，调节系统生理，预防和治疗 DCI 和非神经系统并发症[7]。

再次出血

再次出血历来是 SAH 后患者死亡的主要原因，但随着动脉瘤破裂的治疗转向早期保护，出血率已显著降低。采用血管内弹簧圈治疗脑动脉瘤是治疗蛛网膜下腔出血的一个重大进步，可采用微创手术进行有效的治疗。极端高血压患者在动脉瘤修复前存在再出血的风险。氨甲环酸虽可将风险降低 40%，但因不能改善结局，并不常规使用，其原因可能是脑缺血相关的微血栓形成和静脉血栓栓塞的风险增加。

血压管理

高血压是蛛网膜下腔出血的正常反应，但过高的血压会增加再次出血的风险。在动脉瘤情况稳定前，患者的基础血压可以用来优化目标血压管理，尽管根据经验，MAP 通常维持在 90~110mmHg。轻度血压升高（MAP < 110mmHg）不需要干预，但对于极端高血压，应谨慎使用短效降压药，如艾司洛尔、拉贝洛尔或尼卡地平。应避免使用硝普钠等血管扩张剂，因为存在颅内压继发性升高的风险。一旦将动脉瘤破裂的危险解除，血压应维持在比基线高约 20% 的水平，以最大限度地降低 DCI 的发生风险。

颅内压

蛛网膜下腔出血后颅内高压很常见，尤其是发病后期和昏迷的患者。治疗梗阻性脑积水时通常需要进行颅内压监测，脑室导管作为一种诊断和治疗手段通常是首选[40]。跨壁压力变化与血压绝对水平一样重要，也是动脉瘤再出血的风险因素，而脑室造瘘术可导致颅内压迅速降低，这可能也会增加再出血的风险。因此，最开始应将脑脊液引流压力设定为 10~20cmH₂O。

迟发性脑缺血

迟发性脑缺血（DCI）可发生于任何神经退行性疾病，包括持续超过 1h 的局灶性神经功能障碍和意识改变，并且排除了导致退化的其他神经和系统原因[41]。DCI 被归因于脑血管痉挛，但两者之间的确切关系尚不清楚。DCI 可以在没有血管痉挛的情况下发生，反之亦然，缺血通常涉及一个以上的血管区域。导致 DCI 的其他机制包括血管自身调节失调、微血栓、直接神经毒性和皮质扩散去极化[41]。

可从临床和影像学两个方面进行弥漫性脑梗死的诊断。患者可能会出现一系列意识受损和（或）局灶性神经功能障碍，如仅依赖连续 TCD 及其他神经监测手段和神经成像，在分级较差或服用镇静剂的患者中，临床诊断将很困难、甚至无法进行[40]。

以往高容量血症（hypervolaemia）、血液稀释（haemodilution）和高血压（hypertension）联合治疗（即 3H 疗法）是预防和治疗 DCI 的主要方法，但现在的治疗重点只放在高血压上。最近的指南强调将正常血容量作为预防和治疗 DCI 的目标，并不提倡进行血液稀释[7]。一旦动脉瘤破裂的危险解除，人为提高血压是治疗 DCI 最有效的方法。应根据神经功能监测指标改善或脑灌注改善的放射学证据逐步升高血压[40]。在血容量充足的情况下，常使用去甲肾上腺素升高血压。较高的血压应维持 2~3d，并在临床和神经监测下逐步使血压恢复至正常水平。有初步证据表明，SAH 后早期目标导向的血流动力学治疗可能降低 DCI 风险并改善预后。

血管内介入治疗包括球囊血管成形术和动脉内输注血管扩张剂，适用于对升高血压无效的症状性血管痉挛患者。一些针对 DCI 不同病理生理机制的药物已被研究，但只有口服 L 型电压门控钙通道的特异性拮抗剂尼莫地平被证明可改善预后。多中心随机Ⅲ期试验没有发现他汀类药物、镁、内皮素 -A 拮抗剂或抗血栓药物对蛛网膜下腔出血后短期或长期预后有任何益处[42]。

脑出血

脑出血的治疗在很大程度上仍属支持性治疗，但新近证据表明，早期积极治疗（包括加强对血压的控制、纠正凝血障碍和转入神经危重症监护室）与改善预后有关[43]。以前我们认为 ICH 是单一的出血事件，但现在认为其是一个复杂的动态过程，涉及三个不同的阶段，即初始出血、血肿扩张和血肿周围水肿。73% 的患者在最初的 24h 内出现血肿扩大，这是早期神经退化的重要原因。

急性血压下降

75% 的急性脑出血患者的血压升高，并与血肿扩大和不良预后密切相关。最近的一项随机临床试验（急性脑出血强化降压试验——Interact-2）证实，急性降压至收缩压（SBP）< 140mmHg 是安全的，可能会改善脑出血后的神经功能[44]。

抗凝相关性脑出血

华法林抗凝不仅增加了脑出血的风险，而且与自发性脑出血相比，死亡率翻倍。即使是小血肿，在抗凝情况下也可在数分钟内转变为致命性出血。在脑出血的情况下，建议紧急逆转华法林抗凝作用至 INR < 1.3。与华法林相比，直接作用的口服抗凝剂（direct acting oral anticoagulant, DOAC）可导致脑出血风险较低，但那些确实发生脑出血者的死亡率与华法林相关的脑出血相似。脑出血患者使用 DOAC 的困难包括缺乏具体的抗凝措施和有限的逆转策略，这为 DOAC 相关脑出血的治疗带来了特殊的困难[45]。

神经外科手术

患者脑出血后进行神经外科干预仍存在争议。无脑室内出血的患者在发病后 12h 内通过手术清除自发性浅层脑出血不会增加 6 个月的死亡率或致残率，在某些患者中可能有微小但与临床相关的生存优势。对脑干产生压迫的小脑血肿减压可挽救生命，急性脑积水患者宜行脑室外引流术。目前正在研究微创手术，包括血肿穿刺或局部注射重组组织型纤溶酶原激活物以溶解血块或脑室出血。

急性缺血性脑卒中

越来越多的急性缺血性脑卒中（AIS）患者进入 ICU 后接受生理优化、卒中后并发症治疗（包括与溶栓治疗相关的并发症）及新疗法尝试[46]。2015 年，有 5 项研究报告了 AIS 患者接受血管内干预 [动脉内溶栓和（或）机械取栓] 或大动脉闭塞药物治疗相比的积极结果[47]。

神经外科手术

在症状出现后 48h 内对脑出血患者进行去骨瓣减压可将死亡率从 78% 降至 29%，并显著改善了 18~60 岁恶性大脑中动脉梗死患者的预后[48]。对于年龄较大的患者（超过 60 岁），虽然手术也能降低死亡率，但是幸存者的神经功能状态较差。

非神经系统并发症

非神经系统功能障碍和衰竭（特别是心肺并发症）在 ABI 后很常见，并与不良预后独立相关。全身并发症可能继发于脑损伤相关的儿茶酚胺和神经激素炎性反应（图 23.2），或作为脑导向治疗的并发症。非神经系统功能障碍和衰竭的 ICU 管理面临着重大挑战，因为对衰竭的全身器官的最佳治疗可能与脑导向治疗冲突，反之亦然[49]。

心脏并发症

神经源性心肌顿抑（neurogenic stunned myo-cardial，NSM）综合征是一种可逆的神经介导的心脏损伤，其特征是心电图改变、心肌肌钙蛋白升高和一系列心室功能障碍[50]。这与心肌交感神经末梢释放去甲肾上腺素过多，引起 β_1 肾上腺素能受体控制的钙通道开放时间延长，三磷酸腺苷迅速耗竭，继而导致线粒体功能障碍和细胞死亡有关。虽然 NSM 的影响不大，但在严重情况下可能会导致心源性休克和肺水肿。ABI 相关的心血管功能障碍通常会自行恢复，但在不稳定期行一般支持性重症监护非常重要。

脑出血患者最常见的心脏并发症是心电图异常，有报道称，在蛛网膜下腔出血后 49%~100%

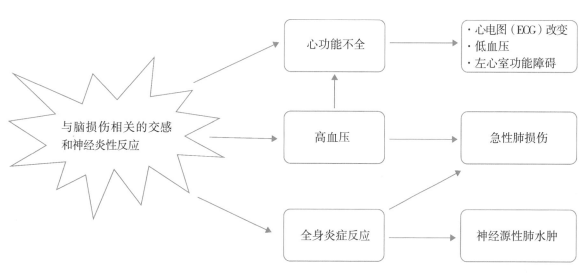

图 23.2 急性脑损伤后非神经系统并发症的原因

的患者可出现心电图异常，包括心律失常、ST段形态改变、T波变窄或倒置以及QT间期延长。随着神经损伤的改善，复极可使患者恢复正常，因此心电图异常通常为一过性，无须特殊治疗，但应避免使用延长QT间期的药物。20%~68%的蛛网膜下腔出血患者存在心肌肌钙蛋白Ⅰ异常，可于发病24~36h内达到高峰。这可能与特征性的室壁局部运动异常有关，反映了交感神经的分布，而非特定的血管区域，这与NSM的病因一致。蛛网膜下腔出血后约15%的患者会发生心室功能障碍，但一般程度较轻且短暂。

交感神经反应性改变被认为是ABI后心功能不全的一种表现。对于接受慢性降压治疗的患者，SAH相关心脏损伤的发生率较低，小型观察性研究表明，已经服用β受体阻滞剂的患者的TBI预后改善。但没有证据表明ABI急性期使用交感神经阻滞剂能改善预后，低血压造成的风险同样令人担忧。多巴酚丁胺的正性肌力作用在NSM后低心排血量的情况下是有益的，虽然单纯的血管升压药对维持脑灌注有利，但对心脏做功有潜在的不良影响。超声心动图和连续心输出量监测有助于指导有症状的NSM患者的治疗。

肺部并发症

脑损伤所致的肺功能障碍包括神经源性肺水肿（neurogenic pulmonary oedema，NPO），吸入性肺炎，呼吸机相关性肺炎，呼吸机相关肺损伤，ARDS，以及肺栓塞。

神经源性肺水肿

神经源性肺水肿（NPO）是一种与脑损伤相关的肺水肿，表现为原发性心力衰竭或明显的容量超负荷，可能与儿茶酚胺相关的静水压和通透性水肿及全身炎症反应有关[51]。呼气末正压可用来改善氧合，显著减少NPO后急性血管外肺水（extravascular lung water）。儿茶酚胺诱导的血液再分布至肺循环会导致体循环充盈不足，因此严禁通过限制液体和使用利尿剂来治疗水肿，因为这些措施可能会加剧急性低血容量状态。

神经源性通气－灌注不匹配

脑出血患者在无间质或肺泡水肿的情况下可发生中度至重度低氧血症。这种神经源性通气－灌注不匹配的病因尚不完全清楚，但可能包括下丘脑介导的肺血流重新分配、继发于肺微栓塞的无效腔增加及过度交感神经刺激导致的肺表面活性物质耗尽。

脑导向治疗的并发症

脑导向治疗本身可能会导致或加重肺功能障碍。因液体和使用血管升压药/正性肌力药引起CPP升高的诱发型高血压与ARDS相关，TH和巴比妥类药物与肺炎的发生率较高有关。

肺　炎

肺炎是神经危重症监护病房中最常见的非神经性并发症。危险因素包括严重脑损伤、延髓功能受损、吸入性肺炎、机械通气及年龄超过65岁。呼吸机相关肺炎的风险可以通过使用"集束化治疗（care bundles）"通气来降到最低（表23.1）。

机械通气策略

发生脑损伤后昏迷、精神状态改变或延髓功能受损的患者存在气道梗阻和吸入性肺炎的风险。脑损伤还可引起呼吸驱动失调和肺机械功能改变。昏迷的患者或意识水平退化的患者需行气管插管和机械通气，另外，那些具有潜在脑损伤且可能进展而导致神经退化的患者也应考虑此方法。

与普通ICU的人群相同，大潮气量、高频率通气是ABI患者发生ARDS的独立预测因子[51]。虽然许多患者可使用标准的肺保护通气策略进行管理，但对某些患者而言，高危的肺和受伤的脑之间可能存在冲突。患者发生ABI后早期严禁出现允许性低氧血症和高碳酸血症，尤以难治性脑出血和ARDS患者的要求最高。应为每个患者确定最大限度增加脑氧合和控制二氧化碳的个体化通气策略，同时平衡肺部风险和实施脑导向治疗的影响[52]。

很大一部分神经危重症监护患者需行气管切

开，但其最佳时机仍未达成共识。虽然先前有人建议，合理预测神经预后的患者进行机械通气 1 周后应考虑气管切开，但与延迟（超过第 7 天）行气管切开相比，早期气管切开的策略可能有助于患者获得更好的总体临床预后。

钠代谢异常

急性脑损伤后常发生钠代谢紊乱，低钠血症和高钠血症对受损的大脑均有不良影响。系统诊断和治疗是必不可少的（表 23.3）。

低钠血症

低钠血症可能与抗利尿激素分泌不当综合征（SIADH）或脑性耗盐综合征（CSWS）有关。因为治疗方法不同，尽管二者经常同时出现，但鉴别诊断仍很重要[53]。依靠生化指标往往不能区分 CSWS 和 SIADH，因此诊断往往依赖于临床检查，容量耗竭是诊断 CSWS 的关键。

无电解质限水是 SIADH 的标准治疗方法，但可能会加剧心血管的不稳定，增加 ABI 后发生脑低灌注的风险。应考虑对低钠血症脑损伤患者使用 1.8% 的生理盐水，特别是 SAH 后 DCI 的高危患者。地美环素和 ADH 受体拮抗剂等药物治疗可能有效。CSWS 的主要治疗方法是容量及钠复苏，也可使用氟氢可的松或氢化可的松来限制尿钠排泄。

纠正低钠血症本身会导致神经后遗症，特别是脑桥中央髓鞘溶解症。逐步纠正钠盐可将这种风险降到最低。在大多数情况下，血清钠的补充不应超过 0.5~1.0mmol/（L·h），最大值为 8~10mmol/（L·24h）。治疗应始终以缓解症状为目标，而不是任意的血清钠数值。

高钠血症

脑损伤相关性高钠血症主要由中枢性尿崩症（DI）引起，继发于下丘脑—垂体轴（hypothalamic-pituitary axis，HPA）抗利尿激素

表 23.3 急性脑损伤后钠代谢异常的特点和治疗

	SIADH	CSW	DI
血浆容量	增加	减少	减少
钠平衡	正向 / 中性	负向	中性
水平衡	正向	负向	负向
血清钠	低	低	高
血清渗透压	低	高 / 正常	高
尿钠	高	高	正常
尿液渗透压	高	正常 / 高	低
管理措施	◆ 如果心血管状况允许，无电解质水限制在 1 000~1 500mL/d ◆ 禁忌性限液时可使用 1.8% 盐水 [如蛛网膜下腔出血（SAH）后发生迟发性脑缺血（DCI）的风险] ◆ 地美环素——抑制抗利尿激素（ADH）的肾脏反应 ◆ ADH 受体拮抗剂可抑制 ADH 与肾脏受体的结合	◆ 容量和钠复苏 ◆ 氟氢可的松——可以限制钠的损失	◆ 更换液体以维持正常血容量 ◆ 如果尿量＞ 250mL/h，则用 DDAVP

SIADH：抗利尿激素分泌不当综合征；CSW：脑性盐耗综合征；DI：中枢性尿崩症；DDAVP：1- 去氨基 -8-D- 精氨酸血管升压素

正常值：血浆渗透压 278~305mmol/kg，血钠 135~145mmol/L，尿渗透压 350~1 000mmol/kg，尿钠 20~60mmol/L 或 100~250mmol/24h

（ADH）释放减少，最终导致尿液无法浓缩，并产生大量稀释尿液。颅脑损伤后 DI 的发生率可高达 35%。多尿、多饮和口渴的典型症状在昏迷患者中无法发现，所以针对这些患者可采用以下标准诊断 DI：

- 尿量增加（通常每 24h 尿量 > 3 000mL）；
- 血清钠高（> 145mmol/L）；
- 血清渗透压高（> 305mmol/kg）；
- 渗透压异常低（< 350mmol/kg）。

在高尿量和高血钠的情况下，确认尿液比重低（< 1.005）提示 DI（但不能诊断）。

DI 的治疗包括置换和保留水分以及 ADH 替代疗法。如果 DI 为自限性，意识状态好的患者增加水摄入量即可。昏迷患者最好通过鼻胃管补充液体，用合成 ADH 控制尿量，通常使用小剂量 1-去氨基 –8–D– 精氨酸血管升压素（1–deamnio–8–D–arginine vasopressin, DDAVP）。

内分泌紊乱

急性脑损伤（ABI）后的内分泌衰竭与下丘脑—垂体轴（HPA）的直接损伤、颅内高压相关的下丘脑缺血和氨基化相关的原发性腺体衰竭有关。高达 50% 的重型颅脑损伤患者会出现 HPA 功能障碍，导致肾上腺功能不全，并且这种影响可能是长期的。所有高危患者和原因不明的低钠血症、低血糖或需持续大剂量血管升压药的患者均应考虑行标准激素刺激 / 反应试验对垂体功能不全进行急性筛查。关于激素替代对预后影响的研究还不多，但出现顽固性低血压时应考虑使用氢化可的松，出现低钠血症时可加用盐皮质激素[54]。

脑死亡

死亡在历史上被定义为心肺功能的停止，但在二十世纪五六十年代引入机械通气后，这一定义变得复杂了。广泛的共识认为人类的死亡最终是大脑的死亡，这一点至关重要，包括意识及呼吸功能不可逆转的丧失。1968 年美国哈佛医学院一个特别委员会制定并发布了第一个被广泛接受的脑死亡确认标准，随后于 1976 年在英国发布了

全面的指导意见[55]。虽然脑死亡与器官捐赠之间存在不可避免的联系，但确认脑死亡的主要原因是允许停止对那些不再能从治疗中获益的个体进行维持生命的治疗，包括机械通气。

令人困惑的是，基于"全脑"（美国）和"脑干"（英国）的提法，脑死亡有两种不同的定义。脑干在构成脑死亡不可逆性昏迷中的核心作用从一开始就被纳入了英国的指南，而其他司法管辖区则倾向于采用全脑的定义。这一差异几乎没有实际意义，因为两者的临床诊断是相同的。此外，死亡并非单一的事件，而是一个构成人类生命的所有功能逐渐终止的过程。一旦达到脑死亡（无论是全脑还是脑干）这样不可逆转的临界点，就没有必要等待整个生物体的死亡，因为已经可以确定其生物死亡的必然结果[55]。国际上对脑死亡的诊断存在差异，但这些通常都无关紧要，重要的是若干关键方面是一致的[56]：

- 病因明确的无反应性昏迷；
- 缺乏可逆条件；
- 皮质或脑干介导的运动反射缺失；
- 脑干反射消失；
- 失去呼吸功能。

在许多国家，脑死亡的临床诊断足以确认死亡，关键是这一诊断包含相互依赖的三个步骤。毫无疑问，患者的昏迷状态是由已知病因的不可逆性脑损伤所致，并且必须排除潜在的可逆昏迷和呼吸心跳暂停的原因，如药物效应、代谢或内分泌障碍以及体温过低，然后进行脑干反射的临床检查和呼吸暂停试验。大多数国家的指南规定了诊断脑死亡医生的资格和经验水平、所需的临床检查次数（通常为 2 次）及检查之间的强制时间间隔。通常在缺氧缺血性脑损伤 24h 后才能确定脑死亡，但对其他临床情况通常没有那么具体的指导。

应由称职的检查员对患者进行全面的临床检查，对脑死亡的诊断需具有绝对的准确性，在一些国家除临床测试外，还需进行验证性测试。在大多数情况下，验证性测试不是必需的，仅用于

对临床诊断存疑的情况下（如输注硫喷妥钠等长效镇静剂后）或因患者情况太不稳定而无法接受呼吸暂停试验时。验证性测试一般分为两大类，一是证明大脑的电活动丧失，二是证实脑内血流缺失[57]。

结　果

与普通 ICU 相比，神经危重症监护病房中危重脑损伤患者的治疗结局主要表现为较低的死亡率和较差的神经学预后[58]。开展神经危重症监护的益处是多方面的，包括扩大患者收容数量的同时增加临床医生的经验，建立神经外科重症监护医疗团队，能够更严格地遵循治疗方案，神经监测数据可以得到最佳使用和解读，以及采取更为保守的做法来撤除生命支持。随着时间的推移，神经危重症监护患者的死亡率和神经学预后都有所改善，这主要是由于积极学习新知识以及监测指导下的个体化治疗策略的应用[1]。

准确可靠的预判对于指导和选择适当的治疗策略至关重要，但 ABI 后早期准确预判的难度很大。早期积极的干预可以为以前被认为不可挽救的患者带来良好的预后，临床医生不能为了过高的期望而在早期进行不合理的过度治疗。尽管进行了积极的治疗，一些患者的临床恢复程度仍不乐观，停止维持生命的治疗和转向临终关怀可能更合适[59]。

总　结

神经危重症监护是重症监护医学的一个亚专业，致力于治疗危重症神经病患者。在过去的 10 年中，随着知识更新、成像和监测技术进步以及神经危重症监护医生和神经危重症监护室的引入，该学科的发展已逐渐成熟。神经危重症疾病患者除了需要细致的一般重症监护外，还要有针对其神经疾病的干预措施。急性脑损伤（ABI）的管理侧重于预防颅内并发症、调节系统生理指标以维持脑灌注和营养物质输送，以及管理非神经系统并发症。监护和成像技术的进步，加之对 ABI 病理生理学认知的提高，催生了更有效和个性化的

治疗策略，使患者得到了更好的治疗。

与普通 ICU 相比，神经危重症监护病房中危重脑损伤患者的治疗与较低的死亡率和较差的神经学预后相关。早期积极的干预可以为以前被认为不可挽救的患者带来良好的预后，临床医生不能为了过高的期望而在早期进行不合理的过度治疗。尽管进行了积极的治疗，一些患者的临床恢复程度仍不乐观，停止维持生命的治疗和转向临终关怀可能更合适。

（范刘美子　刘畑畑　译，邢　东　董海龙　审校）

参考文献

[1] Wijdicks EF, Menon DK, Smith M. Ten things you need to know to practice neurological critical care. Intensive Care Medicine, 2015, 41:318–321.

[2] McHugh GS, Engel DC, Butcher I, et al. Prognostic value of secondary insults in traumatic brain injury: results from the IMPACT study. Journal of Neurotrauma, 2007, 24:287–293.

[3] Gantner D, Moore EM, Cooper DJ. Intravenous fluids in traumatic brain injury: what's the solution? Current Opinion in Critical Care, 2014, 20:385–389.

[4] Jauch-Chara K, Oltmanns KM. Glycemic control after brain injury: boon and bane for the brain. Neuroscience, 2014, 283:202–209.

[5] Finfer S, Chittock D, Li Y, et al. Intensive versus conventional glucose control in critically ill patients with traumatic brain injury: Long-term follow-up of a subgroup of patients from the NICE-SUGAR study. Intensive Care Medicine, 2015, 41:1037–1047.

[6] Kramer AH, Roberts DJ, Zygun DA. Optimal glycemic control in neurocritical care patients: a systematic review and meta-analysis. Critical Care, 2012, 16:R203.

[7] Diringer MN, Bleck TP, Hemphill JC 3rd, et al. Critical care management of patients following aneurysmal subarachnoid hemorrhage: Recommendations from the Neurocritical Care Society's Multidisciplinary Consensus Conference. Neurocritical Care, 2011, 15:211–240.

[8] Robertson CS, Hannay HJ, Yamal JM, et al. Effect of erythropoietin and transfusion threshold on neurological recovery after traumatic brain injury: A randomized clinical trial. JAMA, 2014, 312:36–47.

[9] Bohman LE, Levine JM. Fever and therapeutic normothermia in severe brain injury: an update. Current Opinion in Critical Care, 2014, 20:182–188.

[10] Kirkman MA, Smith M. Multimodal intracranial monitoring: implications for clinical practice.

Anesthesiology Clinics, 2012, 30:269–287.

[11] Oddo M, Villa F, Citerio G. Brain multimodality monitoring: An update. Current Opinion in Critical Care, 2012, 18:111–118.

[12] Teasdale G, Maas A, Lecky F, et al. The Glasgow Coma Scale at 40 years: Standing the test of time. Lancet Neurology, 2014, 13:844–854.

[13] Riker RR, Fugate JE. Clinical monitoring scales in acute brain injury: assessment of coma, pain, agitation, and delirium. Neurocritical Care, 2014, 21(Suppl 2):S27–37.

[14] Smith M. Monitoring intracranial pressure in traumatic brain injury. Anesthesia & Analgesia, 2008, 106:240–248.

[15] Kristiansson H, Nissborg E, Bartek J Jr, et al. Measuring elevated intracranial pressure through noninvasive methods: a review of the literature. Journal of Neurosurgical Anesthesiology, 2013, 25:372–385.

[16] The Brain Trauma Foundation. The American Association of Neurological Surgeons. The Joint Section on Neurotrauma and Critical Care. Journal of Neurotrauma, 2007, 24:S1–06.

[17] Stocchetti N, Picetti E, Berardino M, et al. Clinical applications of intracranial pressure monitoring in traumatic brain injury: Report of the Milan consensus conference. Acta Neurochirurgica (Wien), 2014, 156:1615–1622.

[18] Smith M. Cerebral perfusion pressure. British Journal of Anaesthesia, 2015, 115:488–490.

[19] Aries MJ, Czosnyka M, Budohoski KP, et al. Continuous determination of optimal cerebral perfusion pressure in traumatic brain injury. Critical Care Medicine, 2012, 40:2456–2463.

[20] Highton D, Ghosh A, Tachtsidis I, et al. Monitoring cerebral autoregulation after brain injury: multimodal assessment of cerebral slow-wave oscillations using near-infrared spectroscopy. Anesthesia & Analgesia, 2015, 121:198–205.

[21] Lazaridis C, Andrews CM. Brain tissue oxygenation, lactate-pyruvate ratio, and cerebrovascular pressure reactivity monitoring in severe traumatic brain injury: Systematic review and viewpoint. Neurocritical Care, 2014, 21:345–355.

[22] De Georgia MA. Brain tissue oxygen monitoring in neurocritical care. Journal of Intensive Care Medicine, 2015, 30:473–483.

[23] Bohman LE, Heuer GG, Macyszyn L, et al. Medical management of compromised brain oxygen in patients with severe traumatic brain injury. Neurocritical Care, 2011, 14:361–369.

[24] Ghosh A, Elwell C, Smith M. Review article: Cerebral near-infrared spectroscopy in adults: A work in progress. Anesthesia & Analgesia, 2012, 115:1373–1383.

[25] Zweifel C, Castellani G, Czosnyka M, et al. Noninvasive monitoring of cerebrovascular reactivity with near infrared spectroscopy in head-injured patients. Journal of Neurotrauma, 2010, 27:1951–1958.

[26] Smith M, Elwell C. Near-infrared spectroscopy: shedding light on the injured brain. Anesthesia & Analgesia, 2009, 108:1055–1057.

[27] Hutchinson PJ, Jalloh I, Helmy A, et al. Consensus statement from the 2014 International Microdialysis Forum. Intensive Care Medicine, 2015, 41:1517–1528.

[28] Larach DB, Kofke WA, Le Roux P. Potential non-hypoxic/ ischemic causes of increased cerebral interstitial fluid lactate/ pyruvate ratio: a review of available literature. Neurocritical Care, 2011, 15:609–622.

[29] Claassen J, Taccone FS, Horn P, et al. Recommendations on the use of EEG monitoring in critically ill patients: consensus statement from the neurointensive care section of the ESICM. Intensive Care Medicine, 2013, 39:1337–1351.

[30] Le Roux P, Menon DK, Citerio G, et al. Consensus summary statement of the International Multidisciplinary Consensus Conference on Multimodality Monitoring in Neurocritical Care: A statement for healthcare professionals from the Neurocritical Care Society and the European Society of Intensive Care Medicine. Intensive Care Medicine, 2014, 40:1189–1209.

[31] Schmidt JM, De Georgia M. Multimodality monitoring: Informatics, integration data display and analysis. Neurocritical Care, 2014, 21(Suppl 2):S229–238.

[32] Kirkman MA, Smith M. Intracranial pressure monitoring, cerebral perfusion pressure estimation, and ICP/CPP-guided therapy: a standard of care or optional extra a er brain injury? British Journal of Anaesthesia, 2014, 112:35–46.

[33] Chesnut RM, Temkin N, Carney N, et al. A trial of intracranial-pressure monitoring in traumatic brain injury. e New England Journal of Medicine, 2012, 367:2471–2481.

[34] Yuan Q, Wu X, Sun Y, et al. Impact of intracranial pressure monitoring on mortality in patients with traumatic brain injury: A systematic review and meta-analysis. Journal of Neurosurgery, 2015, 122:574–587.

[35] Roberts DJ, Hall RI, Kramer AH, et al. Sedation for critically ill adults with severe traumatic brain injury: a systematic review of randomized controlled trials. Critical Care Medicine, 2011, 39:2743–2751.

[36] Diringer MN. New trends in hyperosmolar therapy? Current Opinion in Critical Care, 2013, 19:77–82.

[37] Andrews PJ, Sinclair HL, Rodriguez A, et al. Hypothermia for intracranial hypertension after

traumatic brain injury. e New England Journal of Medicine, 2015, 373(25):2403–2412.

[38] Sahuquillo J, Martinez-Ricarte F, Poca MA. Decompressive craniectomy in traumatic brain injury after the DECRA trial. Where do we stand? Current Opinion in Critical Care, 2013, 19:101–106.

[39] Rabinstein AA, Lanzino G, Wijdicks EF. Multidisciplinary management and emerging therapeutic strategies in aneurysmal subarachnoid haemorrhage. Lancet Neurology, 2010, 9:504–519.

[40] Smith M, Citerio G. What's new in subarachnoid hemorrhage. Intensive Care Medicine, 2015, 41:123–126.

[41] Macdonald RL. Delayed neurological deterioration after subarachnoid haemorrhage. Nature Reviews Neurology, 2014, 10:44–58.

[42] Rinkel GJ. Management of patients with aneurysmal subarachnoid haemorrhage. Current Opinion in Neurology, 2015, Dec 4 EPub.

[43] Badenes R, Bilotta F. Neurocritical care for intracranial haemorrhage: A systematic review of recent studies. British Journal of Anaesthesia, 2015, 115(Suppl 2):ii68–74.

[44] Anderson CS, Heeley E, Huang Y, et al. Rapid blood-pressure lowering in patients with acute intracerebral hemorrhage. The New England Journal of Medicine, 2013, 368:2355–2365.

[45] Hankey GJ, Norrving B, Hacke W, et al. Management of acute stroke in patients taking novel oral anticoagulants. International Journal of Stroke, 2014, 9:627–632.

[46] Kirkman MA, Citerio G, Smith M. The intensive care management of acute ischemic stroke: An overview. Intensive Care Medicine, 2014, 40:640–653.

[47] Bendszus M, Hacke W. Acute endovascular recanalization: lessons from randomized controlled trials. Current Opinion in Neurology, 2015, Dec 16 Epub.

[48] Vahedi K, Hofmeijer J, Juettler E, et al. Early decompressive surgery in malignant infarction of the middle cerebral artery: A pooled analysis of three randomised controlled trials. Lancet Neurology, 2007, 6:215–222.

[49] Wartenberg KE, Mayer SA. Medical complications after subarachnoid hemorrhage. Neurosurgery Clinics of North America, 2010, 21:325–338.

[50] Nguyen H, Zaro JG. Neurogenic stunned myocardium. Current Neurology and Neuroscience Reports, 2009, 9:486–491.

[51] Mascia L. Acute lung injury in patients with severe brain injury: A double hit model. Neurocritical Care, 2009, 11:417–426.

[52] Chang WT, Nyquist PA. Strategies for the use of mechanical ventilation in the neurologic intensive care unit. Neurosurgery Clinics of North America, 2013, 24:407–416.

[53] Tisdall M, Crocker M, Watkiss J, et al. Disturbances of sodium in critically ill adult neurologic patients: a clinical review. Journal of Neurosurgical Anesthesiology, 2006, 18:57–63.

[54] Powner DJ, Boccalandro C, Alp MS, et al. Endocrine failure after traumatic brain injury in adults. Neurocritical Care, 2006, 5:61–70.

[55] Smith M. Brain death: Time for an international consensus. British Journal of Anaesthesia, 2012, 108(Suppl 1):i6–9.

[56] Shemie SD, Baker A. Uniformity in brain death criteria. Seminars in Neurology, 2015, 35:162–168.

[57] Kramer AH. Ancillary testing in brain death. Seminars in Neurology, 2015, 35:125–138.

[58] Kramer AH, Zygun DA. Neurocritical care: Why does it make a difference? Current Opinion in Critical Care, 2014, 20:174–181.

[59] Smith M. Treatment withdrawal and acute brain injury: An integral part of care. Anaesthesia, 2012, 67:941–945.

第 3 部分

其他神经疾病与麻醉

第24章

脑血管疾病

Corey Amlong, Robert D. Sanders

引 言

脑血管疾病和脑卒中占美国死亡人数的近 1/20，美国人口的患病率约为 2.6%[1]。在美国，每年有近 80 万人出现新发或复发性脑卒中，其中 75% 是首次发作，相当于每 40s 就出现 1 例脑卒中患者[1]。87% 的脑卒中是缺血性，10% 由颅内出血引起，3% 由蛛网膜下腔出血引起[1]。

围手术期脑卒中是外科手术和麻醉相关的一种罕见后果，对患者的预后具有深远的影响；在非心脏、非神经外科手术中发生的脑血管意外（cerebrovascular accident，CVA）与死亡率增高 8 倍相关[2]。这一人群的发病率为 0.05%~0.7%[2-4]，以全球人口推算，此意味着每年发生近 200 万例脑卒中。术后脑卒中的总发生率因手术类型和患者特点而异，心脏手术后的发生率为 4.6%，双瓣膜或三瓣膜手术后的发生率为 9.7%[5]。表 24.1 列出了不同手术后脑卒中的发生率。

脑卒中相关死亡率较高，所有脑卒中患者的 30d 死亡率为 9%~13%[1,6,7]。那些度过 30d 窗口期患者的 20 年内死亡率为 26.8%，高于普通人群的预期死亡率[8]。接受普外科手术后出现脑卒中患者的院内死亡率高达 26%[4,9]。

比高死亡率更令人担忧的也许是与脑血管事件相关的残疾，脑卒中致残的程度可以从认知能力或行动能力的轻微缺陷到日常生活活动完全依赖他人。研究表明，急性脑卒中患者 6 个月内有一半患者存在某种形式的认知功能障碍[10]，急性脑卒中后 5 年内也有 22% 的患者存在认知功能障碍[11]，这突出了脑卒中后遗症的普遍性。2013 年全球疾病负担研究计算出全球缺血性脑卒中的患

表 24.1　脑卒中的发生率取决于手术类型

手术类型	发生率（参考文献）
单纯冠状动脉旁路移植术（CABG）	3.8%[5]
冠状动脉旁路移植术结合瓣膜手术	7.4%[5]
双联或三联瓣膜手术	9.7%[5]
单纯二尖瓣手术	8.8%[5]
单纯主动脉瓣手术	4.4%[5]
不停跳冠状动脉旁路移植术	1.6%~2.5%[5]
髋关节置换术	0.4%[4]
结肠切除术	0.4%[4]
阑尾切除术	0[2]
疝修补术	0.1%[2]
子宫切除术	0.1%[2]
腹腔探查术	0.5%[2]
截肢手术	0.8%[2]
脊柱外科手术	0.1%[2]
胰腺手术	0.3%[2]

CABG=coronary artery bypass grafting

病率为 3.17%[12]。尽管患病率相对较低，但缺血性脑卒中仍占因智力障碍导致所有生命损失年的 11.89%。另一项使用类似指标的研究预测，到 2020 年，脑血管疾病将成为全世界因伤残引起生命损失年的第四大影响因素，而在发展中国家则预计为仅次于缺血性心脏病的第二大影响因素[13]。

值得注意的是，发病率和死亡率具有显著的地理变异性。以美国为例，美国南部八个州（北卡罗来纳州、南卡罗来纳州、田纳西州、亚拉巴马州、佐治亚州、密西西比州、路易斯安那州和阿肯色州）中脑卒中的发病率呈现为不成比例的较高，这些州中一些重点地区的死亡率也出现了

不成比例的增加[1,7]。相反，地中海国家居民的脑卒中发病率相对较低[14]，此可能与饮食和生活方式有关，说明这两个因素在脑血管疾病的发生、发展中起着重要的作用。

如前所述，大多数脑卒中是缺血性的。然而，缺血可能由许多不同的病因引起。在心脏外科手术中，麻醉相关低血压或体外循环引起的灌注不足历来备受关注，但实际上栓塞才是缺血最常见的病因[15,16]。当然，低血压也可能导致栓塞的发生率升高，Caplan 及其同事[17]提出灌注减少会降低微栓子的清除，从而导致血管堵塞和大脑低灌注区扩大。非心脏手术中围手术期脑卒中发生的直接机制尚不清楚，但脑血管血栓形成与此的相关性可能比栓塞更强[18]。无论脑卒中的直接病因是什么，越来越多的文献描述了炎症在脑卒中发病机制中的作用。特异性炎症生物标志物已被证实可以预测脑卒中的发生和严重程度[19]，未来通过降低这些炎症生物标志物的预防性治疗可能在一定程度上减少脑卒中的发生。手术后一些炎性细胞因子水平会升高[20]，机体对手术和围手术期应激产生的全身炎性反应也已被广泛接受，出于这种考虑，我们认为围手术期脑卒中发生率及死亡率的增加与围手术期炎症通路的增强有关并不意外。

多项研究已经围绕如何确定围手术期脑血管事件高危人群并加以预防进行了相关尝试。Mashour 及其同事[2]分析了美国外科医师学会国家外科质量改进计划（American College of Surgeons National Surgical Quality Improvement Program，ACSNSQIP）数据库中 523 059 例患者的数据，确定了 9 个术前因素在接受非心脏、非神经外科手术后发生围手术期脑卒中患者中更为常见。这 9 个因素分别是：①年龄≥ 62 岁；②手术前 6 个月内发生过心肌梗死；③急性肾衰竭；④有或无神经损伤的脑卒中病史；⑤血液透析治疗；⑥有需要药物治疗的高血压病史；⑦有短暂性脑缺血发作史；⑧有慢性阻塞性肺疾病（COPO）；⑨吸烟。

心房颤动和瓣膜病不是 ACSNSQIP 中的变量，因此未被纳入上述研究，然而长期以来这两者都

被认为是普通人群发生脑卒中的重要危险因素。在所有年龄段中，心房颤动与脑卒中风险增加 5 倍相关[1]；在将近 1/4 的 80~89 岁的脑卒中患者中，心房颤动被认为是重要的影响因素[21]，主要是因为这种心律失常具有左心房易形成血栓的倾向。围手术期心律失常也被证实与脑卒中有关[9]。二尖瓣疾病，特别是二尖瓣狭窄主要通过诱发心房颤动增加了全身性栓塞的风险，但其本身也会增加脑卒中的风险[22]。

颈动脉疾病对围手术期脑卒中发生风险的影响颇具争议，尤其是当颈动脉疾病患者无症状时。如前所述，大多数围手术期脑卒中本质上是栓塞性的，而不是低灌注的结果。Bucerius 及其同事发现，既往存在的脑血管疾病（包括单侧或双侧颈动脉狭窄）是心脏手术患者围手术期脑卒中的重要危险因素[5]，然而当颈动脉疾病患者在心脏手术后发生脑卒中时，损伤往往位于病变颈动脉的对侧[23]，这表明颈动脉疾病并不是单一影响因素，在术后即刻以外发生的迟发性脑卒中也可能是围手术期复苏不佳或脱水导致[15]。遗憾的是，在接受非心脏、非神经外科手术的患者中，关于颈动脉疾病和脑卒中之间相关性的数据很少。

脑血管意外病史本身就是再次发生其他脑血管意外的主要危险因素，Rutten-Jacobs 及其同事[8]对 724 例 18~50 岁的患者开展了一项前瞻性队列研究，对这些患者首次脑卒中、短暂性脑缺血发作（TIA）或颅内出血后进行了平均 9.1 年的随访，发现 20 年累计脑卒中复发风险为 19.4%。既往脑卒中或 TIA 也一直被认为是心脏和主动脉手术[5]、颈动脉内膜切除术[24]以及普外科手术[2,9,18]患者围手术期脑卒中发生的危险因素。

上述关于脑卒中流行病学的统计资料严格意义上指的是非隐匿性脑卒中，或有明显临床后遗症的急性脑缺血发作。这些统计数据不包括隐匿性脑卒中，即无明确临床表现的急性脑缺血发作。Vermeer 及其同事[25]发现在随机选择的 60~90 岁的成年人中，18.4% 有隐匿性脑卒中的 MRI 证据，而仅有 3.3% 有过脑卒中症状。该研究还发现在

5 年的随访间隔中，先前没有脑缺血影像学证据的患者中新发隐匿性脑卒中的发生率为 9%，而先前有脑缺血影像学证据的患者中新发隐匿性脑卒中的发生率为 30%。有隐匿性脑卒中 MRI 证据的患者的痴呆风险几乎是普通人群的 2 倍，而且其整体认知功能下降更为明显，并伴有神经心理测试表现不佳[26]，表明这些患者的日常生活受到严重影响。最近的一项试点研究[27]显示，在接受非心脏、非神经外科手术的患者中，隐匿性脑卒中的发生率为 11.4%，其意义尚不清楚，但如果将非手术人群中隐匿性脑卒中后认知功能下降[26]推演到手术人群中，这些发现就需要引起关注。

降低脑卒中风险的围手术期注意事项

与非手术对照组相比，手术组的麻醉相关脑卒中风险增加[28]，这就要求医护人员在照顾脑血管疾病患者时要注意以下几点。考虑到与围手术期脑卒中相关的发病率和死亡率增加，医护人员在护理这些复杂患者时必须采取措施将风险降到最低。

择期手术时机

显然，有脑血管病史的患者在围手术期脑卒中的风险明显增加，既往脑血管疾病史一直被认为是围手术期脑卒中的危险因素[2,5,9,18,24]。脑卒中既往史与择期手术的术中和术后风险之间的时间关系仍不明确。尽管有研究表明脑卒中后大脑自我调节功能受损[29]，但目前尚不清楚这在外科手术中的临床意义，因为外科手术中失血、脱水和麻醉等其他因素都可能导致脑灌注不足。在相对早期的研究中检测了脑卒中与手术干预时间之间的相关性，但没有证据表明近期或远期脑卒中会影响围手术期脑卒中的风险[30,31]。相反，Jorgensen 及其同事[32]的一项研究表明，脑卒中病史与手术后的不良结果有关，特别是手术前 9 个月内发生过脑血管事件的患者。当然，需要更多的研究来进一步阐明脑血管事件后择期手术时机的选择是否对降低风险有意义。在 Jorgensen 研究之前，麻醉与重症监护神经科学学会（SNACC）

发表了关于这一问题的最新指南[33]，建议在讨论择期手术时机时应采取神经科医生共同参与的个案分析方式。

麻醉类型

目前并没有数据表明各类手术患者群体的脑卒中风险与麻醉技术的相关性。然而有证据表明，在接受膝关节或髋关节置换术的患者中，与全身麻醉相比，区域麻醉与脑卒中风险降低相关[34,35]。Lewis 及其同事进行了一项大型多中心随机对照试验[36]，结果显示在全身麻醉和局部麻醉下进行颈动脉内膜剥除术的患者中，脑卒中发生率没有差异。

麻醉药的潜在神经保护作用已经被广泛研究。然而，许多关于这个问题的研究得出了不确定的结果或数据，可能不适合临床应用。Bilotta 及其同事[37]最近对符合条件的随机对照试验进行了回顾分析，发现没有证据表明具有神经保护特性的药物会对患者的死亡率产生影响。然而作者同时指出，有研究数据显示术后认知功能减退有所改善。

血 压

低血压在围手术期很常见，并且通常被认为是脑卒中发生的罪魁祸首，但一直很少有证据支持这一假设。"低血压（hypotension）"一词定义的多样化使得围手术期低血压和脑卒中之间关系的研究复杂化，研究之间的比较十分困难。

传统上认为心脏手术会造成一段时间的低血压，低血压可能是由长时间的旁路手术或心功能障碍造成的。然而，大多数心脏手术后的脑卒中本质上是栓塞性的[15,16]，其他文献也表明血栓栓塞是普外科手术患者发生围手术期脑卒中的根本原因[18]。

POISE 试验结果[38]说明了大剂量美托洛尔的使用与非心脏手术患者围手术期脑卒中之间的联系。美托洛尔的使用与临床显著性低血压发生率增加以及围手术期脑卒中及死亡率的增加相关，提示围手术期低血压和围手术期脑卒中之间可能存在相关性。这在一定程度上促进了一项大型回顾性病例对照研究的开展[39]，该研究发现患者血压较基础值降低30%的持续时间与术后脑卒中的发生率显著相关。Mashour及其同事[40]的另一项回顾性研究观察了更多临床相关剂量的美托洛尔对脑卒中的影响，发现术前或术中接受美托洛尔治疗的患者与接受其他β受体阻滞剂治疗的患者相比，围手术期脑卒中的风险更高。该研究还发现，发生术中低血压的患者的脑卒中风险增加，但是低血压和术前使用美托洛尔之间没有共线性关系。

必须将已经存在脑血管疾病的患者与那些仅仅处于危险中的患者分开考虑。尽管颈动脉疾病本身似乎并不会因为灌注不足而增加脑卒中的风险[15]，但值得注意的是，新近发生脑血管事件的患者的自我调节功能已经改变[29]，脑灌注可能会更依赖于体循环压力。

目前还不清楚术中低血压和术后脑卒中之间是否存在临床意义上的显著相关性。不过应该谨慎地尝试将术中患者的血压维持在基础值的30%以内，尤其是那些有较大围手术期脑梗死风险的患者。对于急性脑卒中患者，应维持在一个许可的高血压范围内，使侧支灌注最大化，直至干预完成。术中目标血压的确定应基于患者的基础血压，而不是预先确定的平均动脉压、收缩压，或者尝试估算的自身调节限度[39,41]。

贫 血

手术和失血经常相伴而行。失血显然会导致血红蛋白水平下降，从而降低血液的携氧能力。严重的术中出血已被证实是高危患者非心脏手术后发生脑卒中的独立风险因素[38]。在需要体外循环的心脏手术中，体外循环后的血红蛋白水平以及输血量都是脑卒中的独立风险因素，而输血单位数与脑卒中风险直接相关[42]。在没有低血压的情况下，较低的血红蛋白水平与非手术所致脑卒中患者的较大脑梗死区域相关[43]。很明显，贫血和脑卒中之间存在相关性。因此SNACC指南建议，对于已经服用β受体阻滞剂的患者，应将血红蛋白水平

保持在9mg/dL以上，以使接受非心脏、非神经外科手术的患者发生脑卒中的风险最小化[33]。

血糖控制

手术患者的理想血糖水平是一个长期研究和争论的话题。高血糖造成终末器官损害和其他有害影响的风险必须与过度治疗导致低血糖的风险相平衡。长期以来，人们都知道高血糖会对神经系统产生有害影响[44]。脑缺血模型动物研究表明，高血糖会加重细胞内酸中毒，导致细胞外谷氨酸累积，加重脑水肿的形成和血脑屏障的破坏，并增加出血的风险[44]。在颈动脉内膜剥脱术[45]和脑动脉瘤手术[46]中脑缺血是可以预测的，高血糖会增加神经系统预后不良的风险。Rosso及其同事[47]发现，在缺血性脑卒中患者中非高血糖患者与高血糖患者相比，MRI所显示的梗死面积缩小且预后较好，这一发现与胰岛素治疗方式无关。

与高血糖类似，低血糖也有不良预后的风险。NICE-SUGAR试验[48]表明，重症患者在接受强化胰岛素治疗时低血糖的发生率升高，死亡风险增加。在创伤性脑损伤患者中，同样的治疗则与脑细胞外葡萄糖水平降低、脑葡萄糖代谢异常和死亡率增加相关[49]。考虑到中枢神经系统代偿低糖供应的能力有限，低血糖对受损或缺血的大脑有害就不足为奇了。

在任何外科手术特别是脑血管病患者手术中，理想的血糖范围是一个有争议的话题。在接受非心脏手术的脑卒中高危患者中，建议血糖上限为180mg/dL[33]，并且通常认为在给予治疗时应该经常监测血糖以避免低血糖发作。

抗凝治疗

由于心房颤动或心脏支架接受过抗凝治疗的手术患者越来越常见。对于患有缺血性脑卒中或TIA的患者，无论其病因如何，都需要经常服用某种抗凝剂以降低脑卒中复发的风险。美国心脏协会建议在非心源性缺血性脑卒中后使用抗血小板药物来降低复发风险[50]。本建议基于抗血小板

药物和维生素 K 拮抗剂在降低复发风险方面没有显著差异的证据，但使用维生素 K 拮抗剂的患者更易存在出血并发症的风险 [50]。特异性抗血小板药物应根据患者的具体情况进行选择。最常见的选择是阿司匹林，但其他抗血小板药物也越来越多地被使用。有证据表明，与单独使用两种药物之一相比，在脑卒中发生后 2~3 年内持续联合应用阿司匹林和氯吡格雷预防复发性脑卒中可能增加出血的风险。然而，也有证据表明，如果在轻度脑卒中或短暂性脑缺血发作后 24h 内开始应用阿司匹林和氯吡格雷联合治疗，并且持续不超过 21d，可能对降低复发风险具有一定优势 [50]。

维生素 K 拮抗剂常用于心房颤动患者，偶尔同时患有心房颤动和冠状动脉疾病的患者联合使用维生素 K 拮抗剂和抗血小板药物。鉴于维生素 K 拮抗剂在预防急性冠状动脉综合征方面至少与抗血小板药物一样有效，这种双重治疗可能会增加患者不必要的出血风险 [50]。当然，最近接受过心脏支架手术的患者除外。

当进行抗凝治疗的患者需要手术时就会出现进退两难的局面，必须将术中出血的风险与围手术期脑卒中的风险进行权衡。心房颤动是围手术期脑卒中的重要危险因素，这种权衡对心房颤动患者来说无疑是真实存在的。在减少围手术期脑卒中风险方面，目前尚缺乏能够指导患者围手术期管理的研究。大多数接受口服维生素 K 拮抗剂治疗的心房颤动患者可以在手术前安全停药，无须接受桥接治疗。对于血栓栓塞风险较高的患者，应考虑使用肝素桥接 [51]。

有脑卒中或 TIA 病史的患者，在心脏手术后出现心房颤动时应考虑使用肝素进行治疗 [52]。此外，关于心脏手术人群的观察性研究显示阿司匹林对围手术期脑卒中具有保护作用 [53,54]。很少有证据可以用来指导接受非心脏手术的患者如何服用抗血小板药物来预防脑卒中。近期的 POISE-2 试验表明，继续服用阿司匹林患者的围手术期脑卒中发生率与安慰剂组相比无差异，但此研究揭示了服用阿司匹林可增加围手术期

出血的风险 [55]，需要注意的是，脑卒中并不是这项研究的主要结局。尽管作者承认这可能是巧合，但在研究过程中开始服用阿司匹林患者的围手术期脑卒中发生率较低。即便如此，仍有学者建议在围手术期使用阿司匹林降低脑卒中风险，即使是以增加出血风险为代价 [55]。

围手术期 CVA 患者的管理

尽管在围手术期医护人员具有良好的意愿并采取了许多措施以尽量降低脑卒中的风险，但偶发的围手术期脑卒中仍然存在。对 CVA 患者进行快速有效的治疗是减少后遗症的关键。俗话说时间就是大脑（time is brain），同样适用于围手术期。对急性脑卒中患者的快速识别、良好沟通和液体管理将有利于实施更为有效的干预治疗。急性围手术期脑卒中的评估和治疗应遵循 2013 年美国心脏协会提出的急性缺血性脑卒中患者治疗指南 [56] 和 2015 年更新的血管内治疗指南 [57]。

时间：脑卒中发生的时间

大多数围手术期脑卒中发生在术后第 2 天或之后 [9,18]，这表明手术和麻醉带来的直接损伤可能没有术后事件重要。此外，对非心脏外科手术围手术期脑卒中的研究显示，仅 5.8% 的脑卒中发生在手术期间 [18]。脑卒中发生延迟的直接原因尚未查明，很可能是由许多因素共同造成的。术后炎症标志物可能长时间升高 [19,20]，炎症和脑卒中之间的联系已被证实 [19]。术后患者也可能因复苏不足、体液转移和禁食状态出现血管内脱水的风险，这可能创造了有利于微栓子形成的脑血管环境 [17]。术后血管内皮功能障碍也可能产生影响，因为麻醉药物已被证实会破坏正常的内皮功能 [58]。内皮细胞受损可导致斑块破裂、血栓形成或血管痉挛。最后，外科手术时出现的高凝倾向和术后抗凝药物的延迟使用也可能使患者发生脑卒中的风险增高。

评估和诊断

由于多种原因，在围手术期诊断脑卒中可能

更加困难。显然只有当患者从麻醉中苏醒过来才能诊断出术中脑卒中。术后脑缺血的临床症状可能被残留的麻醉剂、肌松剂、镇痛催眠药或在围手术期使用的其他几种药物所掩盖。在手术室中很容易检测残留挥发性麻醉剂的存在，然而异丙酚和右美托咪定的残留作用不易被量化。对一些麻醉药物进行拮抗可能有助于神经学检查，但也可能由于疼痛或拮抗剂的直接作用导致血流动力学不稳定。对于延迟出现、精神状态改变或神经功能缺损的患者，如果药物原因已被排除或不太可能发生，则应考虑脑卒中。

评估急性脑卒中应该从患者的体格检查开始，并评估生命体征，包括血压、氧饱和度和体温。还应利用美国国立卫生研究院卒中量表（NIHSS）进行详细的神经学检查（表 24.2）。实验室检查包括血清葡萄糖、电解质、全血细胞计数和凝血，也可能有助于确定神经功能改变的原因。

当初步评估使医护人员强烈怀疑脑卒中是神经系统功能缺损的病因时，应使用影像学来确定脑卒中是缺血性的还是出血性的。MRI 结果提供了更准确的诊断信息，但扫描的持续时间限制了其可用性。非增强 CT 是一种更快速的成像方法，通常能提供足够的诊断信息。除常规扫描外还可以增加 CT 灌注成像或血管造影检查，以帮助确定哪些患者可能受益于及时的血管内干预。

表 24.2 美国国立卫生研究院卒中量表（NIHSS）

测试项目	反应和评分
意识水平	◆清醒：0分 ◆嗜睡：1分 ◆昏睡：2分 ◆昏迷：3分
两项提问（月份和年龄）	◆均回答正确：0分 ◆答对1项：1分 ◆均回答错误：2分
两项指令（睁眼/闭眼和握手）	◆均可正确完成：0分 ◆可正确完成1项：1分 ◆均不能完成：2分
凝视	◆正常：0分 ◆侧视动作受限：1分 ◆眼球固定偏向一侧：2分

表 24.2（续）

测试项目	反应和评分
视野	◆无视野缺损：0分 ◆部分偏盲：1分 ◆完全偏盲：2分 ◆双侧偏盲：3分
面瘫	◆无：0分 ◆轻微面瘫：1分 ◆部分面瘫：2分 ◆完全面瘫：3分
上肢运动（双侧）	◆无晃动：0分 ◆5s内有晃动：1分 ◆5s内下落：2分 ◆不能抵抗重力：3分 ◆不能运动：4分
下肢运动（双侧）	◆无晃动：0分 ◆5s内有晃动：1分 ◆5s内下落：2分 ◆不能抵抗重力：3分 ◆不能运动：4分
共济失调	◆无：0分 ◆1个肢体存在共济失调：1分 ◆2个肢体存在共济失调：2分
感觉	◆正常：0分 ◆部分缺失：1分 ◆严重缺失：2分
语言	◆无：0分 ◆轻度失语：1分 ◆重度失语：2分 ◆完全失语：3分
构音障碍	◆正常发音：0分 ◆轻度构音障碍：1分 ◆严重构音障碍：2分
消退/忽视	◆无：0分 ◆轻度或1种感觉方式忽视：1分 ◆严重或2种感觉方式忽视：2分

数据来源：https://stroke.nih.gov/resources/ scale.html

围手术期脑卒中的治疗

急性围手术期脑卒中与院外脑卒中的治疗相似。治疗中首要的区别由脑卒中类型决定，即缺血性或出血性。对于占比较少的出血性脑卒中，美国心脏协会（AHA）/美国脑卒中协会（American Stroke Association，ASA）[59,60] 建议医务人员应采取措施严格控制血压，逆转凝血功能状态并进行可能的手术修复。

缺血性脑卒中在围手术期更为常见，治疗的目标通常是恢复受影响大脑的血流。重组组织型纤溶酶原激活物（rTPA）是一种常见的干预方法，但绝不能轻易使用，尤其是在手术之后。给药后出血的风险因手术类型而不同，可能会超过治疗的益处。近期的颅内或脊柱手术史是 rTPA 使用的绝对禁忌证，其他绝对禁忌证还包括近期接受过不易压迫止血部位的动脉穿刺，近期头部外伤史或脑卒中史，既往颅内出血史、严重高血压、血小板减少症或低血糖，目前正在使用抗凝剂或存在颅内病变（如动脉瘤、肿瘤、动静脉畸形）。考虑 rTPA 溶栓治疗时应采用多学科团队合作，包括脑卒中护理、初级外科服务和介入放射治疗。如果不宜使用 rTPA，应考虑口服 325mg 阿司匹林[56]。抗血小板药物不应作为 rTPA 溶栓治疗的辅助用药。

近期文献表明，早期血管内介入治疗对特定亚组的患者可能是有益的。美国心脏协会／脑卒中协会在 2015 年发布了一套指南[57]，特别关注缺血性脑卒中的血管内治疗。这些指南总结了大量关于这一主题的最新文献。

在治疗缺血性脑卒中时，医务人员应关注到患者特定的生理参数以尽量减少不良后果。应立即对患者实施连续心脏监测，并至少保持 24h 不间断[56]。干预前，应允许收缩压高达 220mmHg、舒张压高达 120mmHg 的高血压状态[33,56]；干预后，理想的收缩压应保持在 180mmHg 以下，舒张压保持在 105mmHg 以下[33,56]。没有证据支持一种抗高血压药优于另一种，拉贝洛尔和尼卡地平是两种常用的药物，同时应避免低血压。患者应输注生理盐水以维持正常血容量，任何与低血压相关的心律失常都应积极治疗[56]。

如果患者没有气道保护能力，格拉斯哥昏迷评分低于 8 分，或有脑干功能障碍的体征，应采取气道保护措施[33]。机械通气可能有助于管理严重脑水肿患者的通气功能。对于不需要机械通气的患者，也应给予吸氧治疗，并维持氧饱和度为 94% 以上，

因为低氧血症与较差的神经预后相关[33,56]。此外，应监测患者的体温，并适时给予退热治疗以避免体温过高[56]。应监测血糖并维持在 140~180mg/dL 的范围内[56]，如果需要降糖治疗，则应经常监测血糖以避免发生低血糖。

总 结

脑卒中是一种高致残性、高致死率的严重事件。尽管患者在围手术期发生脑卒中相对罕见，但相关事件与影响生活质量的后遗症或院内死亡率有关。伴有此类事件患者的相关风险因素已得到充分阐明，医务人员应注意做好患者准备工作并优化患者状态，使围手术期风险最小化。

（郭海云 李 傲 译，成丹丹 杨谦梓 审校）

参考文献

[1] Moza arian D, Bengjamin E, Go A, et al. Heart disease and stroke statistics—2015 update: A report from the American Heart Association. Circulation, 2015, 131:e29–322.

[2] Mashour G, Shanks A, Kheterpal S. Perioperative stroke and associated mortality after noncardiac, nonneurologic surgery. Anesthesiology, 2011, 114(6):1289–1296.

[3] Kam P, Calcrof R. Peri-operative stroke in general surgical patients. Anaesthesia, 1997, 52:879–883.

[4] Bateman BT, Schumacher HC, Wang S, et al. Perioperative acute ischemic stroke in noncardiac and nonvascular surgery: Incidence, risk factors, and outcomes. Anesthesiology, 2009, 110:231–238.

[5] Bucerius J, Gummert J, Borger M, et al. Stroke after cardiac surgery: A risk factor analysis of 16, 184 consecutive adult patients. Annals of Thoracic Surgery, 2003, 75:472–478.

[6] El-Saed A, Kuller L, Newman A, et al. Geographic variations in stroke incidence and mortality among older populations in four US communities. Stroke, 2006, 37:1975–1979.

[7] Casper ML, Nwaise IA, Crof JB, et al. Atlas of Stroke Hospitalizations Among Medicare Benefciaries. Atlanta, GA: US Department of Health and Human Services, Centers for Disease Control and Prevention, 2008.

[8] Rutten-Jacobs L, Arntz R, Maaijwee N, et al. Long-term mortality after stroke among adults aged 18 to 50 years. JAMA, 2013, 309:1136–1144.

[9] Parikh S, Cohen J. Perioperative stroke after general

surgical procedures. New York State Journal of Medicine, 1993, 93:162–165.

[10] Mellon L, Brewer L, Hall P, et al. Cognitive impairment six months after ischaemic stroke: a profile from the ASPIRE-S study. BMC Neurology, 2015, 15:31.

[11] Douiri A, Rudd AG, Wolfe CD. Prevalence of poststroke cognitive impairment: South London Stroke Register 1995–2010. Stroke, 2013, 44(1):138–145.

[12] Global Burden of Disease Study 2013 Collaborators. Global, regional, and national incidence, prevalence, and years lived with disability for 301 acute and chronic diseases and injuries in 188 countries, 1990–2013: A systematic analysis for the Global Burden of Disease Study 2013. Lancet, 2015. pii: S0140-6736(15)60692–4.

[13] Christopher JL Murray, Alan D Lopez. Alternative projections of mortality and disability by cause 1990–2020: Global Burden of Disease Study. Lancet, 1997, 349(9064): 1498–1504.

[14] Manobianca G, Zoccolella S, Petruzzellis A, et al. Low incidence of stroke in southern Italy: A population-based study. Stroke, 2008, 39(11):2923–2928.

[15] Selim M. Perioperative stroke. The New England Journal of Medicine, 2007, 356:706–713.

[16] Likosky DS, Marrin CA, Caplan LR, et al. Determination of etiologic mechanisms of strokes secondary to coronary artery bypass graft surgery. Stroke, 2003, 34(12):2830–2834.

[17] Caplan L, Hennerici M. Impaired clearance of emboli (washout) is an important link between hypoperfusion, embolism, and ischemic stroke. Archives of Neurology, 1998, 55:1475–1482.

[18] Ng J, Chan M, Gelb A. Perioperative stroke in noncardiac, nonneurosurgical surgery. Anesthesiology, 2011, 115:879–890.

[19] Elkind MS. In ammatory mechanisms of stroke. Stroke, 2010, 41(10 Suppl):S3–8.

[20] Bastian D, Tamburstuen MV, Lyngstadaas SP, et al. Systemic and local cytokine kinetics after total hip replacement surgery. European Surgical Research, 2008, 41:334–340.

[21] Wolf PA, Abbott RD, Kannel WB. Atrial fibrillation as an independent risk factor for stroke: The Framingham Study. Stroke, 1991, 22:983–988.

[22] Dalen J. Prevention of embolic strokes: The role of the American College of Chest Physicians. Chest, 2012, 141(2):294–299.

[23] Naylor AR, Mehta Z, Rothwell PM, et al. Carotid artery disease and stroke during coronary artery bypass: a critical review of the literature. European Journal of Vascular and Endovascular Surgery, 2002, 23:283–294.

[24] Maatz W, Köhler J, Botsios S, et al. Risk of stroke for carotid endarterectomy patients with contralateral carotid occlusion. Annals of Vascular Surgery, 2008, 22(1):45–51.

[25] Vermeer SE, Hollander M, van Dijk EJ, et al. Silent brain infarcts and white matter lesions increase stroke risk in the general population: The Rotterdam Scan Study. Stroke, 2003, 34(5):1126–1129.

[26] Vermeer SE, Prins ND, den Heijer T, et al. Silent brain infarcts and the risk of dementia and cognitive decline. The New England Journal of Medicine, 2003, 348(13):1215–1222.

[27] Mrkobrada M, Hill MD, Chan MT, et al. The Neurovision Pilot Study: Non-cardiac surgery carries a significant risk of acute covert stroke. Abstract TMP9. Stroke, 2013, 44:ATMP9.

[28] Wong G, Warner D, Schroeder D, et al. Risk of surgery and anesthesia for ischemic stroke. Anesthesiology, 2000, 92:425–432.

[29] Aries MJ, Elting JW, De Keyser J, et al. Cerebral autoregulation in stroke: a review of transcranial Doppler studies. Stroke, 2010, 41(11):2697–2704.

[30] Landercasper J, Merz BJ, Cogbill TH, et al. Perioperative stroke risk in 173 consecutive patients with a past history of stroke. Archives of Surgery, 1990, 125(8):986–989.

[31] Sanders R, Bottle A, Jameson S, et al. Independent preoperative predictors of outcomes in orthopedic and vascular surgery: The influence of time interval between an acute coronary syndrome or stroke and the operation. Annals of Surgery, 2012, 255(5):901–907.

[32] Jorgensen MB, Torp-Pederson C, Gislason G, et al. Time elapsed after ischemic stroke and risk of adverse cardiovascular events and mortality following elective noncardiac surgery. JAMA, 2014, 312(3):269–277.

[33] Mashour GA, Moore LE, Lele AV, et al. Perioperative care of patients at high risk for stroke during or afer non-cardiac, non-neurologic surgery: Consensus statement from the society for neuroscience in anesthesiology and critical care. Journal of Neurosurgical Anesthesiology, 2014, 26:273–285.

[34] Mortazavi SM, Kakli H, Bican O, et al. Perioperative stroke after total joint arthroplasty: Prevalence, predictors, and outcome. The Journal of Bone & Joint Surgery, 2010, 92:2095–2101.

[35] Memtsoudis SG, Sun X, Chiu YL, et al. Perioperative comparative e ectiveness of anesthetic technique in orthopedic patients. Anesthesiology, 2013, 118:1046–1058.

[36] GALA Trial Collaborative Group, Lewis SC, Warlow CP, et al. General anaesthesia versus local anaesthesia for carotid surgery (GALA): A multicentre, randomized controlled trial. Lancet, 2008, 372(9656):2132–2142.

[37] Bilotta F, Gelb AW, Stazi E, et al. Pharmacological perioperative brain neuroprotection: a qualitative review of randomized clinical trials. British Journal of Anaesthesia, 2013, 110 Suppl 1:i113–120.

[38] POISE Study Group, Devereaux PJ, Yang H, et al.

Effects of extended-release metoprolol succinate in patients undergoing non-cardiac surgery (POISE trial): A randomized controlled trial. Lancet, 2008, 371(9627):1839–1847.

[39] Bijker JB, Persoon S, Peelen LM, et al. Intraoperative hypotension and perioperative ischemic stroke after general surgery: A nested case-control study. Anesthesiology, 2012, 116(3):658–664.

[40] Mashour GA, Sharifpour M, Freundlich RE, et al. Perioperative metoprolol and risk of stroke after noncardiac surgery. Anesthesiology, 2013, 119(6):1340–1346.

[41] Bijker JB, Gelb AW. Review article: Te role of hypotension in perioperative stroke. Canadian Journal of Anesthesia, 2013, 60(2):159–167.

[42] Bahrainwala ZS, Grega MA, Hogue CW, et al. Intraoperative hemoglobin levels and transfusion independently predict stroke after cardiac operations. Annals of Toracic Surgery, 2011, 91:1113–1118.

[43] Kimberly WT, Wu O, Arsava EM, et al. Lower hemoglobin correlates with larger stroke volumes in acute ischemic stroke. Cerebrovascular Diseases Extra, 2011, 1(1):44–53.

[44] Kagansky N, Levy S, Knobler H. Te role of hyperglycemia in acute stroke. Archives of Neurology, 2001, 58(8):1209–1212.

[45] McGirt MJ, Woodworth GF, Brooke BS, et al. Hyperglycemia independently increases the risk of perioperative stroke, myocardial infarction, and death afer carotid endarterectomy. Neurosurgery, 2006, 58(6):1066–1073.

[46] Pasternak JJ, McGregor DG, Schroeder DR, et al. Hyperglycemia in patients undergoing cerebral aneurysm surgery: Its association with long-term gross neurologic and neuropsychological function. Mayo Clinic Proceedings.2008, 83(4):406–417.

[47] Rosso C, Pires C, Corvol JC, et al. Hyperglycaemia, insulin therapy and critical penumbral regions for prognosis in acute stroke: Further insights from the INSULINFARCT trial. PLoS ONE, 2015, 10(3):e0120230.

[48] Finfer S, Chittock DR, Su SY, et al. Intensive versus conventional glucose control in critically ill patients. The New England Journal of Medicine, 2009, 360(13):1283–1297.

[49] Oddo M, Schmidt JM, Carrera E, et al. Impact of tight glycemic control on cerebral glucose metabolism after severe brain injury: A microdialysis study. Critical Care Medicine, 2008, 36(12):3233–3238.

[50] Kernan WN, Ovbiagele B, Black HR, et al. Guidelines for the prevention of stroke in patients with stroke and transient ischemic attack: A guideline for healthcare professionals from the American Heart Association/American Stroke Association. Stroke, 2014, 45(7):2160–2236.

[51] Singer DE, Albers GW, Dalen JE, et al. Antithrombotic therapy in atrial fibrillation: American College of Chest Physicians evidence-based clinical practice guidelines (8th Edition). Chest, 2008, 133(6 Suppl):546S–592S.

[52] Epstein AE, Alexander JC, Gutterman DD, et al. Anticoagulation: American College of Chest Physicians guidelines for the prevention and management of postoperative atrial fibrillation after cardiac surgery. Chest, 2005, 128(2 Suppl):24S–27S.

[53] Cao L, Young N, Liu H, et al. Preoperative aspirin use and outcomes in cardiac surgery patients. Annals of Surgery, 2012, 255(2):399–404.

[54] Cao L, Silvestry S, Zhao N, et al. Effects of preoperative aspirin on cardiocerebral and renal complications in non-emergent cardiac surgery patients: A sub-group and cohort study. PLoS ONE, 2012, 7(2):e30094.

[55] Devereaux PJ, Mrkobrada M, Sessler DI, et al. Aspirin in patients undergoing noncardiac surgery. The New England Journal of Medicine, 2014, 370(16):1494–1503.

[56] Jauch EC, Saver JL, Adams HP Jr, et al. Guidelines for the early management of patients with acute ischemic stroke: A guideline for healthcare professionals from the American Heart Association/American Stroke Association. Stroke, 2013, 44(3):870–947.

[57] Powers WJ, Derdeyn CP, Biller J, et al. 2015 AHA/ASA focused update of the 2013 guidelines for the early management of patients with acute ischemic stroke regarding endovascular treatment: A guideline for healthcare professionals from the American Heart Association/American Stroke Association. Stroke, 2015. https://doi.org/10]1161/STR.0000000000000074.

[58] Myles PS, Chan MT, Kaye DM, et al. Effect of nitrous oxide anesthesia on plasma homocysteine and endothelial function. Anesthesiology, 2008, 109(4):657–663.

[59] Hemphill JC 3rd, Greenberg SM, Anderson CS, et al. Guidelines for the management of spontaneous intracerebral hemorrhage: A guideline for healthcare professionals from the American Heart Association/American Stroke Association. Stroke, 2015, 46(7):2032–2060.

[60] Connolly ES Jr, Rabinstein AA, Carhuapoma JR, et al. Guidelines for the management of aneurysmal subarachnoid hemorrhage: A guideline for healthcare professionals from the American Heart Association/American Stroke Association. Stroke, 2012, 43(6):1711–1737.

第 25 章

痴呆、谵妄和认知功能减退的围手术期注意事项

Phillip E. Vlisides，Zhongcong Xie

引 言

对患者本人、患者家庭以及看护者来说，罹患痴呆是一种非常痛苦的经历。痴呆的典型症状包括人格改变、记忆受损、思维和学习能力下降，最终患者往往丧失工具性日常生活活动能力（instrumental activities of daily living，IADL），依赖于看护者的照顾。在围手术期，这种负担可能变得更加突出，这一显著特点已导致许多人质疑手术和麻醉是否会导致认知功能加速下降或新发认知障碍的出现。事实上，术后的认知功能改变已经被研究了很多年，手术和麻醉是否会影响术后的认知功能变化趋向仍然是一个问题。这个问题对那些神经功能易损患者，如痴呆患者，尤其重要。尽管基于证据的管理指南尚处于起步阶段，但是术后谵妄和术后认知功能障碍（postoperative cognitive dysfunction，POCD）也逐渐受到公共卫生领域的关注。随着人口老龄化和手术数量的不断增加，任何对认知的有害影响都会产生严重的后果。因此，进一步研究麻醉和手术对术后认知功能的影响是及时且关键的。本章回顾了神经系统易损患者的围手术期注意事项，如术前已经存在认知功能障碍或痴呆的患者；此外还讨论了术后谵妄、POCD 以及术后认知功能变化的路径。

流行病学

据估计，全球痴呆的患病率为 5%~7%，全球痴呆患者总人数预计将会每 20 年增长 1 倍[1]（图 25.1）。阿尔茨海默病（Alzheimer's disease，AD）是最常见的痴呆疾病，2015 年估计有 530 万美国人受到影响[2]。此外，大约有 11% 的年龄 ≥ 65

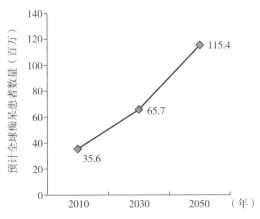

图 25.1　全球痴呆患病率。根据最新预测，痴呆患病率大约每 20 年增长 1 倍

经允许引自 Prince M, Bryce R, Albanese E, et al. The global prevalence of dementia: a systematic review and metaanalysis. Alzheimer's & Dementia, 2013, 9（1）：63-75. 经 Elsevier 公司许可

岁的美国人患有 AD[2]。据估计，每年有 1 900 万年龄 ≥ 65 岁的患者需要住院治疗[3]，仅在美国急诊医院每年有近 200 万的 AD 患者需要接受麻醉服务。由于 AD 的评估和诊断往往是一个渐进、长期的过程，许多已经出现 AD 病理生理学改变的患者往往在一定时期内得不到诊断。因此，流行病学指标（如患病率和发病率）可能无法准确反映人群中疾病的真实影响。

围手术期注意事项

不幸的是，对于那些患有痴呆和认知功能障碍的患者，可以用于指导围手术期决策的数据非常少。一些研究提示，某些麻醉药可以促进 AD 的病理生理学改变，但是大多数可获得的数据都来自实验室。根据大型数据库进行的研究发现，有关麻醉和术后认知功能障碍之间的联系仍存在

矛盾。本章回顾了可能与麻醉和术后认知功能障碍有关的临床前和临床证据，但目前尚不能得出确切的结论。

2004 年，Eckenhoff 及其同事首先报道，在培养的细胞中，吸入麻醉药异氟烷可以诱导 β-淀粉样蛋白（amyloid-beta，Aβ）低聚反应，这是 AD 的病理生理学特征之一[4]。其他实验室人员随后也证实了类似的发现[5]。异氟烷也被发现可诱导 tau 蛋白磷酸化，这是 AD 病理生理学的另一个特征[6]，使用七氟烷的实验室研究中也有类似的发现[7,8]。有趣的是，最近发现除非在伴有缺氧的情况下，地氟烷不诱导 Aβ 蛋白生成[9]。与异氟烷相比，地氟烷可减轻代谢应激（即线粒体相关的细胞凋亡）、改善学习障碍[10]。同样地，丙泊酚可以抑制异氟烷诱导的 Aβ 蛋白聚合以及半胱天冬酶激活[11]，增强小鼠认知功能[12]。因此，每一种麻醉药在影响 AD 病理生理学上似乎都有不同的临床前神经生物学特征。值得注意的是，尽管还需要进一步的临床研究验证，但地氟烷和丙泊酚与其他药物相比可能对神经系统的损害更小。相关研究结果详见表 25.1。

在该领域，临床研究还远没有实验室研究那么给力。一项小规模的试点研究表明，与异氟烷相比，接受地氟烷麻醉的患者术后认知功能障碍程度较轻[13]，但是该研究受到样本量和随访时间的限制。近期研究表明，与丙泊酚和硬膜外麻醉相比，七氟烷麻醉可加速轻度认知功能障碍（mild

表 25.1 麻醉相关神经退行性变的实验室发现

麻醉药	实验室发现	启示
异氟烷	Aβ 生成增加[4,5] tau 蛋白磷酸化[6]	在实验室条件下促进 AD 病理生理学
七氟烷	Aβ 生成增加[7,49] tau 蛋白磷酸化[8]	在实验室条件下促进 AD 病理生理学
地氟烷	Aβ 生成不增加，除非伴随缺氧[9]	可能不像异氟醚、七氟烷那样促进 AD 的病理生理学进展
丙泊酚	抑制异氟烷诱导的 Aβ 聚合以及半胱天冬酶激活[11]	可能有助于缓解异氟烷诱导的 AD 病理生理学进展

cognitive impairment，MCI）的进展[14]。其他的初步数据表明，患者脑脊液中 Aβ 和 tau 蛋白浓度的差异可预测术后认知功能障碍的发生，且异氟烷和地氟烷对这些蛋白质的影响可能不同[15,16]。相关研究被寄予希望，其能够发现识别术后认知功能障碍风险患者的新方法。不同的麻醉药可能会不同程度地影响这种风险，但需要进一步的工作来证实这些初步发现。从人群的角度来看，多项流行病学研究已经调查了麻醉和手术与随后的痴呆风险之间的联系。最近，一项回顾性纵向研究表明，痴呆风险与全身麻醉暴露之间存在关联 [校正危险比（HR）为 1.75，95%CI（1.59~1.92）][17]。然而，该研究仍有很大的局限性，该研究设计为回顾性研究，且与对照组相比，麻醉组患者的年龄偏大、合并症较多。此外，风险最高的人群接受的是非心血管手术，且没有接受全身麻醉，这一结论似乎不合常理，因此可能有手术和麻醉外的其他因素参与了痴呆的发生。事实上，预测模型已在很大程度上证明，年龄、基线认知功能障碍、受教育程度等临床特性可以预测术后认知功能障碍的发生[18]。与上述研究相反，来自梅奥诊所的回顾性病例对照研究发现，全身麻醉下的诊疗操作与随后发生痴呆的风险之间没有联系[19]。综上所述，应谨慎解读基于人群的观察性研究结果，毕竟因果关系不能直接用于推断，而且存在未知的变量。

目前尚无痴呆患者围手术期管理的指导原则。尽管越来越多的临床前证据表明，某些麻醉药暴露和神经毒性之间存在联系，但仍需要进一步的临床验证。先前所述的试点研究为未来前瞻性临床研究奠定了良好的基础。术前生物标志物和特定的麻醉药（即地氟烷和丙泊酚）可能提供了一种能够最大限度地减轻高危患者神经损伤的个性化方案，此有待进一步的调查研究。此外，相关策略的有效性也需要进一步的临床验证。根据大型数据库研究结果并不能在手术与痴呆之间的联系方面得出一致的结论，对于大型流行病学研究结果也必须谨慎解读。目前在麻醉和痴呆风险方面还不能得出明确的临床结论。在提出临床建议之前，还需要开展规范设计的多中心临床试验。

术后谵妄

痴呆和其他形式认知障碍的患者发生术后谵妄的风险显著增加[20]。《精神障碍诊断与统计手册（第5版）》（*The Diagnostic and Statistical Manual of Mental Disorders*, Fifth Edition，DSM-V）将谵妄定义为一般在短时间内波动和发展的注意力、意识和认知紊乱[21]。外科手术患者尤其容易发生谵妄，其发生率从普通择期患者的6.7%到创伤及外科重症监护病房患者的约70%[22,23]（图25.2）。在流行病学研究中，年龄、术前认知功能障碍、紧急手术和较高的合并症负荷一直被认为是与术后谵妄相关的危险因素[20,24-26]。存在这些危险因素的住院患者更容易发生围手术期脑损伤。

谵妄的病理生理学可能是多因素的，并表现在多个神经科学水平上。在脆弱的大脑区域，神经递质失衡，特别是乙酰胆碱和多巴胺之间的失衡，与谵妄有关[27]。不良的炎症反应也被认为在谵妄的发病机制中起作用。与对照组相比，特定的促炎细胞因子，特别是白细胞介素-6（IL-6）在谵妄患者中升高[28,29]。最近的一项临床试验显示，氯胺酮可降低术后谵妄的发生率，与安慰剂组相比，接受氯胺酮治疗患者的C反应蛋白（C-reactive protein，CRP）水平降低[30]。因此，炎症可能与谵妄的病理生理学密切相关，而细胞因子介导的血脑屏障（BBB）破坏可能是发生谵妄的另一种潜在机制[31]。另一项研究发现，AD的神经病理学（如脑脊液中Aβ/tau比率降低）和术后谵妄的发生相关[32]。这些导致谵妄的生理损伤可能表现为神经网络水平的功能紊乱。最近的数据也表明，心脏手术后谵妄患者大脑区域之间的功能连接缺失[33]。这些结果可能共同反映了谵妄发生时大脑信息处理能力的缺失，但仍需进一步研究。

预防和治疗是至关重要的，因为术后谵妄与住院时间延长、认知功能下降、功能性残疾以及死亡率增加密切相关[34-37]。认知功能下降是一个特别值得关注的问题，因为近期数据显示术后出现谵妄的患者可能会有在术后即刻出现认知功能下降以及认知功能恢复延迟的风险[35]（图25.3）。美国老年医学会（American Geriatrics Society）发布了预防术后谵妄的指南[38]，这些努力最终有助于降低术后谵妄相关的发病率和死亡率。

认知功能减退

麻醉和手术后认知功能减退这一观点已经被研究了很多年。20世纪50年代，牛津考利路医院（Cowley Road Hospital）的一系列病例记录了患者术后人格和认知的变化，从那时起人们就认识到了术后认知功能的改变[39]。麻醉和手术后认知功能减退即POCD，虽然一般指麻醉和手术后认知功能在多个方面的下降，但缺乏标准的定义。在某些情况下，这种认知功能减退可能会持续几天、几周甚至几年，下面将对此进行更详细的描述。

现有的大部分可用数据来自过去20年的研究。随着麻醉和手术后老年患者出现早期认知功能障碍的报道越来越多，在1998年的一项具有里程碑意义的术后认知功能障碍国际多中心研究（International Study of Post-Operative Cognitive Dysfunction，ISPOCD1）中[40]，Moller及其同事使用一系列神经心理测试对POCD进行了检测。研

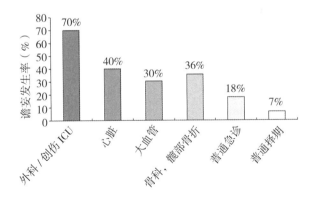

图25.2　不同外科群体的谵妄发生率。单项手术谵妄发生率提取自多项代表性研究[22,23,35,50-57]，心脏[35,50,51]、大血管[52-54]及髋部骨折手术[55,56]患者的谵妄发生率为计算得到的综合平均值

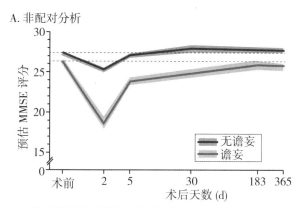

A. 非配对分析

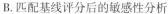

B. 匹配基线评分后的敏感性分析

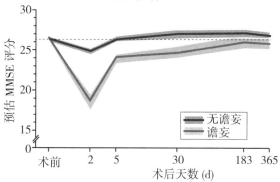

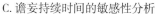

C. 谵妄持续时间的敏感性分析

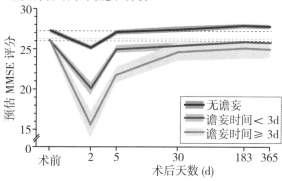

图 25.3　心脏手术后使用简易精神状态评价量表（mini mental status exam， MMSE）描述认知功能变化轨迹。图 A 显示此研究中 225 例患者的主要（非配对）分析。与非谵妄患者相比，谵妄患者 MMSE 评分相较基线下降更为显著（分别下降 7.7 分 vs. 2.1 分，P < 0.001）。然而，值得注意的是，与非谵妄患者相比，谵妄患者的 MMSE 基线评分更低（25.8 分 vs. 26.9 分，P < 0.001）。图 B 显示了谵妄患者与非谵妄患者根据 MMSE 基线评分匹配后的认知功能变化轨迹。校正后，6 个月和 12 个月组间平均 MMSE 评分无显著差异（P=0.06）。图 C 显示了谵妄持续时间与认知功能变化轨迹的关系。与谵妄持续时间 < 3d 的患者相比，谵妄持续时间 ≥ 3d 的患者 MMSE 评分下降幅度较大，并且恢复时间较慢。经允许引自 Saczynski JS, Marcantonio ER, Quach L, et al. Cognitive trajectories after postoperative delirium. The New England Journal of Medicine, 2012， 367（1）： 30–39. 经 Massachusetts Medical Society 许可使用和重印

究发现，大型手术后老年患者的认知功能下降可以持续至 3 个月，而这种下降与围手术期的生理紊乱（如低血压和低氧血症）无关。有趣的是，患者对认知功能的自我评价与研究测试结果并不相关，这表明患者可能没有客观地意识到认知功能的改变。来自同一组的随访数据显示，完成所有检测的患者中只有 0.9% 的患者在术后 1~2 年内仍表现为 POCD[41]。然而，POCD 的真实发生率可能被低估，因为没有完成所有检测患者的功能状态可能更差、存在更多的疾病负荷。另外，由于缺乏长期、严格的基线水平评价，POCD 可能被高估，但是这也表明大多数患者出现 POCD 可能是一个短暂、可逆的现象。沿着这些思路，2007 年的一项系统性回顾研究发现，尽管大多数研究报道称在术后 6 个月或更长时间内患者认知功能没有减退或有所改善[42]，但非心脏手术患者确实会在手术后不久出现 POCD。相关研究中存在许多方法问题，包括缺乏对术前认知功能变化轨迹的评价。2009 年，Avidan 及其同事通过华盛顿大学阿尔茨海默病研究中心[43] 对患者术前的长期认知功能进行了回顾性追踪，他们将患者分为三组（外科手术组、内科疾病组和对照组），并对其认知功能变化轨迹进行了追踪。研究并未发现非心脏手术或内科疾病对认知功能具有任何长期影响。尽管与对照组相比，非心脏手术组或内科疾病组都与认知功能加速减退无关，与非痴呆患者相比，痴呆患者的认知功能减退更为显著。

尽管术后认知功能障碍仅是一种短暂现象，但 POCD 与术后第一年死亡率增加相关，表明其可能代表了患者术后的一段易损期[18]。近年来，各种神经监测方法（如脑血氧定量和 EEG 引导下麻醉）已被用来测试术后短期内减少术后谵妄和 POCD 的有效性。初步试验的结果是令人鼓舞的，EEG 和脑血氧定量引导的方案已经取得早期成功，被证实可以使术后认知功能障碍的发生率降低[44-46]。虽然还需要大样本的多中心试验进一步验证，但这也许为麻醉医生提供了一种可以降低术后神经

系统损伤发病率和死亡率的有效手段。

最后，关于 POCD 的真实情况仍存在争议，部分原因可能是缺乏标准化的 POCD 定义以及检测方法。当前神经心理测试方案内容多样，尽管在不同的研究中检测策略有相当多的重复部分，但认知检测策略不完全相同。如前所述，研究者在研究术后认知功能变化轨迹时也面临许多混杂因素。术前认知水平，围手术期因素（如麻醉类型、手术类型、治疗药物、住院期间并发症等），以及内科合并症均可能是影响术后认知轨迹的独立危险因素。例如，与非心脏手术相比，心脏手术后认知功能减退更加明显[47,48]。这些复杂影响因素的存在凸显了研究单一变量对 POCD 影响所面临的挑战。如果想要为研究麻醉和术后认知功能变化轨迹提供统一的研究方法，那么建立该领域的专家共识和建议可能是一个合理的开端。

总　结

患有术后认知功能障碍（POCO）如痴呆和谵妄的患者围手术期更容易出现不良结局。痴呆患者的患病率似乎在增加，在未来的几十年内合并痴呆的外科患者数量可能也会增加。虽然有可靠的实验室数据表明各种麻醉药对 AD 病理生理的影响，但这些发现的临床相关性还有待确定。初期临床试验数据表明，不同麻醉药物可能导致不同的认知结局，但这些初步结果仍需要进一步的研究。早期的临床研究也筛选了用于预测围手术期认知功能易损性的脑脊液生物标记物，这有助于识别术后认知功能障碍的高危患者。术后谵妄与更高的术后并发症发生率及死亡率有关，因此迫切需要相关预防和干预策略。最后，无论术前是否存在认知功能障碍，术后认知功能减退仍然是一个重要的公共卫生问题。加速明确 POCD 的定义并制定标准化的研究方法，有助于解决术后认知功能减退是否存在及其性质的争议。随着外科手术群体的老龄化，无论从个人还是公共群体角度出发，这些问题都亟待解决。

（郭海云　李　傲　译，成丹丹　杨谦梓　审校）

参考文献

[1] Prince M, Bryce R, Albanese E, et al. The global prevalence of dementia: A systematic review and metaanalysis. Alzheimers & Dementia, 2013, 9(1):63–75 e2.

[2] Alzheimer's Association. 2015 Alzheimer's disease facts and figures. Alzheimers & Dementia, 2015, 11(3):332–384.

[3] National Center for Health Statistics. National Hospital Discharge Survey, 2010. Public-use data file and documentation. http://www.cdc.gov/nchs/data/nhds/4procedures/2010pro4_numberprocedureage.pdf.

[4] Eckenho RG, Johansson JS, Wei H, et al. Inhaled anesthetic enhancement of amyloid-beta oligomerization and cytotoxicity. Anesthesiology, 2004, 101(3):703–709.

[5] Xie Z, Dong Y, Maeda U, et al. The common inhalation anesthetic isoflurane induces apoptosis and increases amyloid beta protein levels. Anesthesiology, 2006, 104(5):988–994.

[6] Dong Y, Wu X, Xu Z, et al. Anesthetic isoflurane increases phosphorylated tau levels mediated by caspase activation and Abeta generation. PLoS ONE, 2012, 7(6):e39386.

[7] Dong Y, Zhang G, Zhang B, et al. The common inhalational anesthetic sevoflurane induces apoptosis and increases beta-amyloid protein levels. Archives of Neurology, 2009, 66(5):620–631.

[8] Le Freche H, Brouillette J, Fernandez-Gomez FJ, et al. Tau phosphorylation and sevoflurane anesthesia: An association to postoperative cognitive impairment. Anesthesiology, 2012, 116(4):779–787.

[9] Zhang B, Dong Y, Zhang G, et al. The inhalation anesthetic desflurane induces caspase activation and increases amyloid beta-protein levels under hypoxic conditions. Journal of Biological Chemistry, 2008, 283(18):11866–11875.

[10] Zhang Y, Xu Z, Wang H, et al. Anesthetics isoflurane and desflurane di erently a ect mitochondrial function, learning, and memory. Annals of Neurology, 2012, 71(5):687–698.

[11] Zhang Y, Zhen Y, Dong Y, et al. Anesthetic propofol attenuates the isoflurane-induced caspase-3 activation and Abeta oligomerization. PLoS ONE, 2011, 6(11):e27019.

[12] Shao H, Zhang Y, Dong Y, et al. Chronic treatment with anesthetic propofol improves cognitive function and attenuates caspase activation in both aged and Alzheimer's disease transgenic mice. Journal of Alzheimers Disease, 2014, 41(2):499–513.

[13] Zhang B, Tian M, Zhen Y, et al. The effects of isoflurane and desflurane on cognitive function in humans. Anesthesia & Analgesia, 2012, 114(2):410–415.

[14] Liu Y, Pan N, Ma Y, et al. Inhaled sevoflurane may promote progression of amnestic mild cognitive impairment: A prospective, randomized parallel-group study. American Journal of the Medical Sciences, 2013, 345(5):355–360.

[15] Zhang B, Tian M, Zheng H, et al. Effects of anesthetic isoflurane and desflurane on human cerebrospinal fluid Abeta and tau level. Anesthesiology, 2013, 119(1):52–60.

[16] Xie Z, McAuliffe S, Swain CA, et al. Cerebrospinal fluid abeta to tau ratio and postoperative cognitive change. Annals of Surgery, 2013, 258(2):364–369.

[17] Chen PL, Yang CW, Tseng YK, et al. Risk of dementia after anaesthesia and surgery. British Journal of Psychiatry, 2014, 204(3):188–193.

[18] Monk TG, Weldon BC, Garvan CW, et al. Predictors of cognitive dysfunction after major noncardiac surgery. Anesthesiology, 2008, 108(1):18–30.

[19] Sprung J, Jankowski CJ, Roberts RO, et al. Anesthesia and incident dementia: a populationbased, nested, case-control study. Mayo Clinic Proceedings, 2013, 88(6):552–561.

[20] Kalisvaart KJ, Vreeswijk R, de Jonghe JF, et al. Risk factors and prediction of postoperative delirium in elderly hip-surgery patients: implementation and validation of a medical risk factor model. Journal of the American Geriatric Society, 2006, 54(5):817–822.

[21] American Psychiatric Association. Diagnostic and Statistical Manual of Mental Disorders, DSM-V. 5th ed. Washington, DC: American Psychiatric Publishing, 2013.

[22] Ansaloni L, Catena F, Chattat R, et al. Risk factors and incidence of postoperative delirium in elderly patients after elective and emergency surgery. British Journal of Surgery, 2010, 97(2):273–280.

[23] Pandharipande P, Cotton BA, Shintani A, et al. Prevalence and risk factors for development of delirium in surgical and trauma intensive care unit patients. Journal of Trauma, 2008, 65(1):34–41.

[24] Litaker D, Locala J, Franco K, et al. Preoperative risk factors for postoperative delirium. General Hospital Psychiatry, 2001, 23(2):84–89.

[25] Sanders RD, Pandharipande PP, Davidson AJ, et al. Anticipating and managing postoperative delirium and cognitive decline in adults. British Medical Journal, 2011, 343:d4331.

[26] Brouquet A, Cudennec T, Benoist S, et al. Impaired mobility, ASA status and administration of tramadol are risk factors for postoperative delirium in patients aged 75 years or more after major abdominal surgery. Annals of Surgery, 2010, 251(4):759–765.

[27] Trzepacz PT. Is there a final common neural pathway in delirium? Focus on acetylcholine and dopamine. Seminars in Clinical Neuropsychiatry, 2000, 5(2):132–148.

[28] de Rooij SE, van Munster BC, Korevaar JC, et al. Cytokines and acute phase response in delirium. Journal of Psychosomatic Research, 2007, 62(5):521–525.

[29] Kudoh A, Takase H, Katagai H, et al. Postoperative interleukin-6 and cortisol concentrations in elderly patients with postoperative confusion. Neuroimmunomodulation, 2005, 12(1):60–66.

[30] Hudetz JA, Patterson KM, Iqbal Z, et al. Ketamine attenuates delirium after cardiac surgery with cardiopulmonary bypass. Journal of Cardiothoracic and Vascular Anesthesia, 2009, 23(5):651–657.

[31] Rudolph JL, Ramlawi B, Kuchel GA, et al. Chemokines are associated with delirium after cardiac surgery. Journals of Gerontology Series A: Biological Sciences and Medical Sciences, 2008, 63(2):184–189.

[32] Xie Z, Swain CA, Ward SA, et al. Preoperative cerebrospinal fluid beta-Amyloid/Tau ratio and postoperative delirium. Annals of Clinical and Translational Neurology, 2014, 1(5):319–328.

[33] van Dellen E, van der Kooi AW, Numan T, et al. Decreased functional connectivity and disturbed directionality of information flow in the electroencephalography of intensive care unit patients with delirium after cardiac surgery. Anesthesiology, 2014, 121(2):328–335.

[34] Gottesman RF, Grega MA, Bailey MM, et al. Delirium after coronary artery bypass graft surgery and late mortality. Annals of Neurology, 2010, 67(3):338–344.

[35] Saczynski JS, Marcantonio ER, Quach L, et al. Cognitive trajectories after postoperative delirium. The New England Journal of Medicine, 2012, 367(1):30–39.

[36] Kat MG, Vreeswijk R, de Jonghe JF, et al. Long-term cognitive outcome of delirium in elderly hip surgery patients. A prospective matched controlled study over two and a half years. Dementia and Geriatric Cognitive Disorders, 2008, 26(1):1–8.

[37] Koster S, Hensens AG, Schuurmans MJ, et al. Consequences of delirium after cardiac operations. Annals of Toracic Surgery, 2012, 93(3):705–711.

[38] American Geriatrics Society abstracted clinical practice guideline for postoperative delirium in older adults. Journal of the American Geriatric Society, 2015, 63(1):142–150.

[39] Bedford PD. Adverse cerebral e ects of anaesthesia on old people. Lancet, 1955, 269(6884):259–263.

[40] Moller JT, Cluitmans P, Rasmussen LS, et al. Long-term postoperative cognitive dysfunction in the elderly ISPOCD1 study. ISPOCD investigators. International Study of Post-Operative Cognitive Dysfunction. Lancet, 1998, 351(9106):857–861.

[41] Abildstrom H, Rasmussen LS, Rentowl P, et al. Cognitive dysfunction 1-2 years after non-cardiac

surgery in the elderly. ISPOCD group. International Study of PostOperative Cognitive Dysfunction. Acta Anaesthesiologica Scandinavica, 2000, 44(10):1246–1251.

[42] Newman S, Stygall J, Hirani S, et al. Postoperative cognitive dysfunction after noncardiac surgery: a systematic review. Anesthesiology, 2007, 106(3):572–590.

[43] Avidan MS, Searleman AC, Storandt M, et al. Long-term cognitive decline in older subjects was not attributable to noncardiac surgery or major illness. Anesthesiology, 2009, 111(5):964–970.

[44] Radtke FM, Franck M, Lendner J, et al. Monitoring depth of anaesthesia in a randomized trial decreases the rate of postoperative delirium but not postoperative cognitive dysfunction. British Journal of Anaesthesia, 2013, 110 Suppl 1:i98–105.

[45] Tang L, Kazan R, Taddei R, et al. Reduced cerebral oxygen saturation during thoracic surgery predicts early postoperative cognitive dysfunction. British Journal of Anaesthesia, 2012, 108(4):623–629.

[46] Chan MT, Cheng BC, Lee TM, et al. BIS-guided anesthesia decreases postoperative delirium and cognitive decline. Journal of Neurosurgical Anesthesiology, 2013, 25(1):33–42.

[47] Newman MF, Kirchner JL, Phillips-Bute B, et al. Longitudinal assessment of neurocognitive function after coronary-artery bypass surgery. The New England Journal of Medicine, 2001, 344(6):395–402.

[48] Evered L, Scott DA, Silbert B, et al. Postoperative cognitive dysfunction is independent of type of surgery and anesthetic. Anesthesia & Analgesia, 2011, 112(5):1179–1185.

[49] Lu Y, Wu X, Dong Y, et al. Anesthetic sevoflurane causes neurotoxicity differently in neonatal naive and Alzheimer disease transgenic mice. Anesthesiology, 2010, 112(6):1404–1416.

[50] Guenther U, Teuerkauf N, Frommann I, et al. Predisposing and precipitating factors of delirium after cardiac surgery: A prospective observational cohort study. Annals of Surgery, 2013, 257(6):1160–1167.

[51] Rudolph JL, Inouye SK, Jones RN, et al. Delirium: An independent predictor of functional decline after cardiac surgery. Journal of the American Geriatric Society, 2010, 58(4):643–649.

[52] Salata K, Katznelson R, Beattie WS, et al. Endovascular versus open approach to aortic aneurysm repair surgery: rates of postoperative delirium. Canadian Journal of Ancsthesia, 2012, 59(6):556–561.

[53] Benoit AG, Campbell BI, Tanner JR, et al. Risk factors and prevalence of perioperative cognitive dysfunction in abdominal aneurysm patients. Journal of Vascular Surgery, 2005, 42(5):884–890.

[54] Böhner H, Hummel TC, Habel U, et al. Predicting delirium after vascular surgery: a model based on pre- and intraoperative data. Annals of Surgery, 2003, 238(1):149–156.

[55] Lee KH, Ha YC, Lee YK, et al. Frequency, risk factors, and prognosis of prolonged delirium in elderly patients after hip fracture surgery. Clinical Orthopaedics and Related Research, 2011, 469(9):2612–2620.

[56] Marcantonio ER, Flacker JM, Michaels M, et al. Delirium is independently associated with poor functional recovery after hip fracture. Journal of the American Geriatric Society, 2000, 48(6):618–624.

[57] Large MC, Reichard C, Williams JT, et al. Incidence, risk factors, and complications of postoperative delirium in elderly patients undergoing radical cystectomy. Urology, 2013, 81(1):123–128.

第26章

癫痫

Adam D. Niesen, Adam K. Jacob, Sandra L. Kopp

引言

术后癫痫发作是一种罕见的事件，常常难以评估、诊断和处理。由于广泛的鉴别诊断和早期干预对手术效果的重要性，识别和应对围手术期发生的神经系统变化至关重要。具体而言，围手术期医生应清楚了解癫痫的病理生理学和危险因素以及常见的治疗方法。神经外科患者是围手术期患者的一个独特亚群，对这些患者的管理有着独特的特点和挑战，这通常不适用于一般的围手术期患者的癫痫发作，因此，本章不讨论神经外科患者的癫痫活动。

根据定义，癫痫发作是皮质神经元异常兴奋的临床表现。虽然癫痫发作通常被认为与癫痫综合征有关，但在各种急性情况下（如发烧、外伤、电解质紊乱、感染、戒酒）可能导致其他方面均正常的个体产生癫痫发作活动。普通人一生中经历一次癫痫发作的风险为 8%~10%，罹患持续性癫痫发作的风险为 3%[1,2]。因此，相当一部分接受麻醉和手术的患者在一生中的某个时刻会经历癫痫发作。

根据临床和脑电图（EEG）数据将癫痫分为两种类型，即部分性和全面性癫痫发作（表26.1）。部分或局灶性癫痫发作起源于大脑的一个有限区域，并在发作活动期间根据意识水平进行初步分类。在单纯部分性癫痫发作期间，患者意识清醒，而在复杂部分性癫痫发作期间意识受损。进一步的亚分类是基于部分癫痫的临床症状和体征。全面性癫痫发作涉及两个大脑半球，通常不表现为局灶性特征。一般性发作可表现为运动症状（抽搐）或无运动症状（非抽搐），然而意识总是受损的。

有许多因素可能导致癫痫发作阈值的改变，包括抗癫痫药物的不依从性、抗癫痫药物应用时间的改变、相关药物的胃肠吸收改变、电解质紊乱、暴露于麻醉剂、代谢紊乱、药物和酒精戒断以及睡眠剥夺[2-6]。这些情况通常在围手术期或患者住院期间发生。除神经外科手术外，尚没有某种特定类型的手术与围手术期癫痫发作相关[7]。然而，心脏手术后的癫痫发作是众所周知的严重并发症，并且其发生率可能被低估[8]。心脏手术期间或之后的癫痫发作可能是局灶性和全面性脑缺血事件的标志。婴儿和儿童心脏手术后的早期癫痫发作表明中枢神经系统损伤，并与神经系统预后不良有关[9]。由于缺乏癫痫活动的显性表现，非惊厥性癫痫常被忽略。这会导致长期意识水平低下，并有可能增加发病率和死亡率。

发病率、流行率和预后

如前所述，普通人终生估计有 8%~10% 的风险经历一次癫痫发作，以及 3% 的风险发展为持续性癫痫发作[1,2]。智力和发育障碍人群的癫痫发病率较高，癫痫发作合并神经功能缺损儿童的发病率和死亡率增加[10,11]。此外，这些患者往往有更频繁的癫痫发作，并接受更多的麻醉，因为他们经常需要麻醉以进行常规操作（如放射学检查、口腔科检查和治疗）或健康患者通常不需要的、由癫痫发作期间所受创伤引起的操作[12]。

泰国的一项多中心前瞻性队列研究是首次评估普通人群围手术期癫痫发作发病率的大规模研究。他们的报道指出，对于接受所有类型手术和麻醉（包括神经外科手术）的患者，术后癫痫发

表 26.1 癫痫发作类型

癫痫发作类型	特点
全面性发作	
失神	短暂的凝视，无意识，无反应。可随时发生，常伴换气过度。发作前无警告，发作后立即呈现为完全警戒状态
不典型失神	短暂的凝视，通常有一定的反应。很难从一个人的日常行为中分辨出来。与其他失神性发作不同的是，不由过度通气引起
肌阵挛	由中枢神经系统引起的短暂、突然、非自愿、类似电击的肌肉收缩，可引起全身或局部阵挛性抽搐。发生在多种不同特征的癫痫综合征中
失张力	非常短暂的突然张力消失，可能局限于眨眼或低头，也可能涉及全身。肌阵挛性痉挛可发生于癫痫发作之前或伴随发作
强直	肌肉张力增强，身体、手臂或腿部僵硬运动的发作。意识通常存在。常发生在睡眠中，影响两侧身体
阵挛	肌肉的快速交替收缩和放松。运动不能通过限制或重新定位手臂或腿来停止
强直-阵挛	以前称为"癫痫大发作"，经常为特发性。通常在先兆期之后发生，之后发展为紧张期和阵挛期，接着是催眠期、迷惘期和遗忘期
部分性发作	
单纯部分性发作	不同症状的短暂发作（运动、感觉、自主、精神），取决于大脑的哪个特定区域受到影响，通常位于颞叶和（或）海马体。这是一种主观体验（幻觉、感觉幻觉）。意识通常存在，往往是癫痫大发作的前兆
复杂部分性发作	通常在先兆期（如单纯部分性发作）之后发生，较大部分大脑受到影响，导致意识丧失。患者可能会表现出自动行为，如咂嘴、咀嚼或吞咽。最常起源于颞叶
继发全面性发作	以单纯部分性或复杂部分性发作开始，异常的电活动扩散到大脑的两个半球。通常导致全面性发作，具有强直阵挛性特征

作的发生率为 3.1/10 000。遗憾的是，并没有术前有潜在癫痫疾病的患者术后癫痫发作的发生率的报道[13]。

两项后续的队列研究评估了已知癫痫障碍患者围手术期癫痫发作的风险。第一项是基于人群的研究，探索了癫痫患者在接受神经外科或侵入性神经诊断操作之外的全身麻醉时癫痫发作的发生率[14]。结果显示，2% 的患者（6/297）出现了癫痫发作，并且没有患者发生全身麻醉的不良反应。在发生癫痫的 6 例患者中，5 例为 13 岁以下的儿童。因此，成人患者的发生率为 0.8%，儿童患者的发生率为 3%。另一项回顾性队列研究观察了先前存在癫痫的患者在接受任何类型镇静或麻醉后癫痫发作的发生率。该研究确定了围手术期癫痫发作的总体发生率为 3.4% [95%CI（2.2%~5.2%）]，研究中围手术期的定义为患者进入手术

室到麻醉结束后 3d 或出院，以较长时间为准[7]。频繁的术前癫痫发作（$P < 0.001$）以及上次术前癫痫发作与本次手术之间的时间较短（$P < 0.001$）与围手术期癫痫发作显著相关。此外，随着院外抗癫痫药物使用剂量的增加，术中癫痫发作的频率也随之增加（$P < 0.001$）。手术类型和麻醉类型（如全身麻醉、局部麻醉或监测麻醉护理）均不影响患者围手术期癫痫发作的频率。作者最后得出结论，在既往有癫痫发作障碍的患者中，大多数围手术期癫痫发作可能与患者的基本情况有关。

在一组接受局部麻醉的有癫痫病史的患者中，进一步评估了麻醉类型和围手术期癫痫发作风险的相关性[15]。对接受局部麻醉的有癫痫病史的患者进行回顾性分析显示，24 例患者（5.8%）在术后住院期间出现了癫痫发作，这些癫痫发作都与区域麻醉操作没有确定性关系。根据局部麻

醉药注射和（或）终止注射和癫痫发作之间的时间间隔，确定在其中 19 例患者中局部麻醉剂既不是主要原因，也不是导致癫痫发作的影响因素。在其余 5 例患者中，围手术期癫痫发作活动与其既往癫痫发作的特征相同，虽然不能完全排除局部麻醉药毒性是一个促发因素，但感觉不到明显的关系。与前述纳入全部麻醉类型的研究结果一致，距离最近一次术前癫痫发作的时间与术后癫痫发作的可能性显著相关（$P < 0.001$）。作者得出了相似的结论：既往癫痫发作更为频繁的患者在术后更容易出现癫痫发作。

包括癫痫在内的术后神经功能缺损是心脏手术后常见的并发症。在全部心脏手术患者（有或无已知的癫痫病史）中，心脏手术后癫痫发作的发生率为 0.4%~3.8%[8,16-18]。一项纳入 2 578 例心脏手术患者的单中心回顾性研究调查了患者术后癫痫发作的影响因素及预后[8]。结果显示，31 例（1.2%）患者发生了术后癫痫发作，其中 71% 为全面性强直 - 阵挛性发作，26% 为单纯或复杂部分性发作，3% 为癫痫持续状态。手术类型是术后癫痫发作的显著影响因素（冠状动脉搭桥术 0.1%，单纯瓣膜手术 1%，瓣膜 / 冠状动脉搭桥术 3%，主动脉手术 5%；$P < 0.001$）。此外，术后癫痫发作患者的手术死亡率比未发作患者高出近 5 倍。根据这些信息，成人心脏手术患者的术后癫痫发作是永久性神经功能损伤和手术死亡率增加的预测风险因素[8]。心脏移植患者术后癫痫发作的概率更高，约为 4.8%。

危险因素

在伴或不伴既往癫痫发作紊乱的患者中，有许多情况可能导致癫痫发作。常见的诱因包括发热、头部创伤、过量饮酒、酒精或毒品戒断、低血糖、电解质紊乱、颅内感染或出血、缺血性脑卒中以及可能降低癫痫阈值的药物（如曲马朵、茶碱、巴氯芬、氯胺酮、哌替啶）[19]。此外，还有一些因素可能会增加癫痫患者癫痫发作活动的风险（表 26.2），包括抗癫痫药物水平的变化、

疲劳、应激、睡眠中断或睡眠剥夺、月经以及过量的酒精摄入[3,4,20]。通常，住院患者会经历高强度的应激和睡眠中断或睡眠剥夺。除住院期间的应激和睡眠剥夺外，围手术期还有其他因素可能影响抗癫痫药物效应，这些因素包括但不限于术前药物的不依从性、用药方案的改变、与其他围手术期药物的相互作用、麻醉暴露以及可能导致吸收延迟或生物利用度降低的胃肠动力学改变[4,6]。例如，患者可能为了遵守禁食（nothing-by-mouth，拉丁文为 nil per os，NPO）指令而停止服用常规剂量的抗癫痫药物，或者未按计划服用药物[21,22]。在手术后，对于因手术原因不允许口服药物或者因恶心、呕吐及肠梗阻等不能耐受口服药物的患者，情况则更为严重。血清中抗癫痫药物水平的降低可能与围手术期癫痫发作有关[5]，这种情况在患者所需的抗癫痫药物不能制备成肠外制剂时尤其难以避免。

既往患有癫痫的患者在接受麻醉时，或者在超过 40% 的围手术期出现癫痫发作的癫痫患者中，抗癫痫药物用药水平改变被认为是一个促发因素[7]。管理癫痫患者的临床挑战之一是必须谨慎理解抗癫痫药物的治疗浓度。有效的治疗浓度因患者的不同以及采血时间的不同而改变。事实上，个别

表 26.2　与围手术期癫痫活动相关的危险因素

与术后癫痫发作频率增加相关的因素	与术后癫痫发作频率增加无关的因素
有癫痫病史的患者： ◆ 平时更频繁的癫痫发作 ◆ 使用更多的抗癫痫药物种类 ◆ 末次癫痫发作与手术间隔时间较短 ◆ 年龄较小 **心脏手术患者：** ◆ 脑缺血性事件 ◆ 术前心脏停搏 ◆ 开胸手术 ◆ 深低温停循环 ◆ 心肺旁路时间 > 150min ◆ 主动脉钙化或粥样硬化 ◆ 危重的围手术期状态 ◆ 使用氨甲环酸	◆ 麻醉技术（全身麻醉、局部麻醉、监护麻醉） ◆ 手术类型（不包括神经外科或心脏外科手术）

患者的治疗浓度超出实验室报告的标准治疗范围是很常见的。此外，抗癫痫药物浓度受到药物间频繁的相互作用的影响。有趣的是，用非专利的抗癫痫药物替代品牌药，或者用一个制造商的非专利配方替代其他制造商生产的同一种非专利药物，也会影响血药浓度，从而增加癫痫发作的风险[23]。相反，一些抗癫痫药物如苯妥英钠、苯巴比妥和卡马西平可以激活细胞色素 P_{450}，改变许多药物的肝脏代谢。抗癫痫药物也可能降低诱导、维持以及觉醒所需的麻醉药物浓度[24]。

围手术期常规使用的一些药物可以影响癫痫发作的阈值或与抗癫痫药物有显著的相互作用[25]。常规需要多种药物控制癫痫发作的患者的管理在临床上更具挑战性，因为常规药物被停用或减少剂量时，他们的癫痫复发风险更大[26]。可以预见的是，随着基础抗癫痫药物使用的增加，围手术期癫痫发作的发生率也随之增加[7,15]。制订最有效的围手术期抗癫痫药物治疗方案可能相当复杂，且通常需要神经科医生的参与。此外，平时癫痫发作活动较频繁的患者和入院前短时间内有过癫痫发作的患者围手术期癫痫发作的风险较大。

低灌注后的局灶性或全面性脑缺血、栓塞（栓子或空气）、代谢紊乱和药物反应是心脏手术后癫痫发作的影响因素[8]。深低温停循环、主动脉钙化或粥样硬化、围手术期危重状态和使用氨甲环酸也被认为是危险因素[8,16-18,27]。氨甲环酸诱发癫痫发作的潜在机制是氨甲环酸与 γ 氨基丁酸的竞争性结合，产生抑制性神经活动降低和神经元兴奋性增强[27]。氨甲环酸应用引起的癫痫发作活动一般在术后早期出现，通常为全面性强直 - 阵挛性，且易于治疗。由环孢素治疗引起的可逆性后部脑病综合征（posterior reversible encephalopathy syndrome，PRES）是心脏移植患者癫痫发作的另一个原因[28]。改变免疫抑制剂方案通常能减轻这个问题。

预防策略与治疗

预防围手术期癫痫发作最有效的策略是优化患者的术前状态，以及避免已知可能降低患者癫痫发作阈值的围手术期危险因素，这在很大程度上取决于患者的基本健康状况和将要进行的手术。术前应尽量纠正电解质或代谢紊乱。如果是急诊手术，相关的电解质或代谢问题应在整体麻醉护理范围内尽快解决。在正在服用抗癫痫药物的癫痫患者中，术前药物不依从或因禁食水状态而漏服药物可能导致抗癫痫药物的血药浓度降低，并进一步引起癫痫发作。因此，患者在手术前（包括手术日）应尽可能遵循平时应用的抗癫痫药物方案，特别是对于那些频繁或近期癫痫发作的患者以及需要多种药物联合控制癫痫发作的患者。使患者在住院期间尽可能维持既往院外的用药方案至关重要。这可能特别具有挑战性，因为许多抗癫痫药物没有肠外制剂配方，且对不熟悉相关药物的医务人员来说正确理解血药浓度具有一定困难。在处理复杂病例时，术前和住院期间咨询神经科医生通常是有帮助的。

旨在优化术中脑保护的预防策略在改善高危患者的预后方面发挥了作用，特别是对于心脏外科手术患者[8]。术中应避免使用已知可诱发癫痫样脑电活动的药物（如依托咪酯、七氟醚），除非有明确的指征表明这些药物优于其他麻醉方案。应考虑预防性使用有助于抑制神经元兴奋性活动的药物（如苯二氮䓬类、加巴喷丁等）[29]。

麻醉医生应准备好治疗围手术期癫痫发作，同时注意平时频繁癫痫发作以及末次癫痫发作与入院时间间隔较短的患者更有可能发生癫痫发作。术后癫痫发作的治疗主要应注意维持氧供、管理血流动力学以及终止癫痫发作。除应用苯二氮䓬类或丙泊酚等 γ 氨基丁酸类药物进行治疗外，钠离子通道阻滞剂苯妥英钠以及多靶点作用药物丙戊酸钠也被推荐用于治疗围手术期癫痫发作。苯妥英钠不被推荐用于围手术期癫痫的急性终止，因为它不太可能有效，且快速给药可能导致低血压和心律失常。这些副作用可能是由用于提高苯妥英钠水溶性的丙二醇稀释剂引起的。在怀疑有局部麻醉药物全身毒性的特殊情况下，由于钠离子通道为共同的药物作用靶点，应避免使用苯妥英钠。丙戊酸钠可以迅速注入，且很少引起低血压，它具有镇静作用弱、作用时间长等特点。新型的静脉注射抗惊厥药物（如丙戊酸、左乙拉西坦）有助于减少与苯妥英钠或磷苯妥英钠相关的不良反应（如低血压、心动过缓、心搏骤停）。

在发生围手术期癫痫发作时，早期的头部 CT 扫描已被证明可以识别易于治疗的病理改变。一旦发现患者有这种损伤并及时治疗，一般预后良好，几乎没有残留的神经损伤。在癫痫持续状态下，癫痫发作活动持续≥ 5min，或 2 次及以上的癫痫发作相继发生且期间意识未完全恢复，此时，神经元损伤可能已经发生，癫痫发作不太可能自发终止[30]。为了使神经损伤的严重程度最小化，应给予持续的支持治疗以及以终止癫痫发作为目的的药物治疗。

现行指南或建议

对于新诊断为癫痫发作或癫痫控制难度增加的患者，需要进行评估以确定潜在病因，并调整用药。这些步骤最好在患者接受麻醉前完成。对于既往有癫痫病史患者的麻醉管理，相比患者有过癫痫发作这一事实，癫痫发作的可能病因更为重要。术中癫痫发作可能与麻醉操作或急性神经系统损伤有关，而术后癫痫发作通常由患者潜在的癫痫障碍引起。麻醉药物如丙泊酚、硫喷妥钠、苯二氮䓬类药物及挥发性麻醉剂（不包括安氟醚和七氟醚）可以剂量依赖性地增加癫痫发作阈值。阿芬太尼、瑞芬太尼和美索比妥等药物已被证明可降低癫痫发作阈值。

多种不同类型的抗癫痫药被常规用于控制患者的癫痫发作。大多数抗惊厥药（如苯妥英钠、苯巴比妥和卡马西平）激活细胞色素 P_{450} 系统，可引起对神经肌肉阻滞剂的耐药性。术前实验室检查应取决于个体对抗癫痫药物产生的具体副作用。为优化患者的麻醉前状态，除了电解质检查外，全血细胞计数和血小板计数是最常用的术前检查。在服用丙戊酸钠的患者中，推荐术前联合抗凝治疗，因为丙戊酸钠除了降低纤维蛋白原和血管性血友病因子外，还影响血小板计数和功能，从而干扰凝血[31]。

尽管可能与麻醉药或其他围手术期药物存在相互作用，但是大多数专家认为有必要让患者维持平常使用的抗癫痫药物治疗方案。这包括告知患者在手术当日早晨喝一小口水进行常规服药。对于那些不能在围手术期口服药物或胃肠道吸收功能改变的患者，有几种肠道外用药可供选择（如苯妥英钠、丙戊酸钠、左乙拉西坦、苯巴比妥）。此外，部分药物可制备为悬浮液并通过鼻胃管给药。理想情况下，相关药物的调整应在熟悉患者既往癫痫病史的神经科医生指导下进行。

总　结

对于大多数围手术期患者来说，癫痫是不常见的。然而，既往有癫痫病史的患者和心脏手术患者更容易发生围手术期癫痫。在患有癫痫的患者中，尤其是平时癫痫发作频繁、需要多种药物来控制癫痫发作或最近一次癫痫发作接近手术日期的患者，术后癫痫发作的风险更高。脑缺血、心肺转流时间长、深低温停循环、主动脉钙化或动脉粥样硬化、围手术期危重状态、使用氨甲环酸等都是心脏手术患者癫痫发作的危险因素。围手术期多种常见情况可能导致癫痫发作，包括但不限于睡眠剥夺、应激、电解质紊乱以及患者常规抗癫痫方案的改变。注意维持患者的常规抗癫痫方案，条件允许时使用肠道外制剂替代口服药物，早期识别癫痫发作活动并及时治疗可以最大限度地减少围手术期癫痫发作的负面后果。

（阴弯弯　李　傲　译，王丽妮　董海龙　审校）

参考文献

[1] Hauser WA, Rich SS, Annegers JF, et al. Seizure recurrence after a 1st unprovoked seizure: An extended follow-up. Neurology, 1990, 40(8):1163–1170.

[2] Hauser WA, Annegers JF, Kurland LT. Incidence of epilepsy and unprovoked seizures in Rochester, Minnesota: 1935-1984. Epilepsia, 1993, 34(3):453–468.

[3] Delanty N, Vaughan CJ, French JA. Medical causes of

seizures. Lancet, 1998, 352(9125):383–390.

[4] Paul F, Veauthier C, Fritz G, et al. Perioperative fluctuations of lamotrigine serum levels in patients undergoing epilepsy surgery. Seizure, 2007, 16(6):479–484.

[5] Specht U, Elsner H, May TW, et al. Postictal serum levels of antiepileptic drugs for detection of noncompliance. Epilepsy & Behavior, 2003, 4(5):487–495.

[6] Tan JH, Wilder-Smith E, Lim ECH, et al. Frequency of provocative factors in epileptic patients admitted for seizures: A prospective study in Singapore. Seizure, 2005, 14(7):464–469.

[7] Niesen AD, Jacob AK, Aho LE, et al. Perioperative seizures in patients with a history of a seizure disorder. Anesthesia & Analgesia, 2010, 111(3):729–735.

[8] Goldstone AB, Bronster DJ, Anyanwu AC, et al. Predictors and outcomes of seizures after cardiac surgery: A multivariable analysis of 2, 578 patients. Annals of Thoracic Surgery, 2011, 91(2):514–518.

[9] Bellinger DC, Jonas RA, Rappaport LA, et al. Developmental and neurologic status of children after heart surgery with hypothermic circulatory arrest or low-flow cardiopulmonary bypass. The New England Journal of Medicine, 1995, 332(9):549–555.

[10] Brorson LO, Wranne L. Long-term prognosis in childhood epilepsy: Survival and seizure prognosis. Epilepsia, 1987, 28(4):324–330.

[11] Forsgren L, Hauser WA, Olafsson E, et al. Mortality of epilepsy in developed countries: A review. Epilepsia, 2005, 46(Suppl 11):18–27.

[12] Ren WH. Anesthetic management of epileptic pediatric patients. International Anesthesiology Clinics, 2009, 47(3):101–116.

[13] Akavipat P, Rungreungvanich M, Lekprasert V, et al. The Thai Anesthesia Incidents Study (THAI Study) of perioperative convulsion. Journal of the Medical Association of Thailand, 2005, 88(Suppl. 7).

[14] Benish SM, Cascino GD, Warner ME, et al. Effect of general anesthesia in patients with epilepsy: A population-based study. Epilepsy and Behavior, 2009, 17(1):87–89.

[15] Kopp SL, Wynd KP, Horlocker TT, et al. Regional blockade in patients with a history of a seizure disorder. Anesthesia & Analgesia, 2009, 109(1):272–278.

[16] Martin K, Wiesner G, Breuer T, et al. The risks of aprotinin and tranexamic acid in cardiac surgery: a one- year follow- up of 1188 consecutive patients. Anesthesia & Analgesia, 2008, 107(6):1783–1790.

[17] Murkin JM, Falter F, Granton J, et al. High-dose tranexamic Acid is associated with nonischemic clinical seizures in cardiac surgical patients. Anesthesia & Analgesia, 2010, 110(2):350–353.

[18] Roach GW, Kanchuger M, Mangano CM, et al. Adverse cerebral outcomes after coronary bypass surgery. Multicenter Study of Perioperative Ischemia Research Group and the Ischemia Research and Education Foundation Investigators. The New England Journal of Medicine, 1996, 335(25):1857–1863.

[19] Pohlmann-Eden B, Beghi E, Camfield C, et al. The first seizure and its management in adults and children. British Medical Journal, 2006, 332(7537):339–342.

[20] Sokic D, Ristic AJ, Vojvodic N, et al. Frequency, causes and phenomenology of late seizure recurrence in patients with juvenile myoclonic epilepsy after a long period of remission. Seizure, 2007, 16(6):533–537.

[21] Niesen AD, Jacob AK, Brickson JP, et al. Occurrence of seizures in hospitalized patients with a pre-existing seizure disorder. Signa Vitae, 2012, 7(2):21–28.

[22] Jones C, Kaffka J, Missanelli M, et al. Seizure occurrence following nonoptimal anticonvulsant medication management during the transition into the hospital. Journal of Child Neurology, 2013, 28(10):1250–1258.

[23] Tatum IV WO. Antiepileptic drugs: Adverse effects and drug interactions. CONTINUUM Lifelong Learning in Neurology, 2010, 16(3):136–158.

[24] Ouchi K, Sugiyama K. Required propofol dose for anesthesia and time to emerge are affected by the use of antiepileptics: Prospective cohort study. BMC Anesthesiology, 2015:1–7.

[25] Cheng MA, Tempelhoff R. Anesthesia and epilepsy. Current Opinion in Anaesthesiology, 1999, 12(5):523–538.

[26] Medical Research Council Antiepileptic Drug Withdrawal Study Group. Randomised study of antiepileptic drug withdrawal in patients in remission. Lancet, 1991, 337(8751):1175–1180.

[27] Manji RA, Grocott HP, Leake J, et al. Seizures following cardiac surgery: the impact of tranexamic acid and other risk factors. Canadian Journal of Anesthesia, 2012, 59(1):6–13.

[28] Navarro V, Varnous S, Galanaud D, et al. Incidence and risk factors for seizures after heart transplantation. Journal of Neurology, 2010, 257(4):563–568.

[29] Voss LJ, Sleigh JW, Barnard JPM, et al. The howling cortex: Seizures and general anesthetic drugs. Anesthesia & Analgesia, 2008, 107(5):1689–1703.

[30] Lowenstein DH, Bleck T, Macdonald RL. It's time to revise the definition of status epilepticus. Epilepsia, 1999, 40(1):120–122.

[31] Chambers HG, Weinstein CH, Mubarak SJ, et al. The effect of valproic acid on blood loss in patients with cerebral palsy. Journal of Pediatric Orthopaedics, 1999, 19(6):792–795.

第 27 章

帕金森病

M. Luke James，Ulrike Hoffmann

引 言

帕金森病（Parkinson's disease，PD）是一种慢性进行性神经退行性疾病，以静息性震颤、肌肉强直和运动迟缓为典型临床症状。1817 年，James Parkinson 首次正式描述了"颤抖性麻痹"，这种综合征从圣经时代就已为人所知。1879 年，Jean-Marie Charcot 注意到了包括自主神经功能紊乱在内的其他特征，并以 James Parkinson 的名字命名。14 年后，尽管病因仍不清楚，但黑质脑区与帕金森病之间的联系被证实。20 世纪下半叶，该病的神经病理学和神经化学特性得到了阐明，治疗策略也开始发展。

本章将讨论帕金森病的流行病学、病理生理学和疾病分期，并将特别关注与麻醉医生工作相关的特定器官系统功能改变。

流行病学及一般注意事项

帕金森病是美国最常见的神经退行性疾病之一，仅次于阿尔茨海默病。它影响到所有种族，男性的患病率稍高。在普通人群中帕金森病的总患病率约为 0.3%，在 60 岁以上的人群中帕金森病的患病率约为 1%。此外，在 65~90 岁的人群中，帕金森病的患病率呈指数级增长 [1]。因此，随着美国老龄人口规模的不断扩大，在不久的将来，接受外科手术治疗的帕金森病患者数量可能会大幅度增加。

对麻醉医生来说，管理帕金森病患者是一项复杂而又具有挑战性的工作。不仅要求医生对潜在的病理学和当前的治疗方法有深刻的理解，而且要求他们具有敏锐且开放的个体化方案及思考。

在时间紧、强度大的手术环境中，这些任务可能变得格外困难。除了典型的三联征外，帕金森病患者比普通外科患者更容易出现抑郁症、焦虑症和言语障碍等并发症 [2]。此外，表现为"面具样面容（masked facies）"的运动迟缓和认知功能障碍可能导致患者无法准确地展示和表达情绪及需求。因此，有必要与患者及其家人建立充分共情的工作关系，创造一种平静而有组织的氛围，并尽量减少干扰和噪音。花几分钟时间设定适当的期望值，往往可以避免患者在围手术期出现不必要的混乱或焦虑相关问题。

由于他们的年龄特点和并发症，帕金森病患者通常需要在手术室接受神经外科以外的手术，包括眼科手术（如白内障手术）、泌尿外科手术（如前列腺和尿失禁手术）以及由于跌倒和骨折风险增加导致的骨科手术。所有这些手术都需要个体化的治疗方案和充分地控制震颤，特别是使用局部或区域麻醉方案时。

病理生理学和临床相关分期

黑质致密部多巴胺能细胞变性和由此导致的多巴胺缺乏是帕金森病发生的潜在机制。基底神经节，包括纹状体（尾状核和壳核）、苍白球、丘脑基底核和黑质组成临床上重要的运动回路，以平衡兴奋性胆碱能神经元和抑制性多巴胺能神经元 [3,4]。值得注意的是，在帕金森病中乙酰胆碱的含量正常，多巴胺缺乏，此导致多巴胺 / 乙酰胆碱的比率失衡，从而增加了抑制性核团的活性。从基底神经节发出的抑制性传入使得丘脑和脑干核团过度抑制，进而导致运动障碍、肌强直和震颤。需要在围手术期应用副交感神经激动剂（如新斯的明）或副交感神经阻滞剂（如阿托品）时，应该格外注意这种稳态的改变与失衡。在应用抗胆碱药物作为治疗方案的帕金森病患者中，可能的副作用及不良反应是不可预测的。

帕金森病的严重程度有不同的分级体系。Hoehn 和 Yahr 分期（HY 分期；框表 27.1）常被用来描述帕金森病患者的类别[5]，使麻醉医生可以快速估算患者受到损伤的严重程度。

框表 27.1　Hoehn 和 Yahr 分期（HY 分期）

◆ 1 期：单侧受累，通常很少或无功能障碍。
◆ 2 期：双侧或中线受累而无平衡障碍。
◆ 3 期：双侧病变：轻度至中度残疾伴姿势反射障碍；身体能独立活动。
◆ 4 期：严重残疾；仍然能够独立行走或站立。
◆ 5 期：除非有人帮助，否则只能卧床或乘坐轮椅。

经允许引自 Goetz CG, Poewe W, Rascol O, et al. Movement Disorder Society Task Force report on the Hoehn and Yahr staging scale: status and recommendations. Movement Disorders, 2004, 19（9）：1020-1028. 经运动障碍协会许可使用

轻度或早期帕金森病通常被定义为 HY 1 期和 2 期，此时症状可能很轻微，无法识别。晚期疾病被分为 HY 4 期和 HY 5 期。尽管药物和外科治疗可以改善运动症状，但帕金森病会导致大多数患者出现进行性残疾并最终死亡。

麻醉的一般注意事项：器官系统及其特点

呼吸系统

上气道功能障碍是帕金森病的常见症状，James Parkinson 曾对其进行描述。事实上，呼吸系统并发症，特别是吸入性肺炎，是帕金森病患者最常见的死亡原因。在帕金森病相关的不自主运动中，喉部肌肉受累可能导致吞咽困难 / 咳嗽、分泌物滞留、肺不张和误吸。因此，术前评估帕金森病患者的通气、吞咽和咳嗽情况对避免拔管后和恢复期呼吸衰竭至关重要。强烈建议对患者进行神经肌肉监测，在神经肌肉阻滞效应完全逆转之前不应拔管。

心血管系统

帕金森病患者最常见的心血管症状是直立体位相关的循环调节功能受损和直立性低血压[6]。然而，治疗帕金森病症状的药物可能会使体位相关循环波动的评价复杂化。左旋多巴可以通过促进外周血管舒张引起低血压，溴隐亭或培高利特也有相似作用。这些副作用在使用吸入麻醉剂的麻醉过程中尤其明显，也可能出现心律失常和保护性心血管反射功能障碍。因此，即使在没有其他明确适应证的情况下，也应考虑实施有创术中监测。

消化系统

消化道（gastrointestinal，GI）功能紊乱严重影响帕金森病患者的生活质量，包括唾液潴留、吞咽困难、胃轻瘫、便秘和食欲减退。几乎所有治疗帕金森病的药物都会加重这些症状，帕金森病的治疗可能会导致体重大幅度减轻和精神错乱。麻醉医生应仔细评估消化道功能紊乱的严重程度，并为相关并发症制订对策，例如，禁食后仍为饱腹状态、诱导时误吸、吞咽能力受损、吸气困难、药物蛋白结合率降低、生物利用度改变等。

泌尿生殖系统

帕金森病患者常伴有下尿路症状[7]。无论有或无尿失禁，高达 70% 的患者有尿急和尿频（即膀胱过度兴奋）的症状。帕金森病患者的膀胱过度兴奋可能反映了额叶-基底神经节回路的改变，这些回路通常抑制排尿反射。患者还可能会出现勃起功能障碍和性行为减少。

认知系统与心理

帕金森病的非运动性症状可能在疾病早期就具有明显的表现，有时会出现持续症状。最常见的症状是，患者首先出现抑郁、疲劳和睡眠障碍等症状[2]。这些损伤可能导致神经检查恢复正常的时间延长或从全身麻醉中苏醒延迟。认知功能下降和精神疾病往往出现在帕金森病晚期。术后精神错乱、谵妄和药物性精神病可能使帕金森进一步复杂化，并且由于这些症状与帕金森病的病理生理学和药物治疗方案的相互作用而难以得到有效治疗。

对临床症状和患者是否需要治疗而制订的[8,9]。目前的治疗是为了尽可能改善患者的生活质量，因为目前还没有明确的治疗方法。多巴胺能药物通常是治疗运动症状的首选药物[10]，因为它们比抗胆碱能药物金刚烷胺和选择性单胺氧化酶B（MAO-B）抑制剂更有效。

药物治疗

抗帕金森病的药物治疗方案（表 27.1）是针

表 27.1　常见的抗帕金森病药物

药物分类	示例	半衰期	血浆峰值时间	常用剂量	副作用	药物相互作用
左旋多巴/脱羧酶抑制剂						
左旋多巴/卡比多巴	帕金宁（快速释放制剂）	1.5h	0.5h	100mg 左旋多巴或 25mg 卡比多巴，每天 3 次	厌食、恶心、呕吐、头晕、运动波动、运动障碍、意识模糊、幻觉	·增强降压药效应；·增强儿茶酚胺类效应；·阿片类药物使左旋多巴的效应减弱
左旋多巴/卡比多巴	帕金宁（控释制剂）	1.5h	2h	100mg 左旋多巴或 25mg 卡比多巴，每天 3 次		
左旋多巴/卡比多巴/恩他卡朋	斯达力沃	1.7h 1.6~2h 0.8~1h	0.6~2.4h 2.5~3.4h 1~1.2h	50mg 左旋多巴、12.5mg 卡比多巴或 200mg 恩他卡朋，每天 3 次	上述所有症状以及腹泻	
多巴胺激动剂						
麦角衍生物						
溴隐亭	甲磺酸溴隐亭片	6~12h	1~3h	1.25mg，每天 2 次	恶心、低血压、头晕、头痛	增强降压药效应
非麦角衍生物						
美多芭	普拉克索	8.5h	2h（IR），6h（ER）	0.5~1.5mg，每天 3 次	恶心、呕吐、低血压、踝部水肿、日间过度嗜睡、意识模糊、强迫行为、幻觉	增强降压药效应
罗匹尼罗	ReQip	6h(ER)	1~2h（IR）6~10h（ER）	1mg，每天 3 次		
抗胆碱能药物						
苯海索	苯海索（安坦）	6~12h	1.3h	2mg，每天 3 次	意识模糊、记忆受损、便秘、尿潴留、视物模糊、闭角型青光眼	心动过速
苯托品	苯扎托品	6~48h	口服后 1h	1mg，每天 2 次		
选择性 MAO-B 抑制剂						
司来吉兰	咪多吡	不可逆性阻断	口服后 1h	5mg，每天 2 次	运动障碍、恶心、抑郁、头晕、睡眠紊乱、直立性低血压、外周水肿、焦虑、幻觉	可能与SSRIs、哌替啶、曲马朵存在相互作用
雷沙吉兰	雷萨吉兰	不可逆性阻断	1h	1mg，每天 1 次		
NMDA 受体拮抗剂						
金刚烷胺	金刚烷胺	16h	2~4h	100mg，每天 2 次	意识模糊、幻觉、紧张、头晕、失眠	不能与神经抑制剂联用

IR：immediate-release，快速释放；ER：extended-release，缓慢释放；MAO-B：monoamine oxidase-B，单胺氧化酶 B；SSRIs：selective serotonin reuptake inhibitors，选择性 5- 羟色胺再摄取抑制剂

多巴胺

左旋多巴是多巴胺的前体，被认为是最有效的抗帕金森病药物。口服后，这种前体药物会转化为多巴胺，从而有效地解决所有主要症状。然而，由于左旋多巴的半衰期仅为 30~60min，因此它通常与外周脱羧酶抑制剂（如卡比多巴）联合使用，以减少左旋多巴到达大脑之前的脱羧化代谢。另一种延长左旋多巴作用的组合是卡比多巴＋左旋多巴＋儿茶酚氧甲基转移酶（catechol-O-methyltransferase，COMT）抑制剂，如恩他卡朋。左旋多巴的治疗受到越来越多副作用（如恶心、呕吐、头晕和低血压）的限制，最主要的原因是 5~7 年后疗效下降。大多数患者在开始服用左旋多巴的最初几年中，使用 300~600mg/d 的剂量就能充分控制症状。由于药物作用时间缩短到 4h 以下，患者逐渐开始在给药间隔末期出现运动不能和运动障碍等并发症，需要更短的给药间隔。

多巴胺激动剂

多巴胺激动剂是治疗帕金森病的一线替代药物，多种成分不同的多巴胺激动剂具有相似的疗效，但副作用不同。它们直接激动纹状体突触后多巴胺受体，在最初 4~5 年的治疗中出现运动障碍和运动波动的风险较低，但是它们的疗效稍弱，通常需要左旋多巴作为辅助用药。多巴胺激动剂主要分为两大类：传统的麦角衍生物，即溴隐亭；新型的非麦角衍生物，即罗匹尼罗和普拉克索。多巴胺激动剂的半衰期可能很长，需要数周的滴定来确定用药剂量。这种药代动力学特征的优点是减少了药物波动，但增加了症状管理的难度。由于对外周多巴胺能系统的激动，多巴胺激动剂可能引起恶心和直立性低血压，可通过缓慢滴定药物来减少这种作用。此外，多巴胺激动剂有诱发幻觉的可能性，且痴呆患者应避免使用。最后，传统的麦角衍生物偶尔可能与腹膜后、胸膜或心包纤维化以及心脏瓣膜增厚和功能障碍相关。因此，非麦角衍生物激动剂是首选。

注意：具有多巴胺拮抗剂特性的药物，如吩噻嗪、丁基苯酚（如氟哌利多）和甲氧氯普胺，可加重帕金森病的运动症状，因此禁止用于帕金森病患者。

单胺氧化酶 B 抑制剂

司来吉兰和新型药物雷沙吉兰通过抑制单胺氧化酶 B（MAO-B）来阻止多巴胺的降解，从而增加多巴胺的利用率。雷沙吉兰抑制 MAO-B 的效力比司来吉兰高 5~10 倍，然而，雷沙吉兰不会代谢为安非他命，因此不具有司来吉兰的拟交感神经及神经系统作用。所有的 MAO-B 抑制剂都能使左旋多巴的用量减少 20%~30%。MAO-B 抑制剂的副作用比多巴胺激动剂少，几乎不需要滴定，但可能与选择性 5- 羟色胺再摄取抑制剂（selective serotonin reuptake inhibitors，SSRIs）、曲马朵和哌替啶发生严重的相互作用。

注意：MAO-B 抑制剂司来吉兰和雷沙吉兰与 5- 羟色胺能药物 [如 SSRIs 或丙咪嗪等三环类抗抑郁药（tricyclic antidepressants，TCAs）] 合用时可诱发 5- 羟色胺综合征，因此禁忌联合使用。此外，司来吉兰和哌替啶联合使用可引起谵妄、肌肉僵硬和高热。

抗胆碱能药物

抗胆碱能药物作用于毒蕈碱型乙酰胆碱受体，调节纹状体多巴胺和乙酰胆碱递质失衡。由于它们对运动障碍几乎没有作用，因此抗胆碱能药物的使用受到其副作用（通常是抗胆碱能作用与自主神经功能的副作用）的限制。由于可能引起谵妄，老年人应慎用抗胆碱能药物。此外，精神分裂症患者应禁用抗胆碱能药物，因为抗胆碱能药物会导致记忆衰退和定向障碍。

NMDA 受体拮抗剂

金刚烷胺作为辅助用药，是治疗运动不能危象的首选药物，且可肠外给药。金刚烷胺可引起睡眠 - 觉醒周期的变化，导致夜间失眠。该药物以活性产物的形式随尿液排出，肾脏损害患者应仔细监测，因为血药浓度过高可能导致肌阵挛、躁动和精神症状。

儿茶酚氧甲基转移酶抑制剂

COMT 抑制剂可减少左旋多巴的降解，从而提高左旋多巴的生物利用度，并有助于控制多巴胺浓度的波动。由于半衰期很短，COMT 抑制剂必须与左旋多巴联合用药，因此主要用于疾病晚期的辅助治疗。联合用药可能导致左旋多巴过量相关的副作用，如幻觉、恶心和不自主运动。最常见的副作用是腹泻，往往导致治疗中止。

帕金森病相关抑郁、疲劳、痴呆和精神病的治疗

SSRIs 和 TCAs 是目前治疗帕金森病患者抑郁症状的首选药物。该领域的大多数专家使用传统的 SSRIs、5-羟色胺和去甲肾上腺素再摄取抑制剂或 TCAs，并在 4~6 周内进行随访，根据需要进行调整。在异常严重的情况下，经颅磁刺激或电休克疗法被用来治疗抑郁症。治疗疲劳的药物包括哌甲酯和莫达非尼，但这些都被认为是试验性的。帕金森病患者可服用利凡斯汀和美金刚治疗痴呆。新型的非典型抗精神病药物有助于减少帕金森病的副作用，可以在治疗精神病的同时不加重帕金森病。氯氮平已被证明特别有效，但可导致 1%~2% 的患者发生严重的粒细胞缺乏症。奥氮平、利培酮和喹硫平也是副作用较少的选择。经典的抗精神病药物是多巴胺拮抗剂，在治疗帕金森病中是禁忌。总的来说，帕金森病患者，尤其是处于疾病晚期的患者，可能会服用多种复杂的药物，使得围手术期可能出现的副作用或药物相互作用的原因难以确定。

神经阻滞剂恶性综合征

神经阻滞剂恶性综合征（neuroleptic malignant syndrome，NMS）是一种危及生命的神经系统疾病，通常由神经抑制剂或抗精神病药的不良反应引起，其症状包括高热、出汗、血压不稳定、昏迷、肌肉僵硬和自主神经功能障碍。严重时可伴有横纹肌溶解、代谢性酸中毒、肾衰竭和弥漫性血管内凝血障碍。在大多数情况下，这种症状在药物治疗的最初几周内出现，但是 NMS 可能在治疗期间的任何时间发生。突然停用抗帕金森病药物（如左旋多巴）也可能导致 NMS，因此麻醉医生必须确保患者在整个围手术期持续用药。此外，具有抗多巴胺能活性的药物，如抗呕吐的甲氧氯普胺，可能诱发 NMS。诊断可能很困难，特别是在区分 NMS 与恶性高热和 5-羟色胺综合征时，因为它们都有相似的早期症状。

注意：对帕金森病患者应避免有害的联合用药、身体应激、饥饿和脱水，所有这些都可能导致 NMS。

麻醉管理

术前应全面评估患者所处的疾病阶段，并应特别注意疾病累及的器官系统及特殊问题（如吞咽困难、误吸、肺炎、低血压、尿路感染、胃轻瘫）。

最重要的措施是持续不间断地应用抗帕金森病药物，应将药物的使用频次和短的半衰期特性考虑在内。术前应尽可能长时间服药，术后应尽快恢复用药。如有必要，左旋多巴可采用特殊配方通过鼻胃管给药。由于左旋多巴只在小肠近端吸收，直肠应用是无效的。

更重要的是，应将帕金森病患者的手术安排在早上第一时间段，以避免长时间的禁食和脱水。最后，必须与患者及其亲属建立一种温暖、可靠的职业关系。在区域麻醉或监测护理的设置中，麻醉医生应避免不必要的频繁调整，以减少患者额外的困惑和焦虑。

如果可行的话，对帕金森病患者应优先选择区域麻醉，因为此可以避免神经肌肉阻滞和全身麻醉药物的副作用，如术后恶心、呕吐。早期口服抗帕金森病药物还有额外的益处。

全身麻醉

所有全身麻醉药物都有可能干扰帕金森病的药物治疗，并加重潜在的副作用，特别是全身血压。因此，在使用麻醉药时应谨慎关注常见的副作用，如低血压，并提前采取预防措施。框表 27.2 强调了麻醉诱导前的注意事项。

框表 27.2　麻醉诱导前注意事项

1. 患者可能因张口过度和颈部伸展受限而难以插管。
2. 患者可能对儿茶酚胺格外敏感。儿茶酚胺给药可能需要从小剂量开始缓慢滴定、持续输注，直至达到预期的效果。应避免单次大剂量给药。
3. 由于可能出现严重的低血压，因此估计容量状态很重要，应预估吸入或静脉麻醉药物对循环的影响。
4. 根据自主神经功能障碍的程度，应考虑有创动脉血压监测，并密切注意连续心电图监测，且在术后继续监测。
5. 麻醉苏醒时间可能会延长，只有在确认（神经肌肉监测）神经肌肉阻滞完全逆转后才可以拔管。
6. 应特别注意这些患者的吞咽和咳嗽能力充分恢复。
7. 术后寒战在帕金森病患者中很常见，应与帕金森病的症状相区分。
8. 帕金森病患者术后更容易出现意识模糊和幻觉，且很难与药物的相互作用相区分。

吸入麻醉剂对大脑不同受体有多种作用，副作用往往与剂量相关。大多数吸入性麻醉药可导致剂量依赖性血压下降，并减少对心率和血压的压力反射调节，这些反射在帕金森病患者中可能已经受损。此外，吸入性麻醉药有可能抑制突触对多巴胺的再摄取，而多巴胺的再摄取是在临床相关浓度下发生的。然而，异氟醚和七氟醚在帕金森病患者中被认为是安全的。与之相比，氟烷可增加心脏对儿茶酚胺致心律失常作用的敏感性。此外，地氟醚可剂量依赖性地激活交感肾上腺素能系统，诱发快速心律失常。但据报道，如果使用剂量＜1 MAC，则该药物是安全的[11]。

在帕金森病患者的手术中，静脉麻醉是安全且经常使用的。虽然有不同的病例报道，但还没有大规模的随机研究发表。如前所述，处理帕金森病患者的关键是周密的计划，缓慢和周到地应用药物，以及反复重新评估患者的情况。丙泊酚可以诱发[12]或消除[13]运动障碍。理论上，氯胺酮在帕金森病用药中是禁忌，因为其可能加剧交感神经系统反应，但现在已经被安全地使用[14,15]。然而，考虑到某些抗帕金森病药物的副作用，氯胺酮的致幻作用在应用时也应谨慎考虑。

阿片类药物在帕金森病患者中的应用存在争议。阿片类药物可引起或加重肌肉僵硬，特别是胸部僵硬。临床实践表明，该并发症与给药浓度和给药速度密切相关。因此，如果有必要，建议低剂量和谨慎用药。尽管阿芬太尼因可能引起急性肌张力障碍[16]而成为相对禁忌，但是如果以适当的方式给药，芬太尼和瑞芬太尼通常被认为是安全的，患者对其具有良好的耐受性。此外，一些证据表明，芬太尼的使用有剂量要求[17]。由于可能出现肌肉僵硬，应避免快速注射瑞芬太尼，缓慢输液几乎可以完全避免震颤，并曾在眼科手术的应用中获得成功。

非去极化神经肌肉阻滞剂应在神经肌肉监测下使用，且短效药物可能是首选。目前没有非去极化肌松药加重帕金森病症状的报道。琥珀酰胆碱可能不是神经肌肉阻滞的首选，因为有报道称帕金森病患者存在高钾血症。然而，这些报道并没有在更多的研究中被证实。

深部脑刺激器植入术

深部脑刺激器（DBS）植入术是一项针对帕金森病患者的特殊手术。作为特发性震颤和肌张力障碍的一种替代治疗方法，接受DBS治疗的患者通常被要求不要服用目前的抗帕金森药物。停止药物治疗使得神经生理学家可以在术中记录基底节微电极刺激对主要症状（即震颤）的影响。主动创造的药物"间歇期"会导致手术前帕金森症状加重（如震颤、肌张力障碍或抑郁），并增加了麻醉医生管理这些病例的复杂性。所幸并发症的发生率较低，最常见的并发症包括脑出血（约3%）、癫痫发作和心理/精神状况恶化，年龄＞64岁是相关并发症的独立危险因素[18]。应在整个围手术期控制好患者的全身血压。大剂量的右美托咪定、瑞芬太尼和丙泊酚可完全抑制帕金森病的震颤，显著影响神经元的兴奋性[19]，并可长期改变患者的精神状态。合理剂量的右美托咪定是一种很好的药物，可以提供适度的镇静作用，但需要保证患者和神经生理学家可以在DBS测试期间进行充分的沟通。右美托咪定还具有稳定全身血压的好处。此外，低剂量丙泊酚可以在测试开始前提供足够的镇静效果，但应在电极置入后停止使用。呼吸频率和全身生理监测是必要的，可以常规使用标准的监测项目。根据我们的经验，术前给予975mg泰诺可以有效地预防手术期间头痛。舒适的体位、细致的体温监测和体贴的个性化护理也是确保DBS手术成功的重要因素。

总 结

安全的麻醉方案没有简单的标准。目前几乎所有关于各种麻醉药物或技术安全性的可用证据都是基于小病例系列、单个病例报告和（或）一般意见。然而，大多数麻醉剂已经被安全且合理地应用于帕金森病患者。术前仔细地评估患者的病情严重程度和药物治疗方案，周到和适时地应用麻醉药物，特别注意避免抗帕金森病药物的中断，对患者及其家属的个性化关怀，都是在围手术期处理好帕金森病患者的基础。

（阴弯弯 李 傲 译，王丽妮 董海龙 审校）

推荐阅读

[1] Giugni JC, Okun MS. Treatment of advanced Parkinson's disease. Current Opinion in Neurology, 2014, 27(4):450–460.

[2] Nutt JG, Wooten GF. Clinical practice. Diagnosis and initial management of Parkinson's disease. The New England Journal of Medicine, 2005, 353(10):1021–1027.

[3] Shulman LM, Taback RL, Bean J, et al. Comorbidity of the nonmotor symptoms of Parkinson's disease. Movement Disorders, 2001, 16(3):507–510.

[4] Goetz CG, Pal G. Initial management of Parkinson's disease. British Medical Journal, 2014, 349:g6258.

[5] Nicholson G, Pereira AC, Hall GM. Parkinson's disease and anaesthesia. British Journal of Anaesthesia, 2002, 89(6):904–916.

参考文献

[1] Moghal S, Rajput AH, D'Arcy C, et al. Prevalence of movement disorders in elderly community residents. Neuroepidemiology, 1994, 13(4):175–178.

[2] Simuni T, Sethi K. Nonmotor manifestations of Parkinson's disease. Annals of Neurology, 2008, 64 Suppl 2:S65–80.

[3] Lang AE, Lozano AM. Parkinson's disease. Second of two parts. The New England Journal of Medicine, 1998, 339(16):1130–1143.

[4] Lang AE, Lozano AM. Parkinson's disease. First of two parts. The New England Journal of Medicine, 1998, 339(15):1044–1053.

[5] Goetz CG, Poewe W, Rascol O, et al. Movement Disorder Society Task Force report on the Hoehn and Yahr staging scale: Status and recommendations. Movement Disorders, 2004, 19(9):1020–1028.

[6] Chaudhuri KR. Autonomic dysfunction in movement disorders. Current Opinion in Neurology, 2001, 14(4):505–511.

[7] Winge K, Skau AM, Stimpel H, et al. Prevalence of bladder dysfunction in Parkinsons disease. Neurourology and Urodynamics, 2006, 25(2):116–122.

[8] Giugni JC, Okun MS. Treatment of advanced Parkinson's disease. Current Opinion in Neurology, 2014, 27(4):450–460.

[9] Goetz CG, Pal G. Initial management of Parkinson's disease. British Medical Journal, 2014, 349:g6258.

[10] Nutt JG, Wooten GF. Clinical practice. Diagnosis and initial management of Parkinson's disease. The New England Journal of Medicine, 2005, 353(10):1021–1027.

[11] Nicholson G, Pereira AC, Hall GM. Parkinson's disease and anaesthesia. British Journal of Anaesthesia, 2002, 89(6):904–916.

[12] Krauss JK, Akeyson EW, Giam P, et al. Propofol-induced dyskinesias in Parkinson's disease. Anesthesia & Analgesia, 1996, 83(2):420–422.

[13] Anderson BJ, Marks PV, Futter ME. Propofol-contrasting effects in movement disorders. British Journal of Neurosurgery, 1994, 8(3):387–388.

[14] Hetherington A, Rosenblatt RM. Ketamine and paralysis agitans. Anesthesiology, 1980, 52(6):527.

[15] Wright JJ, Goodnight PD, McEvoy MD. The utility of ketamine for the preoperative management of a patient with Parkinson's disease. Anesthesia & Analgesia, 2009, 108(3):980–982.

[16] Mets B. Acute dystonia after alfentanil in untreated Parkinson's disease. Anesthesia & Analgesia, 1991, 72(4):557–558.

[17] Wang JF, Xu XP, Yu XY, et al. Remifentanil requirement for inhibiting responses to tracheal intubation and skin incision is reduced in patients with parkinson's disease undergoing deep brain stimulator implantation. Journal of Neurosurgical Anesthesiology, 2015.

[18] Khatib R, Ebrahim Z, Rezai A, et al. Perioperative events during deep brain stimulation: the experience at cleveland clinic. Journal of Neurosurgical Anesthesiology, 2008, 20(1):36–40.

[19] Raz A, Eimerl D, Zaidel A, et al. Propofol decreases neuronal population spiking activity in the subthalamic nucleus of Parkinsonian patients. Anesthesia & Analgesia, 2010, 111(5):1285–1289.

第 28 章

精神疾病的全身麻醉治疗

Laszlo Vutskits

引 言

精神疾病的定义是可以导致痛苦或日常生活能力下降的精神或行为模式 [1]。这些情况的特征通常是异常的思想、感知、情感、行为和与他人关系的组合。目前精神障碍的负担持续增加，据估计，这些病理状态的全球终身患病率估计达到世界人口的 1/3 以上，并存在重要的区域差异 [2]。事实上，约 25% 的欧洲人在他们人生的某个阶段达到了 DSM-IV 定义的精神疾病标准，而在美国这一比例接近 50% [3,4]。到目前为止，焦虑和情绪障碍是导致这些疾病的主要原因，其次是冲动控制和药物使用障碍。精神疾病是全球伤残调整寿命年的主要原因 [5]。据世界卫生组织估计，全球每年精神疾病的相关费用超过 2.5 万亿美元，并预计在未来 10 年增长 1 倍。抑郁症是这些费用的主要原因，其次是与精神分裂症治疗相关的直接和间接费用 [5]。因此，了解这些疾病的病理生理学，从而开发有效的治疗方法具有高度优先的公共卫生意义。

全身麻醉药物包括一系列异质性物质，其共同特性是可以在给药时迅速导致短暂意识丧失和记忆缺失。因此，这些药物是围手术期用药中不可或缺的组成部分，可为患者和外科医生提供最佳的手术条件。考虑到全身麻醉对意识的开/关效应，人们最初认为接触这些药物不会对中枢神经系统功能造成长期的影响。然而，过去几十年中不断积累的最新证据并不支持这种观点。现在已经可以确定，全身麻醉药物是主要神经递质系统的有效调节剂，即使是短期的干扰神经递质驱动的神经活动模式也会对大脑生理学产生长

期的影响 [6]。这表明，全身麻醉药物不能简单地被认为是快速引起可逆性意识转换的药物，而同时也可以作为强效、受到应用条件影响的神经可塑性调节剂。从这个角度考虑，麻醉药物诱导的神经可塑性调节可能对某些精神疾病具有治疗价值。受到这种可能性的启发，越来越多的实验和临床观察表明全身麻醉药物在抑郁症治疗方面具有一定作用。本章旨在提供有关这种可能性的见解。

抑郁症——流行病学和治疗

抑郁症（major depressive disorder，MDD）是一种严重的衰弱性疾病，终生患病率约为 17% [7]，是世界范围内导致残疾的主要原因之一，给患者带来巨大的痛苦和经济损失 [8]。MDD 的诊断是基于一系列明确的症状，其中许多可能反映了多种不同的潜在病理生理机制 [9,10]，这反过来又使得采用单一方案治疗这种疾病变得复杂化。因此，目前可用的药物治疗具有严重的局限性。这些治疗可能需要数周的时间才能起效，而在此期间自杀行为的发生甚至会增加 [11]。此外，它们的疗效相对较差，并且常常伴有较高的复发率 [12,13]。因此，开发作用更快、疗效更强的新药是非常必要的。

在 20 世纪 50 年代精神药理学革命到来之前，电休克疗法（electroconvulsive therapy，ECT）是治疗精神疾病的主流方案 [14]。早在 16 世纪，瑞士医生 Paracelsus 就描述了通过口服樟脑引起癫痫发作，作为治疗精神类疾病的方案。这种方案在 20 世纪 30 年代早期由 Von Meduna 再次提出，

他通过肌肉注射樟脑后静脉注射戊四氮诱发惊厥，从而治疗精神分裂症患者的紧张性昏迷[15]。电诱发癫痫发作最早是由意大利精神病学家和神经生理学家 Cerletti 和 Bini 提出的，他们在 1938 年成功地治疗了一位年轻的哑巴紧张症患者[16]，这种方法在精神病学领域得到了迅速的广泛应用[14]。从早期开始，ECT 经历了不断的改进，最近的一项荟萃分析表明，它确实是治疗抑郁症的有效手段，包括对严重和耐药型抑郁症[17]。尽管使用了几十年，ECT 的作用机制仍有待研究。这并不意味着我们完全不清楚 ECT 产生的作用，但是要确定其对大脑的众多影响中哪些对治疗是必须且相当困难的[18]。一种新兴的观点认为，ECT 可以起到治疗作用的原因是其可以增强大脑的可塑性[19]。事实上，除了对 5- 羟色胺、去甲肾上腺素和多巴胺相关的神经传递具有有效的促进作用外，ECT 还增加了一些神经营养因子的表达，包括脑源性神经营养因子（BDNF）[20,21]。此外，ECT 还会引起大脑结构的改变，包括血管、神经胶质和神经新生，同时增加树突分枝和突触新生[19]。由于抑郁症与神经可塑性降低有关[9]，因此我们可以推测，上述能够提高神经可塑性的诸多复杂效应可能是 ECT 产生治疗作用所必需的。

抑郁症患者麻醉治疗的临床研究证据

在大多数情况下，ECT 是在全身麻醉下进行的。由于全身麻醉本身就是一种强效的大脑状态调节器，确定 ECT 的治疗价值是与电极传导的电流有关，还是与全身麻醉对神经网络的影响有关成为一个重要的问题。为了阐明这一问题，应将 ECT 与未施加电击的模拟过程进行比较，相关研究的早期结论是相互矛盾的，并且由于样本量非常小、缺乏足够的对照组，其在方法学上饱受质疑。1953 年，Miller 及合作者发现，在 30 例患有慢性紧张型精神分裂症的患者中，ECT、硫喷妥钠麻醉下的非惊厥刺激或者单纯硫喷妥钠麻醉对其社会表现的改善效果是相似的[22]。在另一组合并诊断有抑郁状态的患者中也进行了类似

的观察，其中直接 ECT、ECT 联合琥珀酰胆碱、ECT 联合硫喷妥钠、单用硫喷妥钠和单用氧化亚氮麻醉的治疗效果没有显著的统计学差异[23]。与这些观察结果相反，另一项研究表明，与模拟 ECT 过程的单纯硫喷妥钠麻醉相比，ECT 略显优势。但需要注意的是，本研究有 12 例患者接受了 ECT 治疗，而单纯硫喷妥钠麻醉组仅有 4 名受试者[24]。

在这些初步的观察研究之后，多项随机临床试验被设计并开展，用于比较单独麻醉与麻醉下 ECT 在治疗效果方面的差异。一项纳入 32 例抑郁性精神病患者的队列研究结果显示，在 2 周内接受 6 次甲氧己酮麻醉下单侧 ECT 治疗的患者与仅接受模拟 ECT 过程中的全身麻醉患者相比，两者在汉密尔顿抑郁量表[25]的评价方面具有相似的治疗效果[26]。与上述结果一致，关于 Northwick Park 电休克疗法的临床试验中在对 70 例重度抑郁症患者进行 6 个月的随访时发现，与接受模拟 ECT 过程但仅实施硫喷妥钠麻醉的方案相比，4 周时间内相继进行 8 次硫喷妥钠麻醉下的电休克治疗仅具有同等的治疗作用[27]。因此，这些临床研究在全身麻醉改善抑郁状态方面得出了令人信服的论据，并提出了一个有趣的可能，即麻醉引起的神经活动减少可能是产生这些效应的重要机制之一。为了进一步验证这一假设，在随后的两项试验中，Langer 及其同事证实，在客观和主观情绪量表方面，在 2 周内 6 次异氟醚麻醉诱导的短暂爆发抑制与在全身麻醉下进行 6 次双时相 ECT 的效果相当，并可持续 5 周[28,29]。重要的是，接受异氟醚治疗的患者持续集中注意力的能力明显优于接受 ECT 治疗的患者[29]。随后纳入了 20 例药物治疗无效的难治性抑郁症患者的研究再次证实了异氟醚麻醉的抗抑郁作用和神经认知改善作用[30]。在该研究中，ECT 治疗在严重性匹配的患者中显示出中等较好的随访效果，而异氟醚组患者神经认知评分得到了较好的改善[30]。近期，一项前瞻性试点研究表明，吸入 50% 浓度的 N_2O 对难治性抑郁症患者具有抗抑郁作用[31]。

氯胺酮的快速抗抑郁作用

在过去的 15 年中，越来越多的随机临床研究表明，竞争性 NMDA 受体拮抗剂氯胺酮在情感障碍患者中具有抗抑郁作用[32]。值得注意的是，使用这种特殊的麻醉剂来治疗抑郁症的想法并不是基于前述 ECT 中麻醉过程和治疗效果之间的假定联系。相反，它源于所谓的"启动和适应（initiation and adaptation）"假说，该假说认为目前使用的经典抗抑郁药的延迟效应主要是由于这些药物对谷氨酸能神经递质系统的延迟适应效应，而谷氨酸能神经递质系统是治疗效果的关键[33]。与上述假说一致，基础研究证明了 NMDA 受体拮抗剂在各种抑郁动物模型中的快速抗抑郁作用[34,35]。应用质子磁共振成像（MRI）的临床研究进一步证实了谷氨酸能递质系统在抑郁症病理生理学中的作用，研究结果显示与健康对照组相比，未经药物治疗的单相抑郁症患者的大脑皮质中谷氨酸水平升高[36]。此外，临床试验发现谷氨酸释放抑制剂拉莫三嗪和利鲁唑具有抗抑郁作用[37,38]。综上所述，基础及临床研究结果均强烈提示，能够通过直接作用降低谷氨酸能神经信号传递效率的药物有望在抑郁症患者中迅速发挥作用，减轻症状。

Berman 及其同事在一项纳入 7 例抑郁症患者的小型研究中首次证实了氯胺酮的快速治疗作用[39]。在这项随机、双盲和安慰剂对照试验中，静脉注射 0.5mg/kg 氯胺酮 40min 后患者的抑郁症状明显减轻，并在 3d 内逐渐恢复。这些初步结果随后在一项纳入 18 例 DMS-Ⅳ 抑郁症患者的交叉设计的队列研究中得到证实[40]，与安慰剂组相比，接受氯胺酮治疗的患者最快在给药后 2h 内抑郁症状就得到显著改善，最重要的是，这种效果至少持续了 1 周。在这些开拓性研究之后开展了大量的相关临床试验，现有的多项荟萃分析结果一致支持氯胺酮在未服药治疗的抑郁症患者以及使用传统抗抑郁药物的患者[41-44]中均具有治疗潜力。在 MDD 的各种症状群中，氯胺酮可以迅速而有力地缓解快感缺乏（即体验愉悦的能力降低），表明其对大脑奖赏系统的作用[44]。同时，氯胺酮的使用已被证明能迅速减少自杀意念，这一特点使得其特别适合用于治疗住院患者的自杀倾向[45,46]。重要的是，40min 内静脉注射 0.5mg/kg 氯胺酮在大多数试验中是安全的，尚未有危及生命的副作用相关的报道。尽管如此，轻微的拟精神病症状，包括不愉快的分离效应经常被报道，但这些症状会在用药结束后很快消失。暂时性高血压和心动过速也有报道，但很少需要药物干预。

麻醉药物治疗作用机制

了解麻醉剂在 MDD 中发挥治疗作用的机制是一个巨大的挑战。首先，阐明治疗效果所需的药代动力学和药效动力学特性，将为今后设计更好的靶向临床研究提供有价值的信息；其次，识别与麻醉药物抗抑郁作用有关的分子信号通路，可能有助于设计针对这些通路的新药；再次，该领域的研究将有助于拓宽对麻醉调节神经可塑性机制的理解，反之，又可能为今后研究相关药物在脑损伤后的保护作用提供有用的信息；最后，这些研究将继续提高我们对高度复杂的情感障碍的神经生物学机制的理解。MDD 的神经生物学机制虽然未被完全阐明，但似乎包含了一系列高度复杂且细微的细胞和分子改变，最终将导致复杂神经网络功能失调[9,10]。因此，研究麻醉药物改善抑郁症状可能机制的一种直接方法是，探索这些药物如何影响已经确定的涉及抑郁症神经生物学的通路，可以通过神经网络、单个细胞或分子信号通路等层次来实现。

在神经网络功能方面，一个新兴的概念是，脑区间功能连接的中断是 MDD 病理生理学的主要因素[47]。这种连接的改变并不一定意味着突触连接和神经环路数量的下降，也可能是大脑某些区域活动和功能的增强。例如，MRI 和正电子发射断层扫描（PET）显示，在人类受试者中前扣带皮质、杏仁核和边缘区在负性刺激下神经网络活动增加，而在前额叶皮质和纹状体中对正性刺激和奖赏相关信息的反应下降[48,49]。这些发现表明，参与处理情感刺激的具有奖赏属性的神经系统功能紊乱可能是快感缺乏或焦虑等 MDD 症状的核心机制[50]。因此，药物治疗策略改善临床症状的机制可能使得病理性神经网络活动正常化。

健康志愿者服用氯胺酮后，前额叶和前扣带回皮质的代谢活性急剧增加[51-53]。这些发现与前期临床前研究数据一致，即氯胺酮注射可迅速引起这些脑区的谷氨酸释放，以及基于质子 MRI 的人体实验显示氯胺酮给药与皮质谷氨酸水平的急性升高相关[53-56]。近期的研究揭示了氯胺酮如何影响抑郁症患者大脑的特定区域。^{18}F- 脱氧葡萄糖 PET 成像显示，在注射氯胺酮 2h 后未经药物治疗的难治性 MDD 患者的全脑代谢无明显变化[57]。然而，候选结构的先验感兴趣区（region of interest，ROI）分析显示，与受试者这些脑区的基本活动水平相比，右缰核和扩展的内侧和眶前额叶网络的代谢降低，而感觉相关皮质的活动增加[57]。相同的研究者开展的后续研究显示，氯胺酮（而非安慰剂）可增加右侧纹状体和膝下前扣带皮质的代谢，并且这些 ROI 的代谢增强程度与蒙哥马利 - 阿斯伯格抑郁评定量表（Montgomery-Asberg depression rating scale，MADRS）改善之间呈正相关[58]。具体而言，氯胺酮注射引起的快感缺乏水平降低与背侧前扣带皮质和壳核的葡萄糖代谢活动增强以及眶额皮质的代谢活动降低呈正相关[59,60]。最近一项结合情绪感知任务的功能磁振成像研究显示，难治性 MDD 患者的右侧尾状核对正性面容的神经反应性下降，而在服用氯胺酮后 1d 再次进行评估时，这些反应的选择性增加[61]。尽管上述研究为揭示氯胺酮抗抑郁作用相关神经网络提供了非常有价值的信息，但仍有几个重要的问题有待解决，其中一个特别相关的问题是，氯胺酮引起的网络活动变化是否能够在一段时间内持续以及能够持续到何种程度。的确，虽然氯胺酮对抑郁症状的改善作用可以在一段较长的时间内被检测到，但目前还没有关于单次注射氯胺酮对 MDD 患者大脑神经回路长期影响的研究。鉴于大脑奖赏系统在 MDD 病理生理学中潜在的重要作用，有待探索的另一个重要问题是氯胺酮对患者奖赏和情绪处理过程的影响。

氯胺酮给药后 MDD 相关神经网络中特异性神经基质改变的分子和细胞机制是一个研究热点。逐渐明确的是，抑郁症与神经营养支持的丧失有关，而神经营养支持的丧失反过来又可能导致神经网络中突触连接的减少[9,62]。在 MDD 患者的死后组织中，与匹配的对照组相比，微阵列基因分析和电子显微镜立体成像显示突触功能相关基因的表达较低，突触数量较少[63]。与这些人体研究结果一致，几种啮齿动物抑郁应激模型已被证明可诱发特定脑区内的神经末梢结构和突触变化[64]。一般来说，慢性应激会导致树突棘的数量减少（树突棘即树突表面的小突起，是神经元上兴奋性突触连接的突触后部位）[64]。已有大量的遗传学证据表明，脑源性神经营养因子（BDNF）在这些过程中起着关键作用，并且已经确定了介导这种神经营养因子作用的下游信号通路[64]，其中西罗莫司复合物 1（mechanistic target of rapamycin complex 1，mTORC1）是至关重要的作用靶点，因为它参与调节突触可塑性形成中活动依赖性蛋白质合成[65]。慢性应激相关的 mTORC1 信号通路下调与突触蛋白表达减少以及突触中树突棘数量和功能的降低有关[66]。

近期实验显示，幼年啮齿类动物单次注射小剂量氯胺酮可以导致内侧前额叶皮质（medial prefrontal cortex，mPFC）突触中树突棘数量迅速增加，并伴随着突触功能的增强[66]。氯胺酮诱导的 mTORC1 通路激活以及相伴的突触蛋白表达的增加似乎是这一作用的核心机制[66]。在慢性应激动物模型中，单次给予氯胺酮也可以通过激活 mTORC1 信号通路迅速逆转行为和突触缺陷[67]。BDNF 也被证实在氯胺酮调节突触和行为的效应中发挥作用。事实上，氯胺酮的抗抑郁作用在 BDNF 基因敲除小鼠中以及在 mPFC 中注射抗 BDNF 抗体后被阻断[68,69]。同样地，通过敲入 BDNF Met 等位基因阻碍 BDNF 表达，可以阻断氯胺酮诱导的突触新生及抗抑郁作用[70]。上述结果共同提示，快速抗抑郁药物（如氯胺酮）可能通过逆转抑郁状态下

BDNF 水平及下游 mTORC 信号通路的下调产生快速抗抑郁效应[64]。根据这一假说,氯胺酮可能通过抑制调控谷氨酸传递的 γ 氨基丁酸能中间神经元产生去抑制效应,引起谷氨酸成簇释放,迅速逆转 mPFC 的树突棘突触功能缺损。随之增强的 AMPA 受体信号通路进一步引起 BDNF 活性依赖性释放,并通过 TrkB 受体传递信号。这反过来又会激活 mTORC1 信号通路,从而使得新兴奋性突触形成所需的突触蛋白合成增加。有趣的是,无论是在人或其他动物中,氯胺酮的抗抑郁作用均可以维持大约 7d,氯胺酮引起的树突棘密度增加也能够持续相同的时间[64]。

结论和观点

大量证据表明,某些药物对 MDD 具有快速治疗作用。虽然最初的研究提示多种全身麻醉药物可能具有抗抑郁作用,但过去的十年中 NMDA 受体拮抗剂氯胺酮格外受到关注。氯胺酮对抑郁状态的快速治疗效果已被反复验证,而且一些潜在的机制也已得到阐明。然而,一些重要的问题仍然悬而未决,其中,由于单次注射氯胺酮的作用是暂时性的,因此研究重复注射氯胺酮能否持续缓解 MDD 患者的抑郁状态是一个重要的问题。尽管一些病例报告描述了反复注射氯胺酮的不同结果,但目前还没有专门针对这一问题的研究。此外,目前仍缺乏能够明确氯胺酮在 MDD 治疗中浓度依赖效应的剂量 – 反应研究。相关研究将进一步确定氯胺酮抗抑郁作用的药代动力学特性。确定 MDD 的哪些特定行为模式改变对氯胺酮治疗更为敏感也是未来需要解决的问题之一。事实上,最新数据显示氯胺酮具有快速降低自杀倾向和减轻创伤后应激障碍症状的作用[71,72]。其他精神疾病(如强迫症或可卡因依赖)是否也可以采用氯胺酮治疗是当前研究的热门问题[73-75]。重要的是,与反复服用氯胺酮相关的毒性安全问题也应该得到阐明,特别是药物滥用相关的风险[76]。最后,除了大量需要手术治疗的 MDD 患者外,大约 20% 未被诊断为抑郁症的患者也会在围手术期经历抑郁情绪,并且已被证明会影响患者的恢复和预后[77]。因此,能否在麻醉管理中常规应用小剂量氯胺酮是围手术期护理中一个有趣的问题。初步报道表明,在常规麻醉方案中加入小剂量氯胺酮可以改善 MDD 患者和非 MDD 患者的术后情绪[78,79],但深入理解这一问题还需要进一步的研究。

尽管氯胺酮正逐渐成为快速缓解 MDD 症状的首选药物,但应注意其他全身麻醉药物也可能发挥类似的作用。事实上,早期的研究反复揭示了全身麻醉药物的治疗效果,应该积极开展这方面的研究[27-30]。与这些临床数据一致,实验室研究也表明,全身麻醉药物可以调节神经递质释放和生长因子信号通路,是一种强效的突触可塑性调节剂[6]。重要的是,与氯胺酮类似,这些药物能迅速诱导新突触的形成[6,80,81]。因此,确定目前应用的全身麻醉药物以及在何种剂量和给药方案下能够产生与氯胺酮相似的抗抑郁效应,是一个十分重要的问题。这个方向的探索不仅可以增加全身麻醉药物对中枢神经系统影响的理解,而且可能为麻醉学扩展新的内涵,并以改善情绪障碍或其他潜在的心理疾病为治疗目标而实施全身麻醉。

(阴弯弯 李傲 译,王丽妮 董海龙 审校)

参考文献

[1] WHO 2015 Mental disorders. Fact sheet N°396.[online]. Available at http://www.who.int/mediacentre/factsheets/fs396/en/.

[2] Andrade LHSG, Caraveo-Anduaga JJ, Berglund P, et al. Cross-national comparisons of the prevalencesand correlates of mental disorders. Bulletin of the World Health Organization, 2000, 78:413–426.

[3] Kessler RC, Chiu WT, Demler O, et al. Prevalence, severity, and comorbidity of 12-month DSM-IV disorders in the National Comorbidity Survey Replication. Archives of General Psychiatry, 2005, 62:617–627.

[4] Wittchen HU, Jacobi F. Size and burden of mental disorders in Europe—a critical review and appraisal of 27 studies. European Neuropsychopharmacology, 2005, 15:357–376.

[5] Collins PY, Patel V, Joestl SS, et al. Grand challenges in global mental health. Nature, 2011, 475:27–30.

[6] Vutskits L. General anesthesia: a gateway to modulate

synapse formation and neural plasticity? Anesthesia & Analgesia, 2012, 115:1174–1182.

[7] Kessler RC, Berglund P, Demler O, et al. 2005a. Lifetime prevalence and age-of-onset distributions of DSM-IV disorders in the National Comorbidity Survey Replication. Archives of General Psychiatry, 2005, 62:593–602.

[8] Lopez AD, Murray CC. The global burden of disease, 1990-2020. Nature Medicine, 1998, 4:1241–1243.

[9] Krishnan V, Nestler EJ. The molecular neurobiology of depression. Nature, 2008, 455:894–902.

[10] Krishnan V, Nestler EJ. Linking molecules to mood: New insight into the biology of depression. American Journal of Psychiatry, 2010, 167:1305–1320.

[11] Jick H, Kaye JA, Jick SS. Antidepressants and the risk of suicidal behaviors. JAMA, 2004, 292:338–343.

[12] Trivedi MH, Rush AJ, Wisniewski SR, et al. Evaluation of outcomes with citalopram for depression using measurement-based care in STAR*D: implications for clinical practice. American Journal of Psychiatry, 2006, 163:28–40.

[13] Warden D, Rush AJ, Trivedi MH, et al. The STAR*D Project results: A comprehensive review of findings. Current Psychiatry Reports, 2007, 9:449–459.

[14] Rudorfer MV, Henry ME, Sackeim HA. Electroconvulsive therapy. In: Tasman A, Kay J, Lieberman JA.(eds). Psychiatry. Chichester: John Wiley & Sons Ltd., 2003: 1865–1901.

[15] Baran B, Bitter I, Ungvari GS, et al. The beginnings of modern psychiatric treatment in Europe. Lessons from an early account of convulsive therapy. European Archives of Psychiatry and Clinical Neuroscience, 2008, 258:434–440.

[16] Cerletti U, Bini L. Un nuovo metodi di shock terapia. Bullettino della Reale Accademia Medica di Roma, 1938, 64:136–138.

[17] Pagnin D, de Queiroz V, Pini S, et al. Efficacy of ECT in depression: A meta-analytic review. The Journal of ECT, 2004, 20:13–20.

[18] McCall WV, Andrade C, Sienaert P. Searching for the mechanism(s) of ECT's therapeutic effect. The Journal of ECT, 2014, 30:87–89.

[19] Bouckaert F, Sienaert P, Obbels J, et al. ECT: its brain enabling effects: A review of electroconvulsive therapy-induced structural brain plasticity. The Journal of ECT, 2014, 30:143–151.

[20] Piccinni, A, Del Debbio A, Medda P, et al. Plasma brain-derived neurotrophic factor in treatment-resistant depressed patients receiving electroconvulsive therapy. European Neuropsychopharmacology, 2009, 19:349–355.

[21] Hu Y, Yu X, Yang F, et al. The level of serum brain-derived neurotrophic factor is associated with the therapeutic efficacy of modified electroconvulsive therapy in Chinese patients with depression. The Journal of ECT, 2010, 26:121–125.

[22] Miller DH, Clancy J, Cumming E. A comparison between unidirectional current nonconvulsive electrical stimulation given with Reiter's machine, standard alternating current electro-shock (Cerletti method), and pentothal in chronic schizophrenia. American Journal of Psychiatry, 1953, 109:617–620.

[23] Brill NQ, Crumpton E, Eiduson S, et al. Relative effectiveness of various components of electroconvulsive therapy: An experimental study. AMA Archives of Neurological Psychiatry, 1959, 81:627–635.

[24] McDonald IM, Perkins M, Marjerrison G, et al. A controlled comparison of amitriptyline and electroconvulsive therapy in the treatment of depression. American Journal of Psychiatry, 1966, 122:1427–1431.

[25] Hamilton M. A rating scale for depression. Journal of Neurology, Neurosurgery and Psychiatry, 1960, 23:56–62.

[26] Lambourn J, Gill D. A controlled comparison of simulated and real ECT. British Journal of Psychiatry, 1978, 133:514–519.

[27] Johnstone EC, Deakin JF, Lawler P, et al. The Northwick Park electroconvulsive therapy trial. Lancet, 1980, 2:1317–1320.

[28] Langer G, Neumark J, Koinig G, et al. Rapid psychotherapeutic effects of anesthesia with isoflurane (ES narcotherapy) in treatment-refractory depressed patients. Neuropsychobiology, 1985, 14:118–120.

[29] Langer G, Karazman R, Neumark J, et al. Isoflurane narcotherapy in depressive patients refractory to conventional antidepressant drug treatment. A double-blind comparison with electroconvulsive treatment. Neuropsychobiology, 1995, 31:182–194.

[30] Weeks HR, Tadler SC, Smith KW, et al. Antidepressant and neurocognitive effects of isoflurane anesthesia versus electroconvulsive therapy in refractory depression. PLoS ONE, 2013, 8:e69809.

[31] Nagele P, Duma A, Kopec M, et al. Nitrous oxide for treatment-resistant major depression: A proof-of-concept trial. Biological Psychiatry, 2015, 78:10–18.

[32] Abdallah CG, Sanacora G, Duman RS, et al. Ketamine and rapid-acting antidepressants: A window into a new neurobiology for mood disorder therapeutics. Annual Review of Medicine, 2015, 66:509–523.

[33] Hyman SE, Nestler EJ. Initiation and adaptation: a paradigm for understanding psychotropic drug action. American Journal of Psychiatry, 1996, 153:151–162.

[34] Trullas R, Skolnick P. Functional antagonists at the NMDA receptor complex exhibit antidepressant actions. European Journal of Pharmacology, 1990, 185:1–10.

[35] Papp M, Moryl E. Antidepressant activity of non-competitive and competitive NMDA receptor antagonists in a chronic mild stress model of depression. European Journal of Pharmacology, 1994, 263:1–7.

[36] Sanacora G, Gueorguieva R, Epperson CN, et al. Subtype-specific alterations of gamma-aminobutyric acid and glutamate in patients with major depression. Arch Gen Psychiatry, 2004, 61:705–713.

[37] Calabrese JR, Bowden CL, Sachs GS, et al. A double-blind placebo-controlled study of lamotrigine monotherapy in outpatients with bipolar I depression. Lamictal 602 Study Group. Journal of Clinical Psychiatry, 1999, 60:79–88.

[38] Zarate CA, Payne JL, Quiroz J, et al. An open-label trial of riluzole in patients with treatment-resistant major depression. American Journal of Psychiatry, 2004, 161:171–174.

[39] Berman RM, Cappiello A, Anand A, et al. Antidepressant effects of ketamine in depressed patients. Biological Psychiatry, 2000, 47:351–354.

[40] Zarate CAJ, Singh JB, Carlson PJ, et al. A randomized trial of an N-methyl-D-aspartate antagonist in treatment- resistant major depression. Archives of General Psychiatry, 2006, 63:856–864.

[41] Caddy C, Giaroli G, White TP, et al. Ketamine as the prototype glutamatergic antidepressant: pharmacodynamic actions, and a systematic review and meta-analysis of efficacy. Therapeutic Advances in Psychopharmacology, 2014, 4:75–99.

[42] Fond G, Loundou A, Rabu C, et al. Ketamine administration in depressive disorders: a systematic review and meta-analysis. Psychopharmacology (Berlin), 2014, 231:3663–3676.

[43] Serafini G, Howland RH, Rovedi F, et al. The role of ketamine in treatment-resistant depression: a systematic review. Curr Neuropharmacology, 2014, 12:444–461.

[44] DeWilde KE, Levitch CF, Murrough JW, et al. The promise of ketamine for treatment-resistant depression: current evidence and future directions. Annals of the New York Academy of Sciences, 2015, 1345:47–58.

[45] Price RB, Nock MK, Charney DS, et al. Effects of intravenous ketamine on explicit and implicit measures of suicidality in treatment-resistant depression. Biological Psychiatry, 2009, 66: 522–526.

[46] DiazGranados N, Ibrahim LA, Brutsche NE, et al. Rapid resolution of suicidal ideation after a single infusion of an N-methyl-D-aspartate antagonist in patients with treatment-resistant major depressive disorder. Journal of Clinical Psychiatry, 2010, 71:1605–1611.

[47] Duman RS. Pathophysiology of depression and innovative treatments: Remodeling glutamatergic synaptic connections. Dialogues in Clinical Neuroscience, 2014, 16:11–27.

[48] Savitz J, Drevets WC. Bipolar and major depressive disorder: neuroimaging the developmental-degenerative divide. Neurosci Biobehav Rev, 2009, 33:699–771.

[49] Diener C, Kuehner C, Brusniak W, et al. A meta-analysis of neurofunctional imaging studies of emotion and cognition in major depression. Neuroimage, 2012, 61:677–685.

[50] Keedwell PA, Andrew C, Williams SC, et al. The neural correlates of anhedonia in major depressive disorder. Biological Psychiatry, 2005, 58:843–853.

[51] Breier A, Malhotra AK, Pinals DA, et al. Association of ketamine-induced psychosis with focal activation of the prefrontal cortex in healthy volunteers. American Journal of Psychiatry, 1997, 154:805–811.

[52] Holcomb HH, Lahti AC, Medoff DR, et al. Sequential regional cerebral blood flow brain scans using PET with H2(15)O demonstrate ketamine actions in CNS dynamically. Neuropsychopharmacology, 2001, 25:165–172.

[53] Holcomb HH, Lahti AC, Medoff DR, et al. Effects of noncompetitive NMDA receptor blockade on anterior cingulate cerebral blood flow in volunteers with schizophrenia. Neuropsychopharmacology, 2005, 30:2275–2282.

[54] Moghaddam B, Adams B, Verma A, et al. Activation of glutamatergic neurotransmission by ketamine: A novel step in the pathway from NMDA receptor blockade to dopaminergic and cognitive disruptions associated with the prefrontal cortex. Journal of Neuroscience, 1997, 17:2921–2927.

[55] Rowland LM, Bustillo JR, Mullins PG, et al. Effects of ketamine on anterior cingulate glutamate metabolism in healthy humans: A 4-T proton MRS study. American Journal of Psychiatry, 2005, 162:394–396.

[56] Stone JM, Dietrich C, Edden R, et al. Ketamine effects on brain GABA and glutamate levels with 1H-MRS: relationship to ketamine-induced psychopathology. Molecular Psychiatry, 2012, 17:664–665.

[57] Carlson PJ, Diazgranados N, Nugent AC, et al. Neural correlates of rapid antidepressant response to ketamine in treatment-resistant unipolar depression: A preliminary positron emission tomography study. Biological Psychiatry, 2013, 73:1213–1221.

[58] Nugent AC, Diazgranados N, Carlson PJ, et al. Neural correlates of rapid antidepressant response to ketamine in bipolar disorder. Bipolar Disorder, 2014, 16:119–128.

[59] Lally N, Nugent AC, Luckenbaugh DA, et al. Anti-

anhedonic effect of ketamine and its neural correlates in treatment-resistant bipolar depression. Translational Psychiatry, 2014, 4:e469.

[60] Lally N, Nugent AC, Luckenbaugh DA, et al. Neural correlates of change in major depressive disorder anhedonia following open-label ketamine. Journal of Psychopharmacology, 2015, 29:596–607.

[61] Murrough JW, Collins KA, Fields J, et al. Regulation of neural responses to emotion perception by ketamine in individuals with treatment-resistant major depressive disorder. Translational Psychiatry, 2015, 5:e509.

[62] Duman RS, Aghajanian GK. Synaptic dysfunction in depression: potential therapeutic targets. Science, 2012, 338:68–72.

[63] Kang HJ, Voleti B, Hajszan T, et al. Decreased expression of synapse-related genes and loss of synapses in major depressive disorder. Nature Medicine, 2012, 18:1413–1417.

[64] Duman CH, Duman RS. Spine synapse remodeling in the pathophysiology and treatment of depression. Neuroscience Letters, 2015, 601:20–29.

[65] Hoeffer CA, Klann E. mTOR signaling: At the crossroads of plasticity, memory and disease. Trends in Neuroscience, 2010, 33:67–75.

[66] Li N, Lee B, Liu RJ, et al. mTOR-dependent synapse formation underlies the rapid antidepressant effects of NMDA antagonists. Science, 2010, 329:959–964.

[67] Li N, Liu RJ, Dwyer JM, et al. Glutamate N-methyl-D-aspartate receptor antagonists rapidly reverse behavioral and synaptic deficits caused by chronic stress exposure. Biological Psychiatry, 2011, 69:754–761.

[68] Autry AE, Adachi M, Nosyreva E, et al. NMDA receptor blockade at rest triggers rapid behavioural antidepressant responses. Nature, 2011, 475:91–95.

[69] Lepack AE, Fuchikami M, Dwyer JM, et al. BDNF release is required for the behavioral actions of ketamine. International Journal of Neuropsychopharmacology, 2015, 18:pyu033.

[70] Liu RJ, Lee FS, Li XY, et al. Brain-derived neurotrophic factor Val66Met allele impairs basal and ketamine-stimulated synaptogenesis in prefrontal cortex. Biological Psychiatry, 2012, 71:996–1005.

[71] Feder A, Parides MK, Murrough JW, et al. Efficacy of intravenous ketamine for treatment of chronic posttraumatic stress disorder: A randomized clinical trial. JAMA Psychiatry, 2014, 71:681–688.

[72] Price RB, Iosifescu DV, Murrough JW, et al. Effects of ketamine on explicit and implicit suicidal cognition: a randomized controlled trial in treatment-resistant depression. Depression and Anxiety, 2014, 31:335–343.

[73] Bloch MH, Wasylink S, Landeros-Weisenberger A, et al. Effects of ketamine in treatment-refractory obsessive-compulsive disorder. Biological Psychiatry, 2012, 72:964–970.

[74] Rodriguez CI, Kegeles LS, Levinson A, et al. 2013 Randomized controlled crossover trial of ketamine in obsessive-compulsive disorder: proof-of-concept. Neuropsychopharmacology, 2013, 38:2475–2483.

[75] Dakwar E, Levin F, Foltin RW, et al. The effects of subanesthetic ketamine infusions on motivation to quit and cue-induced craving in cocaine-dependent research volunteers. Biological Psychiatry, 2014, 76:40–46.

[76] Morgan CJ, Curran HV, Independent Scientific Committee on Drugs. Ketamine use: A review. Addiction, 2012, 107:27–38.

[77] Urban-Baeza A, Zárate-Kalfópulos B, Romero-Vargas S, et al. Influence of depression symptoms on patient expectations and clinical outcomes in the surgical management of spinal stenosis. Journal of Neurosurgery: Spine, 2015, 22:75–79.

[78] Kudoh A, Takahira Y, Katagai H, et al. Small-dose ketamine improves the postoperative state of depressed patients. Anesthesia & Analgesia, 2002, 95:114–118.

[79] Jiang M, Wang MH, Wang XB, et al. Effect of intraoperative application of ketamine on postoperative depressed mood in patients undergoing elective orthopedic surgery. Jouranl of Anesthesia, 2016, 30:232–237.

[80] De Roo M, Klauser P, Briner A, et al. Anesthetics rapidly promote synaptogenesis during a critical period of brain development. PLoS ONE, 2009, 4:e7043.

[81] Briner A, De Roo M, Dayer A, et al. Volatile anesthetics rapidly increase dendritic spine density in the rat medial prefrontal cortex during synaptogenesis. Anesthesiology, 2010, 112:546–556.